Herbert Oelschläger und Sieglinde Ueberall

Die Pharmazie an der Universität Frankfurt am Main im Wandel der Zeiten (1914–2004)

AKADEMIE DER WISSENSCHAFTEN UND DER LITERATUR

Abhandlungen der
Mathematisch-naturwissenschaftlichen Klasse
Jahrgang 2006 • Nr. 1

Herbert Oelschläger und
Sieglinde Ueberall

Die Pharmazie an der Universität Frankfurt am Main im Wandel der Zeiten (1914–2004)

AKADEMIE DER WISSENSCHAFTEN UND DER LITERATUR • MAINZ
FRANZ STEINER VERLAG • STUTTGART

Vorgelegt in der Plenarsitzung am 18. Februar 2006,
zum Druck genehmigt am selben Tage, ausgegeben am 29. September 2006.

Frau Eva Herrmann
den Firmen Merck KGaA, Darmstadt, und
Merz Pharmaceuticals GmbH, Frankfurt am Main,
sowie den Universitäten Jena und Frankfurt am Main
sei für die Unterstützung der Drucklegung des Werkes aufrichtig gedankt.

Bibliografische Information Der Deutschen Bibliothek

Die Deutsche Bibliothek verzeichnet diese Publikation in der Deutschen Nationalbibliografie; detaillierte bibliografische Daten sind im Internet über *<http://dnb.ddb.de>* abrufbar.

ISBN-10: 3-515-08971-3
ISBN-13: 978-3-515-08971-5

Umschlaggestaltung: die gestalten. Joachim Holz, Mainz
Druck: Gulde Druck GmbH, Tübingen
Gedruckt auf säurefreiem, chlorfrei gebleichtem Papier

Printed in Germany

Inhalt

Geleitwort

Am 2. Juni 2006 ist Prof. Dr. Dr. h.c. mult. Herbert Oelschläger nach langer, schwerer Krankheit verstorben. In Trauer verneigen wir uns vor ihm. Bis unmittelbar vor seinem Tod hat er zusammen mit seiner langjährigen Mitarbeitern, Frau Dr. Ueberall, an dem vorliegenden Werk gearbeitet und die Fertigstellung des Manuskripts noch erlebt, doch war es ihm nicht mehr vergönnt, die fertige Publikation in Händen zu halten. Wer ihn in seinen letzten Jahren begleitete, konnte spüren, wie sehr ihm dieses Buch am Herzen lag, welch großes Interesse er an der Geschichte der Pharmazie hatte. Ziel seiner Bemühungen bei diesem Werk war es, nach intensiven Quellenstudien sowohl die Anfänge als auch die weitere Entwicklung der Frankfurter Pharmazie bis in die Gegenwart erstmalig zusammenhängend darzustellen.

Obwohl die Geschichte der Frankfurter Hochschulpharmazie – die Universität Frankfurt wurde erst 1914/15 gegründet – verglichen mit anderen pharmazeutischen Ausbildungsstätten relativ kurz ist, zeigen die Studien von Profesor Oelschläger und Frau Dr. Ueberall, dass die Pharmazie in Frankfurt gerade als neu etablierte Lehr- und Forschungsstätte einen steilen Aufschwung nahm. Während der Beginn der Frankfurter Pharmazie mit Namen wie Carl Mannich, Wilhelm Brandt, Hugo Dieterle, und Carl Rohmann verbunden war, begann mit Wirken von Herbert Oelschläger, der seit 1963 bis zu seiner Emeritierung in Frankfurt wirkte, eine besonders erfolgreiche Entwicklungsetappe. Dass er für die Schilderung dieser Epoche nicht nur forschender Pharmaziehistoriker war, sondern zugleich als Zeitzeuge seine detaillierten Erinnerungen an die Berufungspolitik, an die Neugestaltung von Forschung und Lehre, aber auch an die Studentenunruhen von 1968 einbringen konnte, verleiht dem Werk besondere Authentizität und macht es zu einer wertvollen Quelle für die Geschichte der Hochschulpharmazie nicht nur allein von Frankfurt, sondern auch von der gesamten deutschen Pharmazie. Gerade dort, wo die Geschichte der Frankfurter Pharmazie im Kontext zur Gesamtentwicklung der Hochschulpharmazie in Deutschland betrachtet wird, sind die Ausführungen besonders wertvoll.

Auch wenn Herbert Oelschläger den Druck seiner letzten großen Veröffentlichung nicht mehr erleben konnte, so ist doch gerade dieses Werk ein Stück des Vermächtnisses eines großen pharmazeutischen Forschers, erfolgreichen Lehrers und Mitgestalters von fast 40 Jahren erfolgreicher Entwicklung der Hochschulpharmazie in Deutschland.

Prof. Dr. Dr. Dres. h.c. Ernst Mutschler, Frankfurt

Prof. Dr. Christoph Friedrich, Marburg

Vorwort

Was ist die Aufgabe dieses Buches? Es soll für die nächsten Generationen von Apothekern festhalten, wie sich an der durch Bürgerinitiative – unmittelbar vor Ausbruch des Ersten Weltkrieges – gegründeten Universität Frankfurt am Main das Hochschulfach Pharmazie aus kleinen Anfängen unter schwierigen Bedingungen über 90 Jahre zu einem international bedeutenden Unterrichts- und Forschungsfach der Life Sciences entwickelt hat. Auch dic immer enger werdende Kooperation mit der im Rhein-Main-Gebiet präsenten Pharmazeutischen Industrie wird gewürdigt.

Im Vordergrund der Darstellung stehen die Professoren als Repräsentanten der Universität wie auch ihrer Wissenschaften. Es wurde der Versuch unternommen, ihr Handeln unter dem Einfluss der politischen, wirtschaftlichen und wissenschaftlichen Strömungen zu verstehen und zu würdigen. Da viele Zeitzeugen für die Episode von 1945–1990 zur Verfügung standen, resultierte ein z. T. aufregendes, buntes Kaleidoskop dieses Abschnittes. Mit geringer werdendem zeitlichem Abstand haben sich die Autoren mehr auf eine deskriptive Betrachtung beschränkt. Da die Stellung des Faches und sein Gewicht an der Universität entscheidend von der jeweils gültigen Approbationsordnung für Apotheker bestimmt wird, sind diese ausführlich in die Betrachtung einbezogen worden. Während klassische Fächer wie Medizin und Jura an alten und neuen Universitäten stets im Mittelpunkt, auch der materiellen Förderung, standen, musste das Fach Pharmazie sich seine akademische Geltung erst in Jahrzehnten erkämpfen. Es war ein weiter Weg vom ersten akademischen Pharmaziestudium aufgrund des Medizinediktes von König Maximilian I. 1808 in Bayern mit zwei Studienjahren bis zur novellierten Approbationsordnung für Apotheker vom Jahre 2000, die ein achtsemestriges Studium, eine anschließende einjährige Kandidatenzeit und drei Prüfungsabschnitte vorsieht. Diskutiert werden auch die z. T. harten Auseinandersetzungen um die Neugründung der rechtlichen Gegebenheiten in der Bundesrepublik Deutschland und im Land Hessen, vor allem die Problematik der sog. Drittelparität.

Unser Buch möchte auch eine Lücke schließen, denn das Standardwerk von Prof. Notker Hammerstein „Die Johann Wolfgang Goethe-Universität Frankfurt am Main – Von der Stiftungsuniversität zur staatlichen Hochschule“, Band 1, 1914 bis 1950, enthält keine Hinweise auf die Existenz des Faches Pharmazie, nicht einmal eine so bedeutende wissenschaftliche Persönlichkeit wie Carl Mannich wird erwähnt.

Die Verfasser sind der Universität Frankfurt am Main dankbar für die vielen Einblicke in deren Archiv. Besonders verbunden sind wir für Durchsicht der einzelnen Kapitel und kritische Anmerkungen dem ehemaligen Kanzler der Universität Frankfurt, Herrn Dr. Wolfgang Busch, dem ersten Präsidenten der Universität, Herrn Prof. Eberhard Kantzenbach, dem ehemaligen Rektor der Universität Jena, Herrn Prof. Georg Machnik, den Kollegen Prof. Ernst Mutschler und Prof. Georg Schneider, beide Frankfurt am Main, Prof. Christoph Friedrich, Universität Marburg und dem Archivrat Dr. Ulrich Simon, Lübeck.

Die an der Universität Frankfurt erhaltenen Statistiken gestatteten als Novum für ein Buch unseres Anspruches die Aufführung aller 522 wissenschaftlichen Assistenten der vier pharmazeutischen Zentralfächer ab 1965, die sich um die Ausbildung verdient gemacht haben. Außerdem enthält das Buch als Anlage eine Namensliste aller Studenten, die ab 1949, also nach Wiederaufnahme der Ausbildung bis zum Herbst 2004, das Pharmazeutische Staatsexamen bestanden haben. Es handelt sich um die stattliche Zahl von 4129 jungen Menschen, darunter 2605 Frauen.

Herbert Oelschläger — Sieglinde Ueberall

Dieses Buch mit seiner großen Materialfülle verdankt die Entstehung entscheidend Frau Dr. Sieglinde Ueberall, Institut für Pharmazeutische Chemie, die in jahrelanger Archivarbeit die Basis geschaffen hat.

Herbert Oelschläger

Zeittafel

1763	Stiftung des Stadtphysikus Dr. med. Johann Christian Senckenberg (1707–1772)
1812	Etablierung der Medizinischen Fakultät der Landesuniversität im Großherzogtum Frankfurt
1824	Gründung des Physikalischen Vereins in Frankfurt
1859	Gründung des Freien Deutschen Hochstiftes in Frankfurt
ab 1892	Bemühungen von Oberbürgermeister Adickes zur Gründung einer Universität in Frankfurt am Main, basierend auf Stiftungen ihrer Bürger
1901	Schaffung einer Akademie für Sozial- und Handelswissenschaften in Frankfurt
10. 6. 1914	Genehmigung der königlich-preußischen Universität als Stiftungsuniversität durch Kaiser Wilhelm II als König von Preußen
18.10.1914	Eröffnung der Universität mit 618 Studenten und 50 Professoren Ausbildung der ersten 5 Pharmaziestudierenden zunächst im Chemischen Institut Robert-Mayer-Str. 2, und im Botanischen Institut, Viktoriaallee 7
Zwischensemester 1919	Erstes fachspezifisches Praktikum für Pharmazeuten unter der Leitung von Prof. Dr. Freund

SS 1919	Besetzung des Extraordinariats für Pharmakognosie durch PD Dr. Wilhelm Brandt
WS 1919/20	Besetzung des Extraordinariats für Pharmazeutische Chemie durch Prof. Dr. Carl Mannich
1921	Gründung des Ersten Pharmazeutischen Instituts als Abteilung im Chemischen Institut, Robert-Mayer-Straße 7–9, Direktor Prof. Mannich
1923	Gründung des Pharmakognostischen Instituts als Abteilung im Botanischen Institut, Viktoriaallee 9, Direktor Prof. Brandt
1927	Prof. Mannich folgt einem Ruf an das Pharmazeutische Institut der Universität Berlin als Nachfolger von Prof. Dr. Hermann Thoms
SS 1928	PD Dr. Hugo Dieterle wird Nachfolger von Prof. Mannich als persönlicher Ordinarius
WS 1929/30	Nach dem Tod von Wilhelm Brandt übernimmt Prof. Dieterle kommissarisch auch die Leitung des Pharmakognostischen Instituts
25.7.1932	Die Universität Frankfurt erhält den Namen Johann Wolfgang Goethe-Universität
1.4.1935	Inkrafttreten der neuen Prüfungsordnung für Apotheker anstelle der Prüfungsordnung von 1904
1935–1936	Neubau des zweiten Pharmazeutischen Instituts in der Robert-Mayer-Str. 6–8
ab 1935	Entlassung von ca. 1/3 der Hochschullehrer aufgrund nationalsozialistischer Gesetze
1936	Einführung einer Pflichtfortbildung für Apotheker

WS 1937/38	Einstellung von Prof. Ernst Schreiber als Kustos für Pharmakognosie
1938	Schließung von zehn pharmazeutischen Ausbildungsstätten in Deutschland aufgrund des sog. Rust-Erlasses
WS 1939/40	Erste pharmakologische Vorlesungen für Pharmazeuten
September 1939	Kurzfristige Schließung der Universität infolge des Kriegsausbruches
1944	Zerstörung des Pharmazeutischen Instituts durch Bombenangriffe am 29.1., 18.3. und 12.9.1944
Mai 1945	Schließung des Lehrbetriebs an der Johann Wolfgang Goethe-Universität, vorübergehende Entlassung von Prof. Dieterle, Emeritierung 1948
1. 2. 1946	Wiederaufnahme des Lehrbetriebs an der Johann Wolfgang Goethe-Universität, geschäftsführender Direktor des Pharmazeutischen Instituts wird Dr. Josef Schreiber, ab 1947 PD Dr. Theo Alexander Lennartz, durch ihn wurde behelfsweise der Wiederaufbau des Instituts durchgeführt
1949	Prof. Rohmann wird kommissarischer Direktor des Pharmazeutischen Instituts
1952	Berufung von Prof. Rohmann als Extraordinarius für Pharmazeutische Chemie
1956	Eingruppierung von Prof. Rohmann als ordentlicher Professor
1958	Neubau eines dritten Pharmazeutischen Instituts in der Georg-Voigt-Str.14–16 durch Ferdinand Kramer, es enthielt die Institute für Pharmazeutische Chemie, Pharmakognosie und Lebensmittelchemie

11.6.1958	Urteil des Bundesverfassungsgerichts, Apothekenurteil, Einführung der sog. Betriebserlaubnis für Apotheker, Aufhebung der alten Apothekenrechte
1962	Pensionierung von Prof. Schreiber
1963	Berufung von PD Dr. Herbert Oelschläger auf das neu eingerichtete Extraordinariat für Pharmazie
1964	Berufung von PD Dr. Georg Schneider als ao. Professor für Pharmakognosie
ab 1965	Entwicklung einer Frankfurter Schule der Pharmazie
1965	Emeritierung von Prof. Rohmann, Berufung von Prof. Oelschläger als Nachfolger
1967	Gründung einer Abteilung für Galenische Pharmazie, Berufung von PD Dr. Karl Thoma als ao. Professor und Leiter der Abteilung
	Umwandlung des Extraordinariats für Pharmakognosie in ein Ordinariat
ab 1969	Schaffung von drei neuen Abteilungen im Institut für Pharmazeutische Chemie: Abteilung für Biopharmazie, besetzt mit Prof. Helmut Loth 1969, Abteilung für Instrumentelle Analytik, besetzt mit Prof. Hermann Linde 1972, Abteilung für Theoretische Pharmazeutische Chemie, besetzt mit Prof. Hans-Dieter Höltje 1979
12.5.1970	Neues hessisches Hochschulgesetz, Auflösung der Naturwissenschaftlichen Fakultät und Gründung des Fachbereichs Biochemie, Pharmazie und Lebensmittelchemie
1970–1973	Neubau der chemischen Institute auf dem Niederurseler Hang, kein Bau der pharmazeutischen Institute auf diesem Gelände

1971	Neue Approbationsordnung für Apotheker, Studiendauer sieben Semester und einjähriges Praktikum nach dem Hochschulabschluss
1973	Einrichtung einer bundesweiten Zentralstelle für die Vergabe von Studienplätzen (ZVS) in Dortmund
1974	Gründung eines Instituts für Pharmakologie für Naturwissenschaftler, Berufung von Prof. Ernst Mutschler auf den neuen Lehrstuhl
2. 2. 1977	Erlass einer hessischen Kapazitätsverordnung, niedriger Curricularnormwert von 3,4 für das Fach Pharmazie
1978	Umzug des Pharmakologischen Instituts aus der Robert-Mayer-Straße 7–9 in das Verfügungsgebäude, Sandhofstraße 74
1980	Ausscheiden von Prof. Thoma aufgrund eines Rufes auf den Lehrstuhl für Pharmazeutische Technologie an der Universität München
1984	Berufung von PD Dr. Jörg Kreuter auf die C3-Professur für Pharmazeutische Technologie
1987	Berufung von Prof. Dr. Hans-Peter Merkle auf den seit sieben Jahren vakanten Lehrstuhl für Pharmazeutische Technologie
1989	Ausscheiden von Prof. Merkle infolge einer Rufannahme auf einen Lehrstuhl seines Faches an der ETH Zürich
	Neue Approbationsordnung für Apotheker, Studiendauer nun acht Semester und einjähriges Praktikum nach dem Hochschulabschluss

	Emeritierung von Prof. Oelschläger, der wegen Schwierigkeiten bei der Gewinnung eines Nachfolgers den Lehrstuhl um ein weiteres Jahr vertritt
1990	Emeritierung von Prof. Schneider, Wiederbesetzung des Lehrstuhls mit dem Molekularbiologen PD Dr. Theodor Dingermann von der Universität Erlangen
1991	PD Dr. Christian Noe von der Universität Wien wird kommissarischer Leiter des Instituts für Pharmazeutische Chemie
	Berufung von Prof. Kreuter auf die vakante C4-Professur für Pharmazeutische Technologie
1989–1993	Neubau des Biozentrums am Niederurseler Hang, Verlegung des Fachbereichs Biochemie, Pharmazie und Lebensmittelchemie mit vier pharmazeutischen Instituten in den Neubau
1994	Berufung von PD Dr. Jennifer B. Dressman auf die C3-Professur für Pharmazeutische Technologie
	Berufung von PD Dr. Dieter Steinhilber auf die vakante C3-Professur für Pharmazeutische Chemie
1995	Einrichtung eines Graduiertenkollegs: Arzneimittel, Entwicklung und Analytik
1996	Emeritierung von Prof. Mutschler
1997	Wiederbesetzung des Lehrstuhls für Pharmakologie mit Prof. Walter E. Müller
	Berufung von PD Dr. Manfred Schubert-Zsilavecz auf die durch das Ausscheiden von Prof. Linde frei gewordene C3-Professur für Pharmazeutische Chemie

1999	Ausscheiden von Prof. Noe infolge einer Rufannahme an die Universität Wien
1998–2000	Prof. Dingermann Vizepräsident der Universität Frankfurt
2000	Fusion des Fachbereichs Biochemie, Pharmazie und Lebensmittelchemie mit dem Fachbereich Chemie zum Fachbereich 14, Chemische und Pharmazeutische Wissenschaften
	Berufung von PD Dr. Rolf Marschalek auf die C3-Professur für Pharmazeutische Biologie
	Novellierung der Approbationsordnung von 1989 mit der Gliederung des Unterrichts in Stoffgebiete und der Schaffung eines Wahlpflichtfaches, Etablierung des neuen fünften Faches Klinische Pharmazie
2000–2001	Besetzung der ersten Professur für Pharmazeutische Chemie mit Prof. Dieter Steinhilber im Zuge einer Rufabwendung und Schaffung einer zweiten C4-Professur für Pharmazeutische Chemie, besetzt mit Prof. Michael Karas
2001	Besetzung der C3-Professur für Pharmazeutische Chemie mit PD Dr. Holger Stark von der Freien Universität Berlin
	Europäisches Graduiertenkolleg „Roles of Eicosanoids in Biology and Medicine“
	Gründung der Fa. Phenion, Kooperation mit der Fa. Henkel KGaA, Düsseldorf
2002	Gründung des Forschungszentrums „Center for Membrane Proteomics“
	Gründung von ZAFES (Zentrum für Arzneimittel-Forschung, -Entwicklung und -Sicherheit)

Von der Stiftung des Johann Christian Senckenberg (1763) zur Universität (1914)

Obwohl Frankfurt seit den Tagen des Karolingischen Reiches über Jahrhunderte ein Zentrum geistiger, politischer und wirtschaftlicher Entwicklungen war, blieben die zahlreichen Bemühungen, eine Universität innerhalb der Mauern zu errichten, lange Zeit erfolglos. Erst Schenkungen Frankfurter Patrizier im 17. und 18. Jahrhundert und Bemühungen der Bürger, wissenschaftliche Vereinigungen zu bilden, legten gewisse Grundlagen für den Aufbau einer Universität.

Ein wesentlicher Meilenstein für deren Entwicklung war die Stiftung des Stadtphysikus Dr. med. Johann Christian Senckenberg (1707–1772), die dem Ziel diente, eine Medizinische Akademie in Frankfurt zu gründen. Allerdings brachte man den Bemühungen des großen Arztes und Philanthropen Senckenberg, zunächst wenig Verständnis entgegen, obwohl er bereits 1763 ein medizinisches Institut mit Bibliothek, Naturaliensammlung, Botanischem Garten, Chemischem Laboratorium und Anatomischem Theater der Stadt Frankfurt am Main gestiftet hatte. Seine Stiftung war bis zum Ende der freien Reichsstadt 1866 der Mittelpunkt aller wissenschaftlichen Arbeiten auf den Gebieten der Medizin und der Naturwissenschaften[1–3]. Im Jahre 1817 wurde die Senckenbergische Naturforschende Gesellschaft gegründet, die ihre Wurzeln in der von Senckenberg zusammengetragenen Mineralien- und Petrefaktensammlung hatte[4].

Das Leben des Spenders Senckenberg endete tragisch. Bei der Besichtigung seines fast vollendeten Spitals in der Stiftstraße stürzte er 1772 vom Gerüst und verstarb nur wenige Stunden später. Er wurde als erster in seiner Anatomie seziert[1, 3]. Das Sechseck der Anatomie erkennt man auf dem Portrait von A.W. Tischbein vor dem Spital im Hintergrund (s. Abb., S. 2).

Einen weiteren Anlauf, in Frankfurt eine Universität zu gründen, unternahm in der kurzen Zeit des Großherzogtums Frankfurt (1810–1813) der allen Bildungsbestrebungen aufgeschlossene Fürstprimas Carl Theodor von Dalberg (1744–1817). Er gründete eine Landesuniversität, deren wissenschaftliche Abteilungen an verschiedenen Stellen des Großherzogtums ihren

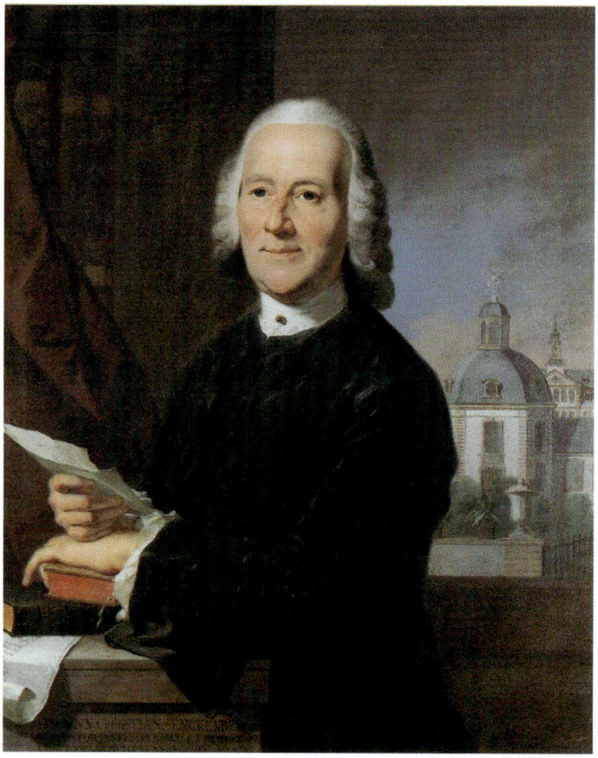

Johann Christian Senckenberg (1707–1772), Porträt von A. W. Tischbein

Sitz hatten. So wurde am 9.11.1812 die Medizinische Fakultät der Landesuniversität in Frankfurt etabliert, weil hier bereits die Stiftung Senckenbergs als Lehrstätte vorhanden war[5].

Durch Dekret vom 4. Reifmonat* 1812 wurden folgende Lehrer eingestellt:

Als Director Geh. Rath Karl Wenzel; als Lehrer der allgemeinen und besonderen Heillehre Geh. Rath C. C. Creve; als Lehrer der Heilkunde Prof. Wagner; als Lehrer der Pflanzenkunde Prof. Scherbius; als Lehrer der Zer-

* Reifmonat ist der dritte Monat (Frimaire) des Französischen Revolutionskalenders, dessen Beginn auf den Tag der Ausrufung der Französischen Republik am 22.9.1792 gelegt wurde und in Départements eingeteilten, französisch besetzten bzw. dem Kaiserreich Napoleons eingegliederten Gebieten – links des Rheins – Geltung hatte. (Durch ein Dekret des Kaisers Napoleon vom 9.9.1805 wurde der Kalender in Frankreich ungültig[6]).

gliederungskunde und Physiologie Prof. J. Behrends; als Lehrer der Scheidekunst und Arzneimittellehre Prof. Kestner; als Lehrer der gerichtlichen Heilkunde und medicinischen Polizei Prof. Varrentrapp; als Lehrer der allgemeinen und besonderen Krankheitslehre Prof. Neeff; als Lehrer der vergleichenden Anatomie und vergleichenden Physiologie Prof. Lucä; endlich als Privatdocent (doct. legens) Chr. Fr. Bayrhoffer[7].

Während in Frankfurt das Fach Arzneimittellehre zur Medizinischen Fakultät gehörte, lehrte z.B. an der Universität Jena bereits seit 1789 der Apotheker Prof. Johann Friedrich August Göttling (1753–1809) diese Disziplin. Er war von Herzog Carl August als Professor für Chemie, Pharmazie und Technologie berufen worden[8].

Leider hatte die Frankfurter Medizinische Fakultät nur eine kurze Lebensdauer. Nach der Niederlage Napoleons in der Völkerschlacht bei Leipzig setzten die verbündeten Mächte Österreich, Preußen, Russland und Schweden ein Generalgouvernement ein, das am 30.12.1813 das kurze Leben der Frankfurter Hochschule beendete. Bemühungen, die medizinische Spezialschule wieder zu beleben, lehnte der Frankfurter Senat aus Kostengründen ab, indem er derlei nicht als zu seinem kommunalen Aufgabenbereich gehörig bezeichnete[5].

Das Interesse der Frankfurter Ärzte und Bürger an Gebieten, die von der Senckenbergischen Naturforschenden Gesellschaft nicht verfolgt wurden, führte zur Gründung des Physikalischen Vereins im Oktober 1824. Federführend waren Prof. Dr. med. Christian Neeff (1782–1849), der am Senckenbergischen Stift tätig war, und der Handelsmann und Mechaniker Johann Valentin Albert (1774–1856), in dessen Haus das erste physikalische Laboratorium eingerichtet wurde. Der Verein sollte die Bedeutung der Physik und der Chemie als Naturwissenschaften verbreiten und fördern[9].

Von ähnlicher Bedeutung für das wissenschaftliche Leben der Stadt war auch, dass sich das Freie Deutsche Hochstift, gegründet 1859 am 100. Geburtstag Schillers, von etwa fünfzig, zumeist Frankfurter Bürgern, zu einem Sammelpunkt wissenschaftlich und sozialpolitisch interessierter Kreise entwickelt hatte[2, 10].

Den Bedürfnissen der Stadt als Handelsmetropole entsprach die Schaffung einer Akademie für Sozial- und Handelswissenschaften im Jahre 1901, deren Grundlagen von dem Frankfurter Oberbürgermeister Dr. Franz Adickes (1846–1915) in Gemeinschaft mit Wilhelm Merton (1848–1910) und Justizrat Dr. Dr. h. c. Henry Oswalt (1849–1934) erarbeitet worden war. Sie wurde weitgehend von Merton, dem Gründer der Frankfurter Me-

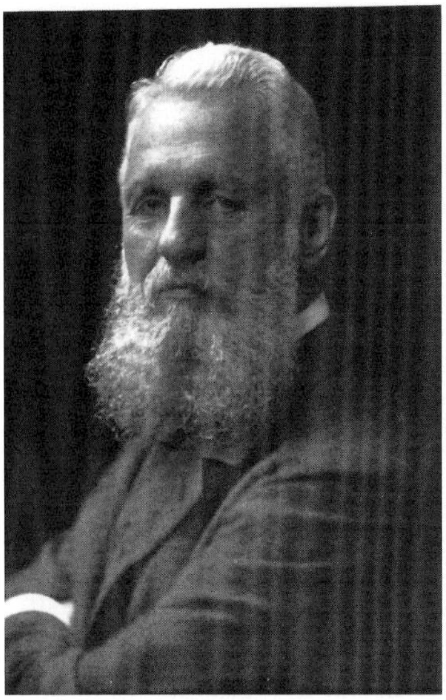

Dr. Franz Adickes (1846–1915)
Frankfurter Oberbürgermeister
von 1891–1912

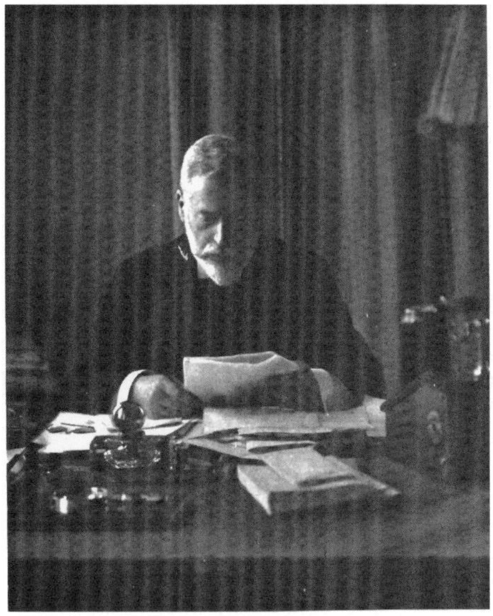

Wilhelm Merton (1848–1910)

tallgesellschaft finanziert. Die Akademie für Handels- und Sozialwissenschaften war ein wichtiger Schritt in Richtung der Universität Frankfurt am Main[2, 11, 12].

Nach damaligen Maßstäben schufen diese Stiftungen großzügige wissenschaftliche Institute, für die auch namhafte Dozenten berufen wurden, die neben der Forschung regelmäßig Vorlesungen und Vorträge für interessierte Kreise der Frankfurter Bevölkerung hielten. So war Prof. Dr. Martin Freund (1863–1920), der 1914 zum ersten Direktor des Chemischen Instituts der Universität ernannt worden war, bereits schon 1902 Dozent an der Akademie für Handels- und Sozialwissenschaften[13]. Zugleich entstand eine enge Verbindung zwischen einem Teil dieser neuen Institute und der damals rasant aufstrebenden Industrie und Wirtschaft[14].

Die mannigfachen in Frankfurt vorhandenen wissenschaftlichen Einrichtungen und die Bestrebungen der Bürger, eine Universität zu gründen, wurden von dem 1891 gewählten neuen Bürgermeister Adickes zusammengefasst. Dieser war durch eine 1892 von dem Schriftsteller und Stadtverordneten Otto Kanngießer (1836–1892) erschienene kleine Schrift „Frankfurts Gegenwart und nächste Zukunft“ zu dieser großen Aufgabe angeregt worden. Kanngießers Gedanke in dieser Schrift, dass die Errichtung einer Universität aus städtischen Mitteln möglich sein sollte, hinterließ bei Adickes einen nachhaltigen Eindruck.

Nach seinen Vorstellungen konnte für den nach Zerbrechen des Deutschen Bundes 1866 entstandene Verlust politischer Selbständigkeit der Stadt Frankfurt und damit auch der Verlust als Sitz des Bundestages ein Ersatz nur in der Gründung einer Hochschule gefunden werden[15].

Daher blieb für Adickes nur der Ausweg, die geplante Hochschule von den finanziell gut dotierten Stiftungen tragen zu lassen.

Nach langwierigen, sich über ca. 20 Jahre erstreckenden Vorarbeiten, gelang es Adickes, die alten und neuen Stiftungen zu einer Universität zu fusionieren. Entsprechend dem Finanzierungsvorschlag, der von ihm 1909 dem zuständigen „Ministerium der geistlichen Unterrichts- und Medizinalangelegenheiten" unterbreitet worden war, sollten die gesamten Kosten der Universität aus Stiftungserträgen gedeckt und weder das Land Preußen noch die Stadt Frankfurt am Main in Anspruch genommen werden. Neben die drei klassischen Fächer der Rechtswissenschaften, Medizin und Philosophie sollte, hochmodern für die damalige Zeit, eine Naturwissenschaftliche Fakultät und eine Fakultät für Handels- und Sozialwissenschaften treten. Dagegen war eine Theologische Fakultät nicht vorgesehen.

An der Spitze der Stifter standen das jüdische Bankiersehepaar Franziska (1844–1909) und Georg Speyer (1835–1902), das ein Neuntel seines großen Vermögens zu Gunsten der künftigen Universität ohne Bindung an bestimmte Fächer, ein Ausdruck vornehmer Geisteshaltung, ausgesetzt hatte.

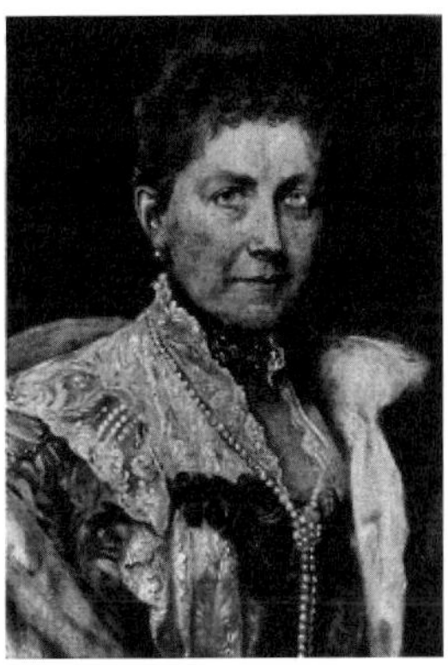

Franziska Speyer, geb. Gumbert (1844–1909)

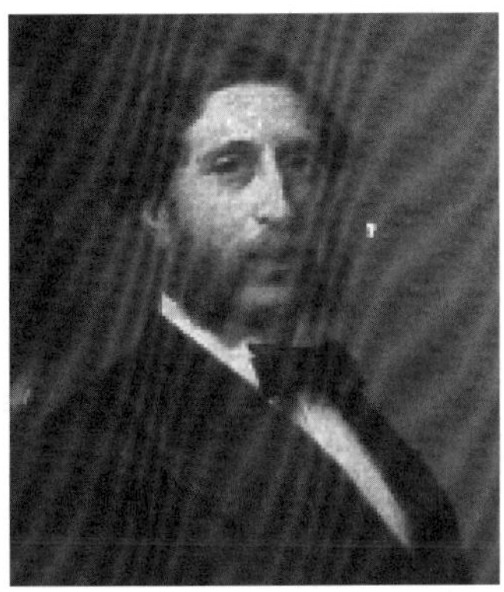

Georg Speyer (1835–1902)

Ein weiteres Legat in Höhe von 2 Millionen Goldmark stifteten die Brüder August und Franz Jügel zum Gedächtnis ihres Vaters, des Buchhändlers Karl Christian Jügel (1783–1869). Hierdurch wurde die Errichtung und Unterhaltung einer allgemeinen öffentlichen akademischen Unterrichtsanstalt für die Gebiete der Geschichte, der Philosophie und der deutschen Sprache sowie der Literatur gesichert. Das Jügelhaus mit seiner stattlichen Aula war bis zur Verlegung der Leitungsgremien der Universität in das Juridicum (1968) das Zentrum der Universität und der Sitz des Rektors.

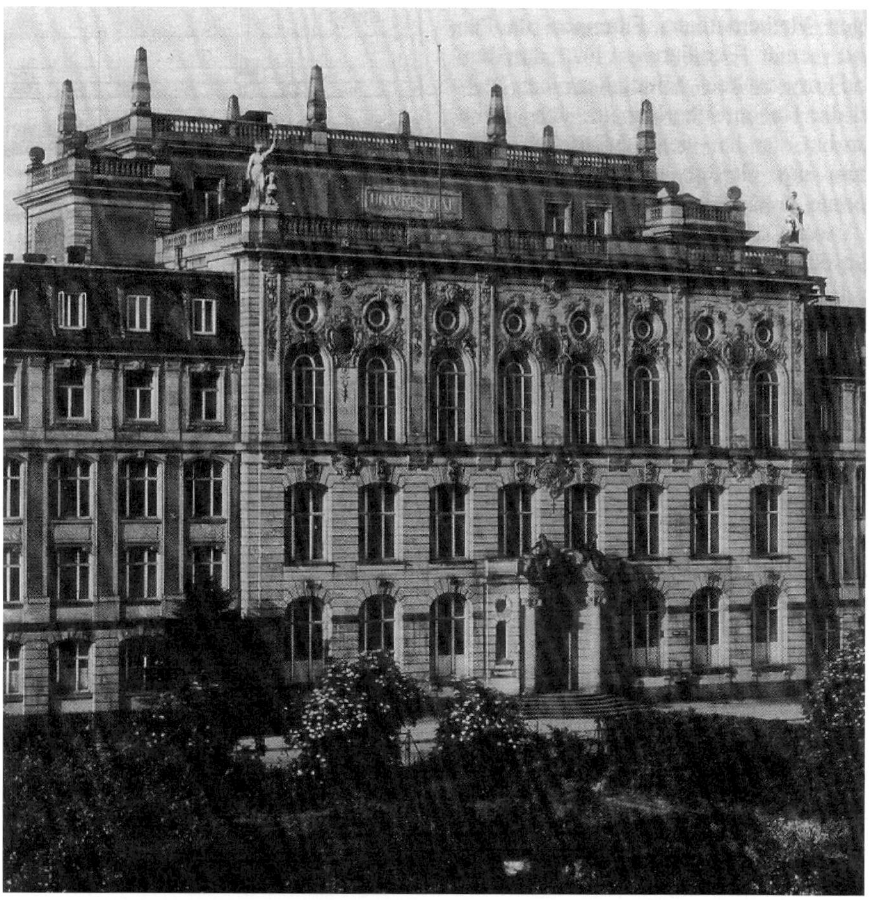

Mittelpartie des Jügelhauses

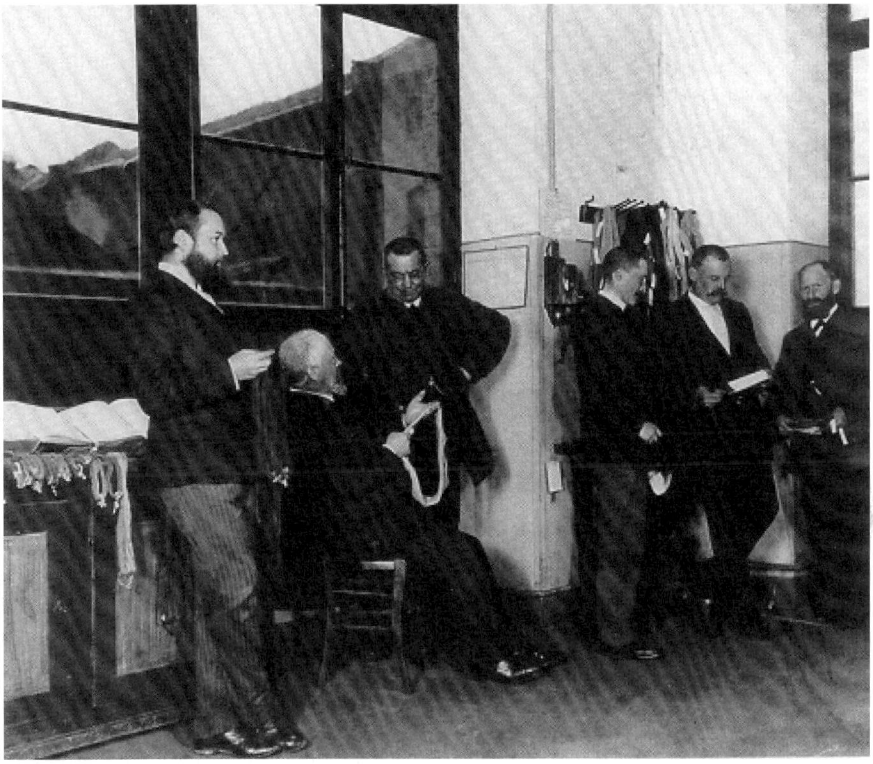

Leo Gans (1843–1935) (Mitte sitzend) in den Cassella-Werken (1895)
bei der Begutachtung von Färbeproben.

Der Geheimrat Dr. Leo Gans (1843–1935) von den Cassella-Werken stiftete aus seinem privaten Vermögen eine weitere Million Goldmark.

Auf der Spendenliste finden sich aber auch Zeichnungen von Frankfurter Bürgern mit Beträgen von 20.000 bis 50.000 Goldmark. In dieser gewaltigen finanziellen Kraftanstrengung des Frankfurter Bürgertums lag ein klarer Vertrauensbeweis zu der zielsicheren Kulturpolitik des damaligen Oberbürgermeisters[16, 17]. Auf der Basis der Stiftungen ergab sich eine überragende Dotierung der zu gründenden Universität, die finanziell zur Spitze der deutschen Hochschulen aufschloss.

Vorbildlich bedankte sich der Oberbürgermeister bei den Spendern. Die Abbildung zeigt den Dankbrief an die Georg- und Franziska Speyer'sche Studienstiftung für die hochherzige Unterstützung.

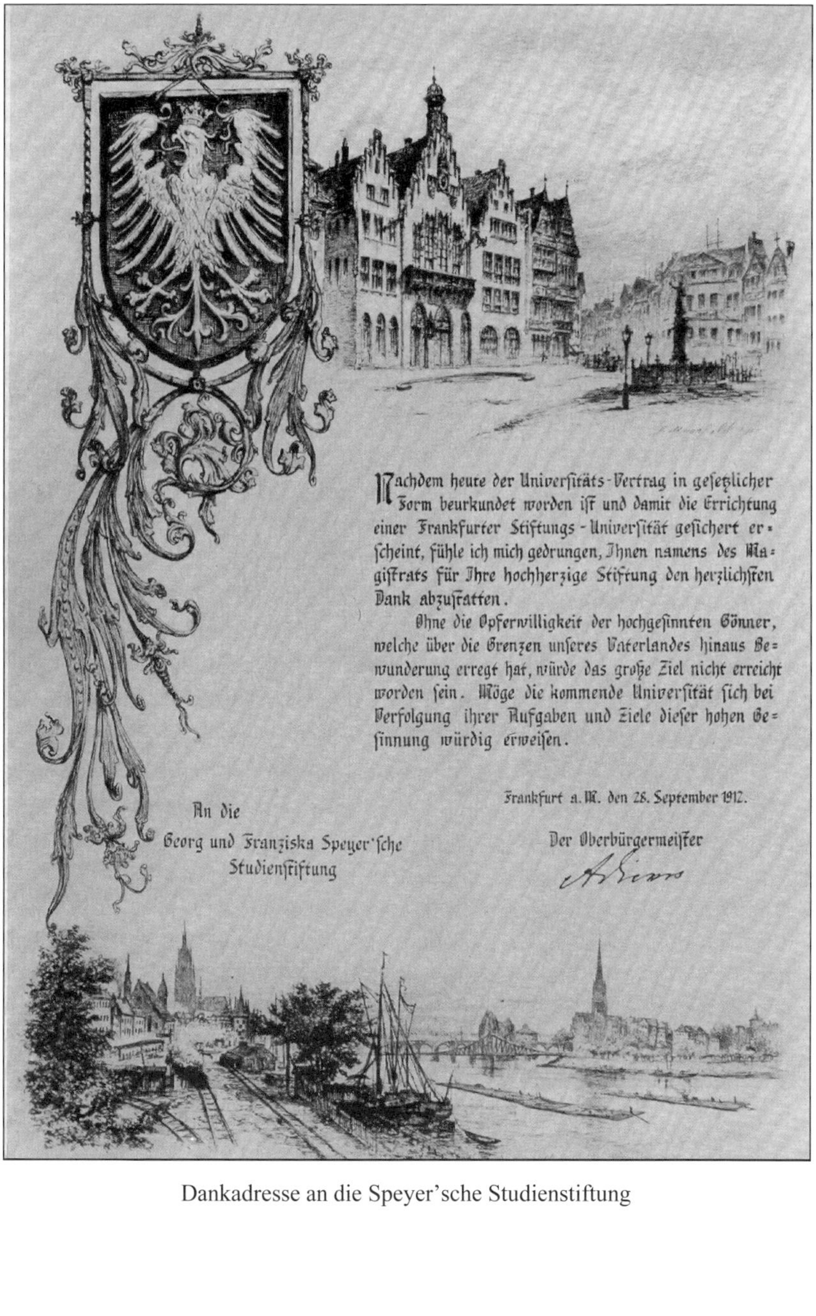

Nachdem heute der Universitäts-Vertrag in gesetzlicher Form beurkundet worden ist und damit die Errichtung einer Frankfurter Stiftungs-Universität gesichert erscheint, fühle ich mich gedrungen, Ihnen namens des Magistrats für Ihre hochherzige Stiftung den herzlichsten Dank abzustatten.

Ohne die Opferwilligkeit der hochgesinnten Gönner, welche über die Grenzen unseres Vaterlandes hinaus Bewunderung erregt hat, würde das große Ziel nicht erreicht worden sein. Möge die kommende Universität sich bei Verfolgung ihrer Aufgaben und Ziele dieser hohen Gesinnung würdig erweisen.

Frankfurt a. M. den 28. September 1912.

An die
Georg und Franziska Speyer'sche
Studienstiftung

Der Oberbürgermeister

Dankadresse an die Speyer'sche Studienstiftung

Das preußische Kultusministerium sträubte sich lange dagegen, diese Universität, die ihre Gründung nicht landesfürstlicher Initiative verdankte, sondern dem Willen der Frankfurter Bürgerschaft, erstmalig in Form einer Anstalt des öffentlichen Rechts, also einer Bürgeruniversität, zu etablieren. Auch die Stadtverordneten waren zunächst den neuen Ideen gegenüber reserviert, konnten aber bei der weiteren positiven Entwicklung die Universitätsgründung nicht mehr ablehnen.

In der Stadtverordnetenversammlung am 29.6.1911 wurde mit 46 gegen 20 Stimmen der sozialdemokratischen Minderheit das Projekt der Universitätsgründung genehmigt. Das Übereinkommen zwischen der Stadt und den Stifterorganisationen fand in dem Stiftungsvertrag vom September 1912 seinen endgültigen Niederschlag.

Gegen die Gründung einer Universität Frankfurt erhoben sich Einwendungen, die bei der Planung des Projektes nicht erwartet worden waren. Die Universitäten Gießen, Marburg, Heidelberg und Würzburg lehnten die Schaffung einer weiteren Universität im Raum von Frankfurt ab. Besonders Marburg wehrte sich gegen die drohende Konkurrenz. Auf Antrag dieser Universität kam es zu einer Konferenz der preußischen Universitätsrektoren, die sich an den Kultusminister wandten, er möge der Frankfurter Neugründung die Genehmigung versagen. Schon zwei Jahre vorher hatte der Spezialberichterstatter für den Etat des preußischen Kultusministers im Herrenhaus erklärt, Frankfurt scheine ihm der letzte Platz zu sein, wo in Deutschland eine Universität notwendig sei[5, 12].

Am 10.6.1914 genehmigte Kaiser Wilhelm II. als König von Preußen (1859–1941) die neue königlich-preußische Universität Frankfurt am Main als Stiftungsuniversität[5].

Beglaubigte Abschrift zu U I 1521. 1.

Aus Ihrem Bericht vom 4. Juni d. Js. habe Ich ersehen, dass die Zuwendungen zu Gunsten einer Universität in Frankfurt a/M. die Möglichkeit geben, sie aus eigenen Mitteln zu unterhalten. Da auch im übrigen die Vorbereitungen soweit gediehen sind, dass im Winterhalbjahr 1914/15 mit dem Unterricht begonnen werden kann, will Ich nunmehr die Universität zu Frankfurt a/M. hierdurch in Gnaden errichten und genehmigen, dass sie in den Genuss der ihr zugewandten Rechte tritt.

Neues Palais, den 10. Juni 1914.

gez. Wilhelm
R.

ggez:von Trott zu Solz

An den Minister der geistlichen p. Angelegenheiten.

Beglaubigt,
Berlin, den 17. Juni 1914.
Der Direktor der Geheimen Kanzlei
In Vertretung

(L.S.) gez. Schmundt
Geheimer Kanzleisekretär.

Allerhöchste Genehmigung der Frankfurter Universität als Stiftungsuniversität

Das Schmuckblatt, das Otto Linnemann für den Vertrag über die Gründung einer Universität in Frankfurt am Main entwarf, stellt Athene als Göttin der Wissenschaften zentral in das Bild. Der mit Rosetten besetzte Schmuckrahmen wird von zwei männlichen Personen angehoben, die wahrscheinlich Professor und Student darstellen sollen[3].

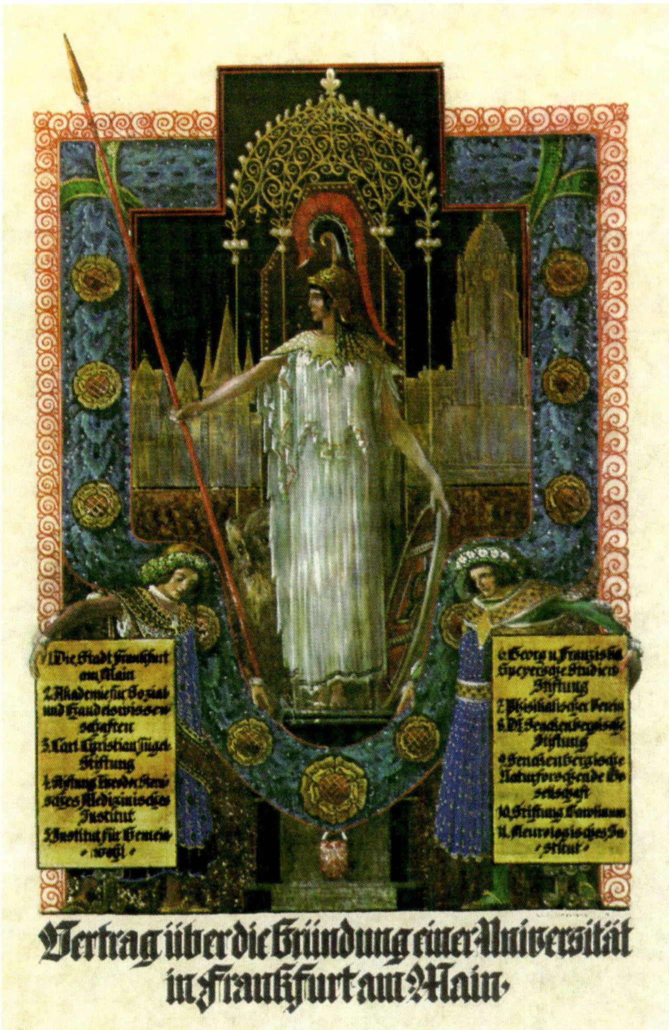
1. Die Stadt Frankfurt am Main
2. Akademie für Sozial- und Handelswissenschaften
3. Carl Christian Jügel-Stiftung
4. Stiftung Theodor Stern'sches Medizinisches Institut
5. Institut für Gemeinwohl
6. Georg u. Franziska Speyer'sche Studien-Stiftung
7. Physikalischer Verein
8. Dr. Senckenbergische Stiftung
9. Senckenbergische Naturforschende Gesellschaft
10. Stiftung Carolinum
11. Neurologisches Institut
Vertrag über die Gründung einer Universität in Frankfurt am Main

Schmuckblatt für den Gründungsvertrag, Entwurf *Otto Linnemann,*
Dozent an der Städelschule Frankfurt am Main

Als Zeitpunkt für die Eröffnungsfeier war der 18.10.1914 in Aussicht genommen worden. Der 18. Oktober als Eröffnungstag hat seine Symbolik als Gedenktag der Völkerschlacht bei Leipzig (1813), als Frankfurter Gedenktag der Gründung der „Freien Stadt“ sowie als Geburtstag des Kaisers Friedrich III. (1831–1888), der als Nachfolger des Kaisers Wilhelm I. 1888 eine Hoffnungsfigur der bürgerlichen Demokraten gewesen und nach einer kurzen Regierungszeit von nur 99 Tagen verstorben war.

Bedingt durch den inzwischen ausgebrochenen Ersten Weltkrieg am 4. August 1914 entfiel die vorgesehene feierliche Eröffnung im Beisein des Kaisers[12, 18].

Erst 18 Jahre später und zwar anlässlich des hundertsten Todesjahres Goethes, am 25. Juni 1932, erhielt die Hochschule den Namen Johann Wolfgang Goethe-Universität. Auf Antrag des Universitätskuratoriums verlieh das Preußische Staatsministerium durch den preußischen Kultusminister Adolf Grimme diesen Namen. In einem öffentlichen akademischen Festakt wurde dem amtierenden Rektor, Prof. Dr. Erwin Madelung (1881–1972), die Urkunde mit folgendem Wortlaut übergeben[19]:

> *„Der Universität zu Frankfurt am Main, deren Gründung in schwerer Zeit durch die Opferwilligkeit Frankfurter Bürger ermöglicht wurde, und die seitdem bedeutsamen Anteil an der Pflege der Wissenschaften in Deutschland genommen hat, wird, dem Wunsch des Kuratoriums und der akademischen Körperschaften entsprechend, der Name*
>
> ***Johann Wolfgang Goethe-Universität***
>
> *verliehen.“*

Die neue Bürgeruniversität begann ihren Lehr- und Forschungsbetrieb in schlichter Form mit dem Wintersemester 1914/15. Der amtierende Rektor, der Physiker Prof. Richard Wachsmuth (1868–1941), verpflichtete stellvertretend 44 von 618 eingeschriebene Studierende, darunter 100 Frauen, durch Handschlag. Fünfzig Professoren begannen mit dem Unterricht[2].

Die ersten Dekane waren: In der Rechtswissenschaftlichen Fakultät Prof. Dr. Berthold Freudenthal, in der Medizinischen Fakultät Prof. Dr. Alexander Ellinger, in der Philosophischen Fakultät Prof. Dr. Hans von Arnim, in der Naturwissenschaftlichen Fakultät Prof. Dr. Arthur Schoenflies und in der Wirtschafts- und Sozialwissenschaftlichen Fakultät Prof. Dr. Ludwig Pohle[12].

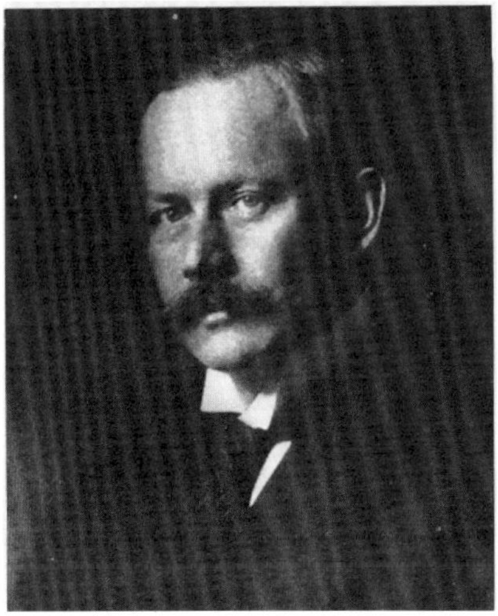

Richard Wachsmuth (1868–1941)
erster Rektor der Universität Frankfurt

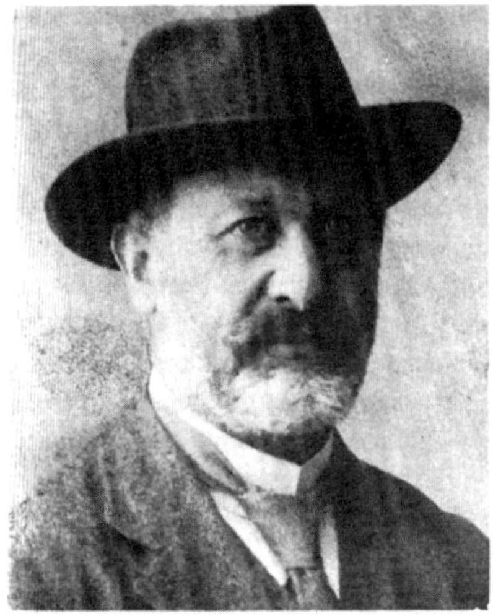

Arthur Schoenflies (1853–1928)
erster Dekan der Naturwissenschaftlichen Fakultät

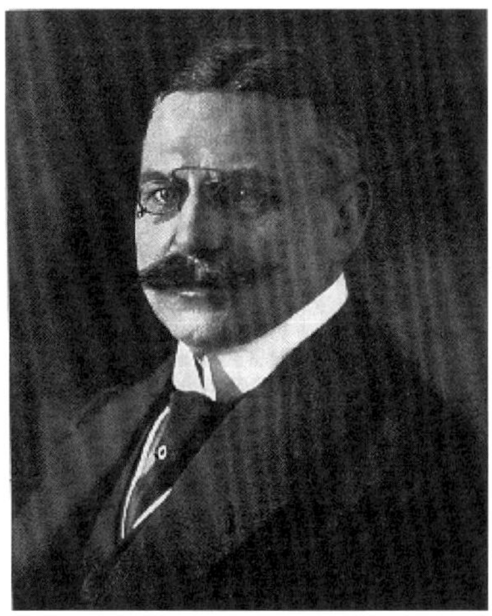

Georg Voigt (1866–1925)
Frankfurter Oberbürgermeister
von 1912–1924

Der unermüdliche Mentor der neuen Universität, Franz Adickes, starb am 5. Februar 1915. Er hatte sich wegen einer schweren Erkrankung bereits 1912 vom Amt des Oberbürgermeisters zurückgezogen. Sein Nachfolger Dr. Georg Voigt (1866–1925) förderte trotz der bald eintretenden Kriegsnöte die junge Universität unbeirrt weiter[20].

Die Stadt gedachte der beiden Oberbürgermeister durch Benennung von zwei Straßen im Westviertel. An der Georg-Voigt-Straße 14–16 wurde nach dem Zweiten Weltkrieg der Neubau des Pharmazeutischen Instituts zusammen mit dem Institut für Lebensmittelchemie errichtet.

Das Apothekenwesen in Frankfurt am Main

Frühe Frankfurter Apotheken

Bei retrospektiver Betrachtung bleibt es erstaunlich, dass eine Etablierung des Faches Pharmazie in der unmittelbar vor Ausbruch des Ersten Weltkrieges gegründeten letzten königlich-preußischen Universität nicht sofort als akademische Institution eingeplant worden war, besaß doch das Apothekenwesen in Frankfurt am Main eine besondere Tradition.

1461 wurde in Frankfurt eine kurze Apothekerordnung mit Taxe erlassen, die den Apothekern die Preise für ihre Arzneien festsetzte und Vorbild für ähnliche Bestimmungen in anderen Städten wurde[21–24]. Dies war insofern von großer Bedeutung, da hierdurch eine wichtige Trennung zwischen den Krämern, aus deren Stand die Apotheker hervorgingen, und den eigentlichen Apothekern, die vornehmlich den Verkauf von Arzneimitteln durchführten, angebahnt wurde.

Die Frankfurter Taxordnung beinhaltete erstmalig vorgeschriebene Preise für 315 Arzneimittel in zwölf Gruppen, darunter 21 lapides (Steine), gommae (Pflanzensäfte), aromatica specialia (Gewürze), laxantes essentiae (Abführmittel), 11 fructus (Früchte), 40 radices (Wurzeln), 17 flores (Blüten), 61 semina (Samen) und 76 Apothekerkräuter. In der Taxe werden als Arzneiformen in dieser Reihenfolge genannt: Pillen, Pflaster, Pulver, Salben, Opiate, Stücke guten harten Zuckers, die „Herz, Haupt, Magen und Leber stärken“, Konserven, Lakritze, Sirupe, feine Öle, Rosen-, Veilchen-, Lavendel- und Wermutwasser.

Die Erfindung des Buchdrucks durch Gutenberg (1445) ermöglichte auch den Druck pharmazeutischer Literatur. So erschien bereits im Jahre 1483 bei Fust und Schöffer in Mainz ein mit Holzschnitten geschmücktes Kräuterbuch des Frankfurter Stadtarztes Johann von Caub[25].

Um 1500 entstand die Frankfurter Apothekerordnung, deren Tendenz durch folgende Leitsätze charakterisiert ist[21].

„Item vier Dinge gehörent in eyner Apoteken. Zum ersten eyn getrewer Apoteker, Zum andern recht gut materialia oder materii in die Apotek, Zum dritten recht bereyttunge der stuck, die zu der ertzney gehorent, Zum vierden das die Dinge so in der Apoteken gemacht werden umb eyn zyemlich gelt geben werden von dem Apoteker".

Für die Erteilung einer Erlaubnis musste der Besitzer zwei Jahre lang unentgeltlich das städtische Hospital und das Gefängnis mit Arzneien versorgen[23].

Die erste eigentliche Apotheke im heutigen Sinne, die Hirsch-Apotheke, war in Frankfurt am Main schon im Jahre 1462 errichtet worden. Sie war die älteste privilegierte Apotheke dieser Stadt und ging aus einem Kramladen hervor. Ihr Besitzer, Johannes von Steinheim, legte am 29. Januar 1462 den Apothekereid ab. Die Akten nennen die Apotheke ursprünglich „Johannisapotheke bei der Pfarr", die im Haus „zum Steinmetz" neben der Domschule am Markt gelegen war[7, 24, 26]. Aus der Hirsch-Apotheke entwickelte sich im Jahre 1912 die Fa. Fresenius, die heute ihren Sitz in Bad Homburg hat und ein führendes Unternehmen für die Herstellung von Infusionslösungen ist[27]. Auch die Fa. Engelhard, jetzt in Niederdorfelden, hat ihren Ursprung in einer Frankfurter Apotheke, nämlich der Rosen-Apotheke[28]. Als weitere Apotheken folgten die „Schwanen-Apotheke", die Apotheke das „Goldene Haupt", die Apotheke „Zum goldenen Engel" und die Apotheke „Zum weißen Einhorn". Es waren „die fünf privilegierten Apotheken". Ihr Betriebsrecht wurde vom Rat der Stadt und das Privileg vom Kaiser erteilt. Diese Frankfurter Apotheken verdienten außergewöhnlich gut, besonders viel wurde an den Lieferungen für Kastenamt, Hospital und Garnison verdient. 1691 verzichteten die Apotheker sogar auf 5.000 Reichstaler ihrer Einnahmen, wenn die Errichtung einer weiteren Apotheke für den Zeitraum von vierzig Jahren unterbliebe. Erst 1723 durfte eine sechste Apotheke eröffnet werden, die den Namen „Zum Frankfurter Adler" erhielt. Das Haus erlangte später besondere Aufmerksamkeit, da in ihm 1790 Wolfgang Amadeus Mozart während der Krönungsfeier für Leopold II wohnte.

Ab 1810 wurde in Frankfurt keine Apotheke mehr privilegiert. An Stelle des Privilegs trat die Realkonzession[7, 24–26].

Aufgrund ihres wissenschaftlichen Niveaus zählte der Rat der Stadt Frankfurt am Main seine Apotheker nicht zu den Handwerkern. Als Privileg ihres Standes durften sie daher einen Degen tragen, ein Recht, das ihnen um 1700 wieder genommen wurde[7].

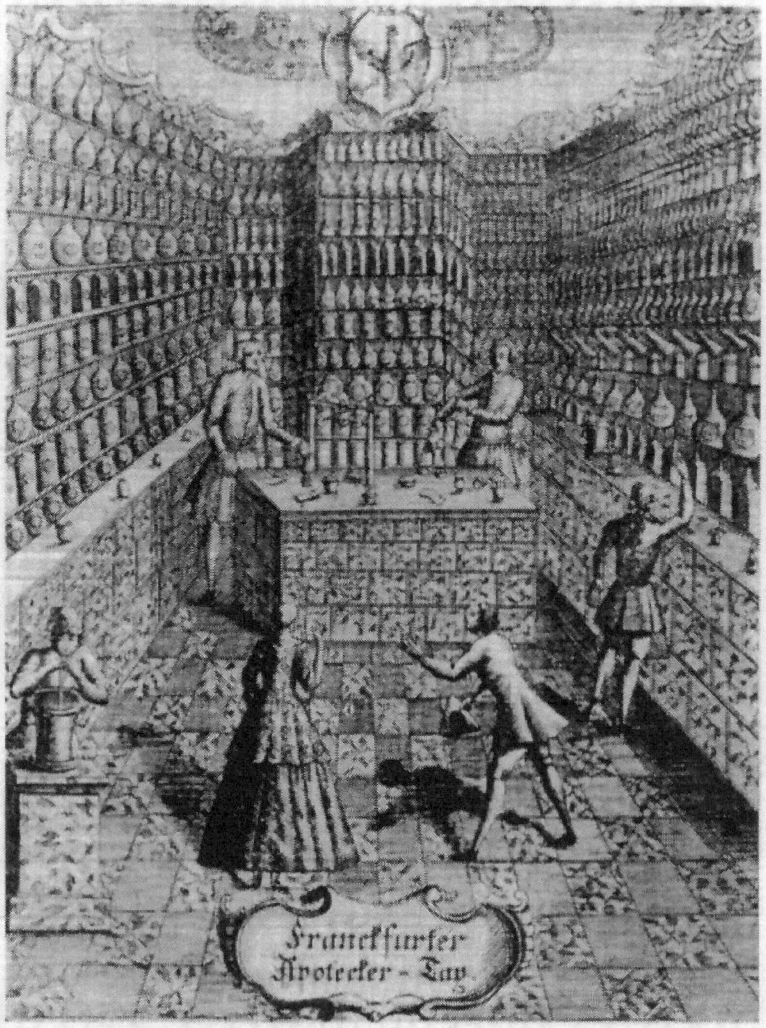

Offizin einer großen Apotheke des 17. Jahrhunderts in Frankfurt am Main

Allerdings hatte der Frankfurter Rat sowohl mit den Ärzten als auch mit den Apothekern häufig Schwierigkeiten, da sie sich gegenseitig u. a. des unerlaubten Wettbewerbs beschuldigten, der sogar soweit ging, dass sie die entstandenen Meinungsverschiedenheiten handgreiflich untereinander austrugen[7, 24].

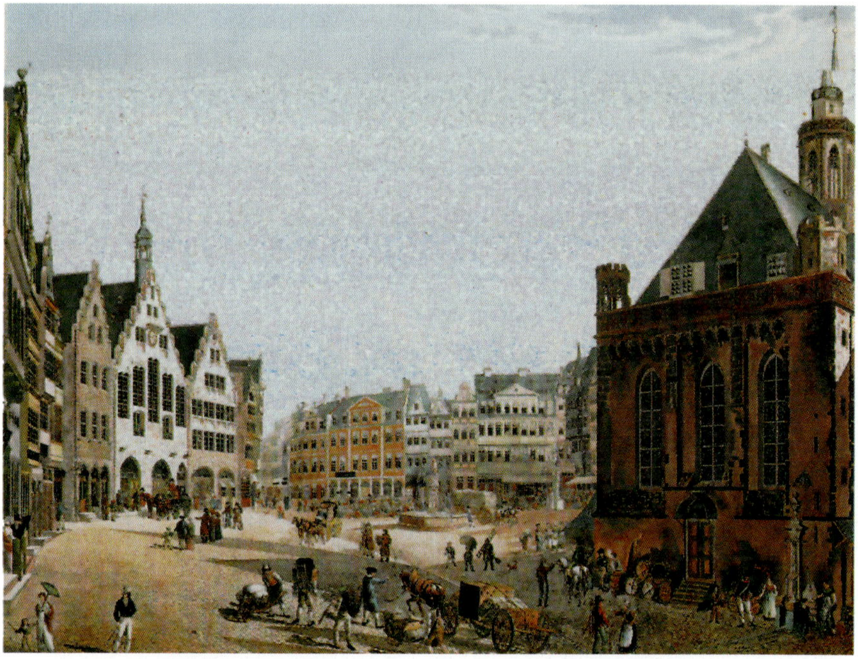

Römerberg mit Nicolaikirche 1822 in Frankfurt am Main

Eine hervorragende Einnahmequelle der Frankfurter Apotheker stellten u. a. die Frankfurter Pillen, ein gern eingenommenes Laxans, dar, über deren Zusammensetzung bis in das 19. Jahrhundert Unklarheit bestand. Diese Pillen waren auch im Ausland sehr begehrt. Ihr Erfinder war der Frankfurter Stadtarzt Johann Hartmann Beyer. Aus verständlichen kaufmännischen Erwägungen sollte das Rezept ein Geheimnis bleiben. Daher wurde die Original-Vorschrift in einem Schächtelchen mit zwei Siegeln im Stadtarchiv aufbewahrt und nur, wenn ein neuer Apotheker die Zusammensetzung erfahren sollte, wurde dieses in Gegenwart der beiden Bürgermeister, sämtlicher Stadtärzte und Apotheker geöffnet. Gegen das „Handgelöbnis", die Zusammensetzung geheim zu halten, erhielt der neue Apotheker eine Abschrift[U4, 26]. Das Schächtelchen hat die Luftangriffe des Zweiten Weltkrieges wohlbehalten überstanden und wird weiter im Stadtarchiv aufbewahrt.

Rezept der Frankfurter Pillen

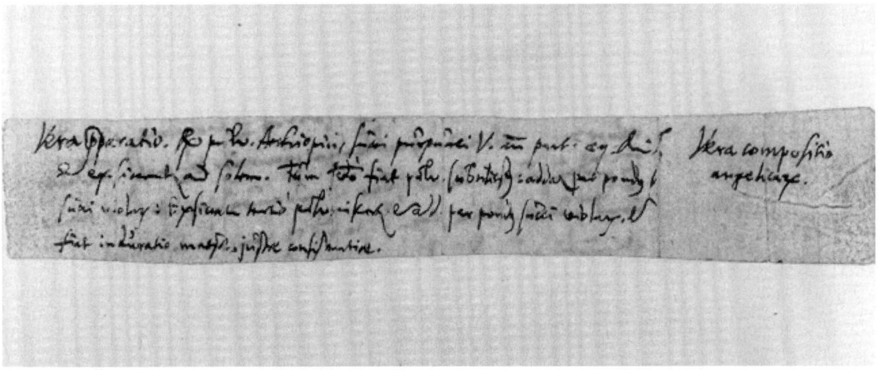

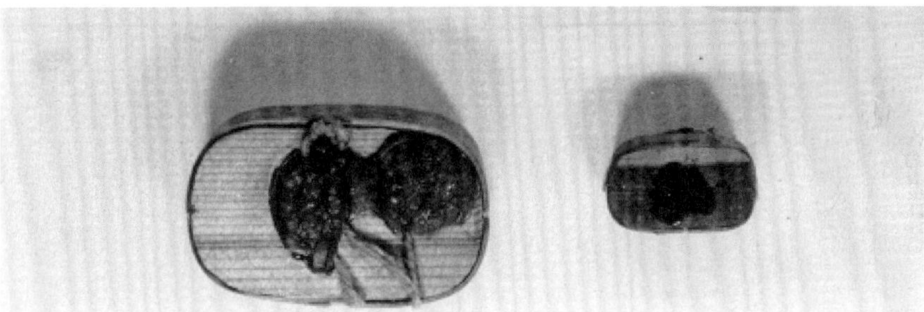

Vera compositio angelicarum.
Vera praeparatio.
Recipe pulvis Aethiopius succi purpurei violarum cum partibus eius diutius exsiccandum ad solem. Tum secundo fiat pulvis subtilissimus. Addate par pondus succi violarum: Exsiccate tertio pulvis in flatum et addate par pondus succi violarum et fiat induratio massae justae consistentiae[U4]

Originaltext der Rezeptur mit Pillenschächtelchen aus dem Stadtarchiv

Entwicklung der akademischen Apothekerausbildung

Schon im Mittelalter gab es Apotheker, die eine akademische Ausbildung anstrebten, obwohl dieser zum Teil erniedrigende Begleitumstände im Wege standen. Ein Statut der Universität Padua aus dem Jahre 1675 beinhaltete z.B., dass Techniker, Apotheker und Scherer als der Wissenschaft Unkundige „non periti“ weder in die Civitas der Universitäten noch in die nationalen Gemeinschaften der Studierenden aufgenommen werden durften. Daher versuchten die Apotheker häufig den medizinischen Bildungsweg einzuschlagen, der ihnen den Zugang zur Universität ermöglichte. Pharmazeutische Fächer waren damals in den Medizinischen Fakultäten vertreten, z.B. Materia Medica und Iatrochemie[8].

Die Iatrochemie ist eine auf Paracelsus und J. B. van Helmont vertretene Richtung der Medizin im 17. und 18. Jahrhundert. Die Iatrochemiker verstanden die Körperfunktionen als chemische Umwandlungen von Stoffen in saure oder alkalische Produkte unter Einwirkung eines hypothetischen Ferments. Die Iatrochemie bedeutete eine Anpassung der alten Humoralpathologie an neues chemisches Wissen: Gesundheit galt als ausgewogenes, Krankheit dagegen als gestörtes Verhältnis zu sauren und alkalischen Stoffen. Der Iatrochemie gelangen erste Einsichten in die chemischen Vorgänge bei Verdauung und Atmung.

Im Königreich Bayern war dagegen als erstem deutschem Land ein Studium für Pharmazeuten bereits zu Beginn des 19. Jahrhunderts obligatorisch geworden. Eine Verordnung vom 21.12.1808 verlangte von dem Prüfungskandidaten, „dass er in einer größeren Offizin in der Lehre und im Dienst gestanden und sich in einem pharmazeutischen Institute in den naturhistorischen, physikalischen, chemischen und pharmazeutischen Wissenschaften zwei Jahre hindurch befähigt habe“. Anders lagen die Verhältnisse im Königreich Württemberg und im Königreich Preußen. Letzteres unterschied zwischen Apothekern der I. und II. Klasse. Das für die Apotheker der I. Klasse gegebene Examensprogramm vom 1.12.1825 blieb in seinen Grundzügen über Jahrzehnte in Kraft. Der Kandidat für die Staatsprüfung vor dem Ober-Medizinalkollegium hatte mehrere Stellen aus der preußischen Pharmakopöe (s. Abb., S. 21) mündlich zu erläutern und eine botanische oder chemisch-pharmazeutische Aufgabe zu einem gerichtlich-chemischen Bericht in Klausur schriftlich zu lösen.

Ferner oblag es ihm, zwei pharmazeutische Themen, mit Vorrang aus der analytischen Chemie zu bearbeiten und neben der Anfertigung von zwei chemisch-pharmazeutischen Präparaten, der Lösung einer gerichtlich-chemischen Aufgabe und einer toxikologischen Analyse, ein natürliches Gemisch oder eine künstliche Mischung „chemisch zu zergliedern“ sowie einige schwer zu bereitende Arzneiformeln ex tempore zu bereiten. Etliche frische oder getrocknete offizinelle Pflanzen waren vollständig zu demonstrieren sowie aus einer Reihe von Roharzneien mindestens zehn nach Abstammung, Verfälschung und pharmazeutischer Anwendung zu erläutern. Außerdem hatte der Prüfling bei mehreren chemischen Präparaten die Be-

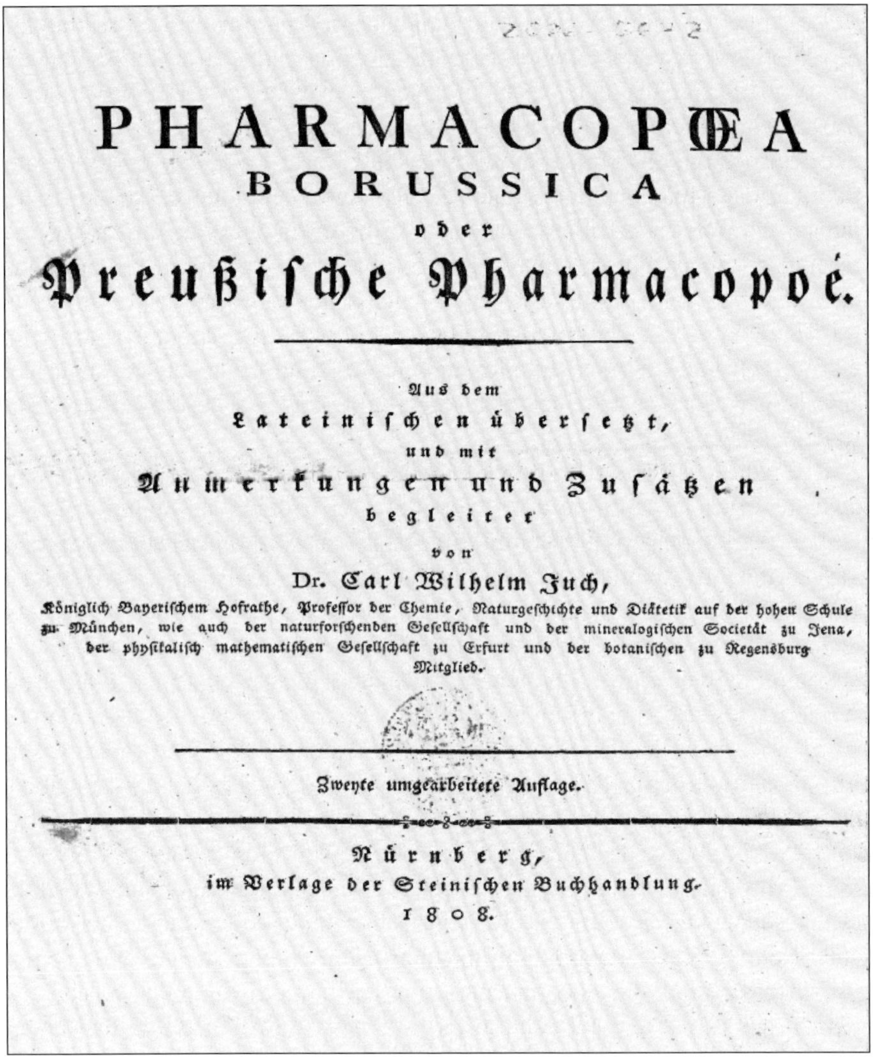

PHARMACOPŒA
BORUSSICA
oder
Preußische Pharmacopoé.

Aus dem
Lateinischen übersetzt,
und mit
Anmerkungen und Zusätzen
begleitet
von
Dr. Carl Wilhelm Juch,
Königlich Bayerischem Hofrathe, Professor der Chemie, Naturgeschichte und Diätetik auf der hohen Schule zu München, wie auch der naturforschenden Gesellschaft und der mineralogischen Societät zu Jena, der physikalisch mathematischen Gesellschaft zu Erfurt und der botanischen zu Regensburg Mitglied.

Zweyte umgearbeitete Auflage.

Nürnberg,
im Verlage der Steinischen Buchhandlung.
1808.

Titelblatt der Pharmacopoea Borussica 1799

standteile, Berechnungs- und Prüfungsmethoden, Verfälschungen, Aufbewahrungsvorschriften usw. anzugeben und schließlich ein mündliches Schlussexamen zu bestehen, in dem auf „höhere chemische, physikalische und naturhistorische Kenntnisse und Gesetzeskunde“ geprüft wurde. Des Weiteren wurden Kenntnisse über Gifte und deren Ermittlung verlangt.

Gegenüber diesem ausgedehnten Examensprogramm war die Prüfung für die Apotheker zweiter Klasse verhältnismäßig einfach. Zwei Aufgaben, bezogen auf „Gegenstände der practischen Pharmacie“, waren schriftlich zu lösen. Des Weiteren galt es, zwei „Arzneibereitungen, welche eine besondere Kunstfertigkeit erfordern“ und ebenfalls zwei Präparate anzufertigen, sowie zwei Untersuchungen „absichtlich verunreinigter und vergifteter Substanzen unter schriftlicher Angabe der beobachteten Methode“ und die Ergebnisse auszuführen. Die mündliche Abschlussprüfung bestand aus einem Examen „vorzüglich über die Gegenstände des praktischen Wissens des Apothekers“, als dessen Hauptgegenstände „Warenkunde, Toxicologie, pharmazeutische Chemie, Botanik und Gesetzeskunde“ bezeichnet wurden; außerdem wurde die Übersetzung einer Stelle aus der Pharmacopoea Borussica verlangt[29–31].

1810 wurde in Frankfurt am Main eine Medizinalordnung übernommen, die unter dem Fürstprimas Carl Theodor von Dalberg in Mainz erlassen worden war. Jeder Apotheker musste nach vier- bis fünfjähriger Lehrzeit noch weitere drei Jahre als Gehilfe gedient und „allenfalls auf Universitäten studiert oder in zweckmäßigen Instituten sich vorgebildet haben“. Die Medizinalordnung mahnte aber auch, dass sich der Apotheker „aller ekelhaften, unreinlichen Gewohnheiten zu enthalten hätte, wie das Kauen von Stöpseln oder das Anhauchen der Pillen“.

Die Ansprüche an die Kenntnisse des Apothekers wuchsen ständig. Ein Prüfungsprotokoll aus der Mitte des 19. Jahrhunderts erhellt, dass ein Kandidat, der schon in zehn auswärtigen Offizinen als Gehilfe, Provisor und zuletzt in Freiburg als Verwalter einer Apotheke tätig gewesen war, von zwei Professoren über vegetabilische Gifte, Blausäure, Zyan, Ambra, Canthariden usw. geprüft wurde. Über eine ihm aufgetragene chemische Untersuchung hatte er mündlich und schriftlich zu berichten[24]. Dies waren ganz offensichtlich die Anforderungen an einen Apotheker erster Klasse.

Nach der Einverleibung Frankfurts im Jahre 1866 führte Preußen einen „Unterthänigkeits- und Berufseid“ ein[23, 24].

Der Text des Eides eines Bonameser Apothekers aus dem Jahre 1881 ist überliefert:

„Ich, Michael Kyritz, schwöre zu Gott dem Allmächtigen und Allwissenden, daß, nachdem mir die Approbation zum selbständigen Betrieb einer Apotheke im Gebiete des Deutschen Reiches erteilt worden ist, ich alle mir vermöge meines Berufes obliegenden Pflichten nach den darüber bestehenden oder noch ergehenden Verordnungen, auch sonst nach meinem besten Wissen und Gewissen genau erfüllen will. So wahr mir Gott helfe"[25].

Mit der Einführung der für das gesamte Deutsche Reich geltenden pharmazeutischen Prüfungsordnung vom 5.3.1875 wurde das Hochschulstudium für Apotheker in Deutschland obligatorisch.

Beginn der Hochschulpharmazie an der Universität Frankfurt am Main

Von welcher Seite der Anstoß gegeben worden ist, in der neu gegründeten Naturwissenschaftlichen Fakultät auch ein Studium der Pharmazie zu etablieren, liegt im Dunklen. Aus einem Bittbrief des ersten Lehrstuhlinhabers für Pharmazeutische Chemie, Professor Carl Mannich, vom März 1921 an die pharmazeutisch-chemische Industrie ist zu entnehmen, dass zur Errichtung eines Pharmazeutischen Instituts im Jahre 1914, also bei der Eröffnung der Universität, 10.000 Goldmark vorgesehen waren. Nach Mannichs Meinung hätte dieser Betrag ausgereicht, um ein Laboratorium „würdig“ auszustatten. Über die Herkunft dieses Betrages sind keine Unterlagen gefunden worden. Infolge der inflationären Entwicklung fehlten sieben Jahre später Mannich etwa 50.000 Mark, um ein funktionsgerechtes Laboratorium einzurichten. Er weist auch darauf hin, dass die chemische Industrie die Hochschulen für Zwecke des rein chemischen Unterrichts mit Beträgen in ganz anderer Dimension unterstützte[U1].

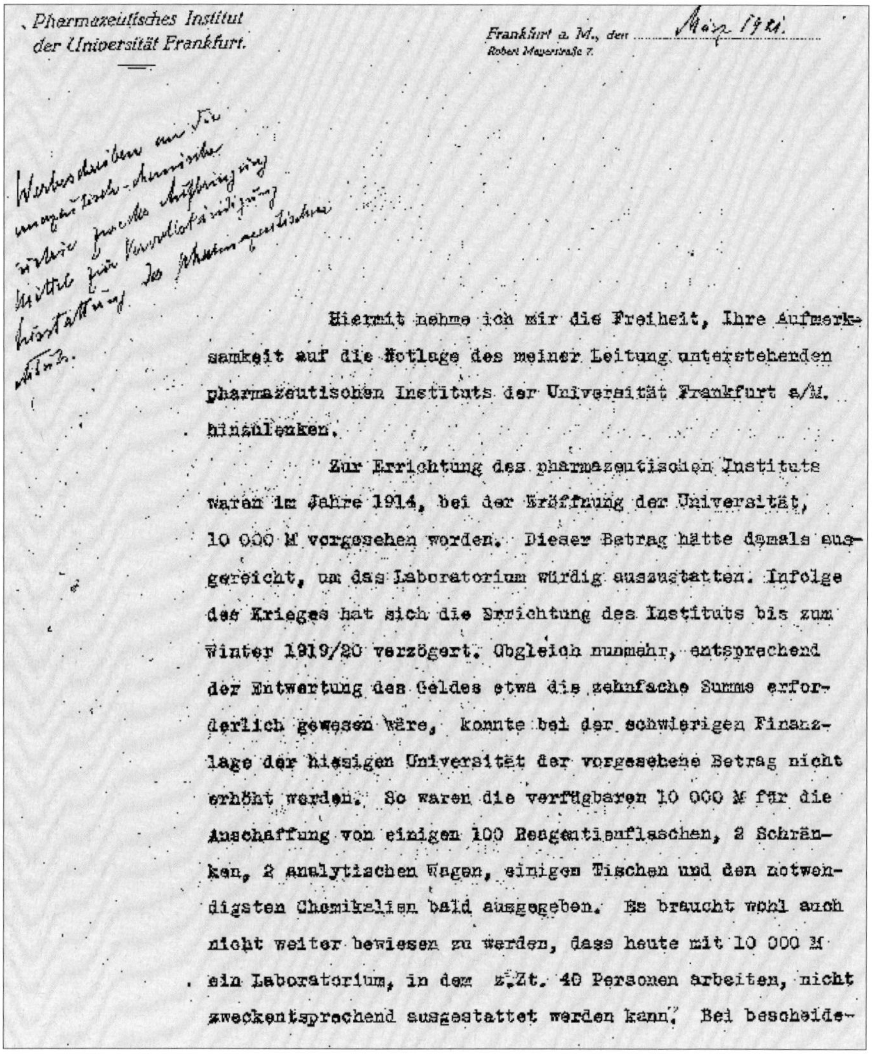

Pharmazeutisches Institut
der Universität Frankfurt.

Frankfurt a. M., den März 1921.
Robert Mayerstraße 7.

Hiermit nehme ich mir die Freiheit, Ihre Aufmerksamkeit auf die Notlage des meiner Leitung unterstehenden pharmazeutischen Instituts der Universität Frankfurt a/M. hinzulenken.

Zur Errichtung des pharmazeutischen Instituts waren im Jahre 1914, bei der Eröffnung der Universität, 10 000 M vorgesehen worden. Dieser Betrag hätte damals ausgereicht, um das Laboratorium würdig auszustatten. Infolge des Krieges hat sich die Errichtung des Instituts bis zum Winter 1919/20 verzögert. Obgleich nunmehr, entsprechend der Entwertung des Geldes etwa die zehnfache Summe erforderlich gewesen wäre, konnte bei der schwierigen Finanzlage der hiesigen Universität der vorgesehene Betrag nicht erhöht werden. So waren die verfügbaren 10 000 M für die Anschaffung von einigen 100 Reagentienflaschen, 2 Schränken, 2 analytischen Wagen, einigen Tischen und den notwendigsten Chemikalien bald ausgegeben. Es braucht wohl auch nicht weiter bewiesen zu werden, dass heute mit 10 000 M ein Laboratorium, in dem z.Zt. 40 Personen arbeiten, nicht zweckentsprechend ausgestattet werden kann. Bei bescheide-

Bittbrief von *Mannich* an die deutsche pharmazeutische Industrie 1921 (S. 1)

ner Rechnung müssten weitere 50 000 M aufgewendet werden, um alle notwendigen und berechtigten Bedürfnisse zu befriedigen.

Es ist aussichtslos, diesen Betrag in absehbarer Zeit aus den Mitteln der Universität zu erhalten. Ich wende mich daher an die Opferwilligkeit der pharmazeutischen Industrie, um zu versuchen, auf diesem Wege das Geld zur Vervollständigung der dürftigen Einrichtung aufzubringen. Wenn man bedenkt, dass die Industrie für Zwecke des rein chemischen Unterrichts Millionen bereitgestellt hat, darf ich vielleicht hoffen, dass die pharmazeutische Industrie den Betrag von 50 000 M gern verfügbar machen wird, dessen ein in bedrängter Lage befindliches pharmazeutisch-chemisches Universitäts-Institut bedarf, um die Grundlage für eine erspriessliche Wirksamkeit zu gewinnen.

Beträge, die dem Institut zugedacht sind, bitte ich ergebenst der Kasse der Universität Frankfurt a/M. zu Gunsten des pharmazeutischen Instituts (Kap. III/55) zu überweisen. Es ist meine Absicht, über die erfolgten Zeichnungen in der pharmazeutischen Fachpresse später in geeigneter Weise zu berichten, wenn die Spender keine anderen Bestimmungen treffen.

In ausgezeichneter Hochachtung

Bittbrief von *Mannich* an die deutsche pharmazeutische Industrie 1921 (S. 2)

Als aufrichtiger Mentor des Faches Pharmazie erwies sich, wie zahlreiche nachgelassene Schriftstücke deutlich zeigen, der erste Direktor des Chemischen Instituts, Prof. Dr. Martin Freund. In seinem Schreiben vom 18. Juni 1914 an den Großen Rat der Akademie macht er auf den Raummangel für die Unterbringung der pharmazeutischen Ausbildung aufmerksam und bezieht sich dabei auf eine von ihm schon früher gemachte Eingabe an den Rektor[U1].

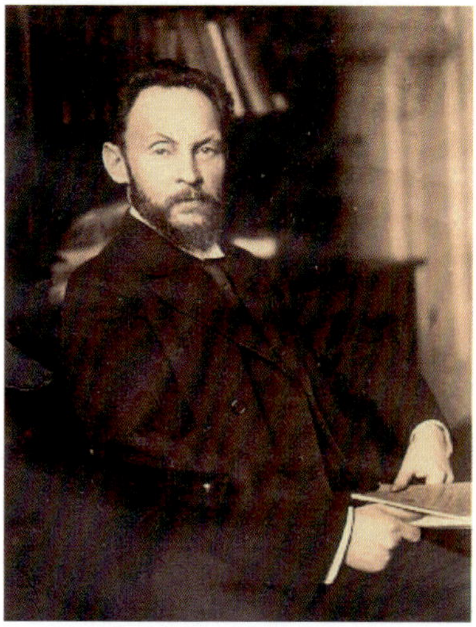

Martin Freund (1863–1920)

Als Behelfsmaßnahme dachte er daran, die Mikroskopierübungen der Pharmazeuten in dem im Bau befindlichen Botanischen Institut und die Übungen in der Pharmazeutischen Chemie in dem im Bau befindlichen Chemischen Institut abhalten zu lassen. Beide Institute sollten im Oktober 1915 fertig gestellt werden. Auch über eine einzurichtende Prüfungskommission für das Staatsexamen der Pharmazeuten in Frankfurt hatte er sich bereits Gedanken gemacht und diese mit der Existenz von zwei außerordentlichen Professuren, einer für Pharmakognosie und einer für Pharmazeutische Chemie, verknüpft[U1].

PHYSIKALISCHER VEREIN.
Telephon Amt 2, No. 701 u. 702.

FRANKFURT A. M., den 18. Juni 1914
Kettenhofweg. 136.

J. No. 34034.

Postscheckkonto No. 2627 Frankfurt a. M.

CHEMISCHES INSTITUT

An den

Grossen Rat der Akademie

z. H. des Herrn Rektor Professor Dr. WACHSMUTH

H i e r .

Der Herr Rektor hat die Aufforderung ergehen lassen, alle Anforderungen, die sich in den kommenden 5 Jahren inbezug auf Schaffung neuer Dozenturen ergeben werden, schon jetzt namhaft zu machen.

Dieser Aufforderung entsprechend möchte ich zunächst nochmals auf den Mangel an Lehrkräften zur Ausbildung der Pharmazeuten hinweisen, wie ich dies bereits früher in einer Eingabe an den Herrn Rektor ausgeführt habe. Nicht nur an den Universitäten, sondern auch an den technischen Hochschulen ist für den Unterricht der Pharmazeuten Fürsorge getroffen, und es ist zu erwarten, dass eine Prüfungskommission für das Staatsexamen der Pharmazeuten in Frankfurt ernannt werden würde, sobald zwei ausserordentliche Professuren - für Pharmakognosie und pharmazeutische Chemie - und Räumlichkeiten für die praktischen Uebungen in diesen Fächern vorhanden sein werden.

Letzteres wird zum Herbst 1915 der Fall sein, da das Botanische Institut, in welchem die Mikroskopierübungen der Pharmazeuten stattfinden werden, seiner Vollendung demnächst entgegengeht und das neue Chemische Institut, in welchem die pharmazeutisch-chemische Abteilung Unterkunft finden soll, bis zum Oktober 1915 fertiggestellt sein wird.

Ich möchte nicht unterlassen darauf hinzuweisen, dass mit der Eröffnung des neuen Chemischen Instituts weitere Mittel zum Betrieb desselben erforderlich sein werden, für welche eine Deckung im Etat vorläufig nicht vorgesehen ist, was in der Entstehungsgeschichte dieses Instituts begründet ist. Zunächst war bekanntlich nur ein Anbau an das jetzt vorhandene Institut vorgesehen; mit der Errichtung eines Neubaues entstehen für Personal, Heizung, Beleuchtung, Reinigung, grössere Ausgaben, für welche Deckung schon im Etatsjahr 1915/16 vorzusehen sein wird.

G a n z e r g e b e n s t

Freund.

Schreiben von *Freund* an den Grossen Rat der Akademie 1914

Die Basis für die Ausbildung der Apotheker bei Gründung der Universität Frankfurt am Main war die Deutsche Prüfungsordnung für Apotheker, die durch den Reichskanzler am 18. Mai 1904 erlassen worden war[32]. Sie führte im Abschnitt A auch die Zentralbehörden auf, welche die Approbation erteilten.

> **Prüfungsordnung für Apotheker.**
>
> A. Zentralbehörden, welche Approbationen erteilen.
>
> § 1. Der selbständige Betrieb einer Apotheke erfordert eine Approbation. Zur Erteilung der Approbation als Apotheker für das Reichsgebiet sind befugt:
>
> 1. die Zentralbehörden derjenigen Bundesstaaten, welche eine oder mehrere Landesuniversitäten haben, mithin zur Zeit die zuständigen Ministerien des Königreichs Preußen, des Königreichs Bayern, des Königreichs Sachsen, des Königreichs Württemberg, des Großherzogtums Baden, des Großherzogtums Hessen, des Großherzogtums Mecklenburg-Schwerin und in Gemeinschaft die Ministerien des Großherzogtums Sachsen und der sächsischen Herzogtümer:
>
> 2. das Herzoglich braunschweigische Staatsministerium und das Ministerium für Elsaß-Lothringen.

Abschnitt A der Prüfungsordnung vom 18.5.1904

Zum Eintritt in die Berufsausbildung qualifizierte die Primareife mit lateinischen Sprachkenntnissen. Es folgte eine dreijährige, für Abiturienten eine zweijährige praktische Ausbildung in einer Apotheke des Deutschen Reiches, die mit der pharmazeutischen Vorprüfung abgeschlossen wurde. Im Anschluss daran, vor Beginn des viersemestrigen Studiums, musste eine Gehilfenzeit von einem Jahr abgeleistet werden. Das Studium wurde mit einer schriftlichen, praktischen und mündlichen Prüfung abgeschlossen, wobei bei der Zulassung zur Prüfung der Nachweis der Teilnahme an „analytisch-chemischen und pharmazeutisch-chemischen Übungen“ für mindestens je zwei Halbjahre und an „Übungen in der mikroskopischen Untersuchung von Drogen und Pflanzenpulvern“ für mindestens ein Halbjahr sowie der Kenntnis der „üblichen Sterilisationsmethoden“ verlangt wurde. Im Anschluss an die vollständig bestandene pharmazeutische Prüfung musste sich der Kandidat weitere zwei Jahre als Gehilfe in Apotheken betätigen, darunter mindesten ein Jahr in Apotheken des Deutschen Reiches. Somit umfasste die Ausbildung damals für Abiturienten sieben Jahre und für Oberrealschüler mit Primareife acht Jahre. 16 Jahre später wurde durch Beschluss des Reichsrates vom 22.7.1920 aufgrund des § 29 der Gewerbeordnung das Abitur als Vorbedingung für den Eintritt in den Apothekerberuf eingeführt. Lateinkenntnisse waren erforderlich[33].

Über die Apothekendichte im Königreich Preußen im Jahre 1914 bringt die Apotheker-Zeitung von 1915 auf S. 454 im Nichtamtlichen Teil eine Übersicht. Es existierten 3664 Vollapotheken, von denen 785 privilegiert waren. Im Regierungsbezirk Wiesbaden, zu dem auch Frankfurt am Main gehörte, bestanden 117 Vollapotheken[34]. Daraus ergibt sich eindeutig, dass eine beträchtliche Nachfrage nach Arbeitsplätzen für das Studium der Pharmazie an der Universität Frankfurt in diesem Raum bestanden haben muss.

Nichtamtlicher Teil.

Uebersicht über die Apothekenverhältnisse in Preußen im Jahre 1914.

Regierungsbezirk	Zahl der Vollapotheken				Zweigapotheken	Dispensieranstalten	Hausapotheken			Arzneiversorgungsanstalten überhaupt	Apothekenbesitzer	Apothekenverwalter	Zahl der Gehilfen		Lehrlinge	Besitzwechsel vorhandener Vollapotheken
	privilegierten	konzessionierten veräußerlichen	konzessionierten unveräußerlichen	zusammen			insgesamt	allopathische	homöopathische				approbierten	nicht approbierten		
Königsberg	32	37	17	86	4	5	2	—	2	97	79	11	26	18	19	6
Gumbinnen	13	24	10	47	1	2	1	1	—	51	44	4	10	8	18	1
Allenstein	6	24	*) 6	36	2	5	—	—	—	43	35	3	13	9	17	1
Danzig	20	27	12	59	1	11	11	9	2	82	53	12	29	20	14	2
Marienwerder	21	40	4	65	—	1	7	6	1	73	61	4	10	15	13	5
Berlin	25	133	115	273	—	17	30	—	30	320	246	37	448	156	38	10
Potsdam	72	42	60	174	3	18	11	7	4	206	159	24	119	44	21	5
Frankfurt a. O.	68	27	13	108	2	5	13	9	4	128	101	10	37	13	16	3
Stettin	35	33	17	85	3	4	10	2	8	102	80	10	46	23	16	2
Köslin	25	9	5	39	3	1	4	3	1	47	38	5	19	9	13	—
Stralsund	7	17	1	25	5	—	2	1	1	32	25	2	11	4	7	—
Posen	34	46	20	100	3	15	12	11	1	130	93	13	28	24	22	5
Bromberg	12	35	7	54	—	2	6	6	—	62	49	6	18	7	15	2
Breslau	52	60	38	150	11	18	25	19	6	204	139	22	102	52	49	8
Liegnitz	50	35	27	112	10	4	9	8	1	135	101	22	43	22	12	6
Oppeln	27	60	47	134	9	8	20	20	—	171	114	29	45	57	44	3
Magdeburg	6	87	22	115	6	6	5	1	4	132	109	18	67	40	28	2
Merseburg	41	61	27	129	4	9	7	4	3	149	123	24	25	25	9	6
Erfurt	13	29	12	54	6	2	3	—	3	65	51	11	22	16	10	—
Schleswig	89	28	34	151	9	1	10	2	8	171	144	15	63	38	16	2
Hannover	14	45	18	77	2	2	2	1	1	83	72	10	44	28	19	4
Hildesheim	15	49	2	66	1	—	3	3	—	70	60	7	22	10	16	5
Lüneburg	7	48	8	63	3	1	6	4	2	73	58	8	20	5	4	1
Stade	2	43	4	49	4	—	—	—	—	53	47	6	13	8	2	2
Osnabrück	—	43	4	47	2	2	3	2	1	54	39	10	11	5	6	2
Aurich	—	38	1	39	1	—	3	3	—	43	38	3	12	6	5	—
Münster	—	67	34	101	10	4	4	1	3	119	91	21	50	19	27	4
Minden	1	61	11	73	5	9	14	2	12	101	68	10	29	13	11	3
Arnsberg	2	123	117	242	16	23	16	6	10	297	208	60	110	42	39	2
Cassel	81	31	11	123	5	6	13	9	4	147	120	13	38	21	33	2
Wiesbaden	6	72	39	117	9	3	8	2	6	137	101	25	82	40	27	5
Coblenz	8	56	8	72	11	4	8	5	3	95	66	21	28	13	13	3
Düsseldorf	—	203	114	317	10	22	13	—	13	362	280	57	168	97	73	7
Cöln	1	78	34	113	5	10	7	5	2	135	101	19	60	34	41	3
Trier	—	57	33	90	6	5	4	3	1	105	84	18	38	10	22	2
Aachen	—	54	15	69	3	6	3	2	1	81	60	16	22	27	33	3
Sigmaringen	—	10	—	10	—	—	—	—	—	10	9	1	2	—	1	2
Zusammen	785	1932	947	3664	175	231	295	157	138	4365	3346	587	1930	978	769	119

*) Gegen das Vorjahr 1 vom Feinde zerstörte Apotheke weniger; Konzession vom Inhaber zurückgegeben.

Die Apothekenverhältnisse in Preußen im Jahre 1914

Unter den 618 an der Universität Frankfurt eingeschriebenen Studierenden im Gründungssemester 1914/15 befanden sich auch fünf Studierende für das Fach Pharmazie[35]:

Heinrich Bode, Erwin Rügemer, Emil Sickinger,
Johannes Subkew und Otto Weißel.

Die ersten Studentinnen, Else Hiersemenzel aus Würzburg (Nr. 30) und Hermine Lawaczek aus Camberg (Nr. 31), tauchen, wie die Abbildung zeigt, im SS 1917 im „Album der Studierenden der Naturwissenschaftlichen Fakultät" auf[U2].

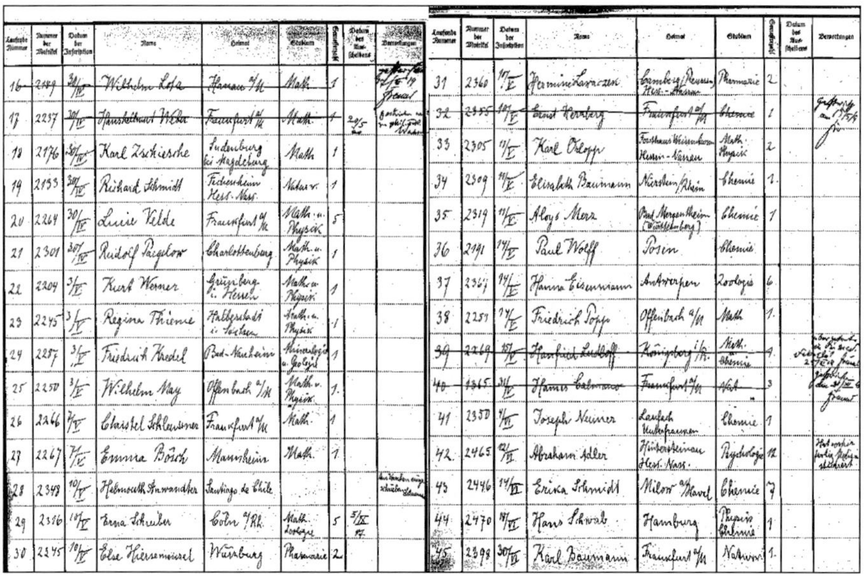

Laufende Nummer	Nummer der Matrikel	Datum der Inskription	Name	Heimat	Studium	Semesterzahl	Datum des Abgangs	Bemerkungen
16	2189	30/IV	Wilhelm Loh	Hanau a/M	Math.	1		
17	2237	30/IV	[illegible] Weber	Frankfurt a/M	Math.	1	29/5	
18	2176	30/IV	Karl Zschiesche	Sudenburg bei Magdeburg	Math.	1		
19	2153	30/IV	Richard Schmidt	Fechenheim Hess.-Nass.	Naturw.	1		
20	2264	30/IV	Lucie Velde	Frankfurt a/M	Math. u. Physik	5		
21	2301	30/IV	Rudolf Ziegelow	Charlottenburg	Math. u. Physik	1		
22	2204	3/V	Kurt Werner	Grünberg i. Hessen	Math. u. Physik	1		
23	2245	3/V	Regina Thieme	Halberstadt i. Sachsen	Math. u. Physik	1		
24	2257	3/V	Friedrich Riedel	Bad-Nauheim	Mineralogie u. Geologie	1		
25	2250	3/V	Wilhelm May	Offenbach a/M	Math. u. Physik	1		
26	2266	7/V	Christel Schlesinger	Frankfurt a/M	Math.	1		
27	2267	7/V	Emma Bosch	Mannheim	Math.	1		
28	2348	10/V	Helmuth Anwandter	Santiago de Chile				[illegible]
29	2316	10/V	Erna Schreiber	Cöln a/Rh.	Math. Zoologie	5	5/IX 17	
30	2245	10/V	Else Hiersemenzel	Würzburg	Pharmazie	2		
31	2360	11/V	Hermine Lawaczek	Camberg Hess.-Nass.	Pharmazie	2		
32	2355	10/V	Ernst Herzberg	Frankfurt a/M	Chemie	1		[illegible]
33	2305	11/V	Karl Kloepp	Forsthaus [illegible] Hanau	Math. Physik	2		
34	2309	11/V	Elisabeth Baumann	Nierstein a/Rhein	Chemie	1		
35	2319	11/V	Aloys Merz	Bad Mergentheim (Württemberg)	Chemie	1		
36	2191	11/V	Paul Wolff	Posen	Chemie			
37	2367	14/V	Hanna Eisenmann	Antwerpen	Zoologie	6		
38	2251	14/V	Friedrich Popp	Offenbach a/M	Math.	1		
39	2269	15/V	Manfred Ludloff	Königsberg i/Pr.	Math. Chemie	1		[illegible]
40	1345	31/V	Hans [illegible]	Frankfurt a/M	[illegible]	3		[illegible]
41	2350	1/VI	Joseph Neuner	Laufach Unterfranken	Chemie	1		
42	2465	2/VI	Abraham Adler	Hintersteinau Hess.-Nass.	Psychologie	12		[illegible]
43	2446	14/VI	Erika Schmidt	Milow a/Havel	Chemie	7		
44	2470	14/VI	Hans Schwab	Hamburg	Physik Chemie	1		
45	2398	30/VI	Karl Baumann	Frankfurt a/M	Naturw.	1		

Ausschnitt aus dem Album der Studierenden der Naturwissenschaftlichen Fakultät SS 1917

Die Unterlagen der Universität Frankfurt am Main weisen eindeutig aus, dass es im WS 1914/15 noch keinen verantwortlichen Hochschullehrer der Pharmazie gab. Somit ist die Frage berechtigt, wer denn diese Studierenden der Pharmazie ausbildete. Im Fach Pharmazeutische Chemie nahmen die eingeschriebenen Studenten an den Vorlesungen und praktischen Übungen des Chemischen Instituts teil. Zwei Privatdozenten dieses Instituts, nämlich Dr. Karl Fleischer und Dr. Edmund Speyer, trugen ausgewählte Kapitel aus der Chemie über neuere Arzneimittel, Alkaloide und ätherische Öle vor.

Die pharmakognostische Ausbildung übernahm der Botaniker Prof. Dr. Martin Möbius[36].

In der Pharmazeutischen Zeitung vom 31.10. 1914[37] wurden Bedenken von einem anonymen Einsender gegen das Studium der Pharmazie an der Universität Frankfurt am Main geäußert, weil nicht alle personellen Voraussetzungen nach der Prüfungsordnung gegeben seien. Gegen diese Vorwürfe nahm Prof. Freund in der Pharmazeutischen Zeitung rasch entschlossen Stellung:

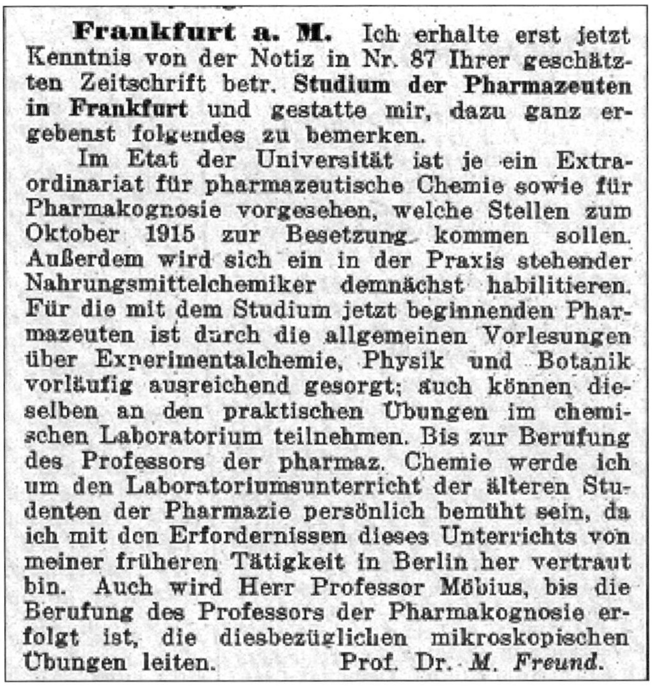

Frankfurt a. M. Ich erhalte erst jetzt Kenntnis von der Notiz in Nr. 87 Ihrer geschätzten Zeitschrift betr. **Studium der Pharmazeuten in Frankfurt** und gestatte mir, dazu ganz ergebenst folgendes zu bemerken.

Im Etat der Universität ist je ein Extraordinariat für pharmazeutische Chemie sowie für Pharmakognosie vorgesehen, welche Stellen zum Oktober 1915 zur Besetzung kommen sollen. Außerdem wird sich ein in der Praxis stehender Nahrungsmittelchemiker demnächst habilitieren. Für die mit dem Studium jetzt beginnenden Pharmazeuten ist durch die allgemeinen Vorlesungen über Experimentalchemie, Physik und Botanik vorläufig ausreichend gesorgt; auch können dieselben an den praktischen Übungen im chemischen Laboratorium teilnehmen. Bis zur Berufung des Professors der pharmaz. Chemie werde ich um den Laboratoriumsunterricht der älteren Studenten der Pharmazie persönlich bemüht sein, da ich mit den Erfordernissen dieses Unterrichts von meiner früheren Tätigkeit in Berlin her vertraut bin. Auch wird Herr Professor Möbius, bis die Berufung des Professors der Pharmakognosie erfolgt ist, die diesbezüglichen mikroskopischen Übungen leiten. Prof. Dr. *M. Freund.*

Prof. *Freund* verteidigt die Frankfurter Pharmazie 1914
in der Pharmazeutischen Zeitung

Im Zwischensemester für Kriegsteilnehmer vom 3. Februar bis 16. April 1919 wurde von Freund erstmals ein fachspezifisches Praktikum für Pharmazeuten durchgeführt[38].

Vorlesungsverzeichnis

der

Universität Frankfurt a. M.

Zwischensemester für Kriegsteilnehmer

(3. Februar bis 16. April 1919)

Immatrikulations-Frist:

20. Januar bis 15. Februar einschl.

Frist zum Belegen der Vorlesungen:

3. Februar bis 1. März einschl.

Frist zum Abmelden der Vorlesungen:

9. bis 25. April einschl.

Chemie.

Organische Chemie; Mo. bis Fr. 9-10. **Mayer.**

Analytische Chemie, I. Teil, (Einführung in die anorganische Chemie und qualitative Analyse); dreistündig. **Ebler.**

Repetitorium für anorganische Chemie; 2 stdg. nach Verabredung **Hahn.**

Repetitorium der organischen Chemie für Anfänger; 2 stdg. nach Verabredung. **Speyer.**

Repetitorium der organischen Chemie für Fortgeschrittene; 2 stdg. nach Verabredung. **Fleischer.**

Kolloquium über pharmazeutische Chemie; Sa. 3-5. **Brandt.**

Repetitorium der Nahrungsmittelchemie; Do. 3-5. **Tillmans.**

Chemisches Praktikum für Chemiker, Schulamtskandidaten und Pharmazeuten; Mo. bis Fr. 9-4, Sa. 9-1, (ganztägig oder halbtägig). **Freund, Ebler, Brandt, Fleischer, Hahn, Mayer, Speyer.**

Chemisches Praktikum für Mediziner; Mi. 1-4, Sa. 9-1. **Freund und Ebler.**

Für die Vorlesung über angewandte Chemie und Bakteriologie vgl. Wirtschafts- und Sozialwissenschaftliche Fakultät.

Ausschnitt aus dem Vorlesungsverzeichnis des Zwischensemesters 1919

Die Ausbildung im Fach Pharmakognosie erfolgte vom Gründungssemester 1914/15 an im Botanischen Institut, dessen Direktor Prof. Möbius war. 1917 erhielt Dr. Wilhelm Brandt, der zuvor an der Universität Rostock tätig gewesen war und nun in Frankfurt als wissenschaftlicher Assistent wirkte, einen Lehrauftrag für Pharmakognosie. 1919 wurde das Fach Pharmakognosie als Abteilung des Botanischen Instituts etabliert[U1].

Als besonders schwierig erwies sich während des Krieges die Schaffung von akademischen Positionen für Hochschullehrer der Pharmazie. In einem Brief vom 3.12.1918 wies Freund als Dekan der Naturwissenschaftlichen Fakultät, trotz grundsätzlich positiver Haltung gegenüber der Pharmazie, den Oberbürgermeister der Stadt Frankfurt darauf hin, dass bei Planung der Universität nur die Absicht bestanden hätte, eine pharmazeutisch-chemische Abteilung mit einem außerordentlichen Professor als Leiter einzurichten. In Preußen gäbe es lediglich zwei Ordinariate für pharmazeutische Chemie, nämlich in Marburg und in Breslau, während das Berliner Pharmazeutisch-Chemische Institut von einem außerordentlichen Professor, Geh. Regierungsrat Prof. Dr. Hermann Thoms (1859–1931) geleitet würde.

Die übrigen preußischen Universitäten hätten nur Abteilungen für pharmazeutische Chemie, demzufolge seien deren Leiter Abteilungsvorstände. Die Einrichtung eines selbständigen Pharmazeutisch-Chemischen Instituts befürwortete er aus folgenden Gründen nicht: „Es sei nicht vorgesehen ge-

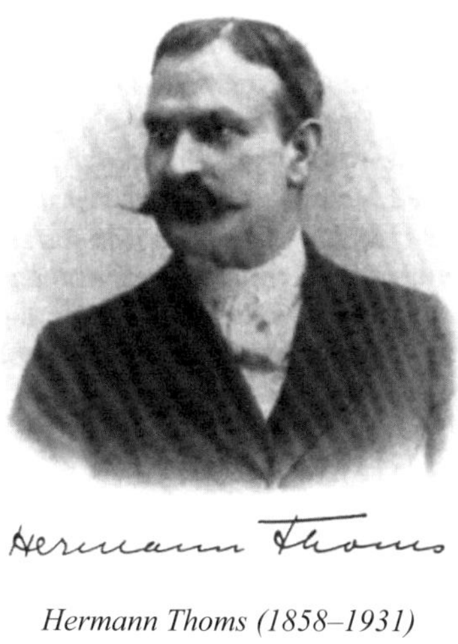

Hermann Thoms (1858–1931)
Gründer der Deutschen Pharmazeutischen Gesellschaft

wesen, es existiere kein eigener Hörsaal und die Unterhaltskosten wären zu hoch“[U1].

Bereits am 25.11.1914 wurde in der Sitzung der Naturwissenschaftlichen Fakultät, wie die folgende Abbildung zeigt, beschlossen, das für Vermögensverwaltung und die üblichen Universitätsgeschäfte zuständige Kuratorium, eine für die deutsche Bürgeruniversität neu geschaffene Institution, zu veranlassen, auch zwei Extraordinariate für das Fach Pharmazie, nämlich für Pharmazeutische Chemie, Pharmakognosie und Botanik einzurichten[U2].

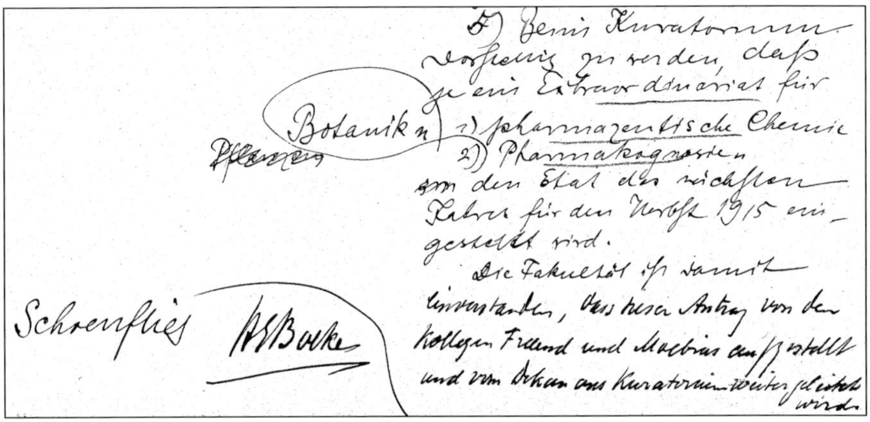
5) Beim Kuratorium vorstellig zu werden, daß je ein Extraordinariat für
Botanik u. 1) pharmazeutische Chemie
2) Pharmakognosie
in den Etat des nächsten Jahres für den Herbst 1915 eingestellt wird.
Die Fakultät ist damit einverstanden, daß dieser Antrag von den Kollegen Freund und Moebius aufgestellt und vom Dekan ans Kuratorium weitergeleitet wird.
Schoenflies

Auszug aus dem Fakultätsprotokoll vom 25.11.1914
(links die Unterschrift des Dekans Prof. *Schoenflies*)

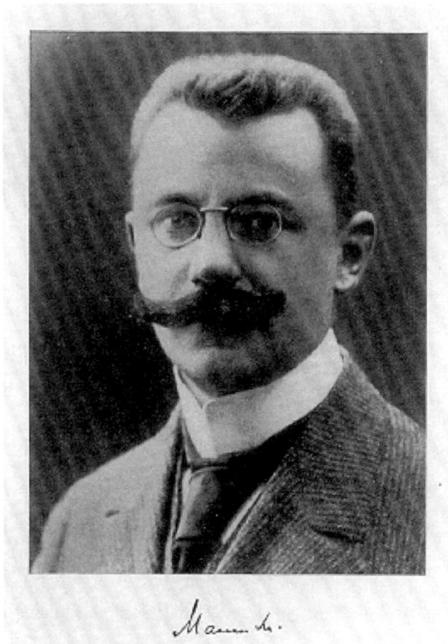

Carl Mannich (1877–1914)

Der nachfolgende Dekan der Naturwissenschaftlichen Fakultät, Prof. Dr. E. Deckert, unterbreitete demzufolge dem Kuratorium der Universität mit Datum von 29.11.1915 einen Berufungsvorschlag, zunächst nur für das Fach Pharmazeutische Chemie, der ausschließlich Apotheker nennt. An erster Stelle stand der ao. Prof. Dr. Max Scholtz (1861–1919), Universität Greifswald, an zweiter Stelle der ao. Prof. Dr. Carl Mannich (1877–1947), Universität Göttingen, und an dritter Stelle der Privatdozent Dr. Peter Dankwortt (1876–1952)[2]. Nachdem Scholtz den Frankfurter Ruf abgelehnt und einen gleichzeitig ergangenen Ruf auf das Ordinariat in Breslau vorgezogen hatte[39], erging dieser an Mannich.

In dem Berufungsvorschlag an das Ministerium vom 29.11.1915 wird u. a. betont, dass Mannich sich zunächst mit den hochmolekularen Ketonen in ätherischen Ölen beschäftigt habe, dann wird die von ihm entdeckte Tautomerie des Cyclohexanons erwähnt. Es fehlt nicht der Hinweis, dass sich Mannich auch mit Fragen der praktischen Pharmazie beschäftigt hatte. Die später nach ihm benannte grundlegende Reaktion der Kondensation von Aldehyden, Aminen und C-H-aciden Verbindungen wurde hier interessanter Weise nicht erwähnt, obwohl die erste Publikation darüber bereits 1912 erschienen war[40].

An zweiter Stelle: Dr. K. M a n n i c h , geboren 8.März 1877, ist ebenfalls aus dem Apothekerstand hervorgegangen. Nach abgelegtem Staatsexamen war er im pharmazeutischen Institut der Universität Berlin als Assistent tätig. Um seiner Neigung, die akademische Laufbahn einzuschlagen, folgen zu können, absolvierte er nachträglich das Abiturientenexamen und wurde als Privatdozent an der Universität zugelassen. Seit 1913 ist er als außerordentlicher Professor an der Universität Göttingen tätig. M a n n i c h hat sich zuerst verschiedentlich mit den hochmolekularen Ketonen, die in ätherischen Oelen vorkommen, beschäftigt. Bei einer Untersuchung der Wurzel von Heteropteris panciflora gelang ihm die Jsolierung eines hochmolekularen Kohlehydrats, welches bei der Hydrolyse Lävulose lieferte. Im Anschluß daran erfolgte eine Untersuchung des Cyclohexanon, wobei ihm der Nachweis gelang, daß dieses auch in der tantomeren Form aufzutreten vermag. Er zeigte ferner, in einer sehr gut durchgeführten Untersuchung, daß das Cyclohexanon analoge Kondensationsprodukte wie das Aceton zu liefern vermag. Das von ihm isolierte Endprodukt dieser Kondensation, das Dodekahydrotriphenylen, welches zur Mellithsäure aufgebaut wurde, führte er in Triphenylen über. In einer anderen Reihe von Untersuchungen hat sich M a n n i c h mit der Synthese von Verbindungen beschäftigt, die dem Adrenalen nahestehen,und dabei interessante Resultate erhalten. Von weiteren Untersuchungen M a n n i c h s aus den letzten Jahren sind zu nennen » Ueber Asbutin und seine Synthese », Ueber die Glykokolester einiger Phenole », » Derivate des Benzylamins », » Kondensationsprodukt aus Formaldehyd, Ammoniak und Antipyrin ».

Neben diesen wissenschaftlichen Forschungen ist M a n n i c h fortgesetzt mit Fragen der praktischen Pharmazie beschäftigt. Die in so großer Zahl fortwährend in den Verkehr gebrachten Geheimmittel werden ständig von ihm untersucht und entschleiert.

M a n n i c h genießt den Ruf eines guten Dozenten. Eine Anzahl seiner Untersuchungen hat er mit jüngeren Fachgenossen publiziert und damit den Nachweis geliefert,daß er Studierende zu wissenschaftlicher Arbeit anzuregen und heranzubilden vermag.

Auszug aus dem Berufungsvorschlag *Mannich* vom 29.11.1915

Ära Mannich – Brandt (1919–1929)

Raumprobleme bei der Unterbringung der Extraordinariate für Pharmazeutische Chemie und Pharmakognosie

Da sich die Fertigstellung des Chemischen Instituts bis zum Jahre 1919 verzögerte, konnte Mannich seinen Dienst an der Universität Frankfurt erst zum WS 1919/20 antreten. Noch im Mai 1919 verhandelte er von Göttingen aus mit dem Preußischen Ministerium für Wissenschaft, Kunst und Volksbildung über die Ausstattung des Extraordinariats, insbesondere über einen Hörsaal mit 70 Plätzen[U1]:

Göttingen, den 9. Mai 1919

Dem Ministerium für Wissenschaft, Kunst und Volksbildung beehre ich mich, bevor ich mich zur Annahme der neuen Professur für pharmazeutische Chemie an der Universität Frankfurt entschließe, Folgendes vorzutragen:

Bei einer Informationsreise nach Frankfurt habe ich den Eindruck gewonnen, dass die Aussichten für die Entwicklung des Studiums der pharmazeutischen Chemie an der Frankfurter Universität im allgemeinen günstig sind; es wird daher bald mit einer Besucherzahl von wenigstens 40 Praktikanten zu rechnen sein.

Da ein besonderes Institut nicht vorhanden ist, soll die pharmazeutische Chemie als besondere Abteilung im neuen chemischen Institut untergebracht werden. Ich bitte, diese Abteilung möglichst selbständig zu stellen, vielleicht unter dem Namen „Pharmazeutisch-chemisches Laboratorium der Universität Frankfurt"

Eine klare Abgrenzung aller Kompetenzen scheint mir durchaus geboten. Ich erlaube mir daher, nachstehend Vorschläge zu machen, nach denen dem pharmazeutisch-chemischen Laboratorium bestimmte Räume und ein eigener Etat zugewiesen werden.

<u>1) Räume des Laboratoriums:</u> Zum pharmazeutisch-chemischen Laboratorium gehören folgende im zweiten Obergeschoss gelegene Räume: Arbeitssaal VI, die nach Süden gelegenen kleineren Räume und die Osthälfte des Arbeits-

saals IV. (Wenn der Saal IV ganz der pharmazeutischen Chemie zugewiesen würde, so wäre die räumliche Abgrenzung ideal und die Raumverhältnisse könnten direkt gut genannt werden. Ich hoffe, dass die Entwicklung einmal zu diesem Zustande führen wird. Vorerst wünscht aber Herr Geheimrat Freund aus Gründen, denen ich mich nicht verschliessen kann, die Verfügung über die eine Hälfte des Saals IV zu behalten).

Die allgemeinen Einrichtungen des chemischen Instituts (Hörsaal II, Bibliothek, Dunkelzimmer, Verbrennungszimmer usw.) werden von den Dozenten und Praktikanten des pharmazeutisch-chemischen Laboratoriums mitbenutzt. Für die Vorlesung über pharmazeutische Chemie ist möglichst bald ein Hörsaal von etwa 70 Plätzen einzurichten; der Hörsaal II des chemischen Instituts wird bereits von 6 bis 8 Dozenten benutzt und ist jetzt schon überlastet. Einige kleine bauliche Veränderungen, die ich für zweckmäßig halte, werden leicht auszuführen sein; ich will daher hier nicht weiter darauf eingehen.

2) Innere Einrichtung des Laboratoriums: Für die erste Ausstattung sind 10 000 Mark vorgesehen worden. Mit diesem Betrage ist keinesfalls auszukommen. Ich bitte, die Summe zu verdoppeln oder nochmals 10 000 Mark in den Etat 1920/21 einzustellen.

3) Etat: Für sachliche Ausgaben wird vermutlich ein Etat von 4000 Mark jährlich genügen, unter der Voraussetzung, dass Gas, Wasser und die gebräuchlichsten Chemikalien vom chemischen Institut gestellt werden. (Zum Vergleich sei angeführt, dass das pharmazeutisch-chemische Institut der Nachbaruniversität Marburg über einen Etat von 10 200 Mark verfügt).

4) Assistenten: Solange die Zahl der Praktikanten 40 nicht übersteigt, wird mit einem etatmäßigen Assistenten und mit einem Hilfsassistenten für den eine Remuneration von 1200 Mark in Aussicht zu nehmen wäre, auszukommen sein. (Das Marburger Laboratorium hat bei höchstens 80 Besuchern 4 etatmäßige Assistenten).

5) Laboratoriumsanwärter: Nach Ansicht von Herrn Geheimrat Freund wird ein Laboratoriumsbursche, der mit 800 Mark jährlich zu besolden wäre, ausreichend sein. Ich selbst habe keine Erfahrung über die Leistungen derartiger Laboratoriumsburschen. Gegebenenfalls wäre später ein älterer Laboratoriumsdiener anzustellen.

6) Laboratoriumsreinigung: Ein pharmazeutisch-chemisches Laboratorium muss besonders sauber und ordentlich gehalten werden. Für Reinigung und Reinigungsmaterial werden daher 500 Mark jährlich in Ansatz gebracht.

In den vorstehenden Ausführungen habe ich dargelegt, was ich pflichtgemäß für erforderlich halte, um den pharmazeutisch-chemischen Unterricht auf eine gesunde Grundlage zu stellen. Ich darf versichern, dass bei der heutigen Finanzlage übertriebene Anforderungen nicht gemacht sind.

Es ist mir nunmehr gestattet, noch einige Wünsche zu äußern, die sich auf meine persönliche Stellung beziehen. Bei den teuren Lebensverhältnissen Frankfurts vermag ich die heute noch für die außerordentlichen Professoren geltenden Gehaltssätze nicht für angemessen zu halten. Ich bitte daher darum, die mir für Oberlehrer vorgesehene Gehaltsskala zu bewilligen und mir im Hinblick auf mein Lebensalter und meine nun 17-jährige Wirksamkeit an Universitätsinstituten ein Dienstalter von 16 Jahren zuzuerkennen. Schließlich bitte ich darum, mir das Ordinariat in Aussicht zu stellen; das Extraordinariat soll nach Auffassung der Unterrichtsverwaltung eine Durchgangsstelle sein, und ich bin nunmehr 8 Jahre Extraordinarius.

Bei Erfüllung der hier angesprochenen Wünsche glaube ich, in Frankfurt eine ersprießliche Wirksamkeit entfalten zu können und wäre demgemäß bereit, die neue Professur für pharmazeutische Chemie zu übernehmen.

Prof. Dr. C. Mannich

Bemerkenswert ist im Hinblick auf die seinerzeit herrschende Hierarchie in den Fakultäten Mannichs Bitte, ihm das Ordinariat in Aussicht stellen zu wollen: „Das Extraordinariat soll nach Auffassung der Unterrichtsverwaltung eine Durchgangsstelle sein, und ich bin nunmehr 8 Jahre Extraordinarius“. Übrigens scheint Mannich die später in Frankfurt aufkommenden Schwierigkeiten für die pharmazeutische Chemie geahnt zu haben, die aus der unklaren Abgrenzung der Kompetenzen, besonders in räumlicher Hinsicht, resultierten.

Für die weitere Entwicklung der Frankfurter Pharmazie war es ein schwerer Schlag, dass ihr großherziger Förderer Geheimrat Prof. Dr. Freund, nachdem er noch die Eröffnung des neuen Chemischen Instituts miterlebt hatte, bereits am 13.3.1920 verstarb. Freund hatte vorwiegend Alkaloidforschung betrieben, sich aber auch der Synthese von Arzneistoffen zugewendet. So entwickelte er das blutstillende Cotarninchlorid (Stypticin) und das Analgetikum Oxycodon, das heute noch als Oxygesic® in Deutschland im Handel ist[41].

Die nach dem Ende des Ersten Weltkrieges eingetretene Rückkehr von zahlreichen Kriegsteilnehmern bedingte einen erheblichen Anstieg der Pharmaziestudierenden. Das traf besonders für das pharmazeutische Ballungszentrum Frankfurt am Main zu. Allerdings trat in Frankfurt keine nennenswerte Vermehrung der Apotheken ein. Die Situation charakterisiert ein Artikel in der Pharmazeutischen Zeitung vom 19.8.1925[42].

„Nach Min.-Erl. vom 10. Februar 1892 sollen in großen Städten mit starkem Verkehr 5000—6000 Seelen vollkommen hinreichen, um den Bestand einer Apotheke zu sichern. Frankfurt hat zurzeit 486 000 Einwohner mit nur 40 Apotheken, mithin fehlen nicht nur 8 Apotheken, sondern sage und schreibe 41 Apotheken. In den letzten 14 Jahren ist in Frankfurt eine Neukonzession herausgekommen, während in den Regierungsbezirken Breslau, Berlin, im Saargebiet usw. im Jahre 1924 allein je 10 bis 15 Apotheken errichtet wurden. Die Öffentlichkeit hat ein berechtigtes Interesse daran, zu erfahren, weshalb dem Ansuchen der betreffenden unter dem Mangel einer Arzneiversorgungsstätte leidenden Stadtteile und Vorortkreise um Errichtung von Apotheken nicht stattgegeben wird, zumal ja schon aus dem oben angeführten Ministerialerlaß die Berechtigung ihrer Forderung klar hervorgeht."

Apothekenverhältnisse in Frankfurt im Jahre 1925

Die Entwicklung der Pharmazeutischen Institute ab 1921

In einem Brief vom 22.11.1921 an das Kuratorium berichtet Mannich, dass die Zahl der Pharmaziestudenten auf 50 angestiegen sei; im WS 20/21 waren es nur 40 Studenten. Daher müsse er um eine Vergrößerung der räumlichen und finanziellen Möglichkeiten für das Fach Pharmazie ersuchen[U1]. Für diese Raumnot hatte der neue Direktor des Chemischen Instituts, Prof. Dr. Julius von Braun (1875–1939), eine kreative, aber eigenwillige Persönlichkeit der deutschen Chemie, wenig Verständnis. Der Zugang zu den Räumen der pharmazeutischen Chemie im zweiten Stock war nur durch die Arbeitssäle des Chemischen Instituts möglich. Wenn diese Säle am Nachmittag regelmäßig um 17.00 Uhr geschlossen wurden, musste Mannich seinen Bereich durch den Keller verlassen. Auch ein direkter Telefonanschluß wurde ihm nicht gewährt. Nach langen Verhandlungen konnte schließlich nur Abhilfe durch kleinere bauliche Änderungen und Erstellung einiger neuer Wände erreicht werden, die eine klare Trennung der Zuständigkeiten zwischen Chemie und pharmazeutischer Chemie ermöglichten[U1, 43].

Während Mannich zu allen Kollegen der Fakultät ein sehr angenehmes, freundschaftliches Verhältnis unterhielt, kühlte sich das persönliche Verhältnis zu von Braun – dem „Jupiter Maximus" – wie er in der Universität genannt wurde, merklich ab. 1921 wurde auf Drängen Mannichs die Abteilung für Pharmazeutische Chemie in ein eigenes Pharmazeutisches Institut umgewandelt. Der Antrag wurde sogar von Julius von Braun unterstützt.

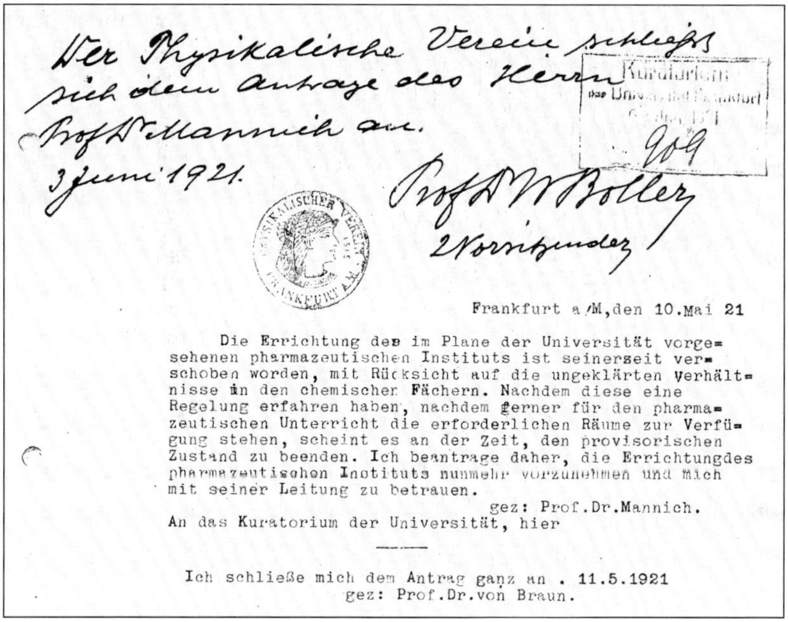

Der Physikalische Verein schließt sich dem Antrage des Herrn Prof Dr Mannich an.
3 Juni 1921.
Prof Dr W Boller
2 Vorsitzender

Frankfurt a/M, den 10. Mai 21

Die Errichtung des im Plane der Universität vorgesehenen pharmazeutischen Instituts ist seinerzeit verschoben worden, mit Rücksicht auf die ungeklärten Verhältnisse in den chemischen Fächern. Nachdem diese eine Regelung erfahren haben, nachdem ferner für den pharmazeutischen Unterricht die erforderlichen Räume zur Verfügung stehen, scheint es an der Zeit, den provisorischen Zustand zu beenden. Ich beantrage daher, die Errichtung des pharmazeutischen Instituts nunmehr vorzunehmen und mich mit seiner Leitung zu betrauen.

gez: Prof. Dr. Mannich.

An das Kuratorium der Universität, hier

Ich schließe mich dem Antrag ganz an. 11.5.1921
gez: Prof. Dr. von Braun.

Antrag von *Mannich* auf Gründung des Pharmazeutischen Instituts 1921

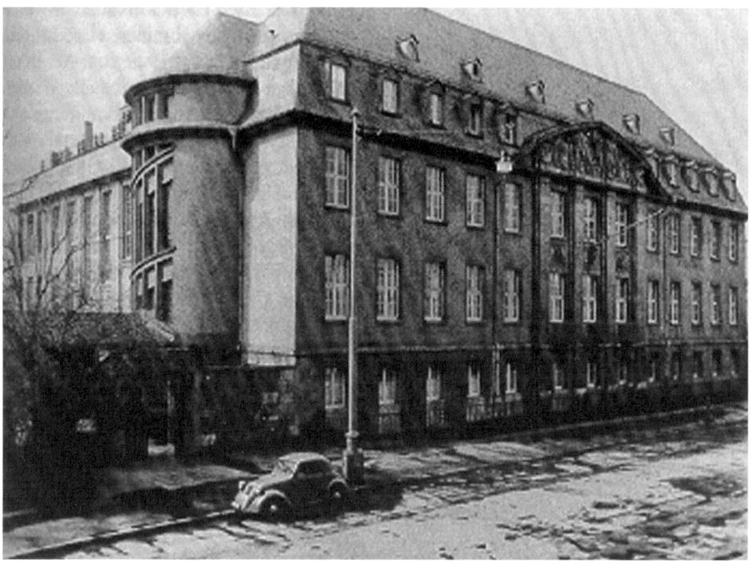

Gebäude des Chemischen Instituts, Robert-Mayer-Str. 7–9, in dem im zweiten Stock auch das erste Institut für Pharmazeutische Chemie untergebracht war.

Dagegen lehnten die zuständigen Gremien der Universität aus finanziellen Gründen sowohl 1923 als auch 1927 wiederholte Anträge der Naturwissenschaftlichen Fakultät auf eine Umwandlung des Extraordinariats für Pharmazeutische Chemie in ein Ordinariat ab; wohl aber wurde Mannich, der sich bereits 1907 habilitiert hatte und 1911 Extraordinarius an der Universität Göttingen geworden war, 1920 zum persönlichen Ordinarius ernannt[U1].

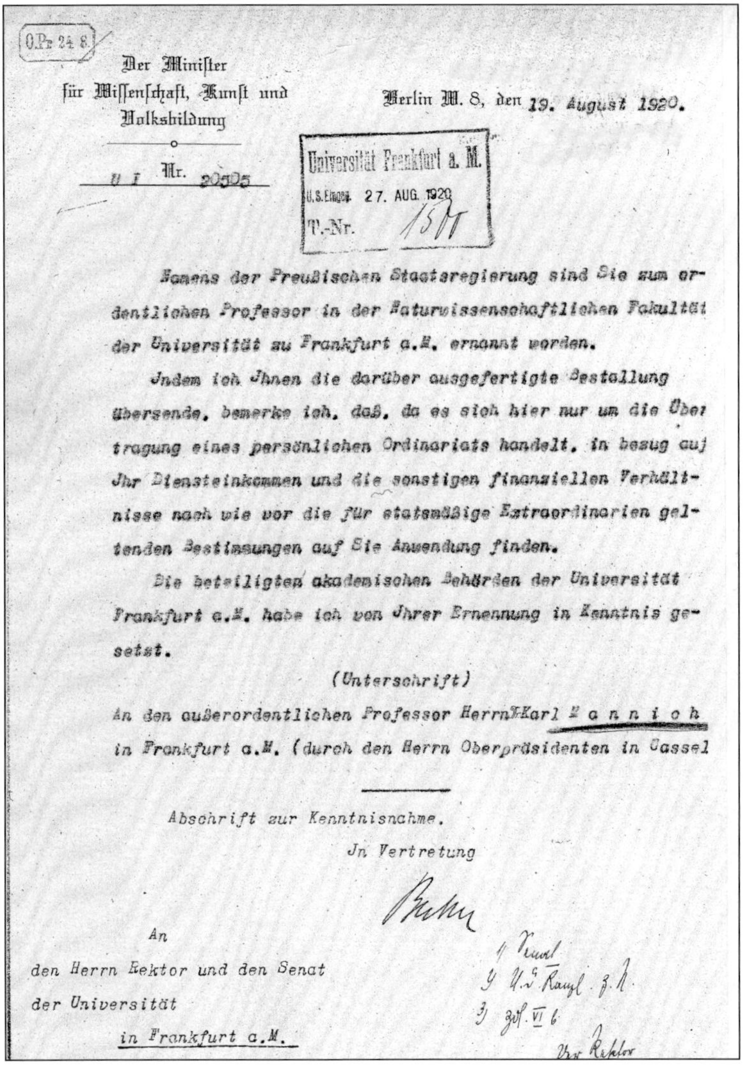

O.Pr 24 8.

Der Minister
für Wissenschaft, Kunst und
Volksbildung

U I Nr. 20505

Berlin W. 8, den 19. August 1920.

Universität Frankfurt a. M.
U.S.Eingeg. 27. AUG. 1920
T.-Nr. 1577

Namens der Preußischen Staatsregierung sind Sie zum ordentlichen Professor in der Naturwissenschaftlichen Fakultät der Universität zu Frankfurt a.M. ernannt worden.

Jndem ich Jhnen die darüber ausgefertigte Bestallung übersende, bemerke ich, daß, da es sich hier nur um die Übertragung eines persönlichen Ordinariats handelt, in bezug auf Jhr Diensteinkommen und die sonstigen finanziellen Verhältnisse nach wie vor die für etatsmäßige Extraordinarien geltenden Bestimmungen auf Sie Anwendung finden.

Die beteiligten akademischen Behörden der Universität Frankfurt a.M. habe ich von Jhrer Ernennung in Kenntnis gesetzt.

(Unterschrift)

An den außerordentlichen Professor Herrn Dr. Karl M a n n i c h
in Frankfurt a.M. (durch den Herrn Oberpräsidenten in Cassel

Abschrift zur Kenntnisnahme.

Jn Vertretung

Becker

An
den Herrn Rektor und den Senat
der Universität
in Frankfurt a.M.

Ernennung von *Mannich* zum persönlichen Ordinarius 1920

Im gleichen Jahr wurde auch der Pharmakognost Wilhelm Brandt, der sich erst 1917 habilitiert hatte, zum persönlichen Ordinarius ernannt[U1]. Brandts Aufstieg muss geradezu als rasant bezeichnet werden, nicht zuletzt, wenn man seine kleine Publikationsliste mit ins Kalkül zieht.

Carl Mannich (1877–1947)

Die Berufung Mannichs erwies sich für die Entwicklung der Frankfurter Pharmazie als ein wahrer Glücksfall. Der am 8.3.1877 in Breslau geborene hatte schon früh seine Eltern verloren. Nach Besuch des Gymnasiums in Weimar und des Askanischen Gymnasiums in Berlin brach er aus Neigung zu den Naturwissenschaften den Besuch des humanistischen Gymnasiums vorzeitig ab und trat eine Lehre als Apothekerpraktikant an. Das Studium der Pharmazie erfolgte an den Universitäten Marburg und Berlin. In Basel wurde er mit einer Arbeit, die er in Berlin unter der Leitung von Hermann Thoms angefertigt hatte, promoviert. Dieser Umweg über die Schweiz war erforderlich, weil in Berlin die Reifeprüfung als Vorbedingung für die Promotion verbindlich war. 1905 holte er in Berlin das fehlende Abitur nach, um in Deutschland eine akademische Laufbahn einschlagen zu können, und habilitierte sich 1907 zum Privatdozenten für Pharmazeutische Chemie. Nebenher hatte er noch zwei Semester Nahrungsmittelchemie studiert, die Abschlussprüfung bestand er 1905. Seine kumulative Habilitationsschrift von etwa zwölf Arbeiten (1907) beurteilten die beiden Nobelpreisträger Emil Fischer und Walter Nernst als „grandios". Bereits vier Jahre später wirkte Mannich als außerordentlicher Professor für Pharmazeutische Chemie an der Universität Göttingen[43–47]. Die dortigen Jahre bis zur Berufung nach Frankfurt behielt er in bester Erinnerung.

Mannich widmete sich frühzeitig Problemen der präparativen pharmazeutischen Chemie, nicht zuletzt der von ihm entdeckten Synthese von β-Ketobasen. Ausgangspunkt war eine Zufallsbeobachtung. Es wurde damals in den Apotheken eine Mixtur aus Antipyrinsalicylat und Hexamethylentetramin rezeptiert, die zunächst homogen war, aber nach einiger Zeit Kristalle ausschied. Bereits 1912 fand Mannich den Grund für diese Inkompatibilität darin, dass das Antipyrinsalz mit dem durch Spaltung des Hexamethylentetramins entstandenen Formaldehyd und Ammoniak zu dem Tris-antipyryl-tris-methylenamin reagiert hatte, das sich als Salicylat kristallin abschied.

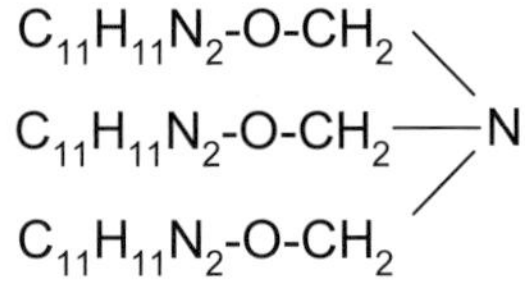

Tris-antipyryl-tris-methylenamin

Mannich schloss daraus: „Jedenfalls ist durch vorliegende Untersuchung festgestellt, dass Antipyrin und Hexamethylentetramin nicht gleichzeitig als Arzneimittel verabreicht werden dürfen, da sie mit der Salzsäure des Magensaftes notwendigerweise unter Bildung von Tris-antipyryl-tris-methylenamin reagieren müssen. Die letztere Base ist aber – wohl wegen ihrer geringen Löslichkeit – physiologisch ganz unwirksam“[40].

Die weitere Entwicklung der Mannich-Reaktion ist eingehend von zahlreichen Autoren, so von B. Reichert, E. F. Blicke, H. Karbe und H. Hellmann beschrieben worden[48–51], nicht zuletzt auch von H. Böhme (1908–1996)[43].

Die Vielfalt der von Mannich bearbeiteten Probleme überrascht selbst engere Fachkollegen. So beschäftigte er sich schon früh mit Synthesen in der Cocain-Reihe und stellte ein sog. „offenes Ekgonin“ dar. Der Pd/C-Katalysator wurde von ihm in die präparative Methodik eingeführt.

Außerdem befasste sich Mannich mit analytischen und typischen pharmazeutischen Problemen. Gründlich beschäftigte er sich mit den herzwirksamen Glykosiden und isolierte aus den Blättern von Digitalis lanata ein gut kristallisierendes Glykosidgemisch, das als Pandigal® in die Therapie eingeführt wurde. Als erstem gelang ihm die Isolierung des g-Strophantidins[43].

Ein wichtiger analytischer Beitrag in der Alkaloidchemie war die Bestimmung des Morphins im Opium als 2,4-Dinitrophenyläther. In den Cumarinderivaten ß-Methylumbelliferon und Umbelliferon-Essigsäure fand er Substanzen, die als Filter für UV-Strahlen geeignet waren, die die Haut vor Schädigung durch Licht schützen sollten[52].

Darüber hinaus befasste er sich auch mit Geheimmitteln, so z.B. mit dem chinesischen Geheimmittel Pe=Lin=Gie, das von der Kiu-Fu-Company in Shanghai hergestellt worden war[53], Solche Arbeiten hatten bereits damals große Bedeutung für die praktische Pharmazie. Mannich entlarvte Pe=Lin=Gie, das nicht nur bei Magenkrankheiten, Schwindsucht, Herzleiden, Heiserkeit und Gonorrhö hilfreich sein, sondern auch neuen Lebensmut vermitteln sollte, als ein Laxans auf der Basis Phenolphthalein mit organisch/anorganischen Füllmitteln.

C. Mannich u. W. Krösche: Antipyrinderivate. 647

Mitteilung aus dem pharmazeutischen Institut der Universität Berlin.

Ueber ein Kondensationsprodukt aus Formaldehyd, Ammoniak und Antipyrin.

Von C. Mannich und W. Krösche.

(Eingegangen den 23. IX. 1912.)

Formaldehyd reagiert bekanntlich mit Ammoniak anders als die homologen aliphatischen Aldehyde. Als Kondensationsprodukt erhält man nicht einen Körper, der durch Vereinigung von je einem Molekül Formaldehyd und Ammoniak entstanden ist, vielmehr bildet sich ein komplizierter gebautes Molekül, das Hexamethylentetramin, gemäß der Gleichung

$$6\,CH_2O + 4\,NH_3 = 6\,H_2O + (CH_2)_6N_4.$$

Wenn man die folgenden beiden[1], [2]) für Hexamethylentetramin bevorzugten Konstitutionsformeln betrachtet,

I. 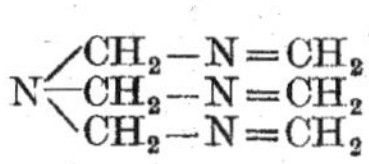

II. 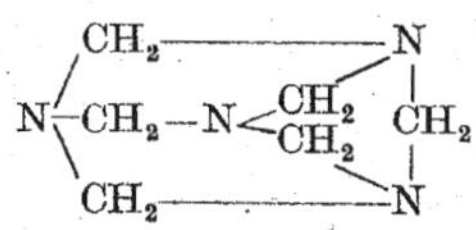

so erkennt man, daß jede von ihnen mindestens ein Stickstoffatom enthält, das mit drei Methylengruppen in direkter Bindung steht. Man kann sich daher wohl vorstellen, daß bei der Hydrolyse des Hexamethylentetramins als Zwischenprodukt eine Substanz der Formel: $N(CH_2.OH)_3$ entsteht, die als Tri-methanolamin zu bezeichnen wäre.

In der vorliegenden Abhandlung werden nun eigenartige Kondensationsprodukte aus Formaldehyd, Ammoniak und Substanzen der Antipyrinreihe beschrieben, die als Abkömmlinge des hypothetischen Tri-methanolamins aufzufassen sind.

Die Auffindung dieser Substanzen ist auf einen Zufall zurückzuführen. Es war beobachtet worden, daß eine wässerige Lösung von salicylsaurem Antipyrin (Salipyrin) und Hexamethylentetramin

[1]) Lösekann, Chem.-Ztg. **14**, 1408 (1890).
[2]) Duden-Scharff, A. **288**, 218 (1895).

Die erste Mitteilung über die Mannich-Reaktion (1912), (1. Seite)

In der Frankfurter Zeit bewältigte Mannich ein umfangreiches Lehrpensum in der Pharmazeutischen Chemie, außerdem hielt er alle vorgeschriebenen Praktika ab. Es gelang ihm auch, die pharmazeutische Industrie an sein Institut zu binden, indem er den damaligen Leiter der wissenschaftlichen Abteilung und des pharmazeutischen wissenschaftlichen Laboratoriums der Farbwerke Hoechst, Dr. Carl Ludwig Lautenschläger (1888–1962), als Honorarprofessor am Unterricht beteiligte. Dieser hielt vor allem Vorlesungen über Grenzgebiete zwischen Pharmazeutischer Chemie und Biochemie, über neue Arzneimittel sowie über Sterilisationsmethoden. Die Johann Wolfgang Goethe-Universität ernannte am 17.5.1954 Prof. Lautenschläger wegen seiner großen Verdienste zum Ehrenbürger[54].

In den acht Jahren in Frankfurt betreute Mannich 20 Dissertationen, darunter auch die Dissertation von Kurt Walter Merz (1900–1967), der sich 1932 in Berlin für das Fach Pharmazeutische Chemie habilitierte und von 1936–1945 Direktor des Pharmazeutisch-Chemischen Instituts in Königsberg gewesen war[U1,8]. Im Oktober 1948 übernahm dieser den Lehrstuhl für Pharmazeutische Chemie an der Universität Freiburg, die er von 1959–1960 als Rektor leitete. Von 1958–1961 war er Präsident der Deutschen Pharmazeutischen Gesellschaft[8].

Die Persönlichkeit Mannichs ist acht Jahre nach seinem Tode u. a. von Prof. Dr. Horst Böhme (1908–1996) treffend charakterisiert worden[43]. Er schreibt in seinem Nachruf, dass

> *„alle Menschen bald von seiner menschlichen Güte gefangen genommen worden seien, von seiner Rechtlichkeit und der auch in dunkler Zeit nicht zu erschütternden Überzeugung, dass Wahrheit und Recht sich stets durchsetzen werden. Den Menschen trat er aufgeschlossen, ja gelegentlich auch zu gutgläubig entgegen, so dass ihm Enttäuschungen nicht erspart blieben. Seinen Schülern war er nicht nur der stets gerechte und wegen seines unbestechlichen Urteils zuweilen sogar gefürchtete Lehrer, sondern auch der immer hilfsbereite und verständnisvolle, väterliche Freund. Alle hingen in Verehrung an ihm“.*

Im Alter von 50 Jahren erhielt Mannich den Ruf auf den Lehrstuhl seines Doktorvaters, Hermann Thoms, Berlin, der 1891 die Deutsche Pharmazeutische Gesellschaft gegründet hatte[55]. Sein Schriftenverzeichnis umfasste im Jahre 1927 bereits 88 Arbeiten[43]. Die Abschiedsvorlesung in Frankfurt am 29.7.1927 hatte zum Thema „Cyanverbindungen und ihre Derivate“. Der Vertreter der Studentenschaft, Dr. Esser, dankte dem scheidenden Hochschullehrer mit folgenden Worten[56]:

„Er war allen ein treuer Berater und trefflicher Lehrer. Die Trauer, die wir beim Scheiden empfinden, ist nur dadurch allein erträglich gemacht, dass wir das stolze Bewusstsein haben dürfen, dass unser einstiger Führer dazu berufen ist, an der Spitze der deutschen pharmazeutischen Wissenschaft zu stehen; und dazu wünschen wir Gesundheit und vollen Erfolg".

Im Frankfurter Raum erinnert die Carl-Mannich-Straße in Eschborn an den vorbildlichen und erfolgreichen Hochschullehrer, der sich nicht dem Diktat des Nationalsozialismus beugte. Das Zentrallaboratorium Deutscher Apotheker hat die Hausnummer 20 dieser Straße.

Wilhelm Brandt (1879–1929)

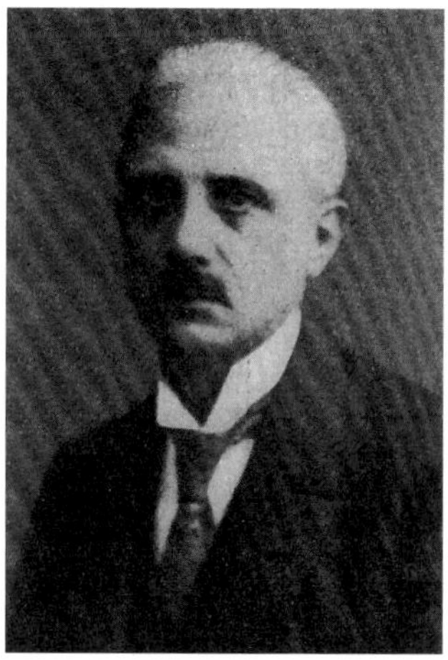

Auch der überaus schnelle Aufstieg von Wilhelm Brandt in Frankfurt erwies sich als vorteilhaft für die Entwicklung des Gesamtfaches Pharmazie in Frankfurt. Brandt stammte aus einer Apothekerfamilie in Seckenheim in Baden. Er wurde am 31.3.1879 geboren, hatte in Berlin Pharmazie studiert und 1904 das Pharmazeutische Staatsexamen bestanden. Die schwere Erkrankung seines Vaters, der eine Apotheke in Elberfeld besaß, unterbrach die weitere akademische Ausbildung, weil Brandt die Verwaltung dieser Apotheke übernehmen musste. Erst 1911 kehrte er zu weiteren Studien an die Berliner Universität zurück. Unter Anleitung des Botanikers Prof. Dr. Ernst Friedrich Gilg (1867–1933), der in Berlin Pharmakognosie lehrte, wurde er 1914 mit einer Arbeit „Zur Anatomie und Chemie der *Ruta graveolens* L." promoviert[U1, 57, 58].

Als das Botanische Institut in Frankfurt einen „pharmakognostisch ausgebildeten Assistenten“ suchte, empfahl ihn sein Berliner Lehrer an die Frankfurter Universität.

Sein im Dezember 1916 abgelegter Diensteid ist in den Akten erhalten geblieben[U1]:

> *„Ich, Andreas Wilhelm Heinrich Brandt, schwöre zu Gott dem Allmächtigen und Allwissenden, daß Seiner Königlichen Majestät von Preußen, meinem Allmächtigsten Herrn, ich untertänig, treu und gehorsam sein und alle mir vermöge meines Amtes obliegenden Pflichten nach meinem besten Wissen und Gewissen genau erfüllen, auch die Verfassung gewissenhaft beobachten will, so wahr mir Gott helfe“.*

Er habilitierte sich hier 1917 mit einer Arbeit zum Thema „Monographie der Gattungen *Corynanthe Welwitsch* und *Pausinystalia Pierre*, ein Beitrag zur Systematik der Rubiaceae“.

Das neu errichtete Extraordinariat für Pharmakognosie wurde ihm am 15.5.1919 übertragen, persönlicher Ordinarius wurde er bereits ein Jahr später, und 1923 erfolgte die Ernennung zum Direktor des neu eingerichteten Pharmakognostischen Instituts, das im Botanischen Institut, Viktoriaallee 9, untergebracht war. Somit war Brandt der erste Ordinarius für Pharmakognosie in Deutschland.

Die damalige kärgliche Besoldung der Professoren erhellt ein Brief des Ministeriums für Wissenschaft, Kunst und Volksbildung vom 15.5.1919, erhalten in den Akten des Universitätsarchivs. Die jährliche Besoldung von Brandt als „etatmäßigem Extraordinarius“ betrug 2.600,00 Mark, dazu kam ein gesetzlicher Wohnungsgeldzuschuss von jährlich 1.300,00 Mark. Die Vorlesungshonorare, soweit sie den Betrag im Haushaltsjahr um 3.000,00 Mark überstiegen, flossen gestaffelt zu 25 bzw. 50% der Universität zu. Aus diesen Angaben ergibt sich, dass ein Extraordinarius im Jahre 1919 etwa monatlich 575 Reichsmark zur Verfügung hatte[U1].

Helmut Tyroff, sein früherer Privatassistent, der bei ihm im Jahre 1928 promoviert hatte, skizzierte die Persönlichkeit von Brandt als eine Art Faustnatur, deren Geist von so zahlreichen Ideen und Problemen erfüllt war, dass zu einer Durchführung und Ausarbeitung derselben die Zeit nicht im Entferntesten ausreichte. Allen wissenschaftlichen Arbeiten stand er mit einer scharfen kritischen Einstellung gegenüber. Peinliche Sorgfalt waltete bei seinen Experimenten. Den bisweilen etwas trockenen Lehrstoff verstand

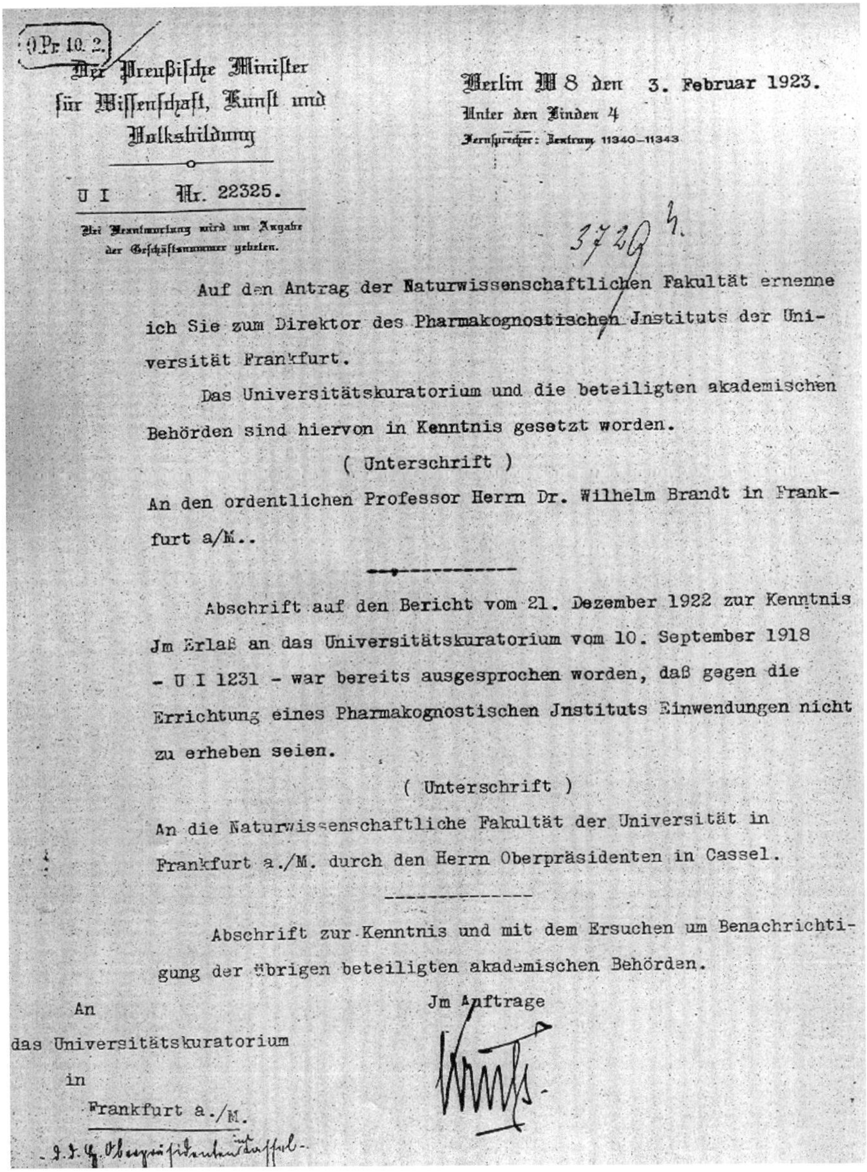

0 Pr 10. 2.

Der Preußische Minister
für Wissenschaft, Kunst und
Volksbildung

U I Nr. 22325.

Bei Beantwortung wird um Angabe
der Geschäftsnummer gebeten.

Berlin W 8 den 3. Februar 1923.
Unter den Linden 4
Fernsprecher: Zentrum 11340–11343

3729 h.

Auf den Antrag der Naturwissenschaftlichen Fakultät ernenne ich Sie zum Direktor des Pharmakognostischen Jnstituts der Universität Frankfurt.

Das Universitätskuratorium und die beteiligten akademischen Behörden sind hiervon in Kenntnis gesetzt worden.

(Unterschrift)

An den ordentlichen Professor Herrn Dr. Wilhelm Brandt in Frankfurt a/M..

Abschrift auf den Bericht vom 21. Dezember 1922 zur Kenntnis Jm Erlaß an das Universitätskuratorium vom 10. September 1918 – U I 1231 – war bereits ausgesprochen worden, daß gegen die Errichtung eines Pharmakognostischen Jnstituts Einwendungen nicht zu erheben seien.

(Unterschrift)

An die Naturwissenschaftliche Fakultät der Universität in Frankfurt a./M. durch den Herrn Oberpräsidenten in Cassel.

Abschrift zur Kenntnis und mit dem Ersuchen um Benachrichtigung der übrigen beteiligten akademischen Behörden.

Jm Auftrage
Krüss.

An
das Universitätskuratorium
in
Frankfurt a./M.

d. d. H. Oberpräsidenten in Cassel.

Ernennungsurkunde von *Brandt* zum Direktor des Pharmakognostischen Instituts 1923

er lebendig zu gestalten, sodass ihm seine Hörer jedes Mal mit Begeisterung und Spannung lauschten. Er galt als offen und begegnete jedermann mit Herzlichkeit und Hilfsbereitschaft. Brandt verstarb am 4.8.1929 an einem Herzschlag[59, 60].

Bis zu seinem unerwarteten Tod betreute Brandt zehn Dissertationen. Seine wissenschaftlichen Arbeiten erschienen im „Archiv der Pharmazie“ und in der „Pharmazeutischen Zeitung“. Sie beschäftigten sich u. a. mit den Saponinen, mit deutschen Geranium-Arten, Rhizoma Rhei sowie mit *Datisca cannabina* L.[61–64]. Das meiste Wissen hat er vornehmlich in Lehr- und Handbüchern niedergelegt. Besonders verdient gemacht hat er sich, gemeinsam mit seinem Doktorvater Prof. Gilg, um die Schaffung eines neuen Lehrbuches der Pharmakognosie, das in 3. Auflage im Jahre 1922 erschienen ist (1. Auflage 1905 beim Springer-Verlag, Berlin). Es wurde auch in die spanische Sprache übersetzt (1942)[65–67]. In den Jahren von 1924–1926 beschäftigte er sich mit dem pharmakognostischen Teil der 6. Ausgabe des Deutschen Arzneibuches. Die Hauptleistung Brandts war die Mitherausgeberschaft des „Handbuch der praktischen und wissenschaftlichen Pharmazie“ von H. Thoms, das in sechs Bänden in den Jahren 1924–1931 erschienen ist[68]. Auch im DAC (Deutscher Arzneimittel-Codex) finden sich viele Abbildungen Brandts wieder.

In der Pharmazeutischen Zeitung vom 10.8.1929 erschien ein Nachruf, der auszugsweise wiedergegeben wird[60]:

> **Was zunächst seine Eigenschaft als Wissenschaftler und Universitätslehrer betrifft, so hat er es mit einem genialen Geschick verstanden, in kühnem Gedankenfluge die manchmal etwas trocken erscheinende und die bis zur Warenkunde degradierte Drogenkunde an der Universität und in der Öffentlichkeit als eine Wissenschaft zu proklamieren und zu vertreten. Von ihm stammt die Definition und Antwort auf die Frage „Was ist Pharmakognosie?“ Die Pharmakognosie ist die Wissenschaft, welche alle therapeutisch verwertbaren Rohstoffe des Tier- und Pflanzenreiches aufzusuchen, nach allen Richtungen (mit Ausnahme der physiologischen Wirkungsweise) kennen zu lehren und ihre Ergebnisse unter allgemeinen Gesichtspunkten miteinander zu verknüpfen hat.**

Aus dem Nachruf von *Tyroff* „Erinnerungen an Wilhelm Brandt“ (1929)

Ära Dieterle – Schreiber – Laubender (1928–1945)

Berufungen von Dieterle und Schreiber

Die Wegberufung von Mannich nach Berlin (1927) und der zwei Jahre später erfolgte plötzliche Tod von Brandt (1929) stellte die Naturwissenschaftliche Fakultät der Universität Frankfurt innerhalb von zwei Jahren vor die schwierige Frage von zwei Neubesetzungen im Fach Pharmazie.

In der neunköpfigen Kommission zur Regelung der Nachfolge von Mannich finden sich berühmte Namen, so der des Physikers Erwin Madelung (1881–1972) als Dekan und der beiden Chemiker Walther Borsche (1877–1950) und Julius von Braun (1875–1939). Erstaunlicherweise war Mannich zunächst stimmberechtigtes Mitglied[U2]. Auf ihrer Sitzung am 15.10.1927 beschloss die Berufungskommission nach nur knapp dreimonatiger Arbeit die folgende Liste: An erster Stelle stand Prof. Dr. Peter Dankwortt (1876–1952), Hannover, an zweiter Stelle Prof. Dr. Friedrich von Bruchhausen (1886–1966), Münster, und an dritter Stelle PD Dr. Hugo Dieterle (1881–1952), Berlin[U2].

Obwohl Mannich bereits 1920 persönlicher Ordinarius geworden war und die Fakultät die Umwandlung seines Extraordinariats zum Haushaltsjahr 1927 in ein planmäßiges Ordinariat beschlossen hatte, wurde die Professur für Pharmazeutische Chemie erneut als Extraordinariat ausgeschrieben, verknüpft mit der Ernennung zum persönlichen Ordinarius. Der weitere Gang des Berufungsverfahrens bleibt trotz akribischer Einsicht in die vollständig erhaltenen Akten der Fakultät in Dunkel gehüllt. Berufen wurde völlig überraschend am 3.4.1928 der Drittplazierte, nämlich Dieterle, dessen Schriftenverzeichnis bis zum Jahre 1928 nur 17 Arbeiten umfasste, die überwiegend im Archiv der Pharmazie erschienen waren. Schon vorher hatte ihm der Preußische Minister für Wissenschaft, Kunst und Volksbildung die Vertretung des Extraordinariats und ebenso die kommissarische Leitung des Pharmazeutischen Instituts angeboten. Die Berufung erfolgte unter der gleichzeitigen Verleihung des Titels „Persönlicher ordentlicher Professor“, verknüpft mit der Ernennung zum Direktor des Pharmazeutischen Instituts[U1].

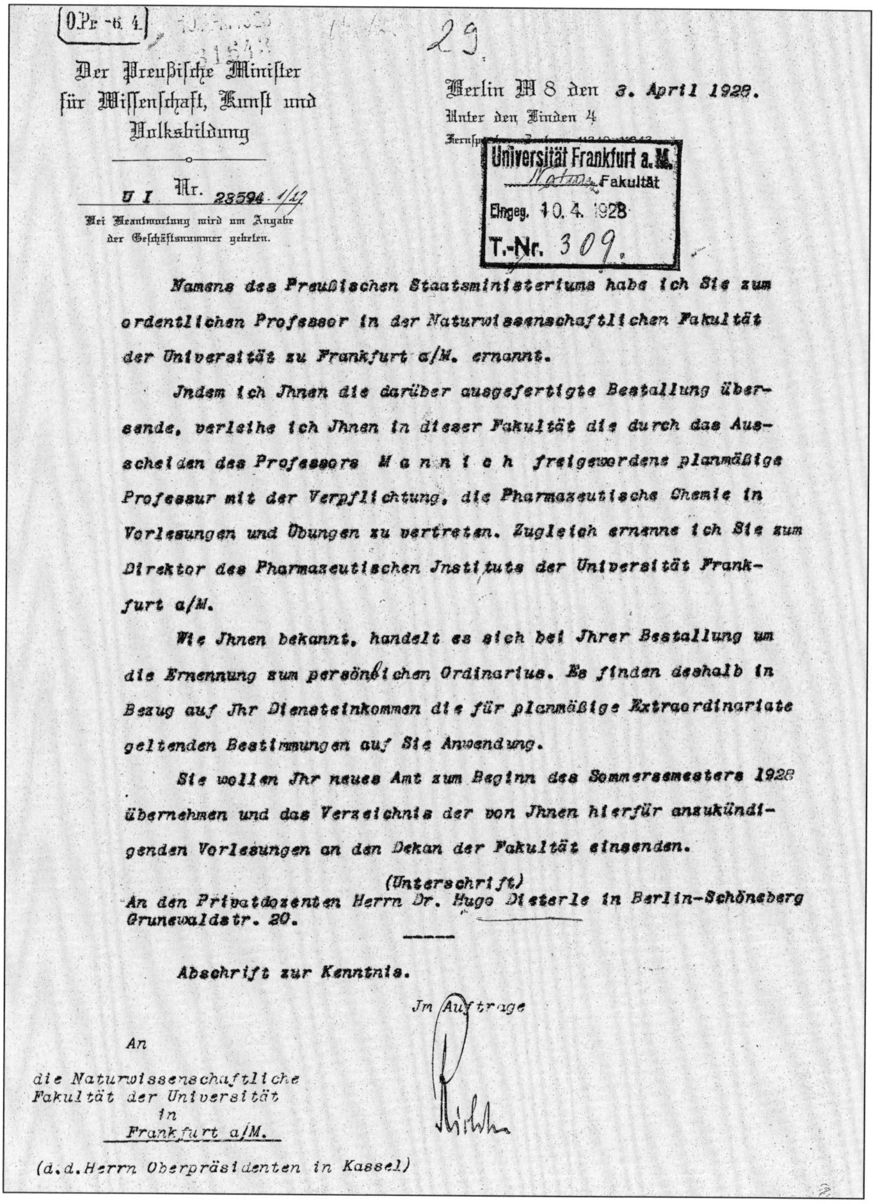

O.Pr-6.4

29.

Der Preußische Minister
für Wissenschaft, Kunst und
Volksbildung

U I Nr. 23594. 1/27

Bei Beantwortung wird um Angabe
der Geschäftsnummer gebeten.

Berlin W 8 den 3. April 1928.
Unter den Linden 4

Universität Frankfurt a. M.
Natw. Fakultät
Eingeg. 10.4.1928
T.-Nr. 309.

Namens des Preußischen Staatsministeriums habe ich Sie zum ordentlichen Professor in der Naturwissenschaftlichen Fakultät der Universität zu Frankfurt a/M. ernannt.

Indem ich Ihnen die darüber ausgefertigte Bestallung übersende, verleihe ich Ihnen in dieser Fakultät die durch das Ausscheiden des Professors M a n n i c h freigewordene planmäßige Professur mit der Verpflichtung, die Pharmazeutische Chemie in Vorlesungen und Übungen zu vertreten. Zugleich ernenne ich Sie zum Direktor des Pharmazeutischen Instituts der Universität Frankfurt a/M.

Wie Ihnen bekannt, handelt es sich bei Ihrer Bestallung um die Ernennung zum persönlichen Ordinarius. Es finden deshalb in Bezug auf Ihr Diensteinkommen die für planmäßige Extraordinariate geltenden Bestimmungen auf Sie Anwendung.

Sie wollen Ihr neues Amt zum Beginn des Sommersemesters 1928 übernehmen und das Verzeichnis der von Ihnen hierfür anzukündigenden Vorlesungen an den Dekan der Fakultät einsenden.

(Unterschrift)

An den Privatdozenten Herrn Dr. Hugo Dieterle in Berlin-Schöneberg
Grunewaldstr. 20.

Abschrift zur Kenntnis.

Im Auftrage

An
die Naturwissenschaftliche
Fakultät der Universität
in
Frankfurt a/M.

(d.d.Herrn Oberpräsidenten in Kassel)

Berufungsurkunde von *Dieterle* zum persönlichen Ordinarius

Hugo Dieterle (1881–1952)

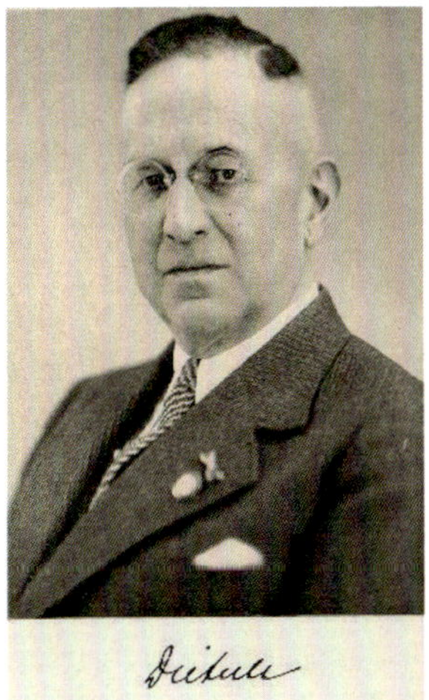

Der am 1.4.1881 in Aalen/Württemberg geborene Dieterle hatte Pharmazie an der Technischen Hochschule Stuttgart studiert und im Mai 1905 das Staatsexamen abgelegt. Anschließend studierte er dort Lebensmittelchemie und wurde 1910 zum Dr. Ing. promoviert. Nach einer Tätigkeit am Chemischen Untersuchungsamt in Stuttgart und später am Reichsgesundheitsamt in Berlin habilitierte er sich 1920 an der Universität Marburg als Assistent von Geheimrat Prof. Dr. Johannes Gadamer (1867–1928) mit einer Arbeit über das Chelidonin. Von 1925–1928 wirkte er bis zu seiner Berufung nach Frankfurt als Dozent und Oberassistent am Pharmazeutischen Institut der Universität Berlin, das bis 1927 unter der Leitung von Prof. Dr. Hermann Thoms (1859–1931) stand. Unter Gadamer hatte sich Dieterle bevorzugt mit alkaloidchemischen Arbeiten beschäftigt, einer Forschungsrichtung, der er auch bevorzugt in Frankfurt treu blieb[U1, 69, 70].

Eine größere Anstrengung galt ferner den Glykosiden. 1900 hatte Prof. Dr. J. J. L. van Rijn, der Direktor der Landwirtschaftlichen Reichsversuchsstation in Maastricht/Holland, die bis dahin bekannten Glykoside vor allem unter chemischen Gesichtspunkten bearbeitet und seine Erkenntnisse in einem Handbuch niedergelegt: „Die Glykoside, Chemische Monographie der Pflanzenglykoside“[71]. Für die zweite Auflage fand sich jahrzehntelang kein Bearbeiter, bis sich Dieterle der großen Mühe unterzog, die einschlägige Literatur der letzten dreißig Jahre, unter Einschluss der Synthesen, zu sichten und 1931 die zweite Auflage vorlegte. Das Werk wurde von der Fachwelt mit großem Dank aufgenommen[72, 73].

Seine Frankfurter Arbeiten galten dann im Wesentlichen pharmakologisch wirksamen Drogeninhaltsstoffen. Neben diesen Substanzen mit definierter Wirkung wurden auch Stoffe von nicht erkennbarer pharmazeutischer Bedeutung in die Forschungsarbeiten einbezogen, weil diese in mittelbarer oder unmittelbarer Beziehung zur Gesamtwirkung der Droge stehen können und deshalb hinsichtlich der chemischen und physikalischen Eigenschaften sowie in Bezug auf ihre Konstitution Interesse beanspruchen durften. So arbeitete er über Lupeol (mit Felix Biedebach, der seit 1935 Assistent am Frankfurter Institut war), über die Amyrine (mit A. Salomon), über Solanthren und Solanidin (mit H. Rochelmeyer) sowie über *Curcuma domestica,* die Inhaltsstoffe der Stammrinde von *Lophopetalum toxicum*, die Inhaltsstoffe von *Crataegus oxyacantha* L., von *Arnica montana* und *Drosera rotundifolia*[74–82].

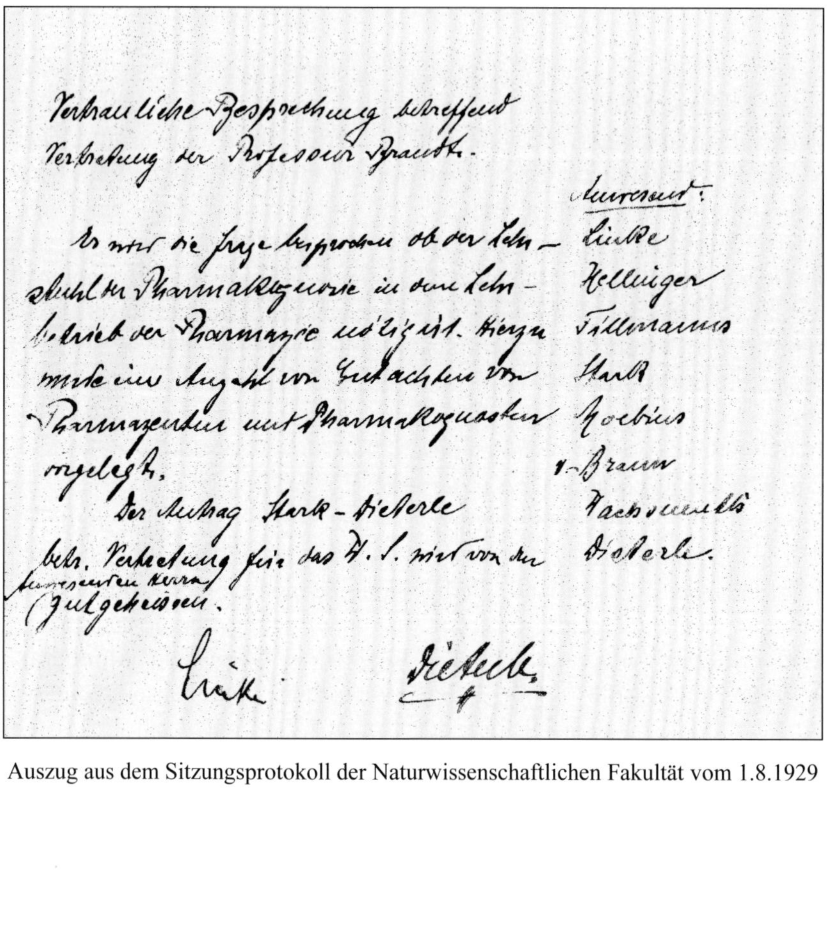
Vertrauliche Besprechung betreffend
Vertretung der Professur Brandt.

Anwesend:
Lincke
Hellinger
Tillmanns
Stark
Moebius
v. Braun
Wachsmuth
Dieterle.

Es wurde die Frage besprochen ob der Lehrstuhl der Pharmakognosie in dem Lehrbetrieb der Pharmazie nötig ist. Hierzu wurde eine Anzahl von Gutachten von Pharmazeuten und Pharmakognosten vorgelegt.

Der Antrag Stark-Dieterle betr. Vertretung für das W. S. wird von den anwesenden Herren gutgeheissen.

Lincke Dieterle

Auszug aus dem Sitzungsprotokoll der Naturwissenschaftlichen Fakultät vom 1.8.1929

Dieterle hat sich um die Frankfurter Pharmazie auch dadurch verdient gemacht, dass er nach dem frühen Tod des Pharmakognosten Brandt im Jahre 1929 zunächst die Vertretung dieses Faches in der Lehre, darüber hinaus aber ab 1931 auch die Leitung des Pharmakognostischen Instituts übernommen hatte[U1]. Es dürfte nicht uninteressant und im Hinblick auf die berufliche Tätigkeit des Apothekers völlig indiskutabel sein, dass in einer vertraulichen Besprechung in der Fakultät vor der Beauftragung von Dieterle auch die Frage erörtert wurde, ob die Pharmakognosie für den Lehrbetrieb in der Pharmazie überhaupt notwendig sei (s. Abb. S. 56)[U2].

Nach einem positiven Votum wurde eine Kommission zur Wiederbesetzung des Lehrstuhls eingesetzt, die einen Listenvorschlag primo loco Prof. Dr. Ludwig Kofler (1891–1951), Innsbruck, und secundo aequo loco PD Dr. Alexander von Lingelsheim (1874–1937), Breslau, und PD Dr. Paul Norbert Schürhoff (1878–1939), Berlin, erarbeitete, der aber im Zuge der Sparmaßnahmen des Preußischen Ministeriums für Wissenschaft, Kunst und Volksbildung nicht zum Tragen kam. Dieses empfahl vielmehr die Neubesetzung vorläufig auszusetzen und für die Durchführung der Unterrichtsaufgaben einen Oberassistenten oder Kustos einzusetzen[U2].

Da Dieterle immer stärker in die universitäre Arbeit eingespannt worden war, übernahm den Unterricht im Fach Pharmakognosie vom WS 1934/35–SS 1937 als Lehrbeauftragter der Apotheker Dr. Emil Niemann, geboren am 9.4.1885 in Bielefeld. Er hatte in Bonn Pharmazie und Nahrungsmittelchemie studiert und an der Universität Bern 1930 eine Dissertation angefertigt. Die Führung des Doktortitels in Deutschland wurde ihm auf Antrag 1933 genehmigt. 1937 unternahm er einen Habilitationsversuch und reichte der Naturwissenschaftlichen Fakultät eine Schrift über „*Colchicum autumnale* als Arzneibuchpflanze mit besonderer Berücksichtigung der Blüten“ ein. Gegen die Annahme sprachen sich alle vier Gutachter aus. Damit erlosch auch der Lehrauftrag[U1].

Ernst Schreiber (1896–1980)

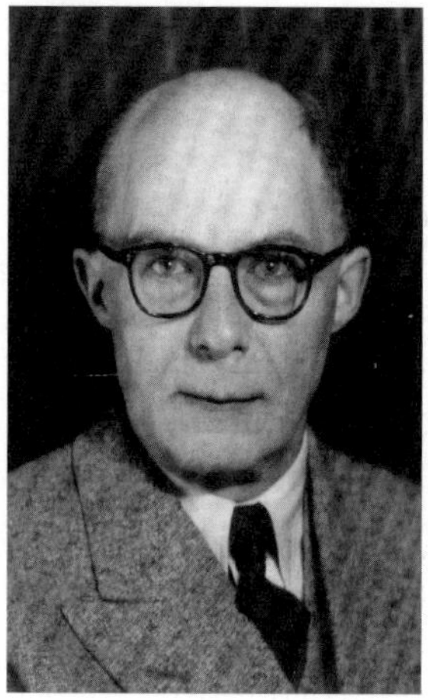

Ab WS 1937/38 wurde Prof. Dr. Ernst Schreiber (1896–1980) als Kustos mit der Betreuung des Faches Pharmakognosie betraut, Direktor des Pharmakognostischen Instituts blieb aber weiterhin Prof. Dieterle[U1].

Ernst Schreiber, geboren am 27.3.1896 in Goch am Niederrhein, hatte in Heidelberg und Bonn Pharmazie studiert und sich nach dem pharmazeutischen Staatsexamen 1922 botanischen Studien an den Universitäten Bonn, Würzburg und Berlin gewidmet. In Würzburg wurde er mit einer Arbeit, die von dem berühmten Algenforscher Prof. Hans Kniep (1881–1930) geleitet wurde, zum Dr. phil. promoviert. Schreiber war dann längere Zeit im Staatsdienst an der Preußischen Biologischen Anstalt auf Helgoland, zunächst als Kustos und ab 1933 als Professor tätig. In seinen wissenschaftlichen Arbeiten gelang es ihm, den Entwicklungszyklus verschiedener Algenarten aufzuklären. Er schuf die Grundlagen für ein Nährmedium, das die erfolgreiche Kultur von Meeresalgen im Laboratorium ermöglichte. In der „Schreiber-Lösung" stehen die Minimumstoffe in einem zweckmäßig abgestimmten Verhältnis, besonders mit einem Zusatz von Erdabkochung. Die „Erdschreiber-Lösung" ist auch heute noch nicht durch vollsynthetische Nährmedien verdrängt worden. Allerdings vertrug Schreiber das Klima in Helgoland nicht. Daher sah er sich nach einer Stelle im Binnenland um und kam 1936 nach Frankfurt am Main, wo ihm die Stelle als Kustos am Pharmakognostischen Institut angeboten worden war[U1, 83].

Das zweite Pharmazeutische Institut (1936–1958)

Dieterle nutzte geschickt den immer stärker werdenden Andrang zum Studium der Pharmazie dazu, den Bau eines eigenen Institutsgebäudes, also losgelöst von der Chemie, zu betreiben. Er erbat im Wintersemester 1933/34 den Bau eines Instituts für Pharmazie, obwohl in dieser Zeit die Lage für die Universität äußerst kritisch war, denn es liefen aufgrund des politischen Machtwechsels staatliche Bemühungen, die Universität Frankfurt am Main aufzulösen[84]. Die Gesamtzahl der Studierenden sank vom WS 1932/33 bis zum WS 1933/34 von 4082 Studenten auf 3019, während interessanterweise die Zahl der Pharmaziestudierenden von 54 auf 74 anstieg. Hinzu kam, dass die Universität aufgrund des großen Anteils jüdischer Hochschullehrer und jener Hochschullehrer, die dem Nationalsozialismus ablehnend gegenüberstanden, ein Drittel des Lehrkörpers verloren hatte. Ferner wurden gegen den Weiterbestand der Universität Frankfurt die unsichere finanzielle Lage, der Mangel an Tradition und an Rekrutierungsgebiet angeführt. Um diesen Einflüssen entgegenzuwirken, richtete der Vorsitzende des Kuratoriums der Universität mit Datum vom 22.9.1933 eine Eingabe an das Reichsministerium des Inneren, die Johann Wolfgang Goethe-Universität als Reichsuniversität der „Westmark" anzuerkennen, um hierdurch jeden deutschen Studierenden für ein Pflichtsemester an der Universität Frankfurt zu gewinnen. Der preußische Finanzminister Popitz erklärte im September 1934 dem Oberbürgermeister der Stadt Frankfurt am Main, er selbst stehe auf dem Standpunkt, dass Universitäten nicht in die Großstädte gehörten, da erfahrungsgemäß dort der Andrang von ungeeigneten Studierenden besonders groß sei. Erst Ende 1934 konnte der Rektor der Universität, Prof. Walter Platzhoff, bei der Rektoratsfeier mitteilen, dass die große Gefahr der Auflösung von der Universität endgültig abgewendet sei und nun für die Studierenden neue Institute geschaffen werden müssen, die einer besonders guten Ausbildung der Jugend und gleichzeitig auch der Förderung des Nachwuchses dienen sollten.

Einer der ersten Neubauten war das zweite Pharmazeutische Institut. Im Zusammenwirken von Staat, Stadt und Universität und mit Hilfe von großzügigen Spenden der Bürgerschaft sowie der Industrie, insbesondere der Farbwerke Hoechst, wurde am 6.12.1935 der Grundstein an der Robert-Mayer-Straße 6–8 gelegt. Bezeichnend für den Geist der damaligen Zeit waren der Richtspruch des ausführenden Architekten Dipl.-Ing. Hugo Storck und die nachfolgenden Ansprachen[85, 86]:

„Wir bauen das Haus aus Holz, Eisen und Stein
Und bauen den Geist unserer Zeit hinein,
Wir bauen es zu Hitlers Zeit
Und für die Hitlerewigkeit“.

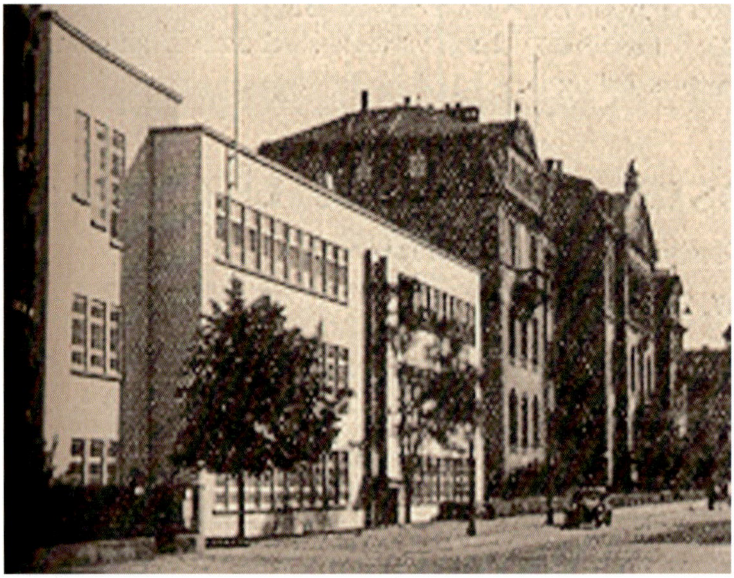

Das zweite Pharmazeutische Institut in der Robert-Mayer-Str.6–8,
rechts daneben die Institute für Physikalische Chemie und Physik (1936)

Bei der Feier dankte der Kurator Dr. Wisser anschließend der Stadt und dem Oberbürgermeister sowie den Stiftern für die Unterstützung. Den „Arbeitskameraden der Faust“ dankte er für ihre zähe Arbeit, die es ermöglicht hätte, noch in diesem Jahre den Bau unter Dach zu bringen. Stadtbaurat Weber brachte auf den Führer Adolf Hitler und das deutsche Vaterland ein dreifaches „Sieg-Heil“ aus, mit dem in der Zeit des Nationalsozialismus regelmäßig offizielle Ansprachen abgeschlossen wurden; im Grunde eine Fortführung der Tradition in der Monarchie, in der Veranstaltungen mit dem Hoch auf den Landesherrn und später den Kaiser endeten.

Nach einer kurzen Bauzeit von etwa einem Jahr wurde am 3.11.1936 der Bau an die Nutzer übergeben. Die Kosten des Baus betrugen 254.148,73 Reichsmark. Die Finanzierung des Neubaus zeigt der Tilgungsplan des Universitätskuratoriums vom 31.3.1937, wobei die Einrichtungskosten nicht deutlich werden[U1].

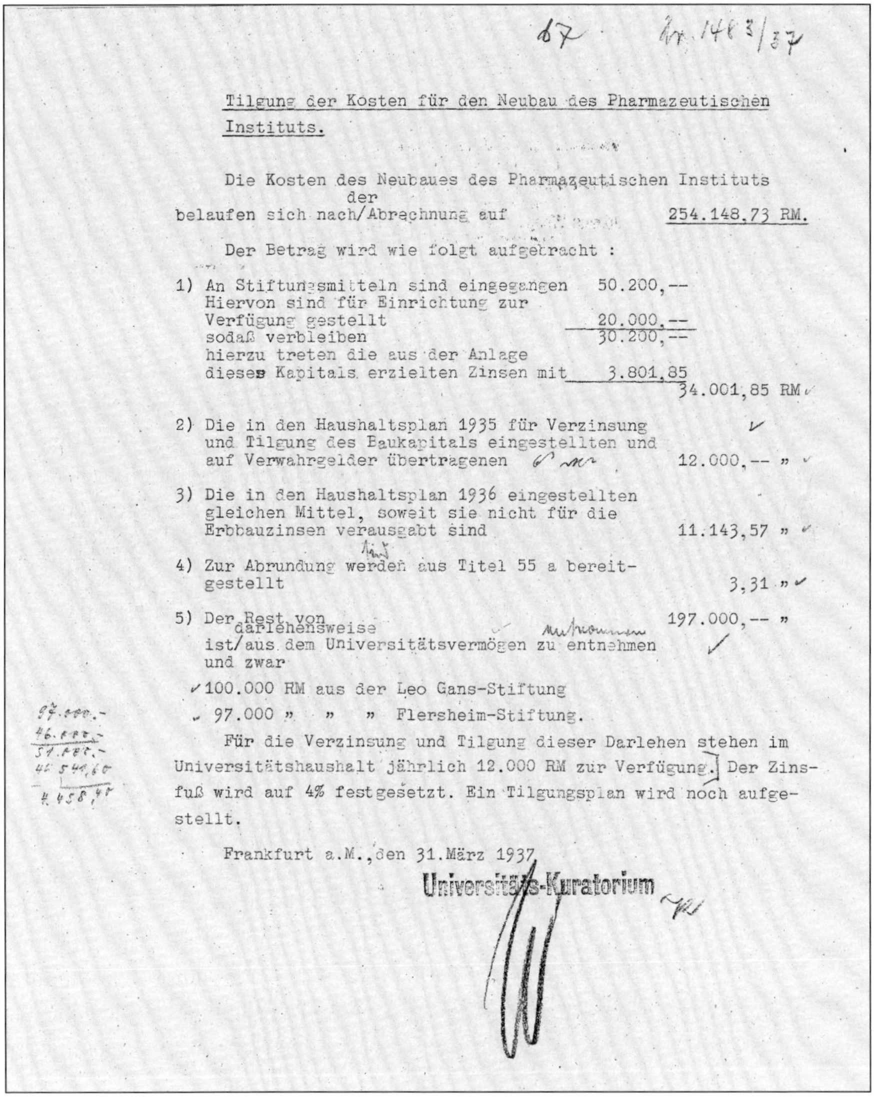

Tilgung der Kosten für den Neubau des Pharmazeutischen Instituts.

Die Kosten des Neubaues des Pharmazeutischen Instituts belaufen sich nach der Abrechnung auf 254.148,73 RM.

Der Betrag wird wie folgt aufgebracht :

1) An Stiftungsmitteln sind eingegangen 50.200,--
Hiervon sind für Einrichtung zur Verfügung gestellt 20.000,--
sodaß verbleiben 30.200,--
hierzu treten die aus der Anlage dieses Kapitals erzielten Zinsen mit 3.801,85
34.001,85 RM

2) Die in den Haushaltsplan 1935 für Verzinsung und Tilgung des Baukapitals eingestellten und auf Verwahrgelder übertragenen 12.000,-- "

3) Die in den Haushaltsplan 1936 eingestellten gleichen Mittel, soweit sie nicht für die Erbbauzinsen verausgabt sind 11.143,57 "

4) Zur Abrundung werden aus Titel 55 a bereitgestellt 3,31 "

5) Der Rest von 197.000,-- " ist darlehensweise aus dem Universitätsvermögen zu entnehmen und zwar

100.000 RM aus der Leo Gans-Stiftung
97.000 " " " Flersheim-Stiftung.

Für die Verzinsung und Tilgung dieser Darlehen stehen im Universitätshaushalt jährlich 12.000 RM zur Verfügung. Der Zinsfuß wird auf 4% festgesetzt. Ein Tilgungsplan wird noch aufgestellt.

Frankfurt a.M., den 31.März 1937.

Universitäts-Kuratorium

Kosten des Neubaus des zweiten Pharmazeutischen Instituts

Als Dank an die großzügigen Spender wurde im Hörsaal eine Stiftertafel angebracht. Es war eine Bronzetafel des Frankfurter Bildhauers Philipp Becker und trug die Namen der Stifter größerer Beträge, überwiegend Firmen der chemischen Industrie[U1].

Dieser Bau in der Robert-Mayer-Straße galt als eines der besten Pharmazeutischen Institute der damaligen Zeit. Er zog natürlich auch die Studierenden an. So stieg die Zahl der Studierenden an der Universität Frankfurt im Sommersemester 1937 auf 91 an. Das Institut bestand aus einem Untergeschoß und drei Obergeschossen. Im Untergeschoß war die Galenik untergebracht.

Mit der Einbeziehung der Galenik wurde einer zwingenden Forderung des Berufsstandes erstmalig großzügig Rechnung getragen, allerdings wurden Lehrstühle für galenische Pharmazie erst allmählich nach Inkrafttreten der Approbationsordnung von 1971 etabliert.

Der Hörsaal fasste 110 Studenten bei amphitheatralischer Anordnung des Gestühls. Als besondere Neuheit wurde betont, dass anstelle der bisher so lästigen Lockflammen die Luft in den Abzügen durch Ventilatoren abgezogen wurde. Vier- bis sechsmal pro Stunde konnte die Luft in den Laboratorien erneuert werden. Das seit seiner Gründung in der Viktoriaallee (jetzt Senckenberg-Anlage) domizilierende Pharmakognostische Institut wurde in diesen Bau überführt[87–90].

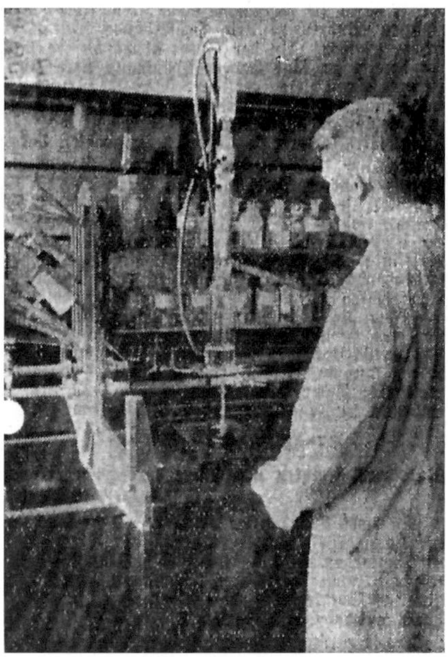

Blick in eines der Laboratorien

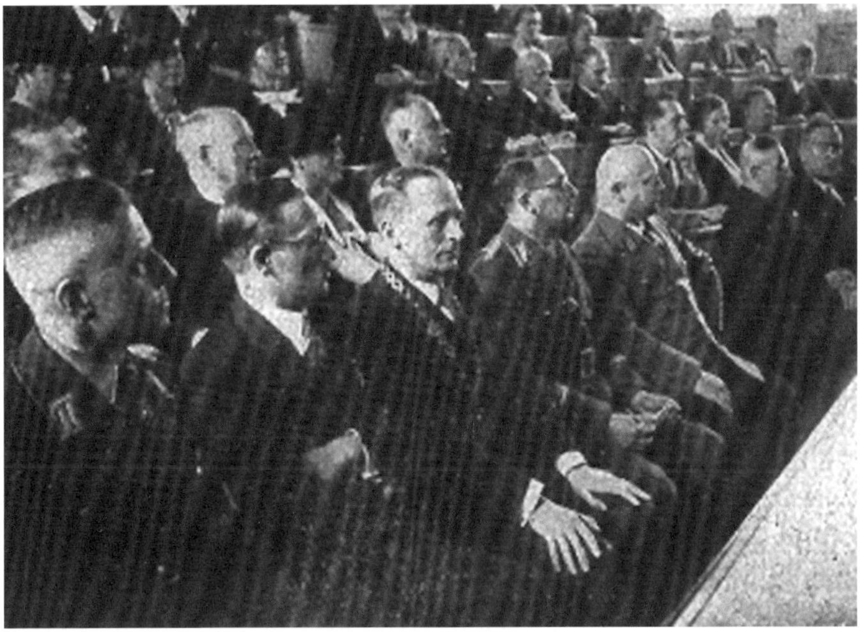

Einweihung des Neubaus am 3.11.1936,
mit Amtskette der Rektor Prof. *Platzhoff*

Offenkundig unterhielt Prof. Dieterle zu den nationalsozialistischen Führungsgremien gute Beziehungen. So sagte der Oberbürgermeister der Stadt Frankfurt, Staatsrat Dr. Friedrich Krebs, z.B. bei der Einweihung:

„Mit besonderer Befriedigung wird der Institutsleiter selbst die Fertigstellung begrüßen; denn er empfängt damit nicht nur eine vorbildliche Arbeitsstätte, sondern er pflückt zugleich damit die schöne Frucht seiner jahrelangen Bemühungen. Es ist Ihr Verdienst, sehr geehrter Herr Prof. Dieterle, alle Stellen von der Notwendigkeit dieses Baues überzeugt und mit unermüdlicher Zähigkeit alle Hindernisse, die sich Ihnen entgegenstellten, aus den Wege geräumt zu haben. Für diese rastlose Arbeit Ihnen aufrichtig zu danken, ist mir eine angenehme Pflicht, mit der ich zugleich den Wunsch verbinden darf, dass Ihnen eine noch lange und erfolgreiche Lehrtätigkeit in dem neuen Hause beschieden sein möge"[91].

Einflüsse des Nationalsozialismus

Die Indoktrinierung der Wissenschaften durch politische Funktionäre während des Dritten Reichs wird aus den Worten des Reichsapothekerführers Albert Schmierer (1899–1974), der höherer SA-Führer war, bei der Institutseinweihung deutlich. In einer langen Rede rief Schmierer dazu auf, dass sich die wissenschaftliche Pharmazie einer Reihe von aus seiner Sicht wichtigen Fragen, die in manchen Details nahezu modern anmuten, zuwenden solle.

Da Schmierer selbst praktischer Apotheker war, er besaß die Löwen-Apotheke in Freudenstadt, ist es natürlich verständlich, dass er sich vor allem für die Probleme der Galenischen Pharmazie und Pharmakognosie interessierte, so z.B. ob frische Pflanzen oder Drogen für die Herstellung von Extrakten und Tinkturen verwertet werden sollen. Auch müsse die Frage der Ballaststoffe geklärt werden. Die Frage der Alterungserscheinungen, wir würden heute sagen, die Stabilität der galenischen Zubereitungen, sollte bearbeitet werden. Welche Veränderung der Wirkungswerte ergibt sich aus den Einflüssen, die Licht, Luft und Feuchtigkeit mit sich bringen? Ist die Konservierung von galenischen Präparaten ratsam? Er forderte weiter die Ermittlung von kennzeichnenden Daten für galenische Präparate durch Aufnahme von physikalischen, physikochemischen und biologischen Prüfmethoden[91, 92].

Da im Dritten Reich die Homöopathie eine hohe Wertschätzung genoss, sollten besonders neue Untersuchungsmethoden für homöopathische Präparate entwickelt werden. Der Homöopathie gelang es, sich während des Nationalsozialismus zu institutionalisieren. In mehreren Städten wurden homöopathische Krankenhausabteilungen eröffnet, so in Berlin, Bremen, Nürnberg, Wuppertal, Hamburg, München und Leipzig. Die Reichsärzteordnung führte offiziell die Bezeichnung eines „Arztes für Homöopathie" ein. Auch in der Zeitschrift „Hippokrates" wurde umfangreich über die Homöopathie berichtet. Die Sympathie der Führung des Dritten Reiches für die Homöopathie kam 1937 in Berlin darin zum Ausdruck, dass Rudolf Heß als Reichsminister die Schirmherrschaft für den 12. Internationalen Kongress der „Liga Homöopathica Internationalis" übernahm[93]. Die Homöopathie sah er als die dem Nationalsozialismus adäquate Form der Medizin an. In seiner Eröffnungsrede forderte er: „Zur Heilung eines kranken Organs mehr als bisher den Weg über die Einflussnahme auf den Gesamtorganismus zu gehen. Die Homöopathie ist eine naturnahe Heilweise, die diesen Weg von jeher beschritten hat."… „Auf medizinischem Gebiet wird die Zeit kommen, in der selbstverständlich Homöopathie und Allopathie nicht als einander ausschließend, sondern als sich ergänzend angesehen werden". Das nachfolgende Zitat aus der Deutschen Zeitschrift für Homöopathie (1933) steht für die damalige Zeit: „So brachte der nordische Mensch Hahnemann in den Wust der Krankheitslehre, die uns der chaotische Süden aufsuggeriert hat, wieder deutsche Ordnung und Klarheit"[94].

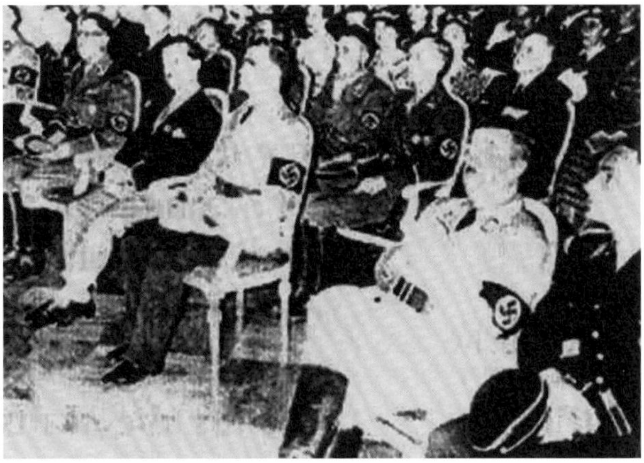

12. Internationaler Kongress der Homöopathischen Liga, Berlin 1937
(Dritter von links *Rudolf Heß*)

Die Rede von Heß löste eine Überprüfung der Behauptungen der Homöopathen durch das Reichsgesundheitsamt aus. Es wurde ein Arbeitskreis eingesetzt, dem die Pharmakologen Bonsmann und Kuschinsky, der Internist Siebert und der Homöopath Rabe angehörten. Der Arbeitskreis führte placebokontrollierte Arzneimittelprüfungen durch und prüfte homöopathische Mittel auch klinisch im Robert-Koch-Krankenhaus in Berlin. Die Ergebnisse waren so vernichtend, dass Rabe – er war erster Vorsitzender des Deutschen Zentralvereins homöopathischer Ärzte – gegen Ende der Untersuchungen unter dem Zwang des Faktischen die Ansicht vertrat, dass die Homöopathie wahrscheinlich gar keine pharmakotherapeutische Methode sei, sondern eine gewisse Form der Psychotherapie[95]. Bis heute haben die Homöopathen noch nicht die Beweislast für die Wirksamkeit der Homöopathika erbracht. So ergab beispielsweise eine Doppelblindstudie an Patienten mit essentieller Hypertonie, bei der die Patienten entweder ein allopathisches Antihypertonicum oder – ihrem Patientenbild entsprechend –

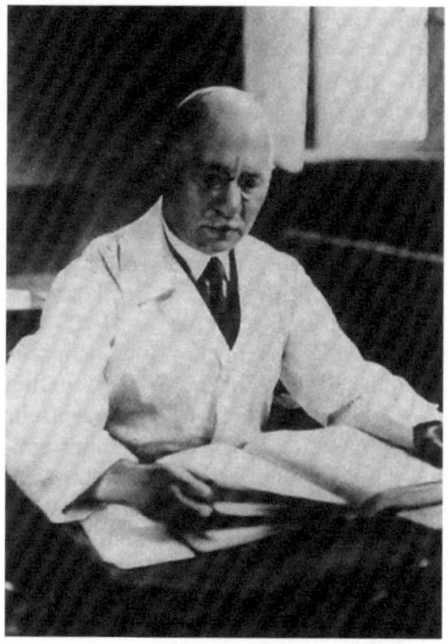

Julius von Braun (1875–1939)

Aconitum D4, Arnica D4, Barium carbonicum D6, Plumbum D6, Nux vomoica D4, Lachesis D12 oder Cuprum D6 erhielten, dass die homöopathische Medikation vollkommen unwirksam war[96].

Die intensive Förderung des Faches Pharmazie an der Universität Frankfurt im Dritten Reich steht im krassen Gegensatz zu dem Schicksal der Chemie im gleichen Zeitraum. Die Frankfurter Universität war dem Nationalsozialismus ein Dorn im Auge, weil ihre Gründung zu einem erheblichen Teil dem jüdischen Bildungsbürgertum zu verdanken war. Ein prominentes Opfer der Verfolgung wurde der Chemieprofessor Julius von Braun, dessen Mutter Jüdin war. Als Kriegsteilnehmer blieb er zunächst noch verschont, wurde aber 1935 „zwangsentpflichtet", d. h. entlassen[U1]. Er fand Aufnahme in der Industrie, die seine Arbeiten hoch schätzte. Die folgende Abbildung zeigt sein Entlassungsschreiben, das jeglichen Dank des Reichsministers Rust vermissen lässt.

Entlassen wurden ferner die Professoren Walter Fraenkel (Physikalische Chemie), Friedrich Hahn (Anorganische Chemie) und Edmund Speyer (Organische Chemie), der Privatdozent Erich Heymann (Physikalische Chemie) und der Honorarprofessor Fritz Mayer (Organische Chemie)[41].

Die von der Soziologin Helge Pross später so bezeichnete „geistige Enthauptung Deutschlands" führte zur Emigration von schätzungsweise 3 000 Hochschullehrern, darunter manche Nobelpreisträger, deren Verlust kaum auszugleichen war[97].

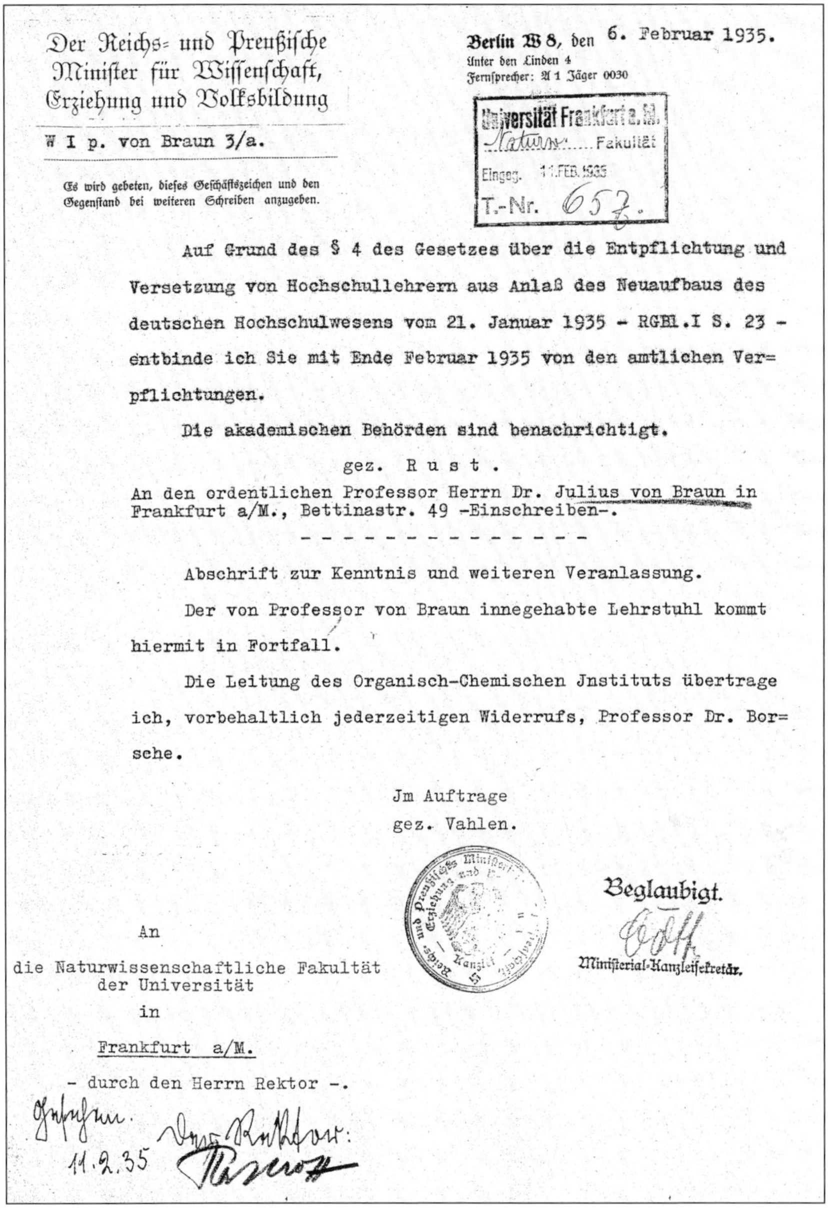

Der Reichs- und Preußische
Minister für Wissenschaft,
Erziehung und Volksbildung

W I p. von Braun 3/a.

Es wird gebeten, dieses Geschäftszeichen und den Gegenstand bei weiteren Schreiben anzugeben.

Berlin W 8, den 6. Februar 1935.
Unter den Linden 4
Fernsprecher: A 1 Jäger 0030

Universität Frankfurt a. M.
Natur..... Fakultät
Eingeg. 11. FEB. 1935
T.-Nr. 657.

Auf Grund des § 4 des Gesetzes über die Entpflichtung und Versetzung von Hochschullehrern aus Anlaß des Neuaufbaus des deutschen Hochschulwesens vom 21. Januar 1935 – RGBl.I S. 23 – entbinde ich Sie mit Ende Februar 1935 von den amtlichen Verpflichtungen.

Die akademischen Behörden sind benachrichtigt.

gez. R u s t .

An den ordentlichen Professor Herrn Dr. Julius von Braun in Frankfurt a/M., Bettinastr. 49 -Einschreiben-.

- - - - - - - - - - - - - - - -

Abschrift zur Kenntnis und weiteren Veranlassung.

Der von Professor von Braun innegehabte Lehrstuhl kommt hiermit in Fortfall.

Die Leitung des Organisch-Chemischen Jnstituts übertrage ich, vorbehaltlich jederzeitigen Widerrufs, Professor Dr. Borsche.

Jm Auftrage
gez. Vahlen.

Beglaubigt.
Ministerial-Kanzleisekretär.

An
die Naturwissenschaftliche Fakultät
der Universität
in
Frankfurt a/M.
- durch den Herrn Rektor -.

Entlassung von *Julius von Braun* durch Reichsminister *Rust*

Die Prüfungsordnung für Apotheker von 1934

Der Frankfurter Neubau muss im Kontext mit der am 1.4.1935 in Kraft getretenen neuen Prüfungsordnung für Apotheker gesehen werden, die am 8.12.1934 amtlich bekannt gegeben worden war[98].

Sie schrieb als Vorbedingung für die Aufnahme des Studiums der Pharmazie das Reifezeugnis sowie eine zweijährige Praktikantenzeit in einer zugelassenen Lehrapotheke mit abschließender Pharmazeutischer Vorprüfung vor.

In § 2 (3) spiegelt sich der Geist der Zeit wider:
„Die Zulassung zu den Prüfungen ist zu versagen, wenn berechtigte Zweifel an der nationalen oder moralischen Zuverlässigkeit des Antragstellers gegeben sind…“. So wurde u. a. den deutschen Juden der Zugang zum Apothekerberuf unmöglich gemacht[99].

Nach der Vorprüfung folgte anstelle des bis dahin nur viersemestrigen nun ein Studium von sechs Semestern, in dem analytisch-chemische, pharmazeutisch-chemische Praktika unter Berücksichtigung von galenisch-pharmazeutischen Übungen, ein botanisches Praktikum und pharmakognostische Praktika sowie ein physikalisches Praktikum und physiologisch-chemische Übungen abgeleistet werden mussten. Darüber hinaus war eine Vorlesung über die Wirkung der Arzneimittel und Gifte sowie über die physiologische Prüfung von Arzneimitteln vorgeschrieben; ferner eine mit Übungen verbundene Vorlesung über die Grundzüge der Bakteriologie und Hygiene, über Sterilisationsverfahren sowie eine mit Übungen verbundene Vorlesung über Homöopathie. Darüber hinaus wurde eine Vorlesung über Apotheken- und Arzneimittelgesetzgebung sowie ein erfolgreich absolvierter Kursus über Buchführung, Steuerkunde und Privatwirtschaftslehre vorgeschrieben.

Es wird erkennbar, dass die Ausbildung der Apotheker durch die neue Prüfungsordnung bereits in größerem Umfang medizinische Aspekte berücksichtigte, eine Entwicklung, die allerdings erst durch die Approbationsordnung von 1971 zur Schaffung von Lehrstühlen für Pharmakologie und Toxikologie im Bereich der Gesamtpharmazie führte.

Die Pharmazeutische Prüfung bestand aus einem praktischen Teil* und einer mündlichen Prüfung, in deren sieben Abschnitten Allgemeine Che-

* Durch einen Zufall ist das Analysenbuch von Prof. *Dieterle* aus dem Jahre 1944 erhalten geblieben. Eine Analyse im praktischen Staatsexamen bestand z.B. aus Ag_2SO_4, As_2O_3, Na_2HPO_4, Li_2CO_3

mie, Physik, Allgemeine Botanik, Pharmazeutische Chemie, Arzneipflanzen, Pharmakognosie und Gesetzeskunde geprüft wurden. Ihr folgte eine Kandidatenzeit von einem Jahr.

Gegenüber der Ausbildungsrichtlinie von 1904 wurde also die Gesamtausbildung um ein Jahr verkürzt, allerdings die Hochschulausbildung um zwei Semester verlängert.

Die damaligen pharmazeutischen Hochschullehrer, insbesondere Hermann Thoms, aber auch die Vertreter des Berufsstandes hatten schon lange vorher diese Verlängerung des Studiums auf sechs Semester und weitere neue Inhalte gefordert[100–102].

Durch die Prüfungsordnung von 1934 trat zu den traditionellen Säulen der pharmazeutischen Ausbildung die Galenik als für den Berufsstand besonders wichtiges neues Fach. Sie bot die Möglichkeit der Verbesserung von Rezeptur und Defektur und damit die Chance der Aktivierung des Apothekenlaboratoriums. Die stark vom Nationalsozialismus beeinflusste Arbeitsgemeinschaft Deutscher Apotheker (ADA) versuchte, die Spezialitätenflut zurückzudrängen und die pharmazeutische Industrie auf das zurückzuführen, was sie ursprünglich einmal gewesen war, nämlich der Lieferant von preiswerten Grundstoffen.

Eine wichtige Gemeinschaftsaufgabe des Standes war die Entwicklung von pharmazeutischen Präparaten, die in jeder Apotheke hergestellt werden konnten. Dadurch wurde es möglich, für sie auch eine einheitliche Werbung auf Reichsebene durchzuführen. Es resultierten die Eigenpräparate der Apotheken, die als STADA-Präparate seit 1933 bekannt geworden sind[103–106]. Die STADA Arzneimittel AG in Bad Vilbel ist mit ihren Zweigbetrieben STADA Medical und STADApharm heute eine der größten Generika-Hersteller in Deutschland geworden. Damit ist die Grundidee einer Belebung des Apothekenlaboratoriums völlig verloren gegangen. Die heutige STADA ist also eine rein pharmazeutische Herstellerfirma.

Vorsitzender der Prüfungskommission an der Frankfurter Universität war Prof. Dieterle, sein Stellvertreter Prof. Karl Wilhelm Meissner (1891–1959)[107], ein Physiker, der als erster mit einer spektroskopischen Methode den Nachweis von Sauerstoff und Schwefel im Sonnenspektrum führte. Da seine Frau Jüdin war, musste er aufgrund des so genannten „Gesetzes zur Wiederherstellung des Berufsbeamtentums“ die Universität verlassen. Als „jüdisch versippt“ schied er 1937 als Institutsdirektor aus dem Staatsdienst aus[108].

Walther Laubender (1898–1980)

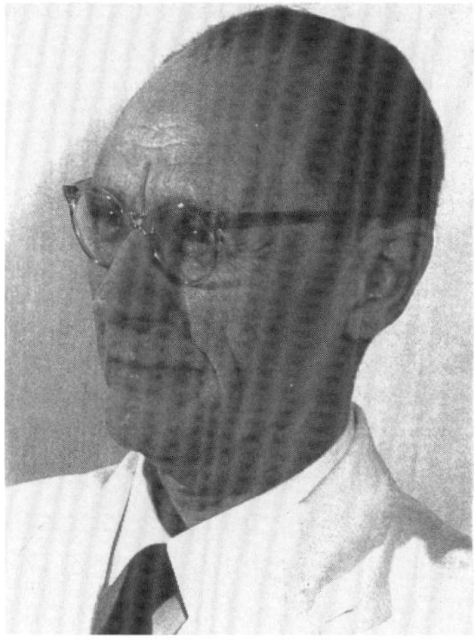

Walther Laubender (1898–1980)

Eine herausragende Neuerung dieser Prüfungsordnung war die Aufnahme von Vorlesungen über die Wirkung der Arzneimittel und Gifte sowie über die physiologische Prüfung von Arzneimitteln.

Ab dem WS 1939/40 wurde eine pharmakologische Vorlesung für Pharmazeuten angeboten, die ab SS 1940 mit dem Namen des Mediziners Prof. Dr. Walther Laubender verknüpft war[109].

Walther Laubender in Freising geboren, stammte aus einer alten bayrischen Apothekerfamilie und studierte Medizin an den Universitäten München, Erlangen und Frankfurt. Er wurde in Heidelberg promoviert und habilitierte sich an der Universität Frankfurt. Als Gegner des Nationalsozialismus wurde ihm 1938 die Annahme eines Rufes auf den Lehrstuhl für Pharmakologie an der Universität Graz versagt. 1938 zum außerplanmäßigen Professor ernannt, avancierte er 1953 zum ordentlichen Professor und richtete im Seitenflügel des Senckenberg-Museums hinter dem alten pharmazeutischen Institut eine Abteilung für experimentelle Medizin ein, widmete sich hier besonders den Pharmaziestudierenden und der Ausbildung der pharmakologisch interessierten Doktoranden der Naturwissenschaften. Die Forschungen von Prof. Laubender galten verschiedenen Gebieten, wurden aber dadurch gekennzeichnet, dass er neben seiner Tätigkeit als Hochschullehrer gleichzeitig eine ärztliche Praxis ausübte. So interessierten ihn besonders die Wirkungsunterschiede von pflanzlichen Reinsubstanzen gegenüber den verschiedenen Extrakten aus der Droge. Weitere Arbeitsgebiete waren der Intermediärstoffwechsel und die Lokalanästhesie. Laubender war ein begeisternder Hochschullehrer, der mustergültige Vorlesungen hielt. Unvergessen sind bei seinen Hörern die Handbewegungen zur Demonstration der oralen und rektalen Applikation. Etwa zwölf Apotheker führte er zur Promotion. Als Emeritus bot er weit über seinen 75. Geburtstag hinaus gut besuchte lehrreiche Vorlesungen an. Von seinen Schülern und Mitarbeitern wurde der vornehm zurückhaltende Gelehrte sehr verehrt. Güte und Hilfsbereitschaft prägten ihn als „Pater familias". Von 1963–1971 unterstützte ihn sein langjähriger Assistent, der Apotheker Dr. Arno Schlarb, mit einem Lehrauftrag „Grenzgebiete der Pharmazie". Laubender verstarb am 7.2.1980 in Diez an der Lahn [U7, 110].

Schließung von zehn pharmazeutischen Ausbildungsstätten (Rust-Erlass 1938)

Einen harten Eingriff in die pharmazeutische Universitätswelt bedeutete der 1938 in Kraft getretene Runderlass des Reichs- und Preußischen Ministers für Wissenschaft, Erziehung und Volksbildung, Bernhard Rust. Der Anlass ging von den beiden Braunschweiger Hochschullehrern Prof. Horrmann und Dozent Kern, unterstützt von nationalsozialistischen Apothekern, der Arbeitsgemeinschaft deutscher Apotheker, aus, weil kein pharmazeutisches Institut bzw. keine Abteilung den Anforderungen der neuen Prüfungsordnung von 1934 genügte und man sich über die Schließung eine Verbesserung der Ausstattung der verbleibenden Ausbildungsstätten erhoffte. Außerdem wurde vom Ministerium eine Bedarfskalkulation über die mit hohen Kosten verbundene Ausbildung von Pharmaziestudierenden durchgeführt. Die Kalkulation ging bei einem jährlichen Bedarf von 350 Apothekern in der Offizinpharmazie zuzüglich einer gewissen Anzahl von Apothekern in der Industrie und Wirtschaft sowie bei den Behörden von einem Gesamtbedarf von 1.700 Studierenden der Pharmazie aus. Daher wurde die Zahl der vorhandenen 24 Ausbildungsstätten ab 1.10.1938 auf 14 reduziert. Als Konsequenz dieses Beschlusses wurden die Pharmazeutischen Institute bzw. Abteilungen in Bonn, Göttingen, Greifswald, Halle, Würzburg, Heidelberg, Gießen, Darmstadt, Rostock und Hamburg geschlossen. In Preußen blieben bestehen die Pharmaziedepartments Berlin, Breslau, Frankfurt, Kiel, Königsberg, Marburg und Münster; in Bayern Erlangen und München; in Baden Freiburg; in Württemberg Tübingen; in Sachsen Leipzig; in Thüringen Jena und in Braunschweig die Technische Hochschule[U1].

Der Reichs- und Preußische Minister
für Wissenschaft, Erziehung
und Volksbildung

W J Nr. 510 (a)

Berlin W 8, den 14. Februar 1938.
Postfach

Universitäts-Kuratorium
Frankfurt a. Main.
Eingeg. 24 FEB. 1938
638

3/15-12(2)

Betrifft: Das Studium der Pharmazie.

Die am 1. April 1935 in Kraft getretene Prüfungsordnung für Apotheker vom 8. Dezember 1934 sieht eine Vertiefung der bisherigen Ausbildung insbesondere in der pharmazeutischen Chemie und der Pharmakognosie, vor Als neue Ausbildungsfächer sind vorgeschrieben: physikalische oder physikalisch-chemische Übungen, mit Übungen verbundene Vorlesungen über physiologisch-chemische Untersuchungen, Teilnahme an mit Übungen verbundenen Vorlesungen über die Grundzüge der Bakteriologie und Hygiene sowie über Sterilisationsverfahren, Vorlesungen über die Wirkung der Arzneimittel und Gifte und über die physiologische Prüfung der Arzneimittel. Außerdem muß der Studierende der Pharmazie künftig Vorlesungen über Apotheken- und Arzneigesetzgebung und über Homöopathie für Pharmazeuten gehört und an einem Kursus über Buchführung, Steuerkunde und Privatwirtschaftslehre teilgenommen haben. Diese dringend notwendig gewordene Vertiefung der Ausbildung hatte eine Erweiterung der Studienzeit von vier auf sechs Halbjahre zur Folge.

Die erweiterte Ausbildung wirkt sich für die Universitäten und Hochschulen dahin aus, daß durchweg eine Erhöhung des Personals, ein Ausbau der Räumlichkeiten und schließlich ein Mehrbedarf an Lehrmaterial erforderlich wird. Die Verhältnisse an den pharmazeutischen Jnstituten der Universitäten und Hochschulen sind aber augenblicklich zum Teil so, daß sie den Anforderungen des pharmazeutischen Studiums auf der Grundlage der neuen Prüfungsordnung in keiner Weise gewachsen sind. Hinzu kommt, daß der Bedarf an Apothekern erheblich zurückgegangen ist. Eine umfassende Planung der pharmazeutischen Ausbildungsmöglichkeiten ist daher geboten. Die Planung muß zum Ziele haben, vorhandene pharmazeutische Universitätsinstitute entsprechend auszubauen und die zurzeit anderen Jnstituten lediglich angegliederten pharmazeutischen Abteilungen zu selbständigen Jnstituten zu erheben. Da aber nur beschränkte Mittel zur Verfügung stehen und diese Mittel zweckentsprechend ausgenutzt werden müssen, schließlich auch nur ein geringer Nachwuchsbedarf besteht, ist die Schließung einiger Jnstitute nicht zum umgehen.

Zurzeit ist die Pharmazie an folgenden Hochschulen und Universitäten vertreten:

1. Universität Berlin,
2. " Bonn,
3. Technische Hochschule Braunschweig,
4. Universität Breslau,
5. Technische Hochschule Darmstadt,
6. Universität Erlangen,
7. " Frankfurt,
8. " Freiburg,
9. " Gießen,
10. " Göttingen,
11. " Greifswald,
12. " Halle,
13. " Hamburg,
14. " Heidelberg,

15.

An
a) die Herren Vorsteher der nachgeordneten Dienststellen der preußischen Wissenschaftsverwaltung
- 5 Abdrucke -,
b) die Unterrichtsverwaltungen der Länder mit Hochschulen.

V e 6 b 7

Erlass des Reichsministers *Rust* von 1938 (S. 1)

15. Universität Jena,
16. " Kiel,
17. " Königsberg,
18. " Leipzig,
19. " Marburg,
20. " München,
21. " Münster,
22. " Rostock,
23. " Tübingen,
24. " Würzburg.

Nach den mir vorliegenden statistischen Unterlagen ist künftig mit einem jährlichen Bedarf von etwa 350 Apothekern zu rechnen. Das ergibt bei einem dreijährigen Studium 1050 Studenten an den deutschen Hochschulen. Berücksichtigt man noch den außerordentlichen Bedarf der Jndustrie, der Wirtschaft und der Behörden an Apothekern, so kann als Höchstzahl der Studierenden der Pharmazie 1 700 angenommen werden. Gemessen nach der Zahl der Arbeitsplätze erscheinen für 1 700 Studenten 14 Universitäten völlig ausreichend. Nach eingehender Prüfung aller Verhältnisse habe ich mich deshalb entschlossen, vom 1. April 1938 ab die pharmazeutischen Jnstitute bezw. Abteilungen an den nachgenannten Universitäten (Hochschulen) aufrecht zu erhalten, soweit erforderlich auszubauen und gegebenenfalls zu verselbständigen:

Jn Preußen:

1. Universität Berlin,
2. " Breslau,
3. " Frankfurt,
4. " Kiel,
5. " Königsberg,
6. " Marburg,
7. " Münster.

Jn Bayern:

8. Universität Erlangen,
9. " München.

Jn Baden:

10. Universität Freiburg.

Jn Württemberg:

11. Universität Tübingen.

Jn Sachsen:

12. Universität Leipzig.

Jn Thüringen:

13. Universität Jena.

Jn Braunschweig:

14. Technische Hochschule Braunschweig.

Jn Fortfall kommen sonach die pharmazeutischen Jnstitute bezw. Abteilungen:

Jn Preußen:

an den Universitäten Bonn,
Göttingen,
Greifswald,
Halle,

in Bayern:

an der Universität Würzburg,

in Baden:

an der Universität Heidelberg,

in Hessen:

an der Universität Gießen,
an der Technischen Hochschule Darmstadt,

in Mecklenburg:

an der Universität Rostock,

in Hamburg:

an der Hansischen Universität
und zwar zur Vermeidung von Übergangsschwierigkeiten mit Wirkung vom 1. Oktober

Erlass des Reichsministers *Rust* von 1938 (S. 2)

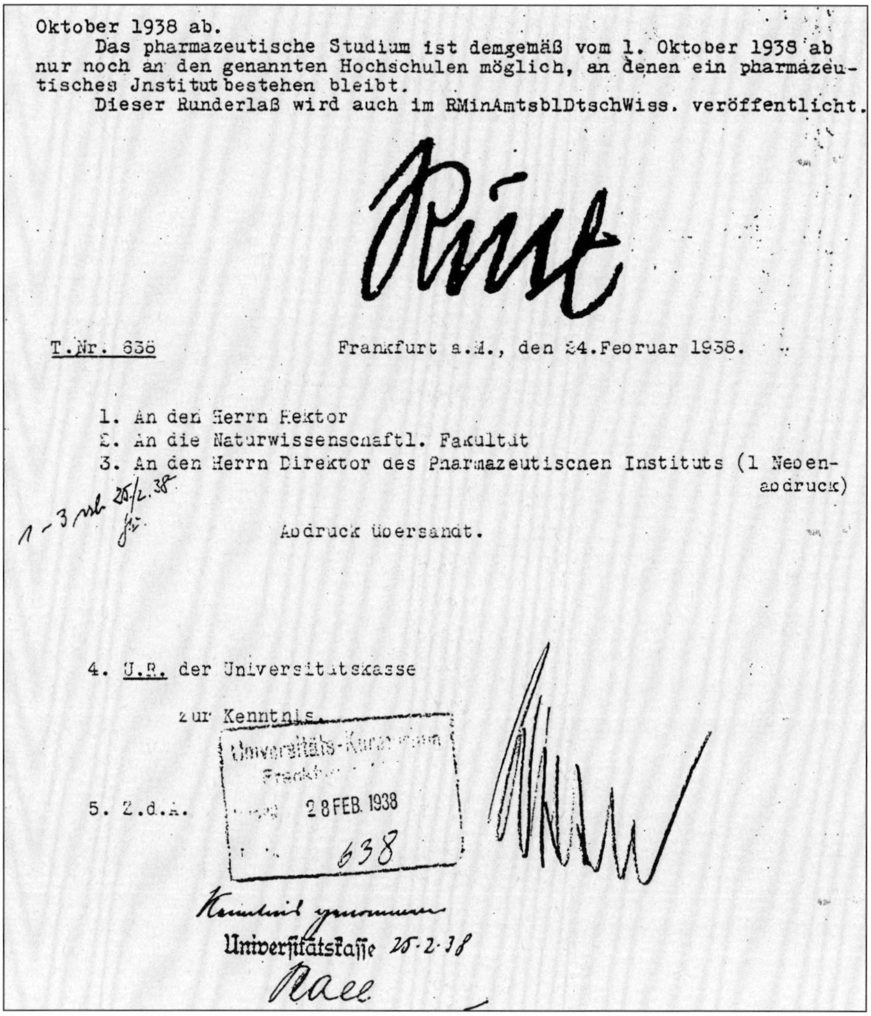

Oktober 1938 ab.
Das pharmazeutische Studium ist demgemäß vom 1. Oktober 1938 ab nur noch an den genannten Hochschulen möglich, an denen ein pharmazeutisches Jnstitut bestehen bleibt.
Dieser Runderlaß wird auch im RMinAmtsblDtschWiss. veröffentlicht.

Rust

T.Nr. 638 Frankfurt a.M., den 24.Februar 1938.

1. An den Herrn Rektor
2. An die Naturwissenschaftl. Fakultät
3. An den Herrn Direktor des Pharmazeutischen Instituts (1 Nebenabdruck)

1-3 ab 25/2.38

Abdruck übersandt.

4. U.R. der Universitätskasse
zur Kenntnis.

Universitäts-Kurator Frankfurt
28 FEB. 1938
638

5. Z.d.A.

Kenntnis genommen
Universitätskasse 25.2.38

Erlass des Reichsministers *Rust* von 1938 (S. 3)

Mit Datum vom 14.3.1939 erließ Rust eine detaillierte Studienordnung für Studierende der Pharmazie, die u. a. festlegte, dass eine Verschiebung von Vorlesungen in ein anderes Semester nur übergangs- und ausnahmsweise zulässig sei; ein klarer Ausdruck für die Einschränkung der Selbstverwaltung an den Hochschulen[U1].

Ein bemerkenswertes Dokument ist die Besuchserlaubnis für einen polnischen Dozenten von der Universität Posen, der u. a. das Pharmazeutische

Institut der Universität Frankfurt kennen lernen wollte. Die Genehmigung hierfür musste, wie die folgende Abbildung zeigt, das Reichsministerium in Berlin erteilen.

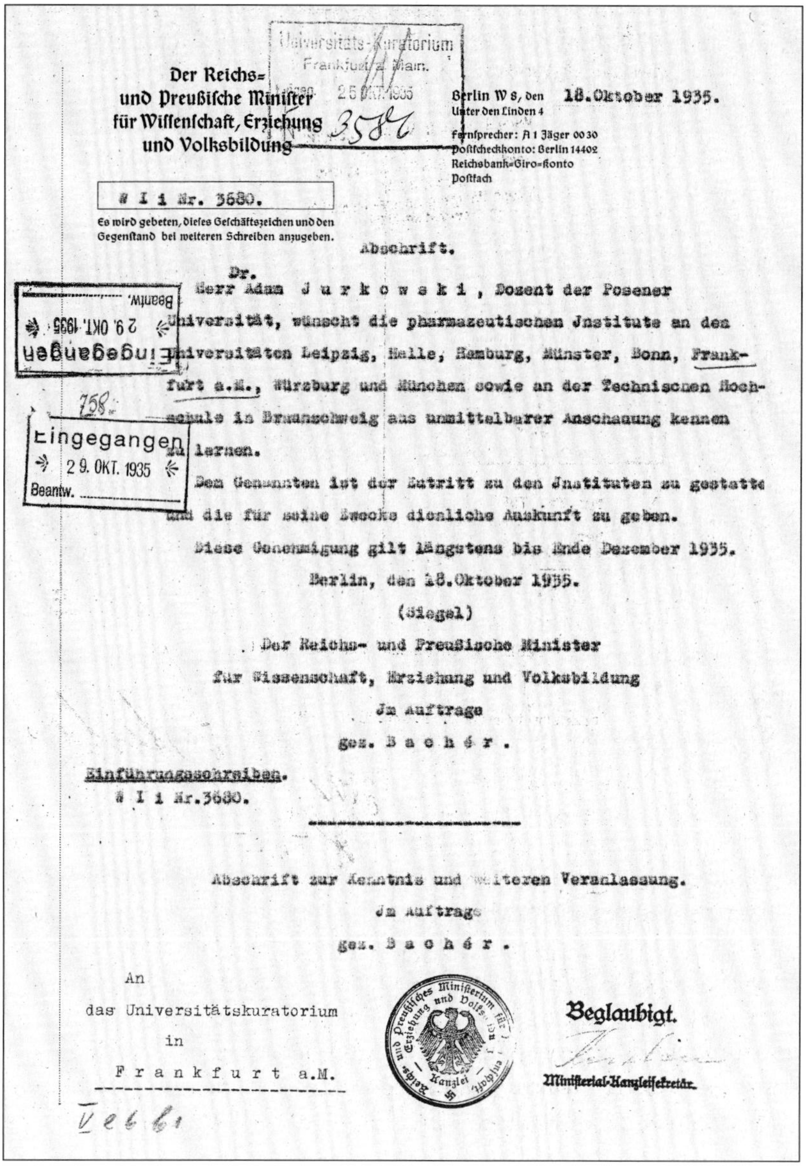

Universitäts-Kuratorium Frankfurt a. Main. 25 OKT. 1935 3586

Der Reichs- und Preußische Minister für Wissenschaft, Erziehung und Volksbildung

Berlin W 8, den 18.Oktober 1935.
Unter den Linden 4
Fernsprecher: A 1 Jäger 0030
Postscheckkonto: Berlin 14402
Reichsbank-Giro-Konto
Postfach

W I i Nr. 3680.

Es wird gebeten, dieses Geschäftszeichen und den Gegenstand bei weiteren Schreiben anzugeben.

Abschrift.

Eingegangen 29. OKT. 1935 Beantw.

Herr Dr. Adam J u r k o w s k i , Dozent der Posener Universität, wünscht die pharmazeutischen Institute an den Universitäten Leipzig, Halle, Hamburg, Münster, Bonn, Frankfurt a.M., Würzburg und München sowie an der Technischen Hochschule in Braunschweig aus unmittelbarer Anschauung kennen zu lernen.

758

Eingegangen 29. OKT. 1935 Beantw.

Dem Genannten ist der Zutritt zu den Instituten zu gestatten und die für seine Zwecke dienliche Auskunft zu geben.

Diese Genehmigung gilt längstens bis Ende Dezember 1935.

Berlin, den 18.Oktober 1935.

(Siegel)

Der Reichs- und Preußische Minister für Wissenschaft, Erziehung und Volksbildung

Im Auftrage

gez. B a c h é r .

Einführungsschreiben.
W I i Nr.3680.

Abschrift zur Kenntnis und weiteren Veranlassung.

Im Auftrage

gez. B a c h é r .

An
das Universitätskuratorium
in
F r a n k f u r t a.M.

Reichs- und Preußisches Ministerium für Wissenschaft, Erziehung und Volksbildung Kanzlei

Beglaubigt.

Ministerial-Kanzleisekretär.

V e 6 61

Besuchserlaubnis für Dozent Dr. *A. Jurkowski*, Posen

Einführung der Pflichtfortbildung für Apotheker (1936)

Ein weiterer quasi staatlicher Eingriff in die Sphäre des pharmazeutischen Berufes bedeutete die vom Reichsapothekerführer Schmierer verfügte Einführung einer Pflichtfortbildung durch Gründung der Akademie für Pharmazeutische Fortbildung am 16.3.1936. Die Akademie stand unter der Leitung von Schmierer. Der § 5 ihrer Satzung bestimmte[111]:

> *„Jeder deutsche Apotheker soll möglichst innerhalb von drei Jahren an einem Fortbildungslehrgang der Akademie teilnehmen. Die Lehrgänge sollen zeitlich und örtlich so gelegt werden, dass jedem Apotheker die Teilnahme neben seiner Berufstätigkeit ohne großen Zeitverlust möglich ist“.*

Zur Gewährleistung der Fortbildungsabsichten wurden unter dem Vorsitz je eines Akademiemitgliedes sechs Hauptabteilungen gegründet:

1. Pharmazeutische Chemie, 2. Botanik und Pharmakognosie, 3. Angewandte Pharmazie, 4. Pharmakologie, 5. Rechtswesen und 6. Wirtschaftswesen.

Jeder Abteilungsleiter sollte mit Zustimmung des Reichsapothekerführers Richtlinien für die Fortbildung auf seinem Arbeitsgebiet erlassen und für eine einheitliche Durchführung der Lehrgänge im Deutschen Reich sorgen. Schmierer hatte sich für die Pflichtfortbildung vor allem deshalb engagiert, weil er im Berufsbild die kaufmännischen Motive zurückdrängen wollte. Rückblickend beschrieb er in seinen Lebenserinnerungen die Beweggründe wie folgt[112]:

> *„Die Grundlage für die Existenz der deutschen Apotheke ist nicht in wirtschaftlichen Dingen zu suchen, denn sonst wären wir ja nicht besser als Drogisten, sondern diese Grundlage ist die Wissenschaft und zwar eine umfassende naturwissenschaftliche Bildung, welche so groß sein muss, dass wir als Apotheker in allen naturwissenschaftlichen Fragen zu Hause sein müssen. Dies bedingt natürlich eine ständige Fortbildung, denn die Wissenschaft steht nicht still, sondern sie schreitet auch fort. Die Trägheit des Menschen verhinderte zumeist, dass er in seinem Beruf sich täglich mit Problemen, die neu sind, befasst. Ich hielt es daher für notwendig, hier eine grundsätzliche Entscheidung zu treffen. Aus diesem Grunde habe ich die „Akademie für pharmazeutische Fortbildung“ gegründet“.*

Es darf nicht übersehen werden, dass mit der Gründung der Akademie zugleich politische Ziele verfolgt wurden, d.h. die Akademie hatte im nationalsozialistischen Geist zu arbeiten.

Durch die Etablierung der Akademie ergaben sich zwangsläufig Konflikte mit der Deutschen Pharmazeutischen Gesellschaft, die sich seit ihrer Gründung im Jahre 1890 der Fortbildung besonders verpflichtet fühlte. Ob die Äußerung von Schmierer auf dem Apothekertag 1937 in Essen zutrifft, muss bezweifelt werden. Dort sagte Schmierer: *„Auch in den Kreisen der pharmazeutischen Hochschullehrer ist unsere Gründung begeistert aufgenommen worden“.*

Dieterle wurde als Obmann für den Bezirk Hessen vorgeschlagen und vom Reichsapothekerführer bestätigt. Er hielt Lehrgänge über moderne Hilfsstoffe, Probleme der Rezeptur und Defektur ab, während der bei ihm tätige Assistent Dr. Hans Rochelmeyer (1907–1985) Kenntnisse über Kampfgase verknüpft mit praktischen Vorführungen im Hörsaal und im Hof des Instituts vermittelte[113,114].

Prof. Rochelmeyer wirkte von 1946 bis zu seiner Emeritierung als Direktor des Pharmazeutischen Instituts an der 1946 wieder gegründeten Universität Mainz und wurde besonders nach Kriegsende durch seine bahnbrechenden Arbeiten über Mutterkornalkaloide bekannt[115].

Die Frage der Pflichtfortbildung ist bis heute Gegenstand der Diskussion geblieben. Sie ist im Hinblick auf die Fülle des anfallenden wissenschaftlichen Materials offener denn je. Eine bekannte statistische Aussage, die von keiner Seite bestritten worden ist, besagt, dass der wissenschaftliche Wert eines naturwissenschaftlichen Universitätsstudiums nach 5–6 Jahren nur noch 50–60 % beträgt, d.h. also, dass neue Inhalte das gelernte Wissen verdrängt haben. Dem verschließen sich auch nicht die Verantwortlichen der demokratischen Staaten. Die Fortbildungsveranstaltungen der Bundesapothekerkammer und Landesapothekerkammern haben zwar bemerkenswerte Erfolge zu verzeichnen, die aber nicht der statistischen Bearbeitung unterzogen werden können, weil mit der Fortbildung keine Prüfung verknüpft ist und außerdem nach den allgemeinen Erfahrungen nur etwa 20% der Apotheker diese Veranstaltungen regelmäßig besuchen. Im Hinblick auf die durch die Gesundheitsreform sich abzeichnenden Veränderungen im Apothekenwesen dürfte stets parates, aktuelles Wissen in für die sich abzeichnenden Konkurrenzkämpfe ein gutes Fundament sein.

Auf Initiative von Schmierer avancierte Dieterle außerdem 1938 zum Präsidenten der Deutschen Pharmazeutischen Gesellschaft, allerdings ohne vorheriges Wahlverfahren. Der seit 1935 amtierende Präsident, Prof. Dr. Paul Horrmann (1878–1942), Ordinarius an der Technischen Hochschule Braunschweig, selber überzeugter Nationalsozialist, hatte erhebliche Konflikte mit Schmierer und Th. Boehm, dem stellvertretenden Vorsitzenden der Deutschen Pharmazeutischen Gesellschaft, die auf der Hauptversammlung 1937 seine Absetzung veranlassten. Er wurde aber 1938 wieder rehabilitiert[116, 117].

Es darf nicht unerwähnt bleiben, dass aufgrund des sog. „Führerprinzips" die Satzung der Deutschen Pharmazeutischen Gesellschaft entscheidend geändert worden war. Von einer demokratischen Willensbildung innerhalb der Gesellschaft blieb nicht mehr viel übrig. Der Reichsapothekerführer ernannte den Leiter und dessen Stellvertreter und konnte diese jederzeit abberufen, nachdem er den Beirat gehört hatte[118–120].

Es muss an dieser Stelle ferner erwähnt werden, dass Mannich, der 1932 zum Präsidenten der Deutschen Pharmazeutischen Gesellschaft gewählt worden war, dieses Ehrenamt bereits 1934, wohl aus Gegnerschaft zum nationalsozialistischen System, niedergelegt hatte. Mannich war ein überragender Wissenschaftler, aber kein politischer Kämpfer[121].

Das Pharmazeutische Institut während des Zweiten Weltkrieges

Bei Kriegsausbruch 1939 wurde die Johann Wolfgang Goethe-Universität kurzfristig geschlossen, aber zum ersten Trimester 1940 wieder eröffnet. Die Trimestereinteilung erfolgte ab 1940 aus ökonomischen Gründen, wurde aber nach 4 Trimestern mit dem SS 1941 wieder aufgehoben[122].

Das Pharmazeutische Institut der Universität Frankfurt gehörte zu den Instituten in Deutschland, die während der Kriegsjahre für die Pharmaziestudierenden geöffnet blieben. Geschlossen wurden hingegen die Institute Kiel, Münster, Freiburg und Tübingen. Hinzu kamen durch die nationalsozialistischen Okkupationen die sog. Reichsuniversitäten Straßburg 1941, Posen 1942 und die Deutsche Karls-Universität Prag 1941 mit ihren Pharmaziedepartments. Dies ist aus einer Ankündigung in der Apotheker-Zeitung vom 5.2.1944 zu ersehen[123]. Warum in der Auflistung Straßburg und Prag fehlen, ist unbekannt.

In Straßburg lehrte als pharmazeutischer Chemiker Prof. Dr. Ferdinand Schlemmer (1898–1973), der sich nach dem Kriege sehr um die Fortbildung der deutschen Apotheker bemüht hatte. Die stets stark besuchten zentralen Kongresse in Meran und Davos gehen auf ihn zurück[8]. In Posen wirkte

Pharmazeutisches Studium.

Wie uns mitgeteilt wird, gehen bei Universitäten und Hochschulen, deren pharmazeutische Institute z. Zt. geschlossen sind, immer noch Anfragen von Pharmazeuten ein, die die Absicht haben, an den betreffenden Hochschulen zu studieren. Um unnötige Rückfragen dieser Art zu vermeiden, sei hier nochmals bekanntgegeben, daß das pharmazeutische Hochschulstudium nur an den Universitäten von Berlin, Breslau, Erlangen, Frankfurt/Main, Jena, Königsberg, Leipzig, Marburg, München, Posen und an der Technischen Hochschule Braunschweig möglich ist.

Während des Krieges für das Pharmaziestudium geöffnete Hochschulen

Prof. Dr. Carl Rohmann (1897–1966) und in Prag Prof. Dr. Eugen Bamann (1900–1981)[124]. Außerdem standen durch den Anschluss Österreichs 1938 für das Pharmaziestudium die Departments in Graz, Innsbruck und Wien zur Verfügung.

Allerdings war der Unterricht in den meisten Fällen sehr erschwert. In Frankfurt durfte z.B. Dieterle nur drei Tage in der Woche lehren, den Rest der Woche leitete er ein Untersuchungslaboratorium für Kampfstoffe. Mehrere Gesuche des Dekans, aber auch des Rektors, Prof. Platzhoff, an den zuständigen Generalarzt mit der Zielsetzung, Dieterle für den Lehrbetrieb an der Universität gänzlich freizustellen, wurden nur von Fall zu Fall teilweise genehmigt[U1]. Die Mitarbeiter des Instituts mussten zusätzlich zu den normalen Aufgaben auch Dienstleistungen im Untersuchungslabor erbringen. Darüber hinaus waren einige wissenschaftliche Assistenten eingezogen worden.

Durch Erlass des Reichsministers für Wissenschaft, Erziehung und Volksbildung vom 25.2.1942 wurde der Studienplan für die Pharmazierstudierenden des 5. Semesters zusätzlich mit einer Vorlesung über „Erkennen und Nachweis der chemischen Kampfstoffe mit Praktikum“ erweitert. Diese neue Aufgabe wurde dem damaligen Oberassistenten Rochelmeyer übertragen[U1].

Dieterle machte sich auch Gedanken, wie der Unterricht im Falle eines Bombenschadens des Frankfurter Instituts weitergeführt werden könne, und zog die früheren Unterrichtsmöglichkeiten der Pharmazie an der Universität Giessen und der Technischen Hochschule Darmstadt dafür in Betracht. Dies brachte er in seinem Schreiben vom 10.9.1943 zum Ausdruck.

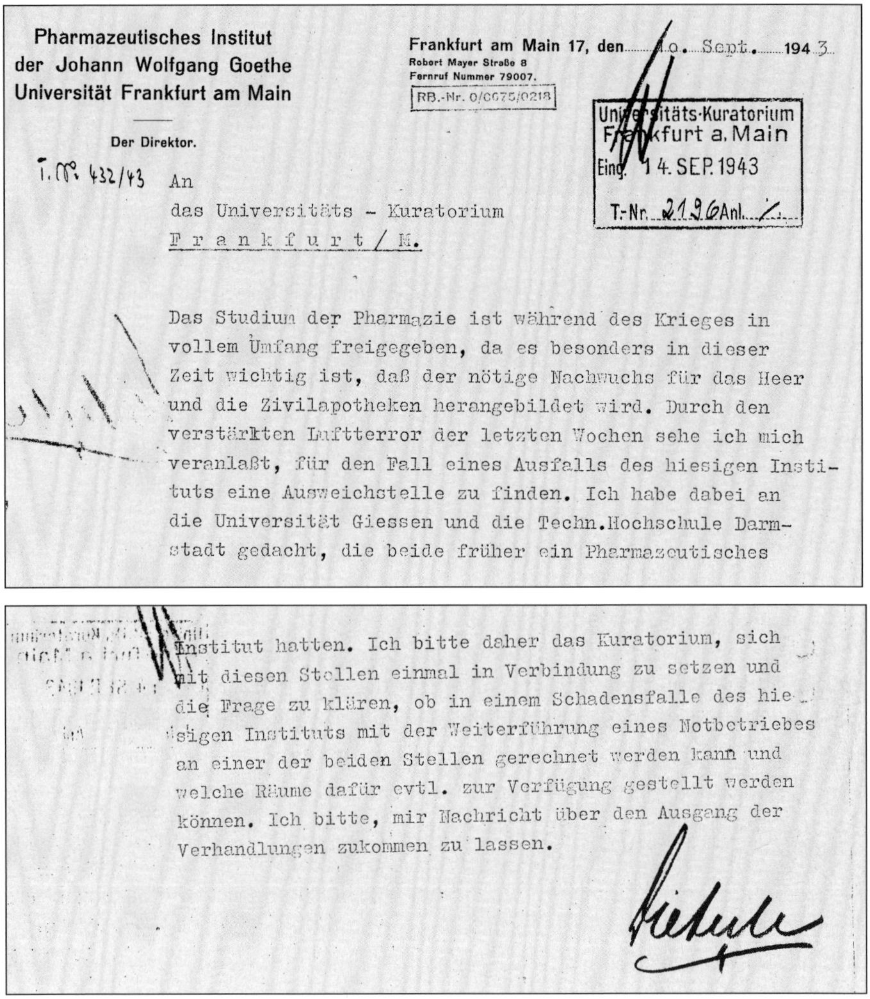

Pharmazeutisches Institut
der Johann Wolfgang Goethe
Universität Frankfurt am Main

Der Direktor.

Frankfurt am Main 17, den 10. Sept. 1943
Robert Mayer Straße 8
Fernruf Nummer 79007.

RB.-Nr. 0/0075/0218

Universitäts-Kuratorium
Frankfurt a. Main
Eing. 14. SEP. 1943
T.-Nr. 2126 Anl. 1

T. Nr. 432/43

An
das Universitäts - Kuratorium
F r a n k f u r t / M.

Das Studium der Pharmazie ist während des Krieges in vollem Umfang freigegeben, da es besonders in dieser Zeit wichtig ist, daß der nötige Nachwuchs für das Heer und die Zivilapotheken herangebildet wird. Durch den verstärkten Luftterror der letzten Wochen sehe ich mich veranlaßt, für den Fall eines Ausfalls des hiesigen Instituts eine Ausweichstelle zu finden. Ich habe dabei an die Universität Giessen und die Techn.Hochschule Darmstadt gedacht, die beide früher ein Pharmazeutisches Institut hatten. Ich bitte daher das Kuratorium, sich mit diesen Stellen einmal in Verbindung zu setzen und die Frage zu klären, ob in einem Schadensfalle des hiesigen Instituts mit der Weiterführung eines Notbetriebes an einer der beiden Stellen gerechnet werden kann und welche Räume dafür evtl. zur Verfügung gestellt werden können. Ich bitte, mir Nachricht über den Ausgang der Verhandlungen zukommen zu lassen.

Dieterle

Schreiben von Prof. *Dieterle* an das Universitätskuratorium vom 10.9.1943

Die vom Architekten Dipl.-Ing. Storck bei der Einweihung des Pharmazeutischen Instituts im Jahre 1935 beschworene „Hitlerewigkeit" dauerte gerade noch bis zum Jahre 1944.

Drei Fliegerangriffe trafen das Gebäude schwer[U1, 125]:

Das erste Mal wurde das Institut am 29.1.1944 bei einem Angriff der 8. US-Luftflotte auf Frankfurt am Main getroffen. 60 Luftminen, 2.100 Sprengbomben, 10.000 Flüssigkeitsbrandbomben und 110.000 Stabbrandbomben wurden abgeworfen. Man zählte 903 Tote und 25.500 Obdachlose.

Bei den Großangriffen der alliierten Bomberflotten am 18.3.1944 wurde das Institut erneut getroffen. Die Angriffe vom 18., 22. und 24.3.1944 machten Alt-Frankfurt, so wie die Welt es kannte und liebte, praktisch dem Erdboden gleich. 10 große Luftminen, 208 Sprengbomben zu 10 Zentnern, 2.180 Sprengbomben zu 5 Zentnern, 20.000 amerikanische Flüssigkeitsbomben zu 30 kg und 800.000 Stabbrandbomben töteten 421 Menschen und entfachten über 3.000 Brände. Die Abbildung veranschaulicht die zerstörte Altstadt. Die Paulskirche, das Dokument bürgerlichen Freiheitswillens, stürzte zusammen. Die schwache deutsche Abwehr meldete den Abschuss von nur drei viermotorigen Bombern.

Das dritte Mal wurde das Institut in der Nacht vom 12. auf den 13.9.1944 getroffen, in der bei klarem Sternenhimmel britische Bomber noch intakte Industriegebiete angriffen. Die Zahl der Opfer betrug 469.

Das Institut wurde wegen seiner Kriegswichtigkeit nach den Spreng- und Brandbombenschäden in einigen Räumen des Erdgeschosses wieder instand gesetzt, so dass der Unterricht behelfsmäßig fortgesetzt werden konnte.

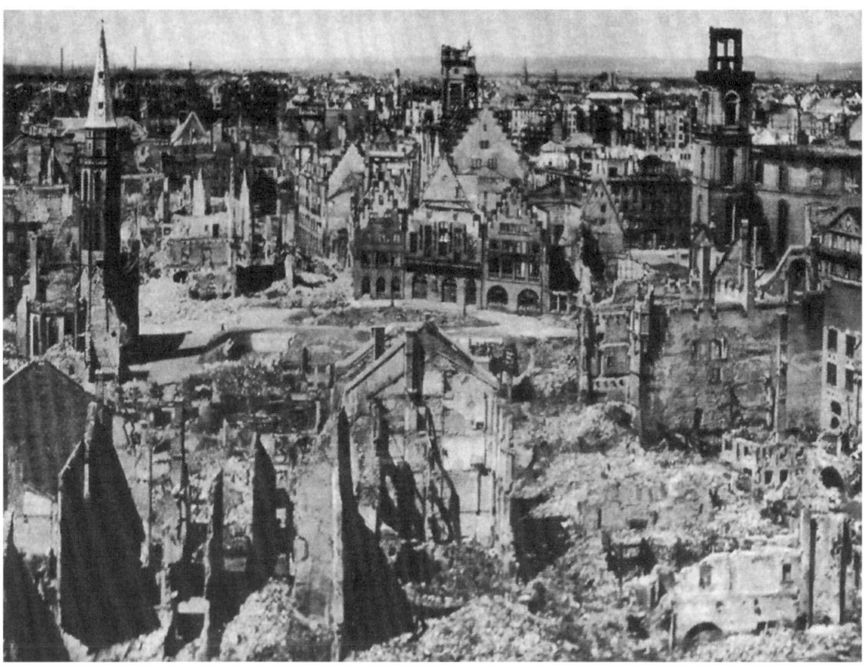

Die zerstörte Altstadt nach den Märzangriffen 1944

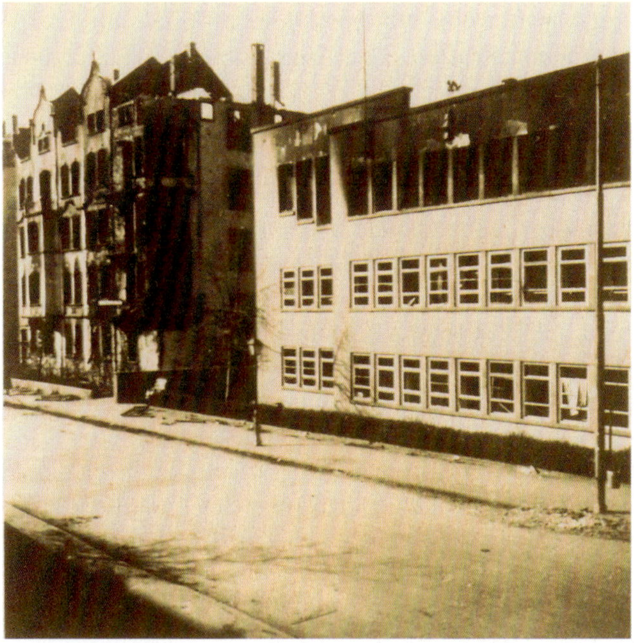

Das zum Teil zerstörte pharmazeutische Institut (1944)

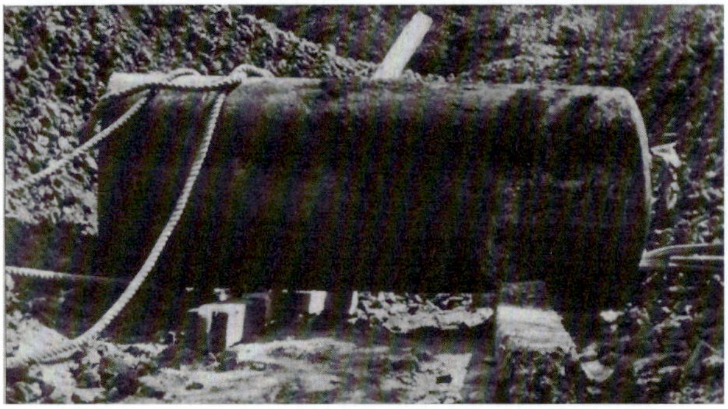

Luftmine als Blindgänger

Vor der Einnahme Frankfurts erließ der Oberbefehlshaber der alliierten Streitkräfte General Dwight D. Eisenhower(1890–1969), der spätere amerikanische Präsident (1953–1961), einen Befehl zur Räumung der Stadt, der in Form von Flugblättern, abgeworfen von Jagdbombern am 16.3.1945, der Bevölkerung bekannt gemacht wurde.

ALLIIERTES OBERKOMMANDO
Supreme Headquarters, Allied Expeditionary Force

An die

ZIVILBEVÖLKERUNG

Frankfurts am Main und Mannheim - Ludwigshafens

IHR wohnt in einem der wichtigsten Kriegsindustriegebiete Deutschlands.

Die Kriegsindustrien Frankfurts und Mannheim-Ludwigshafens werden von jetzt ab einem erbarmungslosen Bombardement ausgesetzt.

Es ist aber nicht das Ziel der Alliierten, das deutsche Volk zu vernichten. Vernichtet werden soll die deutsche Kriegsmaschine.

Der alliierte Oberbefehlshaber erlässt daher folgende Bekanntmachung:

1. Die Bekanntmachung gilt für alle Teile des Stadtkreises Frankfurt am Main, einschliesslich folgender Vororte: NIEDERURSEL, HEDDERNHEIM, ESCHERSHEIM, ECKENHEIM, GINNHEIM, PREUNGESHEIM, SECKBACH, FECHENHEIM, BÜRGEL, OFFENBACH, OBERRAD, NIEDERRAD, GRIESHEIM, RÖDELHEIM, HAUSEN, PRAUNHEIM.

2. Die Bekanntmachung gilt für die Stadtkreise Mannheim-Ludwigshafen, einschliesslich folgender Vororte: SANDHOFEN, WALDHOF, KÄFERTAL, WALLSTADT, FEUDENHEIM, SECKENHEIM, NECKARAU, MUNDENHEIM, RHEINGÖNHEIM, MUTTERSTADT, FRIESENHEIM, OGGERSHEIM, OPPAU, EDESHEIM, FRANKENTAL.

3. Diese Gebiete sind jetzt Kampfzonen. An alle Bewohner dieser namentlich aufgeführten Gebiete ergeht hiermit die Aufforderung, sich selbst und ihre Familien unverzüglich ausserhalb der Kampfzone in Sicherheit zu bringen.

4. Besonders wird darauf hingewiesen, dass in den oben genannten Gebieten von nun an weder Bunker noch Unterstände Sicherheit gewähren können.

Euer Leben hängt von der sofortigen Ausführung dieser Anweisungen ab. Handelt sofort! Heraus aus der Gefahrenzone! Heraus aus dem Krieg!

Dwight D. Eisenhower

DWIGHT D. EISENHOWER,
General,
Oberbefehlshaber der alliierten Streitkräfte

S.H.A.E.F., 17. März 1945

DEUTSCHE ARBEITER! Gebt diese Bekanntmachung des alliierten Oberbefehlshabers sofort an Eure ausländischen Arbeitskollegen weiter!

WG 43

Flugblatt des General *Eisenhower* zu Räumung der Stadt

Viele Frankfurter flohen in die nähere Umgebung, aber über 200.000 Menschen blieben in der Stadt, obwohl viele Stadtteile zu Kampfzonen erklärt wurden[125].

Nach der Besetzung Frankfurts ordneten die alliierten Streitkräfte die Schließung des Lehrbetriebes der Universität an (16.5.1945)[U1].

Prof. Dieterle wurde durch den Oberbürgermeister der Stadt Frankfurt wegen seiner politischen Bindungen aus seiner Stellung als persönlicher Ordinarius und Direktor des Pharmazeutischen Instituts entlassen. Dieterle erhob gegen die Entlassung aus seinem Amt mit Schreiben vom 13.09.1945 Einspruch. Er gab uneingeschränkt zu, dass er am 05.05.1933 in die Partei eingetreten sei, aber nur auf Drängen seiner Studierenden und vor allem des damaligen Dozentenschaftsführers: Wer die 68er Jahre an einer deutschen Hochschule in verantwortlicher Stellung miterlebt hat, weiß, wie politischer Druck persönliche Entscheidungen beeinflussen kann. Dieterle hob weiter hervor, dass er sich u. a. um seine jüdischen Assistenten gekümmert hatte:

> *„Für meine persönliche Einstellung dürfte es charakteristisch sein, dass ich bei meiner Berufung von Berlin nach Frankfurt einen Juden, Herrn Dr. Salomon, von dort hierher als Assistent mitgenommen habe. Da ich in erster Linie stets die wissenschaftliche Leistung in den Vordergrund stellte, war Dr. Salomon solange in meinem Institut, bis ihm vom Kuratorium gekündigt wurde. Ich habe ihn aber darüber hinaus noch gefördert und ihn bei einer Filiale der Fa. Organon in Holland untergebracht. Noch viele Jahre stand ich im Briefwechsel mit ihm. Ich erwähne dies nur als Beweis dafür, dass ich irgendwelchen rassenpolitischen oder religiösen Tendenzen innerhalb meines Instituts fern stand und jederzeit den Standpunkt vertreten habe, dass es in der wissenschaftlichen Welt nur die Wissenschaft und das Ansehen der Person geben kann“*[U1].

Er bat dann darum, die Verfügung auf fristlose Entlassung aufzuheben und ihn zu emeritieren. Diesem Einspruch wurde 1948 stattgegeben, nachdem Prof. Dieterle am 14.1.1948 in die Gruppe IV, Mitläufer, eingereiht wurde. Die Fakultät hatte darüber zu beschließen, seine Einsetzung in sein ehemaliges Amt zu beantragen und kam nach eingehender Beratung zu dem Ergebnis, dass vom politischen Standpunkt her keine Bedenken bestehen. In Anbetracht des Umstandes, dass er das 67. Lebensjahr bereits vollendet hatte, wurde er emeritiert. Am 15.7.1952 verstarb Dieterle im Alter von 71 Jahren in Hanau[126, 127].

Über Dieterle gibt es in der pharmazeutischen Literatur nur wenige Ansätze zur Skizzierung seiner Persönlichkeit. In der Deutschen Apotheker-Zeitung vom 29.3.1941 schreibt ein nicht namentlich genannter Autor, dass er als echter Sohn seiner schwäbischen Heimat – er wurde in Aalen/Württemberg geboren – seine Aufgaben und Ziele mit außergewöhnlicher Zähigkeit und Hingabe verfolgte. Hindernisse wurden von ihm mit diplomatischer Klugheit oder frischem, selbstsicherem Zupacken überwunden. So gelang ihm vieles, woran andere gescheitert waren. Selbst jungen Herzens hatte er Verständnis für die Freuden und Sorgen der Jugend, lebte mit ihr und setzte sich für sie ein, verlangte aber auch bedingungslose Befolgung der von ihm gegebenen Richtlinien in Tun und Lassen. Soldatische Einstellung und Haltung haben ihn in Zeiten des Liberalismus oft veranlasst, die erzieherisch wertvollen militärischen Tugenden Studierenden und jungen Mitarbeitern immer wieder vorzuhalten, wenn Saumseligkeit oder Unmännlichkeit zu tadeln waren[69].

Unabhängig von seinen politischen Überzeugungen muss für Prof. Dieterle festgehalten werden, dass er ein korrekter, sehr fleißiger Hochschullehrer gewesen ist, der im Frankfurter Raum einen positiven Nachhall genoss. Für das Gesamtfach Pharmazie an der Johann Wolfgang Goethe-Universität und die praktische Pharmazie hat er Bemerkenswertes geleistet. Sein Bild hängt in der Reihe der Frankfurter Institutsvorstände.

Aus politischen Gründen wurden ebenfalls die Privatdozenten Dr. Rochelmeyer und Dr. Biedebach entlassen[U1].

Während Rochelmeyer später das Fach Pharmazie an der neu gegründeten Universität Mainz aufbaute, arbeitete Biedebach bis 1950 im Pharmazeutischen Institut der Universität Frankfurt. Schon 1933 vermutete er, dass die bei der Helch'schen Pilocarpin-Reaktion entstehende Blaufärbung, ausschüttelbar mit Benzol, überwiegend auf der Bildung von Pilocarpinperchromat beruht[128].

Mainz die „Alma et Perantiqua Universitas Moguntina“ wieder eingerichtet werden sollte. Eine staatliche Mitwirkung bei der Wiedereinrichtung der Universität Frankfurt war aber zwingend erforderlich, weil die Stadt Frankfurt als Träger finanziell überfordert war und daher auf das Land Hessen zur Finanzierung nicht verzichtet werden konnte[129].

Am 1.2.1946 wurde der Lehrbetrieb schließlich wieder aufgenommen.

Unter schwierigsten Umständen begann zum SS 1946 der Unterricht für das Fach Pharmazie mit 122 Studierenden für das 1., 2. und 3. Semester, für die aber nur 70 Arbeitsplätze zur Verfügung standen. Da kein Hochschullehrer der Pharmazie verfügbar war, übernahm die formale Betreuung des Faches Pharmazie der Physiker Prof. Dr. Max Seddig (1877–1963), ein erklärter Gegner des Nationalsozialismus[U1]. In seinem Mitarbeiterkreis äußerte er sich während des Krieges wie folgt: *„Wir hören, dass wir in einer großen Zeit leben, die mikroskopisch kleine wäre mir lieber“*. Eine weitere Bemerkung lautete: *„Ich sage nichts, aber Gott hört mein Brummen“*.

Seddig war ein Pionier der Elektronenröhrenentwicklung[130].

Für die freie Oberassistentenstelle des Pharmazeutischen Instituts schlug er den Apotheker Dr. Josef Schreiber vor, geb. am 26.11.1911 in Heidenheim, der in Frankfurt am Main Pharmazie studiert hatte und bereits während des Krieges als Assistent am Institut wirkte. Zur Entlastung von Sed-

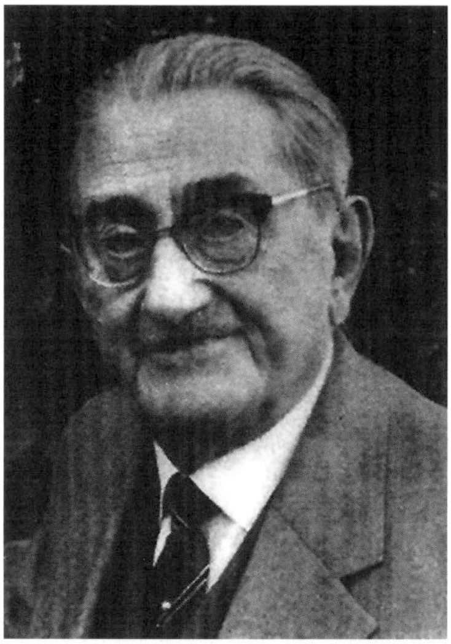

Max Seddig (1877–1963)

dig übernahm Schreiber zum 1.4.1946 die Geschäftsführung des Instituts, kündigte aber leider schon zum 1.10.1947 sein Dienstverhältnis, da er eine für ihn aussichtsreichere Anstellung in der Pharmazeutischen Industrie angenommen hatte. Sein weiterer Werdegang ist unbekannt[U1, 131].

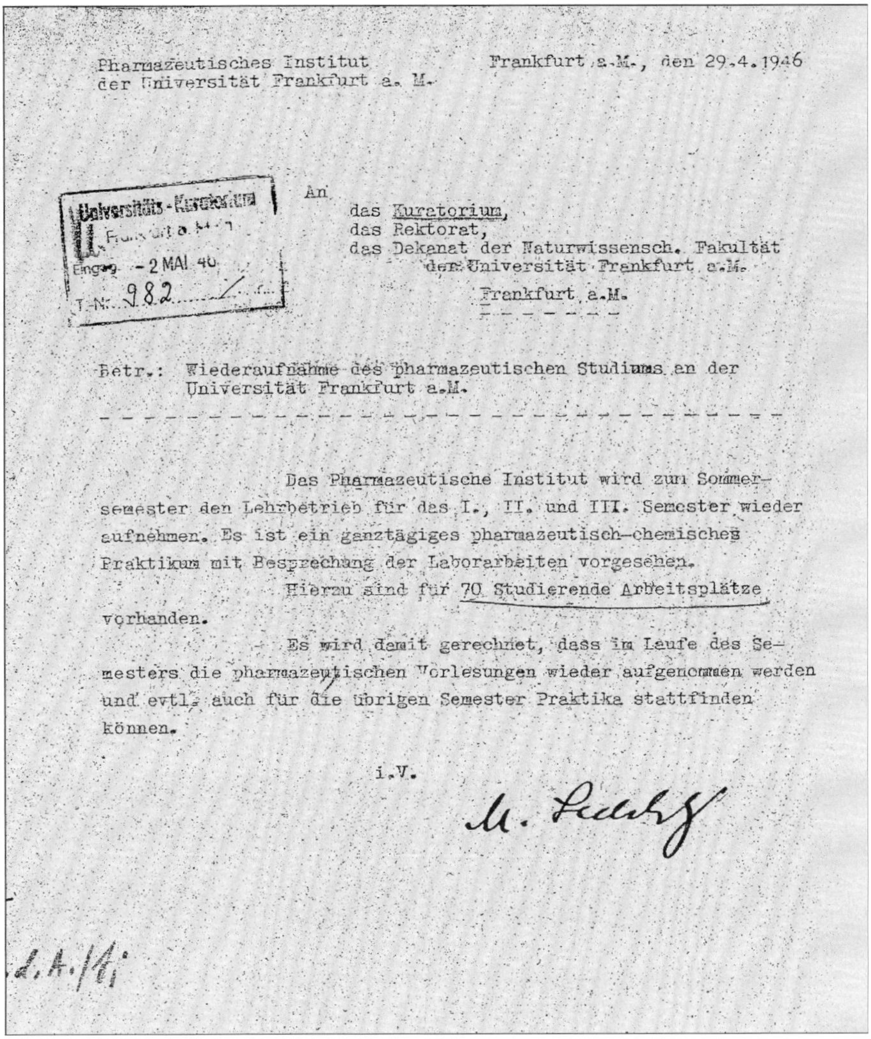

Pharmazeutisches Institut
der Universität Frankfurt a. M.

Frankfurt a.M., den 29.4.1946

Universitäts-Kuratorium
Frankfurt a. M.
Eingeg. – 2 MAI 46
T.-Nr. 982

An
das Kuratorium,
das Rektorat,
das Dekanat der Naturwissensch. Fakultät
der Universität Frankfurt a.M.
Frankfurt a.M.

Betr.: Wiederaufnahme des pharmazeutischen Studiums an der Universität Frankfurt a.M.

Das Pharmazeutische Institut wird zum Sommersemester den Lehrbetrieb für das I., II. und III. Semester wieder aufnehmen. Es ist ein ganztägiges pharmazeutisch-chemisches Praktikum mit Besprechung der Laborarbeiten vorgesehen.

Hierzu sind für 70 Studierende Arbeitsplätze vorhanden.

Es wird damit gerechnet, dass im Laufe des Semesters die pharmazeutischen Vorlesungen wieder aufgenommen werden und evtl. auch für die übrigen Semester Praktika stattfinden können.

i.V.

M. Seddig

Schreiben von *Seddig* an das Kuratorium über die Wiederaufnahme des Pharmaziestudiums im SS 1946

Theo Alexander Lennartz

Die Nachfolge von Schreiber trat der PD Dr. Theo Alexander Lennartz, geb. am 6.6.1913 in Saarbrücken, an, der zunächst Pharmazie und darnach Chemie studiert hatte. Nach der Promotion in Chemie im Jahre 1941 hatte er sich am 23.3.1945 in organischer Chemie habilitiert. Am 21.12.1946 erhielt er die Venia legendi für das Fach Pharmazeutische Chemie, nachdem er vorher erfolgreich einen Lehrauftrag für sein neues Fach durchgeführt hatte. Die besoldete Dozentur wurde ihm am 1.7.1947 zugewiesen und außerdem wurde er zum kommissarischen Direktor des Pharmazeutischen Instituts ernannt[U1]. Auf Lennartz wartete eine harte Aufgabe. Das Institut befand sich in einem erbärmlichen Zustand. So heißt es in seinem Rechenschaftsbericht an den Dekan der Naturwissenschaftlichen Fakultät und den Kurator der Universität vom 12.5.1948 über den Zeitraum vom 1.7.47 bis 1.5.48, dass einerseits die räumlichen Voraussetzungen für Forschung und Lehre geschaffen werden mussten, und andererseits mit minimalem Personal, nämlich 2 Assistenten und 2 Hilfsassistenten, alle Praktika wieder eingerichtet und dem Niveau der Naturwissenschaftlichen Fakultät angepasst werden sollten. Es sei der Abschnitt B des Berichtes zitiert[U1]:

„Die wesentliche Voraussetzung für die Errichtung eines gesunden Lehr- und Forschungsbetriebs war die Errichtung von Arbeitsräumen, Arbeitsmöglichkeiten, eben der Wiederaufbau des Pharmazeutischen Instituts.
Zur Charakterisierung der Situation bei der Übernahme am 1.7.1947 seien nur wenige Momente festgehalten. Ein mehrstündiger Regenfall am Morgen des 1.Juli setzte das Institut unter Wasser. Sogar im Kellereingang stand so viel Wasser, dass es unmöglich war, seine Spektabilität, den Herrn Dekan, durch das Institut zu führen, selbst nicht über am Boden zusammengelegte Backsteine. In einem Parterrezimmer, in welchem notdürftig die Reste der Institutsbibliothek untergebracht waren, befand sich ein beachtlicher Haufen Glasscherben, der nach Aussagen eines Institutsangehörigen noch von den Luftangriffen stammte. Sofort leitete ich energische Maßnahmen ein zur Instandsetzung des Instituts. Ich führte selbst einen laufenden Arbeitseinsatz von Studierenden. Zunächst wurde das Dach über dem Institut zementiert. Inzwischen gelang es mir unter recht schwierigen Bedingungen einen Bagger der Fa. Holzmann AG für ca. 14 Tage am Pharmazeutischen Institut zum Einsatz zu bringen. Es wurde der Institutseingang freige-

legt, sodass das Regenwasser durch einen bis dahin verschütteten Kanal abfließen konnte; bis dahin stand nach jedem Regen ein „See" vor dem Institutseingang. Der ganze Schutt auf der Vorderseite des Instituts wurde abgefahren. Auf der Rückseite verschaffte der Bagger eine Zufahrt zu dem Heizungskeller, und – das Wichtigste – er legte das Fundament an der eingestürzten Ecke (nach dem physikalisch-chemischen Institut hin) frei, was die Voraussetzung für die Wiederaufrichtung dieses Teils des Gebäudes darstellt. Den überaus großen Mangel an Fachkräften überwand ich dadurch, dass ich sehr bald Handwerker aller Art für die Arbeiten im Institut gewinnen konnte, mit denen ich durch meinen eigenen Grundbesitz seit Jahren in Beziehung stehe. Den weitaus größten Teil des benötigten Materials habe ich selbst beschafft. In wenigen Monaten entstanden neue Arbeitsräume.
<u>1. Stock:</u> Sechs Räume und Gang neu errichtet, verputzt, Weißbinderarbeiten ausgeführt, Türen angebracht, mit Schlössern, z. T. neuen Sicherungsschlössern versehen, alle Fenster verglast. Ein studentischer Arbeitssaal wurde von Grund auf überholt. Zwei Laboratorien innen vollständig neu installiert und in Betrieb genommen. Heizung eingebaut. Gesamte Elektroinstallation neu angelegt. Ich habe nahezu 2.000 m Elektrokabel durch persönliche Beziehungen beschafft und davon sind 1.000 m bereits verlegt. Der 1. Stock ist bis auf ein Labor, das in Bälde fertig wird, wieder vollständig arbeitsfähig und in Betrieb. Alle fehlenden Laborbecken wurden beschafft. Die Exhausteranlage für alle Stockwerke wurde neu ausgebaut und kann in Kürze, nach Eintreffen des in Reparatur befindlichen Ventilators, wieder benutzt werden.
<u>Treppenhaus:</u> Im November 1947 gelang es noch gerade vor Einbruch des Winters die Giebelfront des Treppenhauses hoch zu mauern, das Dach zu zementieren und die Fenster zu verglasen. Der Aufzug wurde neu verschalt, dadurch vier kleine Räume für Klosettanlagen geschaffen. Eine kann bereits benutzt werden, besondere Schwierigkeiten, weil ein ganz neuer Fallstrang gelegt werden musste. An den Institutseingang kam eine stabile Haustüre. Treppenhausbeleuchtung hergestellt.
<u>Erdgeschoss:</u> In allen sechs Räumen der Vorderfront Wände und Decken verputzt, Materialarbeiten ausgeführt, Türen repariert, verglast, Inneneinrichtung verbessert. Alle Fenster verglast, Abzüge verglast, Institutsbibliothek neu errichtet, Signalanlagen angelegt. An der Errichtung eines Schwefelwasserstoffraumes wird noch gearbeitet.

Keller: Großes galenisches Laboratorium völlig neu hergerichtet, Ausgänge gegen Einbruch durch Gitter gesichert, alle Fenster verglast. Ein Raum (frühere Kläranlage) als Spülraum völlig neu installiert.
Allgemeines: Für das ganze Institutsdach habe ich Dachpappe beschafft, die in Kürze aufgelegt wird. Eine Hauptschlüsselanlage wurde bestellt; sie ist Anfang Juni lieferfertig, wie mir die Fabrik vor einigen Tagen mitteilte. Alle Arbeitsplätze für Studenten sind wieder verschließbar, jeder Studierende bekommt einen Schlüssel. Teilweise sind auch wieder verschließbare Garderobenschränke vorhanden".

Auszug aus dem Rechenschaftsbericht von *Lennartz* 1948

Trotz seiner bemerkenswerten Leistungen konnte sich die Naturwissenschaftliche Fakultät nicht entschließen, Lennartz in den Kreis der Bewerber um die Nachfolge von Prof. Dieterle aufzunehmen. In der Fakultätssitzung vom 2.11.1947 wurden als Gründe für die Nichtberücksichtigung u. a. die Argumente gebracht, er sei zu jung – obwohl er bereits 34 Jahre alt war –

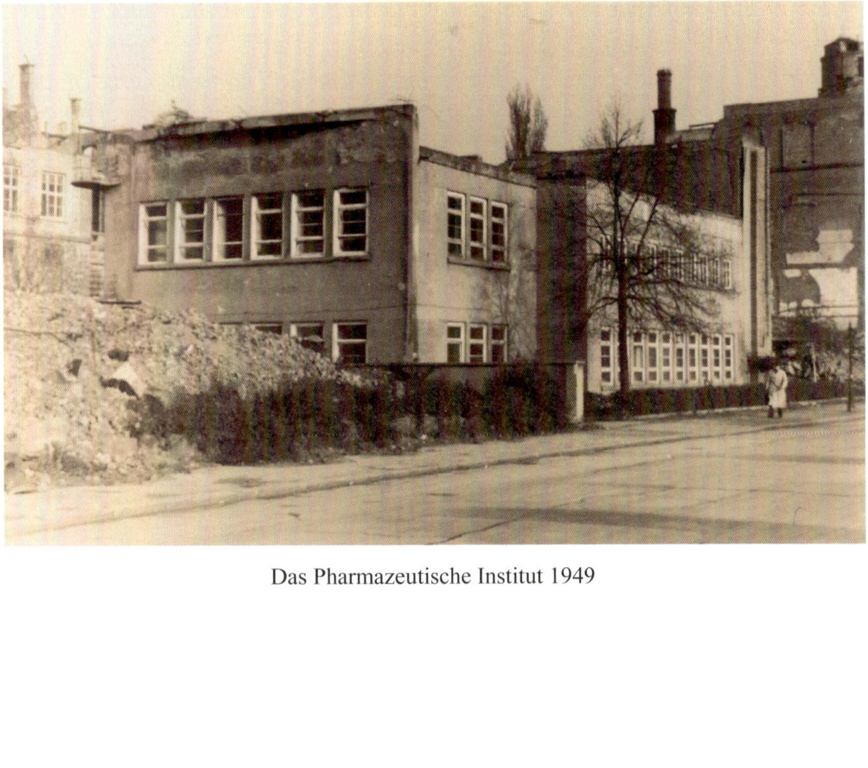

Das Pharmazeutische Institut 1949

und kein approbierter Apotheker*. Lennartz war 1947 als Extraordinarius für das Institut für Pharmazeutische Chemie und Lebensmittelchemie der Universität Jena diskutiert worden, erhielt aber keinen Ruf; vielmehr wurde die durch Berufung von Prof. Rohmann an die Universität Posen 1942 vakant gewordene Stelle später (1950) durch PD Dr. Walter Poethke, Leipzig, besetzt[U2,U3].

Lehrstuhlinhaber am Institut für Pharmazie und Lebensmittelchemie der Universität Jena war von 1918–1952 Christoph Oskar Keller (1877–1959), der sich besonders für die Pharmazeutische Analytik eingesetzt hatte[8]. Der „Autenrieth-Keller", ein Lehrbuch für die quantitative Analyse, war für Generationen von Studierenden das Standardwerk (10 Auflagen)[132]. Seit 1947 wirkte Keller als Schriftleiter der Zeitschrift Pharmazeutische Zentralhalle.

Schwierigkeiten bei der Wiederbesetzung des Lehrstuhls für Pharmazeutische Chemie

Bereits ab Herbst 1945 bemühte sich die Naturwissenschaftliche Fakultät um die Neubesetzung des Lehrstuhls für Pharmazeutische Chemie. Ein erster Vorschlag vom 15.11.1945 nennt die Herren PD Dr. Heinrich Thies (1905–1995), München, und Prof. Dr. Horst Böhme (1908–1996), Alsfeld. Aufgrund ihrer negativ verlaufenen Entnazifizierungsverfahren (Gruppe IV Mitläufer) durch die amerikanische Militärbehörde verfiel die Liste der Ablehnung.

Die Fakultät unterbreitete daher dem Ministerium für Kultus und Unterricht am 27.7.1948 einen zweiten Vorschlag. Dieser nennt an erster Stelle Prof. Dr. Kurt Bodendorf (1898–1976), an zweiter Stelle Prof. Dr. Horst Böhme und an dritter Stelle PD Dr. Gerhard Schenck (1904– 1993), München. Der Vorschlag betonte bei Bodendorf das hohe Niveau seiner Publikationen, wörtlich heißt es: *„Sie gehen an die tieferen Probleme der organischen Chemie heran"*. Böhme wird gelobt als der wohl tüchtigste Wissenschaftler aus der jüngeren Generation der pharmazeutischen Chemiker; bei der Nennung von Schenck wird hervorgehoben, dass er sich um die Wiedererweckung von einigen obsoleten Drogen wie *Lactucarium* und *Chelidonium majus* Verdienste erworben und deren Inhaltsstoffe isoliert

* Diese Aussage war falsch. *Lennartz* erhielt 1939 die Approbation als Apotheker[U2].

habe. Auch diesen Vorschlag akzeptierte das Ministerium nicht, weil es sich bei allen drei Herren um politische Mitläufer handelte[U1, U2].

Ein dritter Vorschlag vom 11.8.1949 nannte dann an erster Stelle Prof. Dr. Carl Rohmann, der bereits seit dem 1.6.1949 kommissarisch das Institut geleitet hatte, weil sich der kommissarische Leiter PD Dr. Lennartz wohl aus mehreren Gründen geweigert hatte, seit dem SS 1949 Vorlesungen zu halten und das Institut zu leiten. Außerdem hatte Lennartz seinen Wohnsitz nach auswärts verlegt und eine hauptamtliche Stellung außerhalb der Universität angenommen. Offenkundig hatten sich in der Naturwissenschaftlichen Fakultät schwerwiegende Bedenken gegen den Charakter von Dr. Lennartz aufgebaut. Wegen der Verletzung seiner Dienstpflichten entzog ihm die Fakultät am 28.11.1949 die Venia legendi, und das Kultusministerium entließ ihn aus dem Staatsdienst. Ein Wiedergutmachungsverfahren von 1963 verlief ergebnislos. Es wurde erkannt, dass der Widerruf des Beamtenverhältnisses zu Recht erfolgt sei, außerdem wünschte die Fakultät die Venia legendi nicht wieder aufleben zu lassen[U2]. An zweiter Stelle nennt der Vorschlag Prof. Dr. Karl Winterfeld (1891– 1971) und an dritter Stelle Prof. Dr. Gerhard Schenck. Rohmann und Winterfeld waren politisch nicht belastet. In dem Brief an das Ministerium betonte der amtierende Dekan Prof. Dr. Herbert O'Daniel, dass das Frankfurter Ordinariat zu den bedeutendsten der Trizone gehört und dass das Bemühen der Fakultät „unbelastete“ Persönlichkeiten zu wählen, die Aufstellung der Berufungsliste weiter erschwert hätte. Ein im Verfahren tätiger Gutachter von der Universität Bonn formulierte die Situation wie folgt: *„Ihrem Wunsch, für die endgültige Besetzung des Lehrstuhls für Pharmazeutische Chemie an der Universität Frankfurt Vorschläge zu unterbreiten, komme ich gerne nach. Das Verlangen Ihres Kultusministeriums, wenigstens einen oder zwei politisch einwandfreie Bewerber zu nennen, ist praktisch nicht erfüllbar, weil politisch unbelastete Anwärter, die die Qualifikation für einen derartigen Lehrstuhl besitzen, überhaupt nicht vorhanden sind“*. Diese dritte Liste wurde allerdings von der amerikanischen Militärbehörde nicht beanstandet[U1].

Mit Rührung muss im Rahmen der Bemühungen um die Neubesetzung des Frankfurter Lehrstuhls ein Brief von Prof. Mannich aus dem Jahre 1946 zur Kenntnis genommen werden, in dem er dem Dekan der Naturwissenschaftlichen Fakultät mitteilt, dass er trotz seines hohen Alters bereit sei, in Frankfurt auszuhelfen, falls er dort eine kleine möblierte Wohnung und Herrn Dr. Fresenius als Assistenten zugewiesen bekäme[U1].

Wie kam es zu diesem Brief, und wer war Dr. Fresenius? Mannich hatte Anfang der vierziger Jahre die Einschränkung seines Sehvermögens zu beklagen und stellte daher den Antrag auf vorzeitige Emeritierung. Sicher spielten auch seine Ablehnung der braunen Diktatur und der heftige Luftkrieg über Berlin eine Rolle für den Entschluss, sich früher zurückzuziehen. Das Ministerium entsprach dem Antrag 1943. Auf ärztlichen Rat zog Mannich nach Kirchberg an der Jagst und erlebte hier das Kriegsende.

In der Nachkriegszeit versuchten verschiedene Hochschulen, Mannich für neue Aufgaben zu gewinnen. Er folgte im WS 1946/47 schließlich einem Ruf auf das neu geschaffene Ordinariat für Pharmazeutische Chemie an der Technischen Hochschule Karlsruhe. In Karlsruhe bestand seit dem späten 19. Jahrhundert eine gewisse pharmazeutische Tradition. Ende des SS 1924 war aber die pharmazeutische Abteilung aufgelöst worden. Die Wiedergründung des Faches Pharmazie an der TH Karlsruhe nach dem Ende des Zweiten Weltkrieges ist der badischen Apothekerschaft zu verdanken[8]. Am 5.3.1947 erlag Mannich einem Herzschlag[43]. Mit ihm verlor die wissenschaftliche Pharmazie einen überragenden Gelehrten. Die später nach ihm benannte Reaktion von Aldehyden, Aminen und CH-aktiven Verbindungen, die zu ß-Ketobasen führt, hätte einen Nobelpreis für Chemie verdient gehabt.

Philipp Fresenius (1905–1991)

Fresenius wurde 1905 in München geboren. Er studierte Pharmazie in Berlin und war dann Assistent bei Prof. Mannich, der ihn auch als Doktorand betreute. Er erweiterte seine pharmazeutische Ausbildung durch das Studium der Chemie und Lebensmittelchemie. 1933 trat er als Regierungsapotheker beim Hauptsanitätspark Berlin ein und wirkte später in verschiedenen Wehrkreissanitätsparks. Als Oberfeldapotheker diente er in der 1. Armee als deren Armeeapotheker. Nach Kriegsende führte er zunächst die Geschäfte der Apothekerkammer Frankfurt am Main und trat dann als Assistent von Mannich an das Pharmazeutisch-chemische Institut der Technischen Hochschule Karlsruhe über, das neu etabliert worden war. Nebenamtlich versah er das Pharmazeutische Referat beim Präsidenten des Landesbezirks Baden. Von 1951 an nahm er diese Aufgabe hauptamtlich wahr und betreute gleichzeitig die staatliche Lebensmitteluntersuchungsanstalt in Karlsruhe bis zu deren Neubau. Bis zur Verlegung des Pharmazeutischen Instituts der TH Karlsruhe nach Heidelberg lehrte er außerdem

Pharmazeutische Gesetzeskunde und prüfte dieses Fach auch im Staatsexamen. 1969 trat er als Pharmaziedirektor in den Ruhestand.

Fresenius verfügte über eine ausgeprägte Neigung zu wissenschaftlicher Arbeit. In seinen mehr als 50 Veröffentlichungen ist eine ausgedehnte Themenbreite erkennbar[U8]. Sein auch in englischer Sprache erschienenes Buch „Organisch-chemische Nomenklatur“ (1. Auflage 1981)[133] war ein für seine Zeit richtungweisendes Werk. Sein großes Interesse an chemischen und pharmazeutischen Fragen fand auch seinen Ausdruck in der langjährigen Mitarbeit in der Arzneibuchkommission, an der Pharmazeutischen Stoffliste sowie ab 1968 in der Leitung des Wissenschaftlichen Sekretariats der Kommission Deutscher Arzneimittel-Codex (DAC). Der DAC wurde 1967/68 auf Initiative der deutschen Apotheker zur Ablösung des Ergänzungsbuches zum DAB 6 gegründet. In ihm wirkten u. a. die Frankfurter Hochschullehrer, nämlich Prof. Oelschläger, Prof. Schneider und Prof. Mutschler. Prof. Hoffmann wurde als Nachfolger von Fresenius 1976 mit der Leitung des Sekretariats beauftragt[U8].

Der Berufsstand zeichnete Fresenius 1975 durch Verleihung der Ehrennadel Deutscher Apotheker und 1983 durch die Verleihung der Hermann-Thoms-Medaille der Deutschen Pharmazeutischen Gesellschaft aus. Für den bescheidenen Menschen Fresenius war Apotheker-Sein nicht nur Beruf sondern vor allen Dingen Berufung. Mannich hat ihn hoch geschätzt. Er verstarb am 10.4.1991 in Karlsruhe[134].

Ära Rohmann – Schreiber – Laubender (1949–1965)

Die turbulente Situation des Neubeginns nach dem Krieg konnte letztlich nur stabilisiert werden, wenn es der Naturwissenschaftlichen Fakultät gelang, einen herausragenden, erfahrenen Hochschullehrer zu gewinnen, der politisch nicht belastet und in der Lage war, zudem noch den erforderlichen Neubau des Instituts zu konzipieren und zu betreuen. Diesen Erfordernissen entsprachen, wie im vorhergehenden Kapitel aufgezeigt worden ist, nur wenige Professoren, da im Hinblick auf die politische Vergangenheit zunächst die Besatzungsmächte das entscheidende Wort sprachen.

Carl Rohmann (1897–1966)

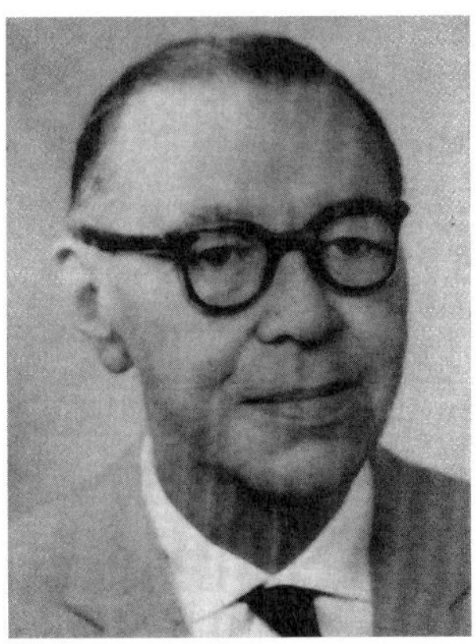

Rohmann stammte aus einer westfälischen Apothekerfamilie. Er wurde am 29.3.1897 in Gelsenkirchen geboren und meldete sich bei Kriegsausbruch 1914 als 17jähriger freiwillig in ein Infanterieregiment. Durch Gaseinwirkung wurde er schwer verwundet. Nach Kriegsende trat er zunächst als Praktikant in die großväterliche Apotheke in Olfen in Westfalen ein und studierte nach der pharmazeutischen Vorprüfung Pharmazie an den Universitäten München, Giessen und Münster.

An der letzteren Universität legte er das Pharmazeutische Staatsexamen und die beiden Chemischen Verbandsexamina ab. Im Jahre 1924 wurde er mit einer Dissertation über „Flüssigkeitspotentiale an Laugengrenzen" zum Dr. phil. promoviert. Sechs Jahre später habilitierte er sich als Assistent des erfolgreichen Alkaloidchemikers von Bruchhausen, der später von 1938–1954 das Pharmazeutische Institut der Universität Braunschweig leitete, mit einer grundlegenden Arbeit über eine organische Aluminiumverbindung. Kurz nach der Habilitation übernahm er zunächst die Leitung der Pharmazeutischen Abteilung im Chemischen Institut der Technischen Hochschule Stuttgart und folgte 1931 einem Angebot von Prof. Keller, Universität Jena, die dortige wesentlich größere Pharmazeutische Abteilung zu betreuen. 1936 wurde er zum außerplanmäßigen Professor ernannt und 1942 als Ordinarius für Pharmazeutische Chemie und Direktor des Instituts für Pharmazeutische Chemie und Nahrungsmittelchemie an die im Krieg neu gegründete Reichsuniversität Posen berufen. Trotz der kriegsbedingten schwierigen Situation gelang es ihm rasch, ein gut funktionierendes Institut aufzubauen. Dank seiner geraden Haltung, seiner unbeugsamen humanitären Gesinnung und einem bemerkenswerten Einfühlungsvermögen für die schwierige politische Situation meisterte er die Aufgabe in Posen als Mensch, Wissenschaftler und als Deutscher. Zu dem gleichen positiven Urteil kamen nach Ende des Zweiten Weltkrieges auch unaufgefordert polnische Hochschullehrer. Bei Kriegsende kehrte Rohmann mit nur geringem persönlichen Gepäck nach Jena zurück und wurde von dort mit anderen, für die amerikanische Wissenschaft interessanten Forschern durch die US-Armee nach Heidenheim an der Brenz evakuiert, weil Thüringen letztlich zur sowjetischen Besatzungszone gehörte. Nach einer kurzen Tätigkeit in der Nahrungsmittelindustrie bei der Fa. Dr. Oetker in Bielefeld folgte er am 1.6.1949 dem Auftrag des Hessischen Kultusministeriums, die kommissarische Leitung des im Krieg zerstörten und nur notdürftig wieder hergerichteten Pharmazeutischen Instituts der Johann Wolfgang Goethe-Universität zu übernehmen, dessen kommissarischer Direktor PD Dr. Lennartz sich mit unbekanntem Aufenthaltsort abgesetzt hatte[U1, 135–137]. In dem Institut musste unter heute kaum vorstellbaren primitiven Bedingungen gearbeitet werden. So fehlten wissenschaftliche Geräte nahezu vollständig.

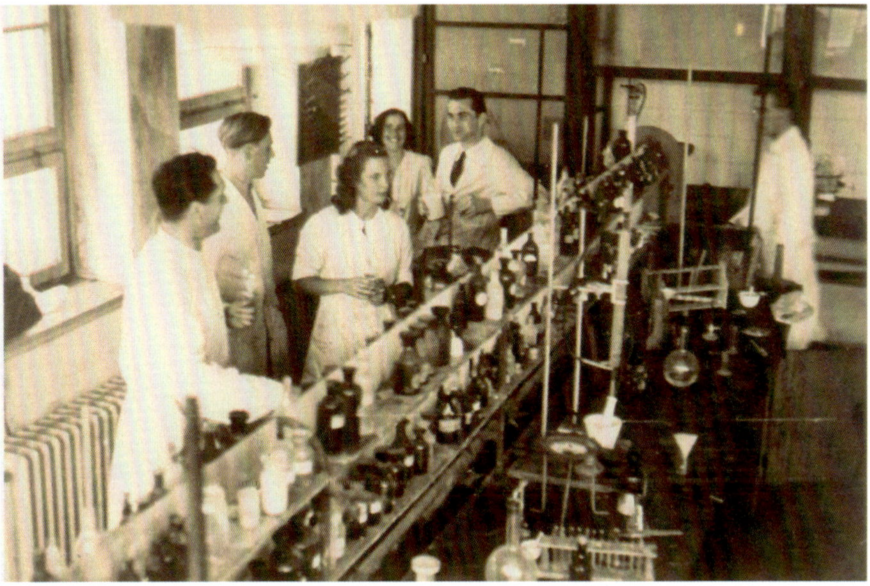

Ein analytisches Laboratorium 1949

Der Dienstantritt von Rohmann stand unter keinem guten Stern. Er war körperlich und seelisch sehr erschöpft und schlecht ernährt. 1950 erhielt er einen mehrmonatigen Krankheitsurlaub[U2]. Vertreten wurde er in dieser Zeit in den Unterrichtsverpflichtungen durch den PD Dr. Erich Schneider (1912–1988) von der Universität Marburg, der später Dozent an der TH Aachen wurde und danach über das Chemische Untersuchungsamt in Münster/Westfalen 1967 als Ordinarius für Lebensmittelchemie an die Universität Hamburg wechselte[U2, 8].

Die Leitung des Instituts während der Erkrankung Rohmanns übernahm kommissarisch der Physiker Prof. Dr. Marianus Czerny (1896–1985). Die Berufung von Rohmann als Extraordinarius erfolgte 1952, die Eingruppierung als ordentlicher Professor für Pharmazeutische Chemie vier Jahre später[U1]. Somit besteht also dieses Ordinariat an der Johann Wolfgang Goethe-Universität erst seit 1956.

Rohmann verstand die großen Anfangsschwierigkeiten in Frankfurt mit viel Ausdauer, Geschick zur Improvisation und charakteristischem westfälischen Humor zu überspielen.

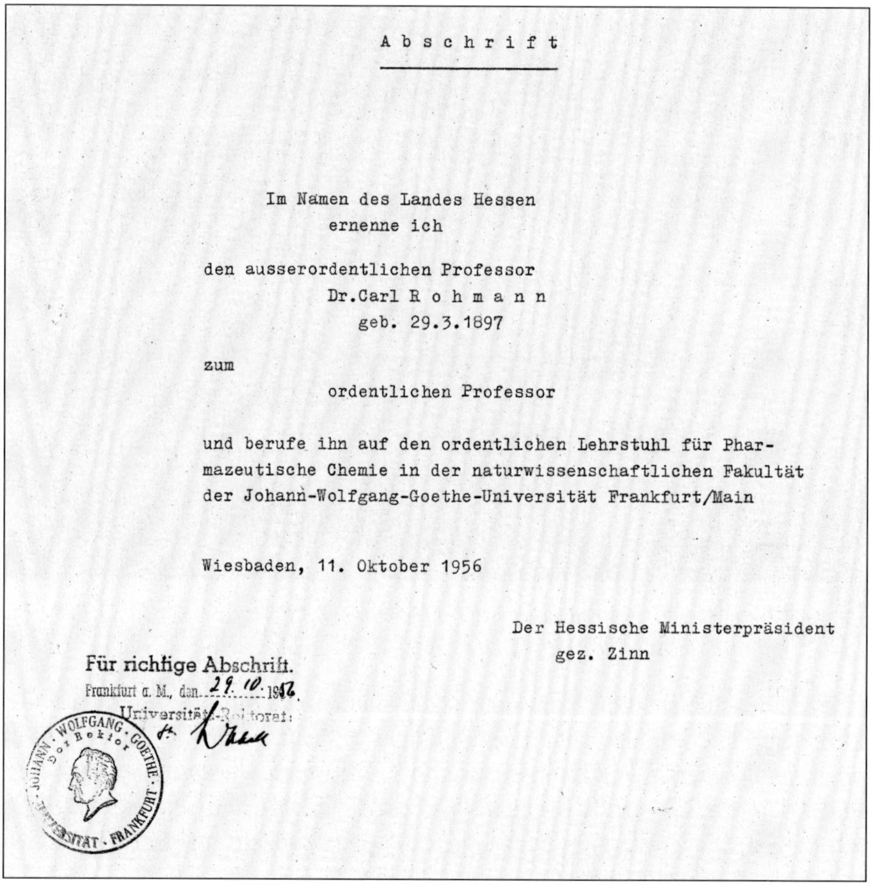

Abschrift

Im Namen des Landes Hessen
ernenne ich

den ausserordentlichen Professor
Dr.Carl Rohmann
geb. 29.3.1897

zum
ordentlichen Professor

und berufe ihn auf den ordentlichen Lehrstuhl für Pharmazeutische Chemie in der naturwissenschaftlichen Fakultät der Johann-Wolfgang-Goethe-Universität Frankfurt/Main

Wiesbaden, 11. Oktober 1956

Der Hessische Ministerpräsident
gez. Zinn

Für richtige Abschrift.
Frankfurt a. M., den 29. 10. 1956
Universitäts-Rektorat:

Ernennungsurkunde von *Rohmann* zum ordentlichen Professor 1956

Ernst Schreiber (1896–1980)

Wesentlich unkomplizierter verlief nach Kriegsende die Entwicklung des Faches Pharmakognosie. Da Prof. Ernst Schreiber, der seit 1937 als Kustos dem Pharmakognostischen Institut angehörte, politisch nicht belastet war, wurde ihm 1946 die kommissarische Leitung des Pharmakognostischen Instituts übertragen. Den Professorentitel hatte Schreiber als Anerkennung für seine erfolgreich Tätigkeit in der preußischen Biologischen Versuchsanstalt auf Helgoland erhalten; daher fand im Pharmakognostischen Institut keine pharmazeutische Forschung statt. Allerdings wurde ein hochkultivier-

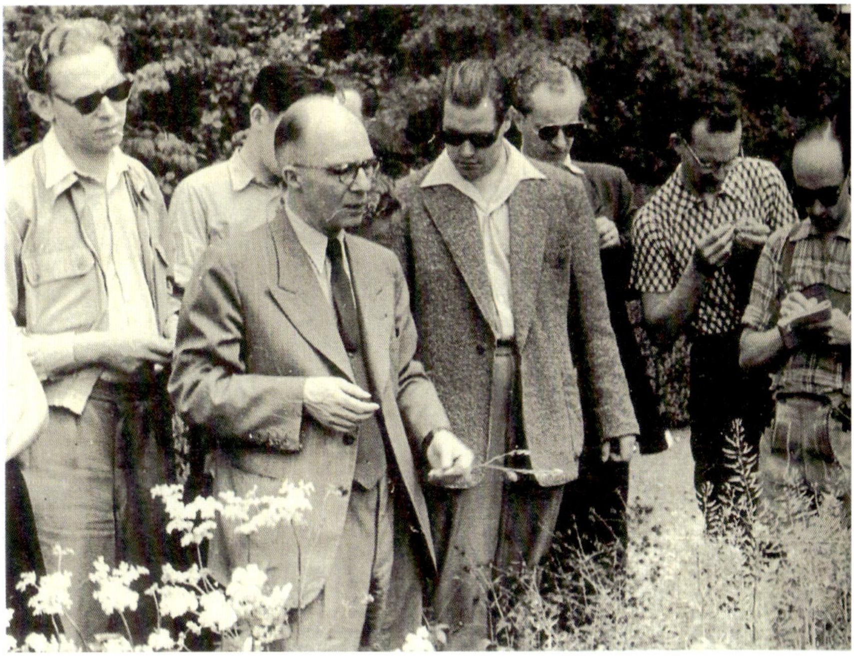

Pharmakognostische Exkursion mit Prof. *Schreiber* im Frankfurter Ostpark 1956

ter Unterricht angeboten, der sehr stark botanisch ausgerichtet war. Ein Habilitationsversuch im Jahre 1939 scheiterte trotz eines ausgezeichneten Kolloquiums vor der Naturwissenschaftlichen Fakultät, vermutlich wegen grundsätzlicher Bedenken im Kultusministerium[U2].

1962 wurde er pensioniert. Prof. Dr. Georg Schneider, der 1964 auf das Extraordinariat für Pharmakognosie berufen worden war, schildert ihn als einen recht introvertierten, scheuen Menschen von klassisch-preußischer Pflichtauffassung. Hochschulpolitisch hat er sich nicht betätigt. Seine Lehrveranstaltungen wurden von den Studenten außerordentlich geschätzt. Er war ihnen ein stiller und gütiger akademischer Lehrer. Schreiber verstarb am 22.7.1980 in Frankfurt am Main[83].

Das Wirken des Pharmakologen Prof. Dr. Walther Laubender für die Pharmazie nach dem Kriege ist bereits ausführlich dargestellt worden. Die von ihm geleitete Abteilung im Seitenflügel des Senckenberg-Museums, das weit entfernt von der links des Mains gelegenen Medizinischen Fakultät lag, stellte praktisch den Vorläufer des später eingerichteten Ordinariats für Pharmakologie für Naturwissenschaftler dar.

Das dritte Pharmazeutische Institut (1958–1993)

Infolge des großen Andranges zum Studium der Pharmazie, die Zahl der Studierenden stieg von 84 im SS 1949 auf 127 im SS 1954, beantragte Rohmann im Rahmen eines Universitätsgeneralbebauungsplanes den Neubau eines Pharmazeutischen Instituts, das mit den Instituten für Lebensmittelchemie und Pharmakognosie einen geschlossenen Komplex darstellen sollte. Da das bisher von der Pharmazie genutzte Grundstück in der Robert-Mayer-Straße 6–8 für Neubauten der Mathematik und Physikalischen Chemie vorgesehen war, bot sich die bisher nicht bebaute Liegenschaft in der Georg-Voigt-Str.14–16 für den Neubau an. Dieses Grundstück war eine schwierig zu bebauende Senke, durchzogen von einem alten zugeschütteten Niddaarm. Demzufolge mussten kostspielige Grundierungen vorgenommen werden. Die Konzeption der Institute stammte von dem Frankfurter Universitätsbaudirektor Ferdinand Kramer (1898–1985), der ein Schüler des berühmten Bauhausarchitekten Ernst May (1886–1970) war. Kramer war wegen seiner Arbeiten, die als „entartete Architektur" im Dritten Reich beur-

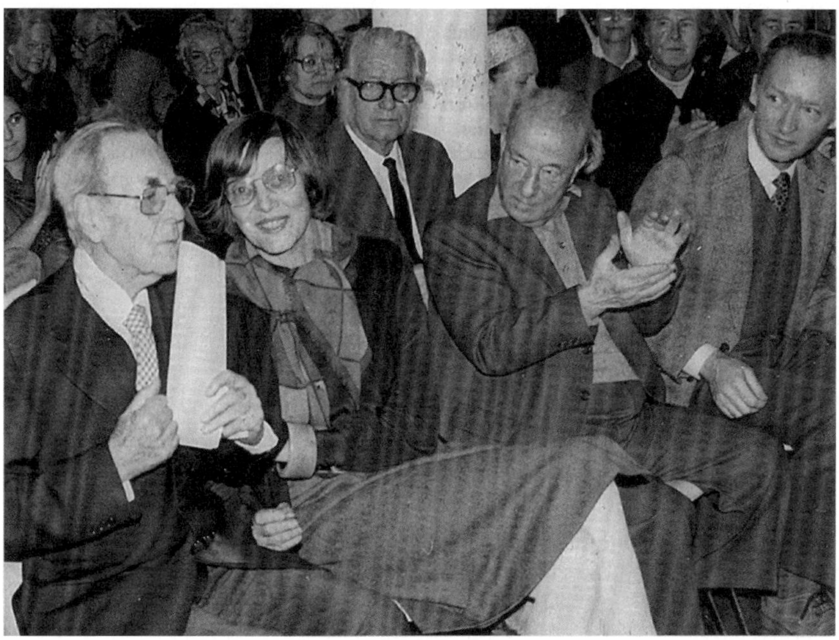

Kramer bei der Eröffnung der Ausstellung „Ferdinand Kramer-Architektur und Design" 1982.
Von links: *Ferdinand Kramer, Lore Kramer, Julius Posener, Peter Hahn*

teilt wurden, aus der Reichskammer der Bildenden Künste ausgeschlossen worden. Er erhielt 1937 Berufsverbot und emigrierte in die USA. 1952 kehrte er nach Frankfurt zurück und wurde auf Empfehlung des Rektors Max Horkheimer (1895–1973) als Universitätsbaudirektor eingestellt. Er konzipierte und realisierte 23 Institute sowie die Stadt- und Universitätsbibliothek[138, 139].

Der fünfstöckige Bau wurde in Betonskelettbauweise ausgeführt und mit einer leuchtend gelben Ziegelfassade versehen. Dem eigentlichen Institutsgebäude ist ein großer Hörsaal mit 200 Plätzen vorgelagert. Der Hörsaal steht auf Pylonen. Auf Le Corbusier gehen die Brises-soleils-Sonnenblenden zurück, die einen gleichmäßigen Lichteinfall gewährleisten.

Das Institut für Pharmazeutische Chemie enthielt zunächst 8 Kurssäle mit 220 Arbeitsplätzen, die durch eine Lichtschleuse von den Doktorandenlaboratorien, den Wägezimmern, den Messräumen und dem Aufenthaltsraum für Studierende getrennt waren. Das Pharmakognostische Institut war im zweiten Stock des Pharmazeutischen Instituts untergebracht und das Institut für Lebensmittelchemie, dessen Direktor Prof. Dr. Willibald Diemair (1899–1991) war, in der Liegenschaft Nr.16. Im Institut für Lebensmittelchemie wurde auch das Städtische Lebensmittelamt untergebracht. Außer dem großen Hörsaal besaß das Pharmazeutische Institut noch einen kleinen Hörsaal mit 90 Plätzen. Die Belüftung des Instituts erfolgte durch eine eigene Klimaanlage. Außerdem stand eine leistungsfähige Ionenaustauscheranlage zur Gewinnung von demineralisiertem Wasser zur Verfügung. Destilliertes Wasser wurde in einer vollautomatischen elektrischen Destillieranlage gewonnen. Bei Stromausfall sorgte ein Notstromaggregat für eine ausreichende Beleuchtung.

Das Gebäude steht heute wegen seiner städtebaulichen Bedeutung unter Denkmalsschutz. Es darf zu den Meisterwerken der Nachkriegsmoderne in Deutschland gezählt werden.

Die Einweihung der Institute erfolgte am 17.1.1958. Rohmann dankte vor allem den Farbwerken Hoechst AG, die durch großzügige Vorfinanzierung den Baubeginn ermöglicht hatten. Die Kosten des gesamten Bauwerks betrugen vier Millionen DM, die Einrichtungskosten sind unbekannt. Der umbaute Raum stellte sich für das Pharmazeutische Institut auf 17 000 m^2 und für das Institut für Lebensmittelchemie auf 7.600 m^2 [U2, 140, 141].

Der Kurator der Universität Dr. Friedrich Rau (1916–2001) machte in seiner Rede grundlegende Ausführungen, die auch für die heutige Zeit noch Gültigkeit haben. Er sagte unter anderem: „*Die Pharmazeutische Chemie*

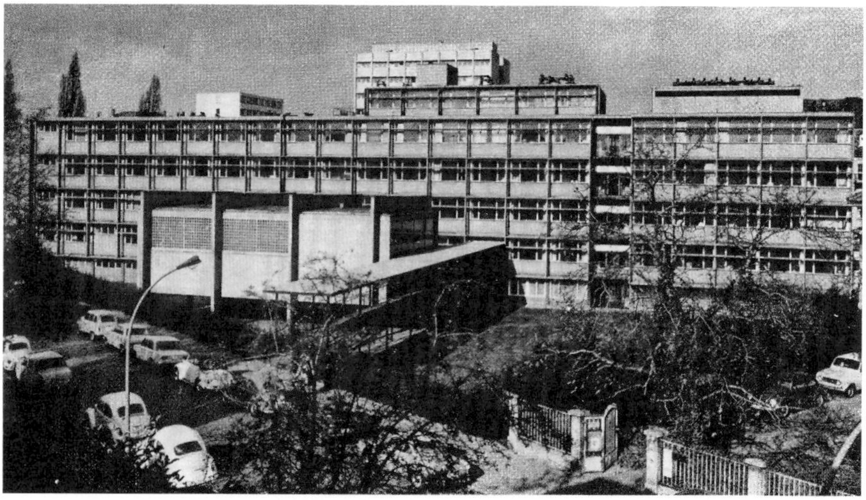

Die Institute für Pharmazeutische Chemie, Pharmakognosie und Lebensmittelchemie in der Georg-Voigt-Straße 14–16

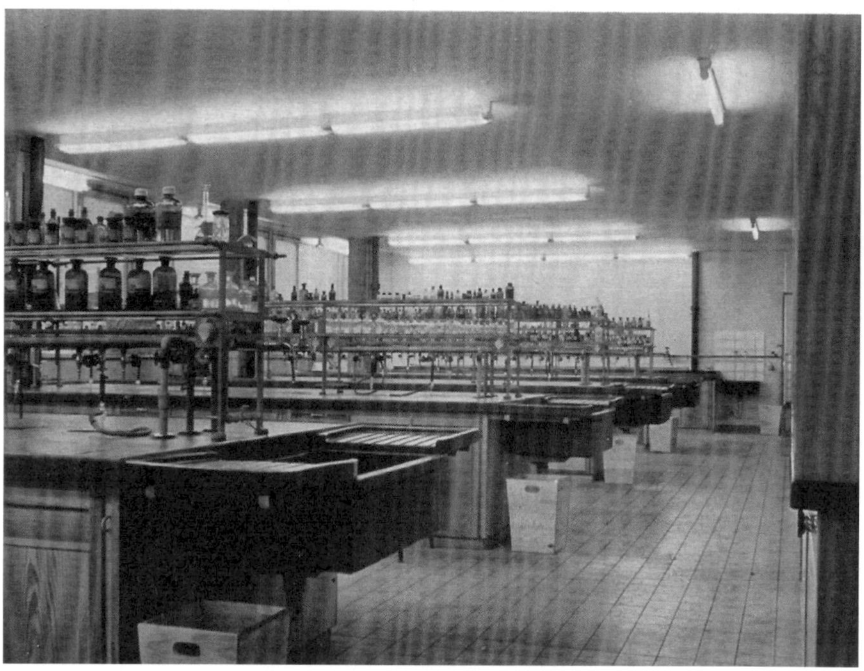

Eines der Laboratorien im dritten Pharmazeutischen Institut

umschließt nicht nur ein Spezialfach unter den vielen innerhalb einer Fakultät, sondern sie ist das Kernstück und der Mittelpunkt und gleichzeitig der Schauplatz fast der ganzen Ausbildung für einen Beruf, der akademische Vorbildung verlangt, nämlich den des Apothekers". Den Festvortrag hielt Prof. Dr. Dr. h. c. mult. Gerhard Ehrhart von den Farbwerken Hoechst. Sein Vortrag über orale Antidiabetika beanspruchte höchste Aktualität, waren doch Anfang 1956 die beiden ersten oralen Antidiabetika, nämlich das Carbutamid (Nadisan®) von der Fa. Boehringer, Mannheim, und das Tolbutamid (Rastinon®) von der Fa. Hoechst zur Behandlung des Diabetes Typ II in die Therapie eingeführt worden[142].

Rohmann war in seinen wissenschaftlichen Interessen primär durch seinen Doktorvater, den Physikochemiker Prof. R. Fricke, von der Universität Münster, geprägt worden. Er beschäftigte sich vor allem mit der für die damalige Zeit neuen Frage des Einflusses der physikalisch-chemischen Eigenschaften der Arzneistoffe auf deren pharmakologische Wirkung. Auf synthetischem Gebiet gelang ihm die Entwicklung neuer Lokalanästhetika, nämlich der 4-Alkoxybenzoesäureester, deren wichtigster Vertreter das 2-Diethylaminoethyl-(4-butoxybenzoat)-hydrochlorid (Butoxycain, Stadacain®) geworden ist. In die Reihe gehört auch das Parethoxycain (Intracain), das ebenso wie Cocain peripher vasokonstriktorisch wirkt durch Hemmung des Re-uptakes von Noradrenalin. Die oberflächenanästhetische Wirkung ist etwa zehnmal stärker als die von Cocain und die Toxizität geringer. Beide Lokalanästhetika werden in der Blutbahn durch Pseudocholinesterasen gespalten. Ein weiterer Vorteil von Stadacain ist, dass es auch bakterizide Eigenschaften besitzt[143–145].

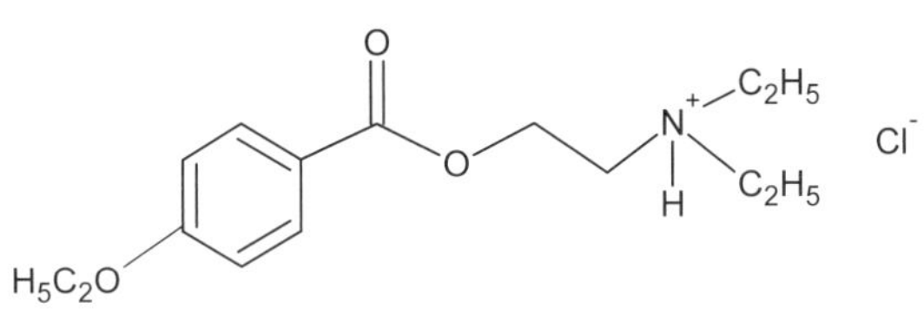

Parethoxycain (Intracain)

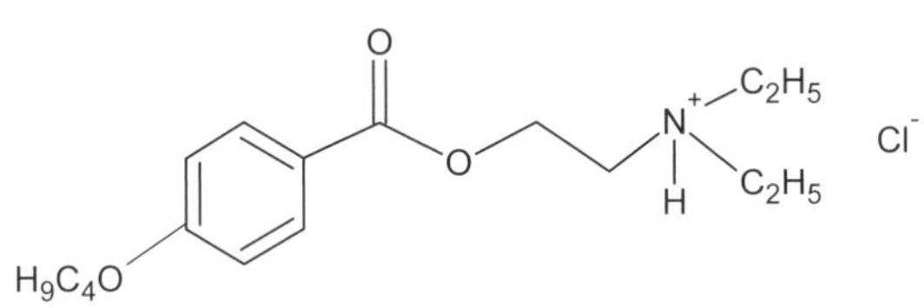

Butoxycain (Stadacain®)

Die zwei von *Rohmann* entwickelten Lokalanästhetika

Auch auf dem Gebiet der Pharmazeutischen Technologie hat Rohmann wertvolle Arbeiten durchgeführt. So stammt eine elegante Wertbestimmung medizinischer Kohle nach der Antipyrinmethode von ihm[146]. Ferner hat er bei einer Reihe von Arzneistoffen den Zersetzungsgrad beim Sterilisieren bestimmt.

Rohmanns klare Vorlesung, seine ständige Gesprächsbereitschaft und Fürsorge sowie seine ruhige ausgleichende und väterliche Art machten ihn bei den Studierenden besonders beliebt. Das Photo zeigt ihn auf dem Sommerfest der Fachschaft Pharmazie im Jahre 1953. Die Zigarre war ähnlich wie bei Winston Churchill ein Gütezeichen des Institutsdirektors. In der Abbildung sitzt links von ihm der damalige Fachschaftsleiter Otto Föcking[147].

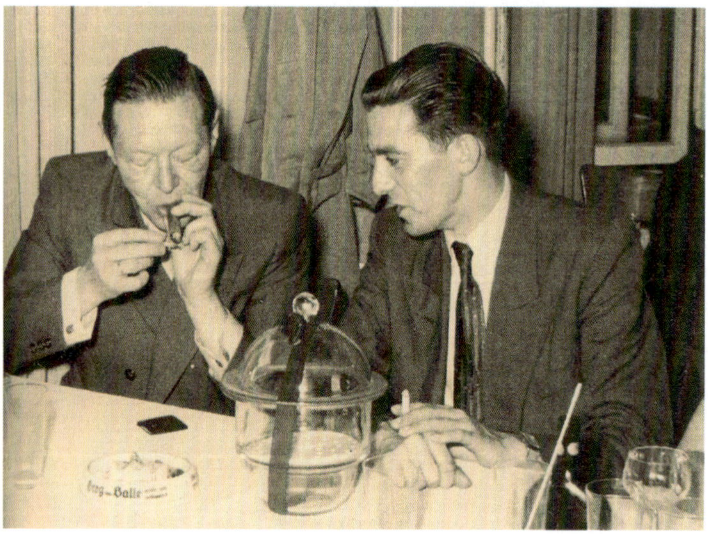

Prof. *Rohmann* auf dem Sommerfest der Fachschaft Pharmazie im Jahre 1953

Trotz der anfänglich schwierigen Raumsituation und der damit zwangsläufig verbundenen kleinen Studentenzahl ermöglichte Rohmann zwei Habilitationen. Etwa 15 Promotionen wurden bis zu seiner Emeritierung von ihm betreut. Seinem Grundsatz getreu gewährte er nicht nur den Habilitanden, sondern auch den Doktoranden großzügig Freiraum zu wissenschaftlicher Entfaltung. 1965 erfolgte seine planmäßige Emeritierung[148].

Rohmann war ein feinsinniger, gütiger und überaus bescheidener Mensch, dem an äußeren Ehren nichts lag. An ihn herangetragene Bitten um Rat und Hilfe verschloss er sich trotz seiner Zurückhaltung nie. Seine Erfüllung fand er beim Lehren und Forschen im Kreise seiner Schüler.

Die Beliebtheit von Rohmann spiegelte sich bei seiner Verabschiedung am 19.11.1965 in dem mit Blumen geschmückten überfüllten großen Hörsaal des Pharmazeutischen Instituts wider. Es hatten sich zahlreiche Mitglieder der Naturwissenschaftlichen Fakultät, viele Frankfurter Apotheker, Vertreter der pharmazeutischen Industrie, die Pharmaziestudierenden an der Universität Frankfurt und ehemalige Schüler des scheidenden Lehrstuhlinhabers versammelt. Prof. Dr. Herbert Oelschläger, der am 1.4.1965 die Nachfolge von Rohmann angetreten hatte, skizzierte in seiner Ansprache den Lebenslauf und das Lebenswerk seines Vorgängers im Amt. Den brillanten Festvortrag hielt Prof. Dr. Dr. med. h. c. Jakob Büchi (1903–1986), Vorstand des Pharmazeutischen Instituts der Eidgenössischen Technischen Hochschule Zürich, über das Thema: „Probleme der Arzneimittelforschung“. Nach einem kurzen Überblick über die wesentlichen Prinzipien der Arzneimittelforschung ging der Schweizer Gast auf aktuelle Probleme der Lokalanästhetika ein und berichtete in diesem Zusammenhang über neue Arbeiten seines Instituts.

Rohmann dankte allen, die ihm diese schöne Ehrung bereitet hatten, insbesondere grüßte er seine Gattin, die ihm nicht nur eine opferbereite Lebenskameradin im Heim und in der Welt, sondern auch eine wertvolle wissenschaftliche Mitarbeiterin gewesen war[149]. Frau Ursula Rohmann war approbierte Apothekerin gewesen. Leider war Rohmann nur ein kurzer Ruhestand vergönnt, denn er verstarb am 15.10.1966 unerwartet während eines Urlaubs im Schwarzwald[150].

Als akademischer Lehrer wirkte am Pharmazeutischen Institut auch Prof. Dr. Heinz Janecke (1911–1988), der sich 1953 habilitiert hatte und vornehmlich den Unterricht in der Galenik und das physiologisch-chemische Praktikum betreute. Die Liebe des Forschers Janecke galt der Naturstoffchemie. Seine weit gespannten Interessen betrafen Enzyme, Gerbstoffe,

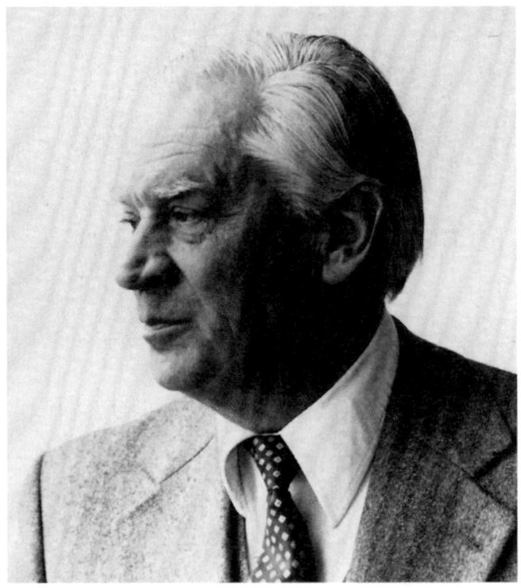

Heinz Janecke (1911–1988)

Farbstoffe und Vitamine in Pflanzen, ferner viele ätherische Öle, die Inhaltsstoffe des Wollfetts und die Mucine aus Kamillenblüten. Darüber hinaus hat er sich in den letzten Jahren auch schwierigen analytischen Fragestellungen zugewendet. Seine wissenschaftliche Vielfalt beleuchten z. B. ein Beitrag zur Bestimmung kleinster Mengen Vitamin D in biologischem Material, der Nachweis von Bamipin und Thenalidin-tartrat mit Hilfe der Vitali-Janovsky-Reaktion, die Untersuchungen über den Abbau der L-Ascorbinsäure in wässriger Lösung und über das Vorkommen von Lipoiden im Hafer. Er legte über 75 wissenschaftliche Arbeiten vor, mehr als 30 Doktoranden wurden von ihm betreut. Janecke, dessen Lebensgrundhaltung durch beste preußische Tradition bestimmt war, starb nach langem schweren Leiden am 10.3.1988 in Frankfurt am Main[U6, 151].

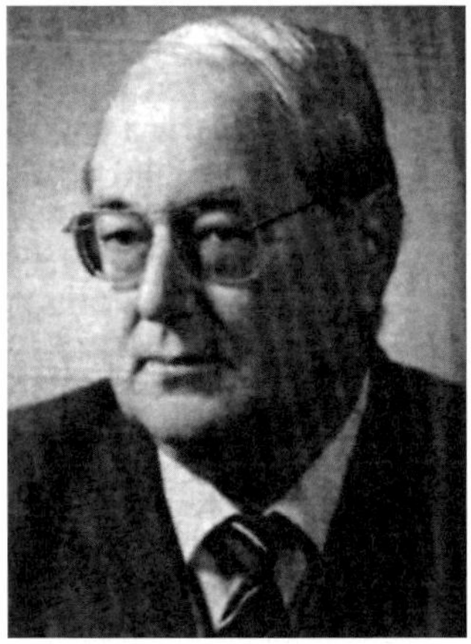

Theodor Eckert (1924–1995)

Außer Janecke hatte sich 1961 Dr. Theodor Eckert unter Betreuung von Prof. Rohmann für das Fach Pharmazeutische Chemie habilitiert. Er wirkte in Frankfurt als Oberassistent bis zu seiner Berufung im Jahre 1966 als ao. Professor für Pharmazie und Leiter der Abteilung für Pharmazeutische Technologie des Instituts für Pharmazeutische Chemie an die Universität Münster[152].

Als Schüler von Rohmann arbeitete er zunächst über Lokalanästhetika und später in Münster über Mizellbildung, flüssig-kristalline Mesophasen bei Arzneistoffen sowie über pharmazeutische Polymertechnologie. Er starb am 15.10.1995 in Münster[153].

Lageplan der Pharmazeutischen Institute 1921–1993

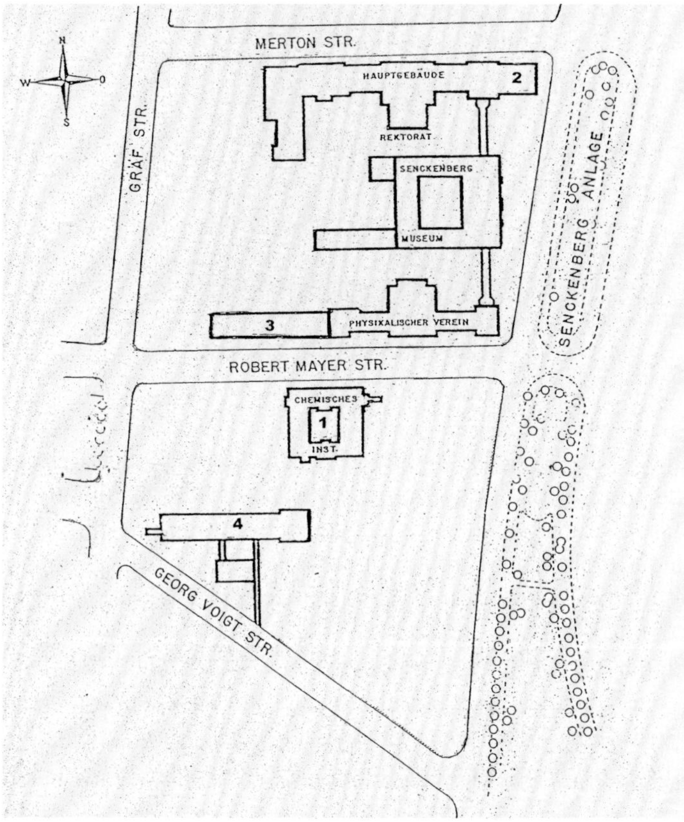

1 Pharmazeutisches Institut von 1921–1936, gelegen im Chemischen Institut, Robert-Mayer-Straße 7–9. Von 1974–1978 war hier das Pharmakologische Institut für Naturwissenschaftler untergebracht. Das Chemische Institut wurde 1918 eröffnet und 1994 abgerissen.

2 Im Botanischen Institut (Viktoriaallee 9, heute Senckenberganlage) war von 1923–1936 das Pharmakognostische Institut untergebracht.

3 Das Pharmazeutische Institut war mit dem Pharmakognostischen Institut von 1936–1958 in der Robert-Mayer-Straße 6–8 untergebracht.

4 Im Gebäude Georg-Voigt-Straße 14–16 waren von 1958–1993 die Institute für Pharmazeutische Chemie, für Pharmazeutische Biologie und für Pharmazeutische Technologie untergebracht. Das Institut für Lebensmittelchemie domizilierte von 1958–1978 ebenfalls in diesem Komplex. Die Räume werden jetzt von verschiedenen Institutionen des Fachbereichs 11 – Geowissenschaften/Geographie genutzt.

Lageplan der Pharmazeutischen Institute (1921–1993)

Die soziologische und berufspolitische Lage der Pharmaziestudierenden in den Jahren nach dem Ende des Zweiten Weltkrieges

Der Zweite Weltkrieg endete mit einer vollständigen Besetzung des Deutschen Reiches, von dem die östlichen Landesteile jenseits der Oder und Lausitzer Neiße abgetrennt worden waren. Somit waren klassische preußische Provinzen wie Ostpreußen, Westpreußen und Schlesien verloren gegangen. Die Siegermächte verwalteten vier Besatzungszonen, nämlich die englische, französische und amerikanische Zone, bald als Westzonen bezeichnet, und die von russischen Streitkräften besetzte Ostzone. Berlin wurde von den vier Mächten gemeinsam verwaltet.

Zum WS 1945/46 öffnete der größte Teil der Pharmaziedepartments sowohl in der Westzone als auch in der Ostzone wieder die Pforten, obwohl die Institute unter der Kriegseinwirkung zum großen Teil erheblich gelitten hatten. Zur Fortsetzung bzw. zum Neubeginn des Studiums meldeten sich wesentlich mehr Bewerber, als insgesamt Arbeitsplätze vorhanden waren. Unter den Bewerbern dominierten jene Kriegsteilnehmer, die vor Beendigung ihres Studiums zum Wehrdienst einberufen worden waren. Ein weiterer Teil der Bewerber war durch den Ausgang des Krieges veranlasst worden, einen anderen Beruf als ursprünglich geplant zu ergreifen. Aus sehr unterschiedlichen Überlegungen wurde von diesen der Beruf des Apothekers gewählt.

Etwa 70 % der Pharmaziestudierenden in den fünfziger Jahren hatten durch Kriegsdienst oder Kriegsdienstverpflichtung wertvolle Zeit ihrer Ausbildung verloren[154]. Es waren überwiegend reife und erfahrene Menschen mit zum Teil schweren persönlichen Schicksalen. Viele hatten ihre Heimat im Osten Deutschlands aufgeben müssen und standen vor einem vollständigen Neubeginn. Einer 1953 vorgelegten Studie von Karl-Heinz Frömming, damals erster Vorsitzender der Fachgruppe Pharmazie im Verband deutscher Studenten (VDS), später ordentlicher Professor für Pharmazeutische Technologie an der FU Berlin, ist zu entnehmen, dass von 1587 befragten männlichen Pharmaziestudierenden 20,5 % kriegsversehrt waren. Der größte Teil befand sich in der Versehrtenstufe 2 (50–70 % kriegsversehrt). 13 % von 1396 befragten Studierenden waren verheiratet[155].

Einen Anreiz zum Studium der Pharmazie bot nach dem Kriege sicher auch die günstige materielle Basis aufgrund der Vorprüfung als Apothekerassistent. Der Gesetzgeber erlaubte nämlich nach dem zweijährigen Praktikum in einer Lehrapotheke und bestandener pharmazeutischer Vorprüfung dieser Personengruppe die Ausübung pharmazeutischer Tätigkeiten nach

Maßgabe der Apothekenbetriebsordnungen der einzelnen Bundesländer in der Apotheke unter Verantwortung eines Apothekers. In Hessen durfte sich ein Apotheker bis zu zwei Wochen von einem Apothekerassistenten, dem sog. Vorexaminierten, vertreten lassen[156, 157]. Diese beschränkte Vertretungstätigkeit in den Apotheken ermöglichte einen gewissen Gelderwerb. Allerdings war das Studium damals kostenpflichtig. Es mussten Studiengebühren, Prüfungsgebühren und Ersatzgelder für Chemikalien gezahlt werden. Auch außerhalb des Bereichs der Apotheken versuchten die Pharmaziestudierenden durch mancherlei Nebentätigkeiten, z.B. als Taxifahrer, Geld zu verdienen.

Einer Umfrage der Süddeutschen Apothekerzeitung ist zu entnehmen, dass im WS 1949/50 in den drei Westzonen an insgesamt 14 Hochschulen 2.195 Pharmaziestudierende präsent waren[158] (von der Universität Erlangen liegt keine Mitteilung vor). Davon waren 968 (44 %) weiblich. In der Ostzone mit 5 Pharmaziedepartments waren 238 Pharmaziestudierende gemeldet, davon 56 % weiblich. Ein kurzlebiges Novum stellte ein befristetes Studium an den philosophisch-theologischen Hochschulen in Bayern dar. In Bamberg und Regensburg konnten zwei Semester eines pharmazeutischen Grundstudiums absolviert werden. 164 Studierende wählten diesen Anfang.

	1. Semester		2. Semester		3. Semester		4. Semester		5. Semester		6 Sem. u. höh.		Gesamt	
	m.	w.	m.	w.	m.	w.	m.	w.	m.	w.	m.	w.	m.	w.
Westzonen:														
Aachen	1	5	15	12	4	—	—	—	—	—	—	—	20	17
Bonn	—	—	12	16	34	6	18	18	13	24	43	54	120	118
Braunschweig	19	19	19	16	41	25	12	14	16	24	10	15	117	113
Erlangen	Nicht mitgeteilt!													
Frankfurt	26	9	16	3	10	2	13	7	3	5	2	4	70	30
Freiburg	2	3	6	1	23	13	3	17	3	5	1	5	39	43
Hamburg	13	9	14	12	2	7	2	5	1	1	3	1	35	35
Karlsruhe	14	11	16	10	17	10	26	16	21	15	13	17	107	79
Kiel	9	7	7	5	10	6	8	2	8	6	3	2	45	73
Mainz	16	9	7	14	19	9	31	47	2	2	15	32	90	113
Marburg	17	4	22	7	21	6	21	5	19	4	11	12	111	38
München	30	21	73	62	21	27	18	25	18	9	16	34	176	178
Münster	Aufteilung nicht mitgeteilt!												122	
Tübingen	35	27	23	25	8	3	14	9	16	7	13	5	109	76
Würzburg	6	8	2	3	23	8	21	9	10	4	4	23	66	55
Gesamt	188	132	232	186	233	122	187	174	130	106	134	204	1105	968
													= 2195	
Bamberg (Phil.-theol. H.)	26	29	37	28	4	9	—	3	—	—	—	—	67	69
Regensburg (Phil.-theol. H.)	2	6	6	7	3	2	—	2	—	—	—	—	11	17
Ostzone:														
Greifswald	22	13	3	1	7	4	1	3	3	4	2	1	38	26
Halle	11	12	1	2	4	2	1	1	7	9	2	10	26	36
Jena	5	5	0	0	5	7	0	1	5	8	0	5	15	26
Leipzig	5	6	0	1	7	3	0	0	3	14	3	7	18	31
Rostock	0	1	2	0	3	9	1	1	0	4	0	1	6	16
Gesamt	43	37	6	4	26	25	3	6	18	39	7	24	103	135
													= 238	

Anzahl der Studierenden im WS 1949/50

Mit zunehmender Stabilisierung der Bundesrepublik Deutschland und dem Aufblühen der Wirtschaft wuchs auch die Zahl der Pharmaziestudierenden stetig an. Im WS 1959/60 studierten in der Bundesrepublik Deutschland 3.875 junge Menschen dieses Fach, davon waren 2.340 weiblich. Als Ausbildungsstätten standen 15 Departments zur Verfügung: FU Berlin, Bonn, Braunschweig, Erlangen, Frankfurt am Main, Freiburg, Hamburg, Karlsruhe, Kiel, Mainz, Marburg, München, Münster, Tübingen und Würzburg (Aachen war inzwischen geschlossen worden)[159]. Während im WS 1949/50 noch überwiegend Männer Pharmazie studierten, verschob sich die Relation zehn Jahre später auffällig in Richtung einer Dominanz weiblicher Studierender (60 %).

Hochschule	Wintersemester 1959/60			
	Gesamt	davon Frauen	1. Sem.	davon Frauen
Berlin (F.U.)	256	183	80	26
Bonn	352	216	41	32
Braunschweig (T.H.)	324	175	35	20
Erlangen	307	193	54	34
Frankfurt	226	146	34	27
Freiburg	228	136	42	26
Hamburg	119	80	14	9
Karlsruhe (T.H.)	234	168	39	30
Kiel	116	62	7	3
Mainz	193	102	25	8
Marburg	165	87	23	12
München	384	228	64	38
Münster	299	191	34	21
Tübingen	358	213	60	41
Würzburg	314	160	41	24
	3875	2340	543	349

Anzahl der Studierenden im WS 1959/60

Weniger informativ sind die Zahlen aus der Deutschen Demokratischen Republik. 1960 gab es dort 1089 Pharmaziestudierende, davon hatten 240 das Studium begonnen. Eine Aufschlüsselung auf deren einzelne Universitäten liegt für dieses Jahr nicht vor. Darüber hinaus existiert keine prozentuale Aufschlüsselung männlicher und weiblicher Studierender. Der Anstieg der Pharmaziestudierenden in der DDR ist aber ebenfalls bemerkenswert. Im WS 1949/50 wurden 238 gezählt, im Jahre 1960 waren es 1089[160]. Es wurde in der DDR neben dem Direktstudium auch ein Fernstudium eingeführt, für das 1958 siebzig Apothekerassistenten zugelassen worden waren[159].

Die Anzahl der Studierenden charakterisiert allerdings nicht die tatsächliche Situation. Der großen Zahl von Bewerbern stand nur eine beschränkte Zahl von Arbeitsplätzen gegenüber. Daher wurde das Fach Pharmazie sehr bald zum numerus-clausus-Fach erklärt, allerdings wurde die Vergabe der Arbeitsplätze in den Pharmaziedepartments von den einzelnen Hochschulen zunächst unter sehr verschiedenen Kriterien geregelt. Wichtige Kriterien waren gewisse Vorleistungen, z.B. die Noten der Reifeprüfung und die Note des Pharmazeutischen Vorexamens.

1948 erließ der hessische Kultusminister eine Richtlinie für die Auswahl an Studierenden in solchen Fächern, in denen die Anzahl von Arbeitsplätzen nicht ausreichte. Für das Pharmaziestudium wurden als Auswahlkriterien gewisse Abiturnoten und ein Aufnahmekolloquium festgelegt[161].

Der Erlass von 1961 nimmt auch die Bewertung der pharmazeutischen Vorprüfung auf. Die Note „sehr gut“ wurde z.B. mit 10 Punkten bewertet[162].

Allgemeine Vorschriften für die Studierenden an den wissenschaftlichen Hochschulen des Landes

hier: Aufnahme von Studenten bei Mangel an Arbeitsplätzen.

Mit Rücksicht auf den allgemeinen Mangel an Arbeitsplätzen wird gemäß § 5 Abs. 1 d) der Allgemeinen Vorschriften für die Studierenden mit Wirkung vom Wintersemester 1961/62 an im Einvernehmen mit den Rektoren der Universitäten Frankfurt und Marburg bestimmt:

Für die Bewerber, die das Studium der Pharmazie aufnehmen wollen, gilt abweichend von dem Erlaß vom 18. 7. 1957 bis auf weiteres folgende Regelung:

Punktbewertung: Summe der 4 Noten in Mathematik, Physik, Chemie und Deutsch im Reifezeugnis	Punktzahl bei Reifezeugnis mit einer Skala von 6 Noten	5 Noten
4	20	20
5	19	18
6	18	16
7	16	14
8	15	12
9	14	11
10	13	10
11	12	9
12	10	8
13	9	6
14	8	4
15	6	2
16	4	—
17 und schlechter	—	—

2.

(1) Neben den Noten des Reifezeugnisses wird die pharmazeutische Vorprüfung wie folgt bewertet:

Note sehr gut	10 Punkte
Note gut	6 Punkte
Note genügend	4 Punkte

(2) Dem Bewerber, der 2 aufeinanderfolgende Semester vergeblich um die Aufnahme des Studiums der Pharmazie nachgesucht hat, werden für die folgende dritte, vierte und fünfte vergebliche Bewerbung je 3 Punkte zusätzlich gewährt, wenn er während dieser Zeit seine Fachkenntnisse erweitert und vertieft hat; er hat dies nachzuweisen, z. B. durch eine Bescheinigung seines Arbeitgebers. Die durch Ableistung von Wehrdienst oder zivilem Ersatzdienst verlorene Zeit wird einer vergeblichen Bewerbung für die entsprechende Semesterzahl gleichgestellt.

(3) Ein Bewerber, der nachweislich 5 aufeinanderfolgende Semester vergeblich um die Aufnahme des Studiums der Pharmazie nachgesucht hat, kann auf Grund eines erfolgreichen Prüfungsgesprächs aufgenommen werden. Dieses wird von dem Direktor des Pharmazeutischen Instituts der Johann-Wolfgang-Goethe-Universität in Frankfurt a. M. oder dem Direktor des Instituts für Pharmazeutische Chemie und Lebensmittel-Chemie der Philipps-Universität in Marburg oder deren Beauftragten abgehalten. In dem Prüfungsgespräch hat der Bewerber gediegene Kenntnisse auf den Gebieten nachzuweisen, die Gegenstand der pharmazeutischen Vorprüfung sind.

(4) War das Prüfungsgespräch erfolglos, so kann sich der Bewerber nach einem weiteren Semester dem Prüfungsgespräch erneut unterziehen. Eine nochmalige Wiederholung ist unzulässig.

(5) Das Ergebnis des Prüfungsgespräches ist für alle hessischen Hochschulen verbindlich.

3.

Der Erlaß vom 23. September 1960 tritt gleichzeitig außer Kraft.

Wiesbaden, 2. November 1961 (StAnz. Hess. S. 1355).

Der Hessische Minister für Erziehung und Volksbildung

Erlass des Ministers für Erziehung und Volksbildung 1961

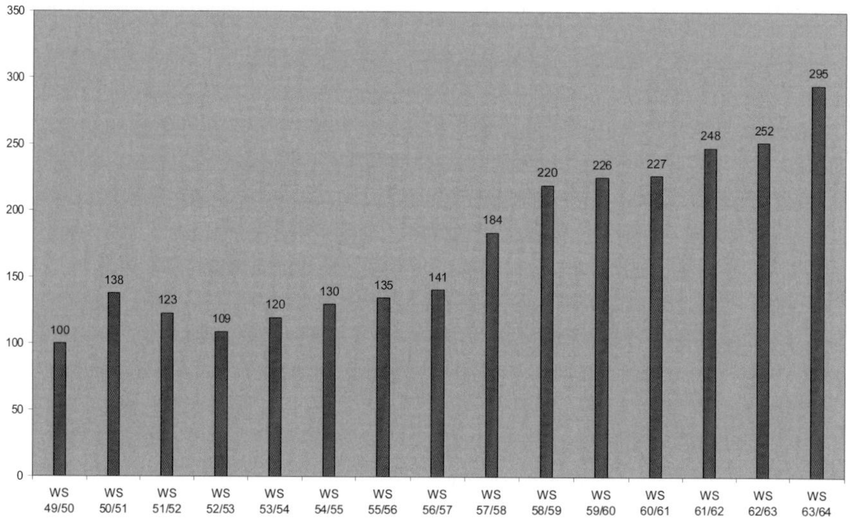

Entwicklung der Anzahl der Pharmaziestudierenden an der Universität Frankfurt

An der Johann Wolfgang Goethe-Universität konnte zum WS 1945/46 allerdings noch nicht Pharmazie studiert werden. Erst zum SS 1946 wurden 122 Studierende für die ersten drei Semester eingeschrieben, für die aber nur 70 Arbeitsplätze vorhanden waren[U1]. Zur Verfügung stand das nur notdürftig wieder hergerichtete Gebäude in der Robert-Mayer-Straße 6–8. Die Zahl der Pharmaziestudierenden stieg von 100 im WS 1949/50 weiter auf 226 im WS1959/60. Im WS 1963/64 waren an der Universität Frankfurt bereits 295 Studierende für das Fach Pharmazie immatrikuliert. Wie an nahezu allen Universitäten verschob sich auch in Frankfurt der Anteil zugunsten der weiblichen Studierenden. Im WS 1949/50 betrug er nur 30 %, Zehn Jahre später lag er bereits bei 64 %, im WS 1963/64 sogar bei 74 %[163].

Entwicklung der neuen rechtlichen Grundlagen für die Führung einer Apotheke

Für die kontinuierliche Zunahme der Pharmaziestudierenden ist sicher auch das Urteil des Karlsruher Bundesverfassungsgerichtes vom 11.6.1958, das die Niederlassungsfreiheit im Apothekenwesen für das Gebiet der Bundesrepublik Deutschland brachte, mit bestimmend gewesen[164].

Im 19. Jahrhundert bestanden als rechtliche Grundlagen der Betriebsführung einer Apotheke die alten Realrechte, Privilegien und Realkonzessionen. Diese Apotheken konnten als „Betrieb“ frei veräußert und vererbt werden. Daneben entstand allmählich die Form der sog. Personalkonzession, die einem Apotheker für seine Person erteilt wurde, aber bei seinem Ausscheiden an den Staat „heimfiel“ und neu vergeben wurde. Der neue, von der Behörde bestimmte Konzessionär musste Grundstück und Einrichtung übernehmen. Freier Verkauf und Vererblichkeit waren ausgeschlossen.

Auf diesen Rechtsstatus trafen in den Ländern der amerikanischen Zone um die Jahreswende 1948/49 die sog. Gewerbefreiheitsdirektiven der US-Militärregierung, die zur völligen Berufsfreiheit führten. Gegen die unbeschränkte Niederlassungsfreiheit erhob die Bayerische Staatsregierung Bedenken. Die deutschen Apotheker legten daraufhin den sog. „Frankfurter Entwurf“ vor, der am 5.3.1950 auf dem außerordentlichen Apothekertag in der Aula der Frankfurter Universität mit großer Mehrheit verabschiedet wurde[165, 166]. Grundkonzept des Berufsstandes und der Regierung war eine „gelenkte Niederlassungsfreiheit“, die den staatlichen Einfluss wieder stärker betonte.

Gegen das bayerische Gesetz über das Apothekenwesen vom 16.6.1952, das in seinen Grundzügen dem „Frankfurter Entwurf“ entsprach, der eine Mittellinie zwischen Freiheit und staatlicher Lenkung verfolgte, klagte der Apotheker Karl-Heinz Röber[164], der bei der Regierung von Oberbayern die Betriebserlaubnis zur Eröffnung einer Apotheke in Traunreut beantragt hatte, die ihm aufgrund der Gesetzeslage verweigert wurde. Im Bescheid der Regierung von Oberbayern wurde ausgeführt:

> *„In Traunreut existiere bereits eine Apotheke, die zur Versorgung der etwa 6.000 Menschen völlig ausreiche. Die Errichtung der zweiten Apotheke liege somit nicht im öffentlichen Interesse. Aus Erwägungen der öffentlichen Gesundheitspflege seien weitere Apotheken nur dort zuzulassen, wo ein größeres Einzugsgebiet zu versorgen sei. Wirtschaftlich schlecht fundierte Apotheken seien erfahrungsgemäß leichter geneigt, Arzneimittel ohne ärztliche Verschreibung abzugeben und bei der Abgabe von Opiaten eine gesetzlich unzulässige Großzügigkeit walten zu lassen (Das Gericht legte zu diesen, den Berufsstand diskriminierenden Äußerungen keine Unterlagen vor). Außerdem würde die wirtschaftliche Grundlage der neuen Apotheke nicht gesichert sein, da die Zahl von 7.000–8.000 Einwohnern je Apotheke grundsätzlich als*

Mindestgrenze zur Sicherung ihrer Leistungsfähigkeit angesehen werden müsse. Der Antragsteller müsse im eigenen Interesse davor bewahrt werden, eine nicht lebensfähige Apotheke zu errichten. Schließlich würde die wirtschaftliche Grundlage der bereits bestehenden Apotheke durch die Neuzulassung so weit beeinträchtigt werden, dass die Voraussetzungen für einen ordnungsgemäßen Apothekenbetrieb nicht mehr gewährleistet seien. Das ergebe sich aus den vom Finanzamt bestätigten Umsatzzahlen der bestehenden Apotheke, die sich erfahrungsgemäß bei Zulassung einer weiteren Apotheke um 40 % vermindern würden".

Der Erste Senat des Bundesverfassungsgerichts hob mit Urteil vom 11.6.1958 den ablehnenden Bescheid der Regierung von Oberbayern auf, weil sie das Grundrecht des Beschwerdeführers aus Artikel 12 Absatz 1 des Grundgesetzes verletze, das dem Einzelnen gewährleistet, jede erlaubte Tätigkeit als Beruf zu ergreifen. Dies war die entscheidende Wende im deutschen Apothekenwesen nach dem Zweiten Weltkrieg. Es wurden nur noch Betriebserlaubnisse vergeben, die alten Realrechte gingen ersatzlos verloren.

Ära Oelschläger – Schneider – Thoma – Mutschler (1963–1996) und das Interregnum in der Pharmazeutischen Technologie (1980–1989)

Die Zeit von 1963 (Berufung von H. Oelschläger auf das neu geschaffene Extraordinariat für Pharmazie) bis 1996 (Emeritierung von E. Mutschler) beinhaltete einen für das Fach Pharmazie an der Johann Wolfgang Goethe-Universität langen und fruchtbaren Zeitraum.

Die Bezeichnung Pharmazeutisches Tetravirat wurde von den Frankfurter Universitätskollegen geprägt, als 1974 als vierter pharmazeutischer Lehrstuhlinhaber, Prof. Mutschler, seine Lehr- und Forschungstätigkeit aufnahm. Als Mitglieder des Tetravirats wirkten:

Pharmazeutische Chemie	Oelschläger	1963–1990
Pharmazeutische Biologie	Schneider	1964–1990
Pharmazeutische Technologie	Thoma	1967–1980
Pharmakologie und Toxikologie	Mutschler	1974–1996

Während Oelschläger, Schneider und Mutschler über zwanzig Jahre lang in Frankfurt tätig waren, nahm Thoma nach 13 Jahren einen Ruf nach München an.

Die vier Lehrstuhlinhaber konnten mit den durch Vermehrung der Professorenstellen hinzugekommenen jüngeren Kollegen und Privatdozenten dem Fach Pharmazie eine herausragende Position in Deutschland und in Europa schaffen. Für die weitere Entwicklung musste dringlichst das Raumproblem gelöst werden. Es war zugleich die schwierigste Aufgabe, da sie nur im Kontext mit den übrigen naturwissenschaftlichen Fächern bewältigt werden konnte. In den nachfolgenden Kapiteln wird dargestellt, welch dornenvoller Weg, durch manche Rückschläge gekennzeichnet, durchschritten wurde. Etwa 30 Jahre dauerte es, bis in dem Biozentrum auf dem Niederurseler Hang eine hochmoderne Einrichtung für Lehre und Forschung im Fach Pharmazie geschaffen werden konnte, die von allen Besuchern bewundert wird.

In der Forschung wurden von den vier Lehrstuhlinhabern nach ihrem Eintreffen in Frankfurt zahlreiche neue Probleme aufgegriffen, die sich als sehr anziehend auch für Doktoranden anderer Universitäten erwiesen. In der Pharmazeutischen Chemie entstand als ein Vorläufer für ein centre of excellence die international anerkannte „Frankfurt School of Electroanalytical Chemistry", und in der Pharmakologie und Toxikologie zog besonders die „Rezeptorforschung an Muskarinrezeptoren" viele junge Mitarbeiter und wissenschaftliche Gäste an.

Dem Berufsstand der Apotheker dienten die Lehrstuhlinhaber gerne bei der Gestaltung der zentralen Fortbildungskurse in Davos und Meran, zeitweilig auch in Travemünde. Selbstverständlich stellten sie sich der Deutschen Pharmazeutischen Gesellschaft vor Ort zur Verfügung. Als Novum initiierte Prof. Oelschläger die Gründung einer Akademie für Pharmazeutische Fortbildung der Landesapothekerkammer Hessen, die regelmäßig im Frühjahr und im Herbst eine Wochenendveranstaltung zu aktuellen Themen des Gesamtfaches Pharmazie zunächst in Bad Nauheim, später in Gießen, veranstaltete. Die Gründungsveranstaltung fand am 30. Oktober 1976 im Kerckhoff-Institut in Bad Nauheim statt. Mit dieser Akademie hatte sich die Landesapothekerkammer Hessen, wie ihr damaliger Präsident Peter Schuffels ausführte, ein neues Instrument zur überregionalen und auch dezentralisierten Fortbildung auf hohem wissenschaftlichem Niveau geschaffen. Die Grüße der Landesregierung Hessen überbrachte Staatssekretär Philippi. Er verwies darauf, dass die Hessische Landesapothekerkammer mit der neu geschaffenen Akademie echte Selbstverwaltung geleistet habe, die dem Staat regelndes Eingreifen ersparte. Zum Zeitpunkt der Eröffnung, in Gegenwart vieler Ehrengäste, gehörten der neu gegründeten Akademie bereits über 800 hessische Apotheker als freiwillige Mitglieder an[167].

Auch in der Hochschulpolitik stellte das Tetravirat seinen Mann. 27 Professoren aus allen Fakultäten schlossen sich im Februar 1970 zu der „Gruppe 27", Liberale Hochschulreform, zusammen, um ihre Vorstellungen in den neuen Gremien der Hochschule zu präsentieren, vor allem aber, um den überwiegend utopischen Thesen, die durch die linken Gruppen propagiert wurden, entgegenzutreten[168,169]. Diese forderten u. a. für die entscheidenden Gremien die sog. Viertelparität, d.h. die Gruppe der Professoren, der wissenschaftlichen Assistenten, des technischen Personals und der Studierenden sollten jeweils die gleiche Zahl von Sitzen haben, was u. a. bedeutet hätte, dass die von den Professoren getragene Forschung weitgehend von Personengruppen mitbestimmt worden wäre, die zur Forschung einen anderen oder keinen Bezug gehabt hätten. Eine unmögliche Posse betraf die Leitung der Institute, die nicht mehr von Hochschullehrern, sondern von einem Rat auf der Basis „Viertelparität" geleitet werden sollte.

Der berühmte Zoologe Prof. Dr. D. Starck, Direktor der Senckenbergschen Anatomie der Universität Frankfurt am Main, schrieb bereits am 21.5.1968 an Prof. Oelschläger in dieser Frage den folgenden Brief, ein wahrhaftig zeitgenössisches Dokument[U6]:

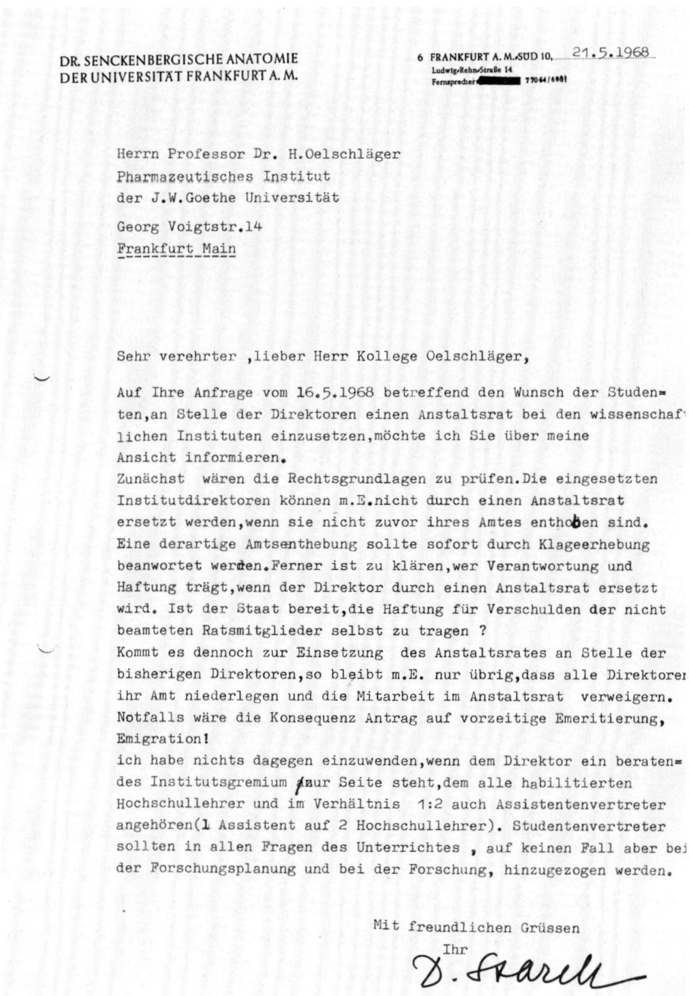

DR. SENCKENBERGISCHE ANATOMIE
DER UNIVERSITÄT FRANKFURT A. M.

6 FRANKFURT A. M.-SÜD 10, 21.5.1968
Ludwig-Rehn-Straße 14
Fernsprecher [redacted] 77064/6081

Herrn Professor Dr. H.Oelschläger
Pharmazeutisches Institut
der J.W.Goethe Universität

Georg Voigtstr.14
Frankfurt Main

Sehr verehrter ,lieber Herr Kollege Oelschläger,

Auf Ihre Anfrage vom 16.5.1968 betreffend den Wunsch der Studenten,an Stelle der Direktoren einen Anstaltsrat bei den wissenschaftlichen Instituten einzusetzen,möchte ich Sie über meine Ansicht informieren.
Zunächst wären die Rechtsgrundlagen zu prüfen.Die eingesetzten Institutdirektoren können m.E.nicht durch einen Anstaltsrat ersetzt werden,wenn sie nicht zuvor ihres Amtes enthoben sind. Eine derartige Amtsenthebung sollte sofort durch Klageerhebung beanwortet werden.Ferner ist zu klären,wer Verantwortung und Haftung trägt,wenn der Direktor durch einen Anstaltsrat ersetzt wird. Ist der Staat bereit,die Haftung für Verschulden der nicht beamteten Ratsmitglieder selbst zu tragen ?
Kommt es dennoch zur Einsetzung des Anstaltsrates an Stelle der bisherigen Direktoren,so bleibt m.E. nur übrig,dass alle Direktoren ihr Amt niederlegen und die Mitarbeit im Anstaltsrat verweigern. Notfalls wäre die Konsequenz Antrag auf vorzeitige Emeritierung, Emigration!
ich habe nichts dagegen einzuwenden,wenn dem Direktor ein beratendes Institutsgremium zur Seite steht,dem alle habilitierten Hochschullehrer und im Verhältnis 1:2 auch Assistentenvertreter angehören(1 Assistent auf 2 Hochschullehrer). Studentenvertreter sollten in allen Fragen des Unterrichtes , auf keinen Fall aber bei der Forschungsplanung und bei der Forschung, hinzugezogen werden.

Mit freundlichen Grüssen
Ihr
D. Starck

Brief von Prof. *Starck* an Prof. *Oelschläger* vom 21.5.1968

Lehrstuhl für Pharmazeutische Chemie

Nachdem 1962 trotz des „Numerus clausus" die Zahl der Pharmaziestudierenden in Frankfurt am Main auf über 250 angestiegen war, beschloss der Hessische Landtag die Schaffung eines zweiten außerordentlichen Lehrstuhls für Pharmazeutische Chemie, der schon 1957 von der Naturwissenschaftlichen Fakultät beantragt worden war. Der Berufungsvorschlag nannte an erster Stelle den Hamburger PD Dr. Herbert Oelschläger, an zweiter Stelle den apl. Prof. Dr. Heinrich Thies (1905–1995), München, aequo loco mit PD Dr. Gerwalt Zinner, Marburg, und an dritter Stelle den apl. Prof. Dr. Heinz Janecke, Frankfurt am Main[U1]. Der Ruf erging an den Erstplazierten, verknüpft mit der Bitte der Naturwissenschaftlichen Fakultät, bereits im SS 1963 den neuen ao. Lehrstuhl kommissarisch zu vertreten. Die Ernennung zum ao. Professor erfolgte am 3.9.1963. Bei seinem ersten Gespräch mit der Fakultät in Frankfurt wurde Oelschläger vom amtierenden Dekan, dem Ordinarius für organische Chemie, Prof. Dr. Theodor Wieland (1913–1995), eröffnet, dass die Berufung auf das Extraordinariat gemäß Beschluss der Naturwissenschaftlichen Fakultät, die Berufung auf den in Kürze vakant werdenden ordentlichen Lehrstuhl für Pharmazeutische Chemie nicht grundsätzlich ausschließen würde. Da Prof. Rohmann planmäßig Ende März 1965 emeritiert werden sollte, begann die Naturwissenschaftliche Fakultät, rechtzeitig mit der Regelung seiner Nachfolge. Zwölf wegen der besonderen Situation eingeholte Gutachten führten zu einer Dreierliste: Primo loco Prof. Dr. Herbert Oelschläger, Universität Frankfurt am Main, secundo loco Prof. Dr. Woldemar Schneider, Technische Hochschule Karlsruhe (später Ordinarius an der Universität Freiburg i. Br.), und tertio loco Prof. Dr. Engelbert Graf, Universität Tübingen (später Ordinarius für Pharmazeutische Technologie an der gleichen Universität). Den Ruf nahm Oelschläger zum SS 1965 an[U1].

Herbert Oelschläger

Herbert Oelschläger stammt aus einer alten Bremer Kaufmannsfamilie. Er wurde am 18.5.1921 in Bremen geboren und besuchte dort das traditionsreiche Olbers-Gymnasium. Nach Ableistung des Reichsarbeitsdienstes studierte er zunächst Chemie und Physik an der Bergakademie Clausthal im Harz. Ihn begeisterte dort der Ordinarius für Chemie Prof. Dr. Lothar Birckenbach, der sich besonders für die Chemie der Pseudohalogene Dicyan und Dirhodan interessierte. 1940 wurde Oelschläger zum Wehrdienst einbe-

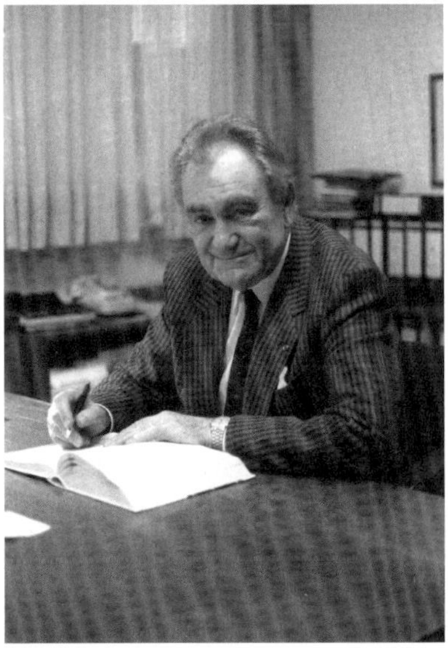

rufen und diente bis 1945 auf verschiedenen Kriegsschauplätzen in der motorisierten schweren Flakartillerie, zuletzt als Abteilungsadjutant bzw. als Batteriechef. Nach Entlassung aus englischer Kriegsgefangenschaft entschloss er sich, Pharmazie zu studieren, da ein Chemiestudium unter den Absichten des Morgenthau-Planes, der Deutschland zu einem Agrarland umgestalten sollte, keine Zukunft zu haben schien. Er absolvierte die damals vorgeschriebenen zwei Jahre als Apothekerpraktikant in der Sonnenapotheke in Bremen und nahm dann das Studium der Pharmazie an der Universität Hamburg auf. Am 28.5.1949 erhielt er die Approbation als Apotheker und fertigte anschließend unter der Leitung von Prof. Dr. Karl Kindler (1891–1967), der nach dem Kriege die 1938 aufgehobene Pharmazeutische Abteilung am Chemischen Staatsinstitut als Institut für Pharmazeutische Chemie im Schloss Reinbek bei Hamburg wieder aufgebaut hatte, eine synthetisch-mikrobiologische Dissertation über neue bakterizid wirkende Phenolderivate an. Der Promotion 1952 folgte die Anfertigung einer Habilitationsschrift über „Neue Amidamine und eine neue Klasse von Aminoäthern mit lokalanästhetischer Wirkung", verknüpft mit der Verleihung der venia legendi für zwei Fächer, nämlich Pharmazeutische Chemie und Pharmazeutische Technologie im Jahre 1957. Nach Ernennung zum wissenschaftlichen Oberassistenten beauftragte ihn die Mathematisch-Naturwissenschaftliche Fakultät für die Jahre 1958–1959 mit der kommissarischen Leitung des Instituts für Pharmazeutische Chemie der Universität

Hamburg, weil der Institutsdirektor Prof. Kindler schwer erkrankt war. Von 1960 bis zu dem Ruf auf das Extraordinariat für Pharmazie an der Johann Wolfgang Goethe-Universität Frankfurt am Main im Jahre 1963 erweiterte Oelschläger seine Forschung über die synthetischen Probleme hinaus auch auf analytische Fragestellungen und arbeitete zwei Jahre im Polarographischen Institut der Tschechoslowakischen Akademie der Wissenschaften in Prag bei Prof. Dr. Jaroslav Heyrovský, der 1959 den Nobelpreis für Chemie erhalten hatte, über elektroanalytische Probleme. Das Carl-Mannich-Forschungsstipendium erhielt er 1961.

Als neuer Direktor des Pharmazeutischen Instituts sah es Oelschläger als seine primäre Aufgabe an, die pharmazeutisch-chemische Ausbildung in Frankfurt den modernen Anforderungen anzupassen, war doch die universitäre Ausbildung der Apotheker seinerzeit weitgehend vom Deutschen Arzneibuch 6. Ausgabe (1926) bestimmt. Das DAB 7 erschien erst im Jahre 1967. Es wurden also in den Unterrichtsplan sowohl spektroskopische als auch biochemische und pharmakologische Aspekte eingebracht. Pharmakokinetische Untersuchungen waren zu Beginn der 60er Jahre unbekannte Begriffe in der Ausbildung der Pharmazeuten. Außerdem wurde eine Erweiterung des Pharmazeutischen Instituts auf dem Gelände an der Georg-Voigt-Straße 14 durch Einbau von 18 kleineren Laboratorien in bisher nicht genutzten Raumreserven realisiert. Hier wurden Kernresonanzspektrometer und Massenspektrometer, Hochdruckflüssigchromatographie, Elektrochemie sowie erstmals ein Tierstall untergebracht. Ein großzügig konzipierter Anbau, quer zu dem Kurssaaltrakt, wurde leider keine Realität, weil inzwischen das Grundkonzept einer Verlagerung der naturwissenschaftlichen Ausbildung auf den Niederurseler Hang die Universitätsleitung beschäftigte[U6].

Oelschlägers Forschung und Wirken in Frankfurt

Als Schüler des bekannten organischen Chemikers Karl Kindler, der u. a an der Entdeckung des Morphinantagonismus des N-Allyl-norcodeins mitgewirkt hatte, beschäftigte sich Oelschläger zunächst mit der Synthese neuer Phenole und Phenolderivate und deren Wirkung auf Mikroorganismen und später mit der Synthese von Arzneistoffen mit Wirkung auf das zentrale Nervensystem. Hieraus resultierte u. a. das wenig toxische und hochwirksame Lokalanästhetikum Fomocain, das seit 1986 im DAC monographiert ist. Beim Fomocain handelt es sich um einen basischen Ether, während die übrigen eingeführten Lokalanästhetika entweder basische Amide oder basische Ester sind. Mit einer DL50 (Maus i. v.) von 170 mg/kg ist es das ungiftigste Lokalanästhetikum, das topisch appliziert wird. Fomocain kam 1967 in mehreren Präparaten der Fa. Hermal-Chemie, Reinbek bei Hamburg, auf Initiative von Dr. Dr. h. c. mult. Kurt Herrmann, dem Inhaber der Firma, erstmalig in den Handel[170].

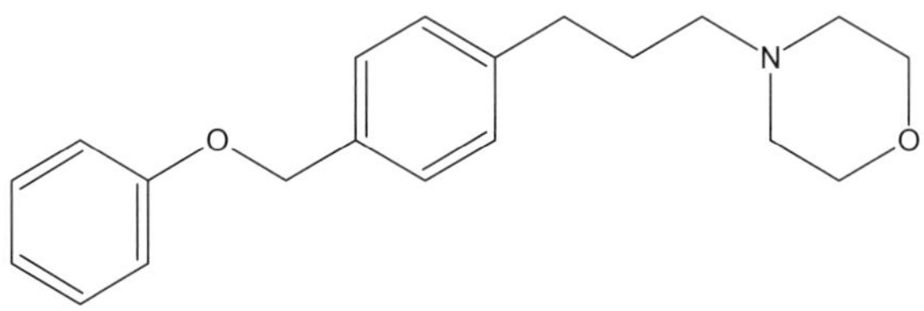

Fomocain (INN)

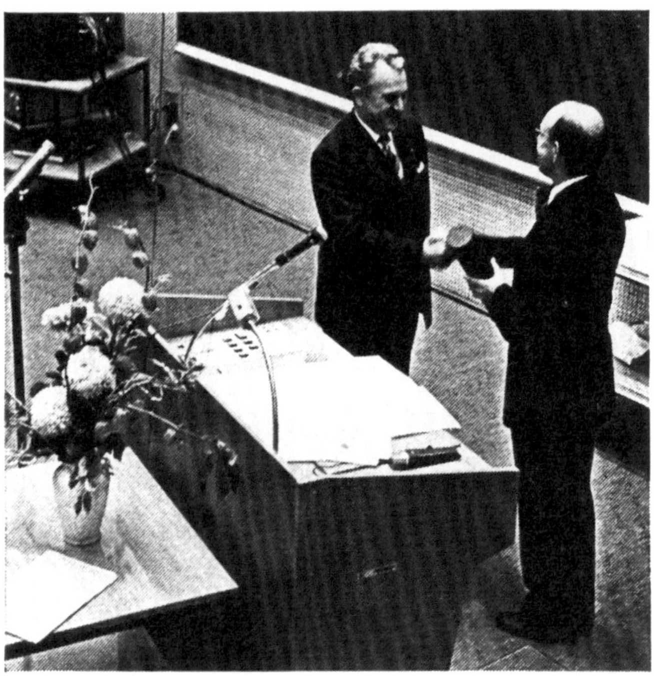

Der Dekan der Medizinischen Fakultät in Frankfurt am Main, Prof. *Hövels* überreicht Dr. *Herrmann* die Urkunde der Ernennung zum Dr. med. h. c. (1976)

Kurt Herrmann wurde 1976 die Ehrendoktorwürde von der Medizinischen Fakultät der Universität Frankfurt verliehen.

In Prag lernte Oelschläger die Elektrochemie und speziell die Elektroanalytik in allen Varianten kennen und machte sie für Zwecke der Arzneimittelanalyse dienstbar. So fand er unter anderem die polarographische Aktivität der 1,4-Benzodiazepine und den sog. Frankfurt-Shift, der auf einer Umlagerung von N-Oxiden mit nachfolgender Dehydrierung zu tertiären Lactamen beruht. Für nahezu alle in die Therapie eingeführten 1,4-Benzodiazepine, etwa 30 Verbindungen, wurde deren Verhalten an der Quecksilber-Tropfelektrode untersucht und der Reduktionsmechanismus geklärt.

In umfangreichen Studien wurde ferner die Aktivierung polarographisch inaktiver Verbindungen, wie Chlorpromazin, Phenacetin und Phenazon, durch quantitative Derivatisierung mit polarographisch aktiven Reagenzien studiert.

Die Pharmakokinetik, speziell die Biotransformation, wurde zum dritten Forschungsgebiet. Fomocain bildet in Abhängigkeit von der Species ca. 15 Metabolite, die in ihrer Struktur geklärt, synthetisiert und pharmakologisch geprüft wurden.

In späteren Jahren beschäftigte sich Oelschläger besonders mit dem Verhalten von therapeutisch eingesetzten Racematen im Organismus. So klärte er z.B. die Pharmakokinetik des zentral angreifenden Muskelrelaxans Chlormezanon und des Lipidsenkers Ciprofibrat.

Außerdem wurden in ihrem Mechanismus unbekannte Farbreaktionen des Arzneibuchs untersucht, z.B. die des oralen Antidiabetikums Tolbutamid und des Nootropicums Piracetam. Mit dem von der Fa. Merck, Darmstadt, in den Handel gebrachten Reagenz 3,5-Dinitrobenzoesäureanhydrid wurde ein bequemes Derivatisierungs-Reagenz zur kristallinen Charakterisierung von Alkoholen und Phenolen gefunden.

Bis zu seiner Emeritierung im Jahre 1989 war Oelschläger Lehrstuhlinhaber und Direktor des Instituts für Pharmazeutische Chemie. Wegen der Schwierigkeiten bei der Gewinnung eines Nachfolgers hat er den Lehrstuhl noch ein weiteres Jahr vertreten. Er betreute über 120 Doktoranden und initiierte neun Habilitationen: Claus Führer (1965), Hermann Linde (1967), Hermann Hoffmann (1970), Fatma Inci Sengün (1976), Henning Blume (1982), Wolfgang Dünges (1987), Eberhard Ehlers (1987), Wolfgang Ritter (1993) und Michael Hildebrand (in Jena 1995). Sein Publikationsverzeichnis umfasst über 350 Schriften, darunter ca. 250 experimentelle Arbeiten.

Eine Berufung auf das Ordinariat seines Faches an der Universität Bern im Jahre 1970 lehnte er ebenso ab wie den Ruf auf den Lehrstuhl für Pharmazeutische Chemie an der Universität Regensburg im Jahre 1977.

Oelschläger entzog sich nie den Aufgaben und Anforderungen, die aus der Universität, der Bundeswehr oder von Seiten des Apothekerstandes an ihn herangetragen wurden. In den Jahren 1970/1971 war er der letzte Dekan der großen Naturwissenschaftlichen Fakultät der Universität Frankfurt, bevor diese, aufgrund des neuen Hessischen Hochschulgesetzes, in mehrere Fachbereiche aufgeteilt werden musste. Mit großer Zähigkeit hat er in dieser turbulenten Zeit die Beibehaltung des traditionellen Dr. phil. nat. für alle naturwissenschaftlichen Disziplinen erkämpft[U6]. Seit Einführung der Präsidialverfassung im Jahre 1971 war er Mitglied des Konvents, des Ausschusses für den Haushalt und den Hochschulentwicklungsplan der Universität und hatte somit wesentlichen Anteil an der positiven Entwicklung der Hochschule trotz schwieriger politischer und wirtschaftlicher Umstände. Unermüdlich setzte er sich für den Ausbau des Gesamtfaches Pharmazie in Frankfurt und für die Etablierung von Instituten für die einzelnen Pharmadisziplinen ein, obwohl er wegen der Interdisziplinarität Gesamtinstitute für sinnvoller hielt.

Durch seine langjährige Tätigkeit als Mitglied des Wissenschaftlichen Beirats der Bundesapothekerkammer, als Vorsitzender der von ihm initiierten Akademie für pharmazeutische Fortbildung der Landesapothekerkammer Hessen sowie im Wirken bei der Bundeswehr als Oberstapotheker der Reserve gab er der Fortbildung richtungweisende Impulse. Daneben war er Mitherausgeber des „Archiv der Pharmazie“, der Zeitschrift „Reviews of Drug Metabolism and Drug Interactions“, Mitglied des Herausgeberkollegiums der Zeitschrift „Arzneimittel-Forschung (Drug Research)“, der „Acta Pharmaceutica Croatian and Slovenian Pharmaceutical Society“ und Mitbegründer des „Deutschen Arzneimittel-Codex“ (DAC). Von 1982–1985 wirkte Oelschläger als Präsident der Deutschen Pharmazeutischen Gesellschaft. Ihm ist die moderne Satzung der Gesellschaft, die Schaffung der Fachgruppen sowie die Direktwahl des Präsidenten durch die Mitglieder zu verdanken. Von seinen zahlreichen Auszeichnungen seien genannt: das Bundesverdienstkreuz Erster Klasse sowie das Große Verdienstkreuz des Verdienstordens der Bundesrepublik Deutschland und der Verdienstorden des Landes Thüringen. Vier Universitäten zeichneten ihn mit dem Ehrendoktorat aus: die Universität Regensburg, die Universität Komenskeho, Bratislava, die Semmelweis-Universität für Medizinische Wissenschaften

Budapest und die Friedrich-Schiller-Universität Jena. Die Deutsche Pharmazeutische Gesellschaft verlieh ihm die Carl-Mannich-Medaille und die Tschechoslowakische Akademie der Wissenschaften die Jaroslav-Heyrovský-Medaille in Gold. Drei Akademien wählten ihn als Mitglied und acht internationale Gesellschaften ehrten ihn mit ihrer Ehrenmitgliedschaft[U6, 171–174].

Lehrstuhl für Pharmakognosie

Das Fach Pharmakognosie war nach dem Tod von Wilhelm Brandt 1929 über Jahrzehnte von dem Kustos Ernst Schreiber betreut worden, der 1962 pensioniert worden war. Die Kustodenstelle wurde vorübergehend dem Apotheker Dr. Ernst Löbenberg übertragen. Das pharmakognostische Praktikum betreute Dr. Hans Robert Bode, Abteilungsleiter an der Versuchs- und Forschungsanstalt für Wein- und Gartenbau, Geisenheim am Rhein. Akademisch unterstand das Fach dem jeweiligen Dekan der Naturwissenschaftlichen Fakultät. Ein besonders treuer Freund des Gesamtfaches Pharmazie war der Ordinarius für Botanik, Prof. Dr. Karl Egle (1912–1975), der darnach strebte, die Pharmakognosie wieder durch einen Hochschullehrer vertreten zu lassen, so dass dadurch auch eine Forschung auf diesem Gebiete etabliert werden konnte[U1].

Daher beschloss die Naturwissenschaftliche Fakultät in ihrer Sitzung am 19.2.1962 die erneute Schaffung eines Extraordinariats für Pharmakognosie. Nach ministerieller Genehmigung verabschiedete die Berufungskommission am 11.11.1963 einen Vorschlag für das Extraordinariat, auf dem an erster Stelle PD Dr. Georg Schneider, Universität Hamburg, an zweiter Stelle PD Dr. Hildebert Wagner, Universität München, und an dritter Stelle PD Dr. Johannes Henrich Sander (1924–1964), Universität Berlin, stand[U2]. Schneider nahm den Ruf zum 01.10.1964 an und wurde zum Direktor des Pharmakognostischen Instituts, das unter beengten Verhältnissen im Pharmazeutischen Institut in der Georg-Voigt-Straße 14 untergebracht war, ernannt. Aufgrund seiner erfolgreichen Lehr- und Forschungstätigkeit wurde das Extraordinariat bereits 1967 in ein Ordinariat umgewandelt. Somit besteht das Ordinariat für Pharmakognosie formal erst seit dem Jahre 1967. Durch ministeriellen Erlass wurde 1983 aufgrund der Gegebenheiten der neuen Prüfungsordnung von 1971 das Institut in „Institut für Pharmazeutische Biologie“ umbenannt[U1].

Durch die 1968 erfolgte Ausgliederung des Städtischen Lebensmitteluntersuchungsamtes, das nach Wiesbaden verlegt wurde, war es möglich, dem Institut weitere Räume in der Georg-Voigt-Straße 16 zuzuweisen und im gleichen Gebäude auch die Galenische Pharmazie unterzubringen, die bis dahin behelfsmäßig in der Rotlintstraße 45 in angemieteten Räumen domizilierte. Somit konnten jetzt drei pharmazeutische Disziplinen in enger Nachbarschaft zusammenwirken.

Georg Schneider

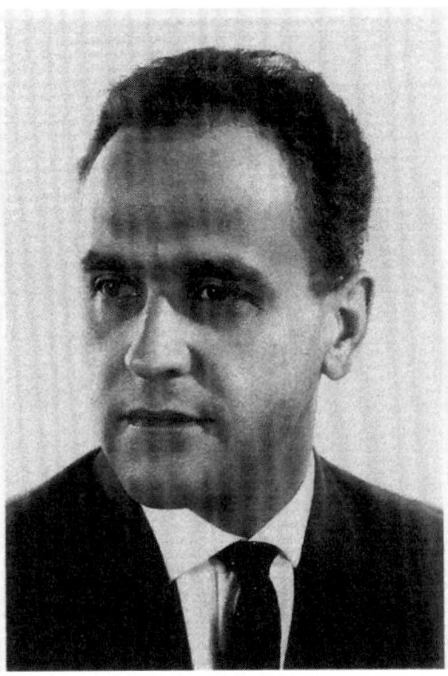

Georg Schneider wurde am 27.9.1925 als Sohn eines selbständigen Drogisten in Halberstadt geboren. Er besuchte das dortige Realgymnasium, erhielt 1943 den Reifevermerk und wurde dann zum Reichsarbeitsdienst einberufen. Zur Luftwaffe eingezogen, wurde er als Bordfunker für die Seefliegerei ausgebildet. Das Kriegsende erlebte er als Funker bei der Infanterie-Division „Hermann Göring“ im Sudetengebiet. Aus kurzer amerikanischer Gefangenschaft zurückgekehrt, legte er nach weiterem Besuch der Oberrealschule in Halberstadt die Reifeprüfung ab, absolvierte die zweijährige Praktikantenzeit in der Ratsapotheke in Aschersleben und begann dann mit dem Studium der Pharmazie an der Universität Marburg/Lahn, das er an der Universität Greifswald abschloss. Nach einer Kandidatenzeit in der Greifen-Apotheke in Greifswald erhielt er am 31.12.1952 die Approbation als Apotheker. Unter Leitung des bekannten Botanikers Prof. Dr. Heinrich Borriss fertigte er am Botanischen Institut der Universität Greifswald eine Dissertation über den „Kohlenhydrat- und Stickstoffhaushalt von eingliedrigen Mentha-Stecklingen" an. Um 1955 fand er das „Orcylalanin". (L-2,4-Dihydroxy-6-methylphenylalanin) in den Samen von *Agrostemma githago* L. Dieser Befund erregte Aufsehen, weil bis dahin über das Vorkommen nichtproteinogener Aminosäuren in höheren Pflanzen nur ganz wenig bekannt war. 1959 erfolgte ebenfalls an der Universität Greifswald die Habilitation für die Fächer Pharmakognosie und Biochemie der Pflanzen mit der folgenden Arbeit „Vorkommen, chemischer Aufbau und die physiologische Bedeutung einiger Aminosäuren aus der Fraktion der löslichen Stickstoffverbindungen von höheren Pflanzen". Schon früh begeisterte sich Schneider für eine ausgefeilte Lehrtätigkeit. Von 1954–1957 war er Lehrbeauftragter an der Universität Greifswald für verschiedene einschlägige Vorlesungen und Praktika. In den Jahren 1958–1961 oblag ihm die selbständige Leitung des pharmakognostischen Unterrichts am Botanischen Institut der Universität Greifswald. Zum 1.10.1961 wurde er als Leiter der pharmakognostischen Abteilung am Botanischen Institut an der Universität Rostock berufen. Er folgte aber diesem Ruf nicht, weil er sich mit seiner Frau, die ebenfalls Apothekerin ist, zur Übersiedlung nach Hamburg entschlossen hatte. Man erinnert sich, dass im August 1961 wegen der zunehmenden Zahl von Flüchtlingen aus der DDR auf Initiative der Regierung der DDR mit Zustimmung der Sowjetunion die trennende Mauer zwischen Ost- und Westdeutschland gebaut wurde, die so viel Leid über die Deutschen bringen sollte. In Hamburg übernahm Schneider die Leitung des Biochemischen Laboratoriums in der Pharmakologischen Abteilung der Chemischen Fabrik Promonta in Hamburg und untersuchte die Wirkungen neuer Pharmaka auf Fermentsysteme sowie Resorption, Abbau und Ausscheidung neuer Verbindungen im tierischen Organismus. Im Oktober 1962 wurde ihm die Leitung der Phytopharmazeutischen Abteilung und des Heilpflanzenanbaus im gleichen Unternehmen in Hamburg-Willinghusen anvertraut. Er beschäftigte sich mit der Isolierung von Wirkstoffen aus Arzneipflanzen und der Standardisierung von Phytopharmaka. Die Umhabilitation für das Fach Pharmakognosie an die Universität Hamburg erfolgte im Mai 1962[U9, 175].

Schneiders Forschung und Wirken in Frankfurt

Schwerpunkte der wissenschaftlichen Tätigkeit von Schneider waren Studien über den Stickstoffhaushalt der Pflanzen im Zusammenhang mit entwicklungsphysiologischen Fragestellungen und Untersuchungen über Vorkommen, Verteilung und Wirkung von Bitterstoffen, Chinolinalkaloiden, Cumarinen, Flavonoiden und Iridoiden in Drogen. Bevorzugte Untersuchungsobjekte waren *Agrostemma githago* L, *Artemisia absinthium* L, *Centranthus ruber* L, *Citrus aurantium* L, *Cnicus benedictus* L, *Cynara scolymus* L, *Olea europaea* L, *Orthosiphon stamineus Benth* und *Ruta graveolans* L. Bedeutend war die Baldrianwurzel als Untersuchungsobjekt. Seine Untersuchungen zum Einfluss regenerativer Vorgänge auf die Bildung von ätherischem Öl bei Mentha oder zur Funktion des Jods im pflanzlichen Stoffwechsel lagen mehr auf seinem ursprünglichen, biochemisch ausgerichteten Arbeitsgebiet[U9].

Während seiner Frankfurter Zeit betreute Schneider 25 Dissertationen und die Habilitation von Dr. Michael Willems (1989). Aus seiner Feder stammen 51 wissenschaftliche Arbeiten. Wegen seiner Verdienste um die Belange der Apothekerschaft, speziell für seine Tätigkeit um die Entwicklung des Deutschen Arzneimittel Codex (DAC), für den er viele pharmakognostische Monographien erstellt hat, zeichnete ihn die Bundesvereinigung Deutscher Apothekerverbände 1990 mit der Ehrennadel Deutscher Apotheker aus.

In der Kommission für Pharmakognosie des Deutschen Arzneimittel-Codex war er als Sachverständiger von 1972–1990 tätig.

Die deutsche Pharmazie verdankt Prof. Schneider das wertvolle, erfreulich kurz gefasste Lehrbuch „Arzneidrogen", das vornehmlich die Arzneimittel biogenen Ursprungs beinhaltet, erschienen im Spektrum Akademischer Verlag, von dem seit 2004 die 5. Auflage existiert, die gemeinsam mit Prof. Dr. Th. Dingermann, Frankfurt am Main, Prof. Dr. K. Hiller, Berlin und Frau Dr. I. Zündorf, Frankfurt am Main, herausgegeben wurde.

Von 1992–1998 hat Schneider sich als Mitherausgeber des Kapitels „Drogen" in Hagers Handbuch der Pharmazeutischen Praxis, erschienen im Springer-Verlag Berlin Heidelberg New York, verdient gemacht.

Den Lehrstuhl für Pharmakognosie, seit 1983 Lehrstuhl für Pharmazeutische Biologie, hatte Schneider bis zu seiner Emeritierung am 30.9.1990 inne. Gleichzeitig fungierte er zunächst als Direktor des Instituts für Pharmakognosie, später des Instituts für Pharmazeutische Biologie. In der Hochschulverwaltung der Universität Frankfurt wirkte er zunächst 1969/70 als Dekan der großen Naturwissenschaftlichen Fakultät und dann dreimal als Dekan des Fachbereichs Biochemie, Pharmazie und Lebensmittelchemie, der durch die Umgliederung der Naturwissenschaftlichen Fakultät in Fachbereiche aufgrund des Hessischen Hochschulgesetzes von 1971 gebildet worden war[U1, 175–177].

Seit Inkrafttreten der Approbationsordnung von 1971 war er stellvertretender Vorsitzender der Prüfungskommission für die Pharmazeutische Prüfung.

In einer festlichen akademischen Feier am 6.12.1991 gedachte die Universität des erfolgreichen Wirkens von Schneider. Prof. Dr. H.-W. Rauwald würdigte das wissenschaftliche Werk und Prof. Dr. Dr. Ernst Mutschler den Menschen Georg Schneider.

Die Feier ist den Teilnehmern deswegen in besonderer Erinnerung geblieben, weil sie gleichzeitig der Einführung des Nachfolgers Prof. Dr. Theodor Dingermann von der Universität Erlangen/Nürnberg diente, der als Thema seiner eindrucksvollen Antrittsvorlesung „Vom Gewächshaus über den Fermenter in den Tierstall: Neue Wege in der Pharmazeutischen Biologie“ gewählt hatte[178].

Lehrstuhl für Galenische Pharmazie

Die Prüfungsordnung für Apotheker von 1934 sah für die Galenik lediglich im Rahmen des vier Halbjahre umfassenden pharmazeutisch-chemischen Praktikums eine besondere Berücksichtigung von galenisch-pharmazeutischen Übungen vor. Dementsprechend wurde an den meisten Universitäten, so auch an der Universität Frankfurt, nur ein 14-tägiger galenischer Kurs abgehalten. Im Vorfeld der neuen Approbationsordnung von 1971 war vorauszusehen, dass das inzwischen zu einer wissenschaftlichen Disziplin herangereifte Fach Pharmazeutische Technologie im Unterricht einen erhöhten Stellenwert gewinnen würde. Daher beantragte Oelschläger die Umwandlung des durch seine Berufung auf das Ordinariat frei gewordenen Extraordinariats für Pharmazie in ein solches für Galenische Pharmazie. Trotz des überfüllten Pharmazeutischen Instituts mit großer Unterrichtsbelastung im Zentralfach Pharmazeutische Chemie verzichtete er bewusst auf die Unterstützung durch einen zu berufenden jüngeren Hochschullehrer für Pharmazeutische Chemie.

Der Berufungsvorschlag der Naturwissenschaftlichen Fakultät für das neue Extraordinariat nannte primo loco PD Dr. Karl Thoma von der Universität München, der sich als erster Hochschullehrer der deutschen Pharmazie ausschließlich für das Fach Pharmazeutische Technologie mit einer Schrift „Untersuchungen über Wechselwirkungen von Assoziationskolloiden und Makromolekülen mit Arzneistoffen" habilitiert hatte. An zweiter Stelle des Berufungsvorschlages standen Prof. Dr. Helmut Loth, Freie Universität Berlin, aequo loco mit PD Dr. Heinz Sucker, Universität Erlangen-Nürnberg, und an dritter Stelle PD Dr. Fritz Müller, Universität Kiel[U2]. Thoma trat seinen Dienst als Leiter der neu gegründeten Frankfurter Abteilung für Galenische Pharmazie am 1.1.1967 an und wurde bereits am 31.3.1967 persönlicher Ordinarius[U1].

Für die neue Abteilung standen im Pharmazeutischen Institut in der Georg-Voigt-Straße 14 keine Räume zur Verfügung. Daher wurde sie zunächst in angemieteten Räumen in der Rotlintstraße 45 – etwa 5 km vom Pharmazeutischen Institut entfernt – untergebracht. Thoma schuf hier auf ca. 500 m^2 mustergültige Lehr- und Forschungsräume. Der Raum für das galenische Praktikum bot ca. 40 Studenten hervorragende Arbeitsmöglichkeiten.

Besonders verdient um den Aufbau der neuen Abteilung machte sich der Apotheker Dieter Steinbach, dessen berufliche Karriere ihren Gipfel mit seiner Wahl zum Präsidenten der Fédération Internationale Pharmaceutique (FIP) von 1994–1998 fand.

Nach der Verlagerung des Städtischen Lebensmitteluntersuchungsamtes nach Wiesbaden erfolgte die Umsetzung der galenischen Abteilung in die Georg-Voigt-Straße 16[U2]. Im Zuge eines Rufabwendungsverfahrens wurde im April 1970 die Abteilung für Galenische Pharmazie aus dem Pharmazeutischen Institut ausgegliedert und zu einem selbständigen Institut für Galenische Pharmazie erhoben, zu dessen Direktor Thoma bestellt wurde[U1]. Leider folgte Thoma 1980 einem Ruf auf den Lehrstuhl für Pharmazeutische Technologie an der Ludwig-Maximilians-Universität München, vermutlich aufgrund seiner persönlichen Bindungen an Bayern[179].

Karl Thoma (1931–2002)

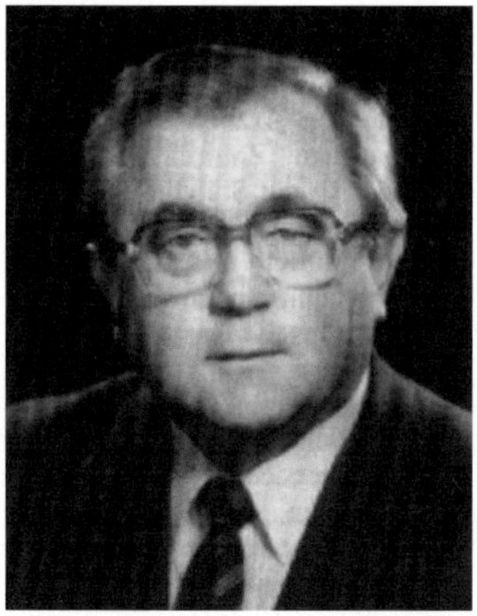

Karl Thoma wurde am 6.5.1931 in Rehau in Franken geboren. Nach der 1950 an der Oberrealschule in Hof abgelegten Reifeprüfung arbeitete er als Apothekerpraktikant in der Ludwigs-Apotheke in Straubing und legte die Pharmazeutische Vorprüfung1952 in Regensburg ab. Dem Studium der Pharmazie an der Universität München schloss sich das Kandidatenjahr an. 1956 erhielt er die Approbation als Apotheker. Den Lebensunterhalt verdiente Thoma als wissenschaftlicher Assistent im Pharmazeutischen Institut und fertigte unter der Leitung von Frau Prof. Dr. Elsa Ullmann die Dissertation „Das Verhalten kationenaktiver Antiseptika in Unguentum emulsificans aquosum" an. Im Jahre 1964 habilitierte er sich für das Fach Pharmazeutische Technologie an der Universität München und wurde zum Privatdozenten ernannt. 1965 erfolgte die Ernennung zum Konservator und 1966 zum Wissenschaftlichen Rat.

Zahlreiche deutsche und europäische Gremien sicherten sich seine Mitarbeit. So war er Mitglied der deutschen und später der europäischen Arzneibuchkommission und Fachgutachter der deutschen Forschungsgemeinschaft[U10, 179]. 1989 wurde ihm das Bundesverdienstkreuz am Bande verliehen.

Thoma starb ganz überraschend am 31.12.2002 in München[180].

Thomas Forschung und Wirken in Frankfurt

Die Arbeiten in Frankfurt galten zunächst den kolloidchemischen Eigenschaften von Arzneistoffen. Aus diesen physikalisch-chemischen Grundlagenforschungen konnten auch in Zusammenarbeit mit Toxikologen und Pharmakologen für die Praxis Problemlösungen zur Verminderung der Toxizität, Verbesserung der Stabilität sowie der biologischen Verfügbarkeit assoziierender Wirkstoffe gefunden werden. Weitere Schwerpunkte dieser Forschung in Frankfurt setzte Thoma später in München, so durch die Untersuchungen zur Retardierung von festen oralen Darreichungsformen, insbesondere mit Hilfe von Diffusionspellets, Mikrotabletten und Mikrokapseln. Angeregt durch seine Tätigkeit in staatlichen und standeseigenen Kommissionen bearbeitete Thoma häufig Themen zur Arzneimittelsicherheit. Hierzu zählen vor allem die Aufklärung der Polymorphie von Hartfett in Suppositorien, die Untersuchung der Langzeitstabilität von magensaftresistenten Arzneiformen sowie die Verfügbarkeitsprobleme bei Arzneistoffen aus Depotpräparaten[U10, 181].

Während der Frankfurter Jahre betreute er 23 Promotionen, aus denen 77 Veröffentlichungen hervorgingen. 63 Doktoranden stand er hilfreich in Frankfurt und München zur Seite[U10].Während dieser Zeit lehnte er Berufungen auf Lehrstühle für Pharmazeutische Technologie der Universitäten Braunschweig, Ankara und Regensburg ab. Dem Frankfurter Fachbereich Biochemie, Pharmazie und Lebensmittelchemie diente er 1972/73 als Dekan.

Interregnum in der Pharmazeutischen Technologie von 1980–1989

Der unerwartete Weggang von Thoma an die Universität München stellte den Fachbereich Biochemie, Pharmazie und Lebensmittelchemie vor große Schwierigkeiten. Eine erste Ausschreibung des Lehrstuhls im Jahre 1980 führte nicht zur Berufung eines Nachfolgers. Entgegenkommenderweise erklärte sich Thoma bereit, zunächst noch in Form eines Lehrauftrages der Johann Wolfgang Goethe-Universität behilflich zu sein. 1982 musste er aber wegen seiner zunehmenden Belastung in München von diesem Lehrauftrag zurücktreten.

Gerhard Ross

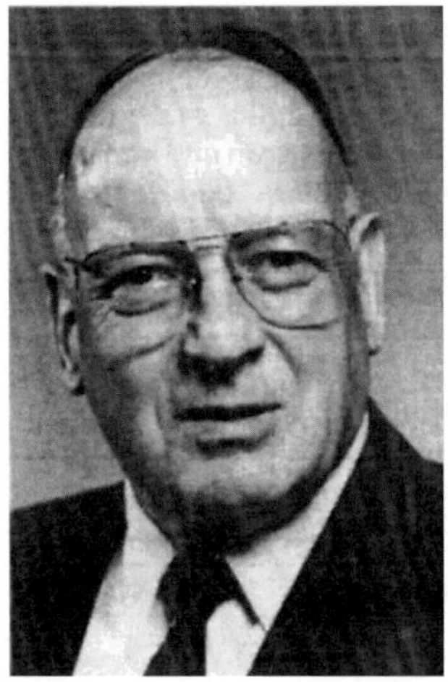

Unterricht und Forschung im Institut für Pharmazeutische Technologie wurden von da an betreut durch den am 6.12.1924 in Augsburg geborenen Apotheker Dr. phil. nat. Gerhard Ross, Abteilungsdirektor der Pharma Galenik der Hoechst AG, Frankfurt am Main, der auch die Prüfungen im Fach Pharmazeutische Technologie im Zweiten Abschnitt der Pharmazeutischen Prüfung übernahm[182–184]. Formal wurde das Institut in wechselnder Reihenfolge von Professoren der Pharmazie geleitet. Eine große Stütze für Ross im technologischen Unterricht waren der im Institut tätige Akademische Oberrat Dr. Claus Dieter Herzfeldt und der sich im Habilitationsverfahren befindliche wissenschaftliche Assistent Dr. Rüdiger Gröning. Leider verließ Gröning infolge einer Berufung auf eine C2-Professur an die Technische Universität Braunschweig 1984 das Frankfurter Institut. Eine gewisse Stabilisierung im Unterricht und in der Forschung bedeutete dann die Bereitstellung einer C3-Professur für Pharmazeutische Technologie, auf die PD Dr. Jörg Kreuter vom Pharmazeutischen Institut der Eidgenösischen Technischen Hochschule (ETH) Zürich 1984 berufen wurde[185].

Jörg Kreuter

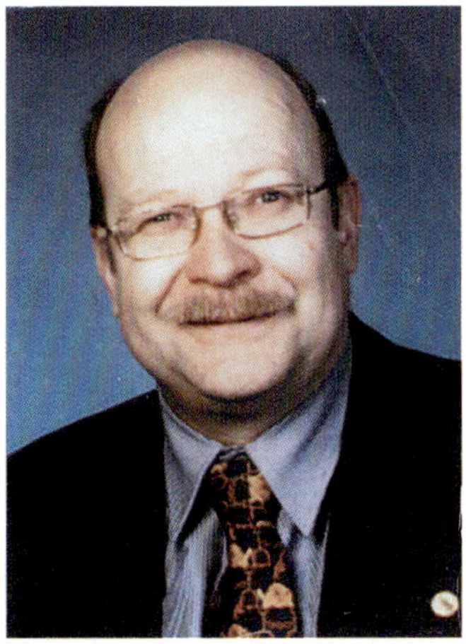

Kreuter, geb. am 4.1.1948 in Gelnhausen, hatte an der Universität Marburg Pharmazie studiert, 1971 die Approbation als Apotheker erhalten und von 1972–1974 im Pharmazeutischen Institut der Eidgenössischen Technischen Hochschule Zürich eine Dissertation unter der Leitung von Prof. Dr. Peter Paul Speiser angefertigt. Die Arbeit beschäftigte sich mit neuen Adjuvantia auf Polymethylmethacrylatbasis und wurde mit der Ehrennadel der ETH Zürich ausgezeichnet. Anschließend wirkte er als Assistent und Oberassistent bei Prof. Speiser, absolvierte Forschungsaufenthalte bei Prof. Dr. Takero Higuchi an der University of Kansas und bei Prof. William I. Higuchu an der University of Michigan. Die Habilitation erfolgte 1982 an der ETH Zürich mit einer Schrift über „Evaluation of Nanoparticles as Drug Delivery Systems" für das Fach Pharmazeutische Technologie[U11].

Hans Peter Merkle

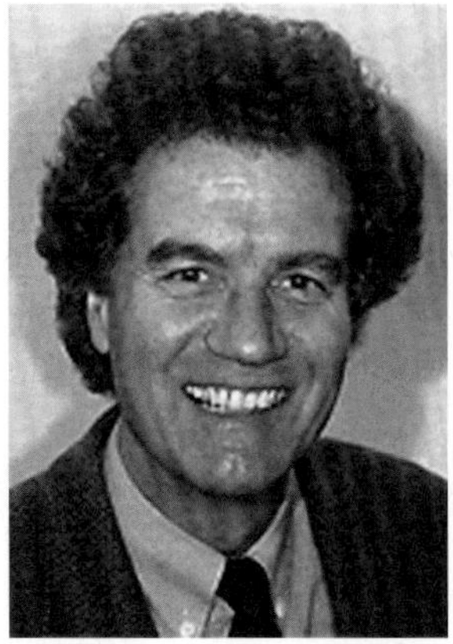

In der Zwischenzeit unternahm der Fachbereich große Anstrengungen, die verwaiste C4-Professur qualifiziert zu besetzen. Der Versuch, geeignete Persönlichkeiten aus dem Gebiet der Physikalischen Chemie zu gewinnen, blieb erfolglos. Erst 1986 gelang es, Prof. Dr. Hans Peter Merkle von der Universität Bonn für die Frankfurter Position zu interessieren. Merkle hatte an der Universität Erlangen-Nürnberg Pharmazie studiert und ebenfalls unter der Leitung von Speiser an der ETH Zürich seine Dissertation angefertigt. Als Akademischer Rat wirkte er von 1974–1983 am Institut für Pharmazeutische Technologie der Universität Heidelberg, wo er sich 1980 für das Fach Pharmazeutische Technologie habilitiert hatte. 1982 erhielt er einen Ruf auf eine C3-Professur des Instituts für Pharmazeutische Technologie der Universität Bonn. Merkle arbeitete auf mehreren aussichtsreichen Gebieten, von denen die Studien über die Freigabe von Arzneistoffen aus Polymerfilmen besonderes Interesse beanspruchten. Ein wichtiges Außenseiterthema stellten seine Untersuchungen über die Bildung von Grenzflächenfilmen auf Hydroxylapatit und Zahnschmelz zur Behinderung der Anlagerung kariogener Streptokokken dar. Außerdem bemühte er sich um Arzneiformen für biologisch aktive Proteine[U2, 186].

Mit dem Eintreffen von Merkle in Frankfurt im Dezember 1987 endete auch die Lehrtätigkeit von Ross, der zum Honorarprofessor ernannt und vom Präsidenten der Bundesrepublik Deutschland mit dem Bundesverdienstkreuz am Bande ausgezeichnet wurde. Leider konnte sich das Fach Pharmazie nur einer kurzen Tätigkeit von Merkle erfreuen, da er bereits am 1.4.1989 an die Eidgenössische Technische Hochschule Zürich als Nachfolger seines Lehrers Speiser wechselte[186].

Überraschenderweise gestaltete sich die Wiederbesetzung des Lehrstuhls im Gegensatz zu der Situation nach dem Weggang von Thoma wesentlich einfacher. Es gingen auf die Ausschreibung neun Bewerbungen ein, sodass der Fachbereich bereits 15 Monate später dem Ministerium einen Besetzungsvorschlag einreichen konnte. Auf Platz 1 rangierte Prof. Jörg Kreuter, Universität Frankfurt am Main, auf Platz 2 Prof. Werner Korsatko, Universität Graz, und auf Platz 3 Prof. Klaus-Jürgen Steffens, Technische Universität Braunschweig. Alle am Berufungsverfahren beteiligten Institutionen sahen die Berufung von Kreuter auf die C4-Professur nicht als eine sog. „Hausberufung" an, weil dieser bereits 1984 einen Ruf auf das damals neu eingerichtete Ordinariat für Pharmazeutische Technologie an der Universität Wien abgelehnt und in Frankfurt rasch eine international anerkannte Forschungsgruppe aufgebaut hatte. So arbeitete er über den Mechanismus der Opsonierung als Steuerungsparameter in verschiedenen Geweben des retikuloendothelialen Systems. Sein Hauptarbeitsgebiet sind jedoch die Nanopartikel, mit denen ein Drug Targeting angestrebt wird, u. a. zur Bekämpfung der AIDS-Infektion. Die Einschätzung des Fachbereiches wurde gestützt durch die positiven internationalen Gutachten. Die Berufung wurde auch von der Pharmazeutischen Industrie befürwortet, die darauf hinwies, dass Kreuter für das zu schaffende Biozentrum in Niederursel eine wertvolle Stütze darstellt. Den Ruf nahm Kreuter zum 1.4.1991 an[U11].

Lehrstuhl für Pharmakologie für Naturwissenschaftler

Die Approbationsordnung von 1971 legte es den Universitäten nahe, das Fach Pharmakologie und Toxikologie als viertes Fach innerhalb der Apothekerausbildung mit einem eigenen Lehrstuhl zu etablieren. Leider entsprachen die meisten Hochschulen dieser an sich selbstverständlichen Maxime nicht, sondern griffen in der Lehre auf die Mitarbeit von Hochschullehrern aus dem Bereich ihrer Medizinischen Fakultät zurück, obwohl der Unterricht im Fach Pharmakologie und Toxikologie für Mediziner grundlegend anders gestaltet wird als für Pharmazeuten. Der Medizinstudierende sieht zunächst die Indikation und mögliche Nebenwirkungen, der Pharmaziestudierende tritt an das Problem von der Struktur des Moleküls heran und sieht primär die daraus resultierenden chemischen, physikalisch-chemischen und pharmakokinetischen Eigenschaften und dann die Wirkung des Arzneistoffs. An den hessischen Universitäten Marburg und Frankfurt am Main wurden diese neuen Lehrstühle konsequent eingerichtet. Der Berufungsvorschlag der Universität Frankfurt für die Etablierung eines Lehrstuhls für Pharmakologie für Naturwissenschaftler nennt 1972 von 12 Bewerbern folgende Namen:

1. Prof. Dr. Dr. Ernst Mutschler, Universität Mainz, 2. aequo loco Prof. Dr. Horst Grobecker, Universität Frankfurt am Main, und Prof. Dr. Norbert Rietbrock, Freie Universität Berlin.

Mutschler nahm den Ruf nach relativ kurzer Verhandlung am 22.2.1974 an, obwohl die Bedingungen für die damalige Zeit wenig verlockend waren[U2].

Zunächst wurde der neue Lehrstuhl als selbständiges Institut für Pharmakologie für Naturwissenschaftler behelfsmäßig im Dachgeschoss des alten Chemiegebäudes in der Robert-Mayer-Str. 7–9 untergebracht. Diese Räume waren allerdings nicht für eine moderne Lehre und Forschung geeignet und so erfolgte vier Jahre später die Verlagerung des Lehrstuhls in das neu errichtete Verfügungszentrum in der Medizinischen Fakultät, Sandhofstraße 74, auf der linken Mainseite. Dort befand sich das Institut in nächster Nähe zu den beiden Lehrstühlen für Biochemie und Biophysikalische Chemie, aber weit entfernt von den drei anderen pharmazeutischen Zentralfächern in der Georg-Voigt-Straße. Der Main erwies sich als echtes Kommunikationshindernis, besonders während der Hauptverkehrszeiten.

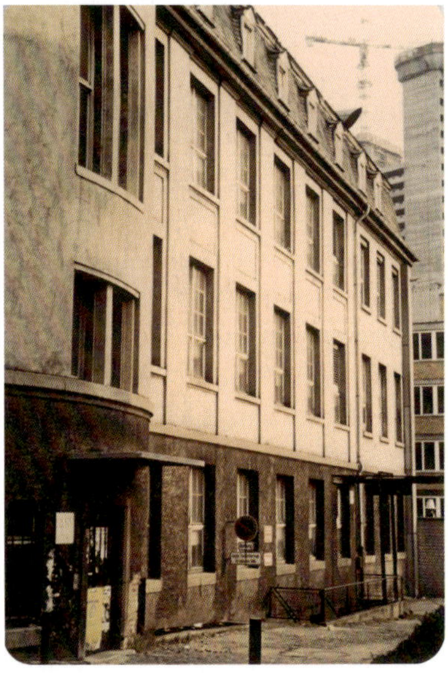

Das Pharmakologische Institut in der Robert-Mayer-Straße 7–9 (Dachgeschoss)

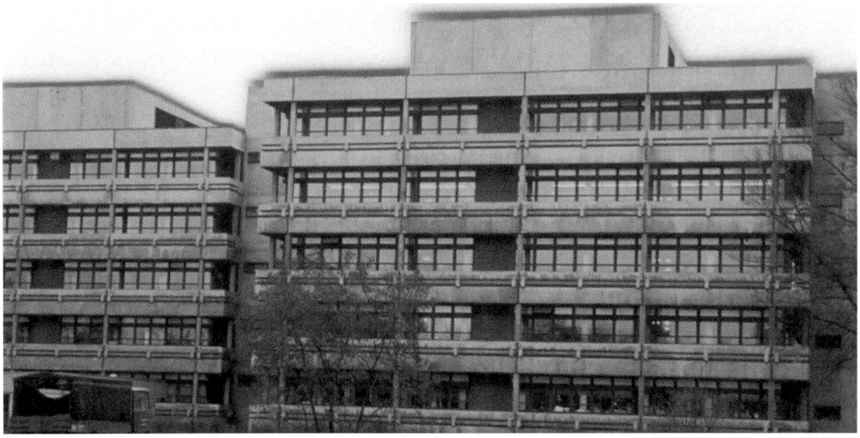

Verfügungszentrum in der Medizinischen Fakultät. Im 2. Stock befand sich das Pharmakologische Institut von Prof. *Mutschler*

Ernst Mutschler

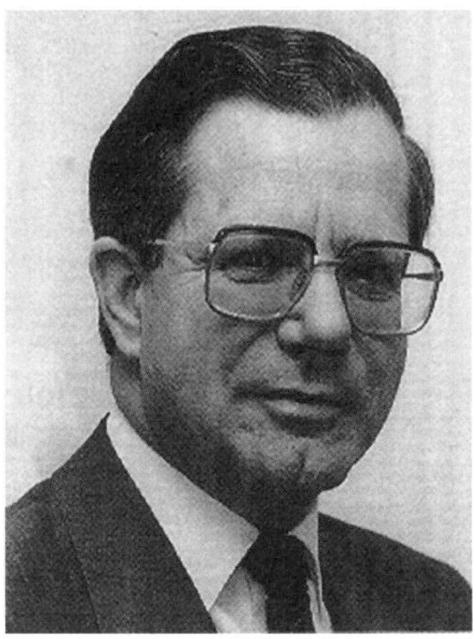

Ernst Mutschler wurde am 24.5.1931 als Sohn des Apothekers Ernst Mutschler in Isny/Allgäu geboren. Er studierte Pharmazie an den Universitäten München und Tübingen und legte 1957 die Pharmazeutische Prüfung in Tübingen ab. Am 14.5.1958 erhielt er die Bestallung als Apotheker. Seine von 1957–1959 angefertigte pharmazeutisch-chemische Dissertation mit dem Thema „Beiträge zur Analytik von Pilzinhaltsstoffen am Beispiel von Sclerotinia minor Jagger und anderer Eumyceten" an der Universität Mainz wurde von Prof. Rochelmeyer betreut. Bereits 1964 habilitierte Mutschler sich für das Fach Pharmazie mit dem Thema „Vergleichende pharmakologische Untersuchungen von Derivaten des Damascenins und Arecolins". Während seiner Habilitandentätigkeit am Pharmazeutischen Institut hatte er noch das Medizinstudium aufgenommen, legte 1965 die Ärztliche Prüfung ab und wurde ein Jahr später mit einer Arbeit unter Leitung von Prof. Gustav Kuschinsky, dem Direktor des Pharmakologischen Instituts der Universität Mainz, zum Dr. med. promoviert. Der Doktorand der Medizin war inzwischen zum Diätendozenten am Pharmazeutischen Institut ernannt worden. Die Ernennung zum Abteilungsvorsteher und Professor erfolgte 1968. Von 1970–1971 wirkte er als Vorsitzender des Fachbereichs Chemie an der Universität Mainz. Einen Ruf auf das Ordinariat für Pharmazeutische Chemie an der Universität Amsterdam lehnte Mutschler 1972 ab. An Auszeichnungen vor seiner Berufung nach Frankfurt erhielt Mutschler 1966 das Carl-Mannich-Forschungsstipendium und 1971 den Dr. Willmar-Schwabe-Preis[U12].

Mutschlers Forschung und Wirken in Frankfurt

Die vielen Arbeitsgebiete von Mutschler können hier nur skizziert werden: Struktur-Wirkungs-Beziehungen von Acetylcholin und Serotonin-Derivaten sowie von Analgetika, Antiarrhythmika und Diuretika; Muskarinrezeptor-Differenzierung; Entwicklung empfindlicher Analysenverfahren für die Bestimmung von Arzneistoffen in biologischem Material; Pharmakokinetik von Antihypertensiva, Antirheumatika, Parasympatholytika, Psychopharmaka und Antiinfektiva; Pharmakokinetik bei eingeschränkter Organfunktion und im Alter; Pharmakodynamik-Pharmakokinetik-Korrelationen.

Mutschler ist Autor mehrerer überaus erfolgreicher Bücher. Sein Lehrbuch „Arzneimittelwirkungen", in der ersten Auflage 1970 erschienen, wurde zu einem europäischen Erfolg. Dieses Buch ist ein Standardwerk für Pharmazeuten und Mediziner, das auch in die englische und spanische Sprache übersetzt wurde und bereits in der achten Auflage erschienen ist. Durch die Beteiligung von angesehenen jüngeren Wissenschaftlern, nämlich Frau Prof. Dr. Monika Schäfer-Korting, FU Berlin, Prof. Dr. Gerd Geisslinger, Universität Frankfurt, Prof. Dr. Heyo K. Kroemer, Universität Greifswald und Prof. Dr. Peter Ruth, Universität Tübingen, hat Mutschler es geschafft, die weitere Existenz des Buches für spätere Generationen zu sichern. Es schlossen sich als weitere Lehrbücher an: „Anatomie, Physiologie und Pathophysiologie des Menschen" (mit Gerhard Thews und Peter

Vaupel); „Pharmakotherapie im Alter"; „Wörterbuch der Pharmazie"; „Prostaglandine"; „Allgemeine Toxikologie"; „Diuretika – Prinzipien der klinischen Anwendung". Außerdem ist er Mitherausgeber des Kommentars zum Deutschen Arzneibuch.

Aus der Feder von Mutschler stammen über 600 wissenschaftliche Publikationen. Er betreute in Mainz und in Frankfurt insgesamt 144 Promotionen, darunter auch 21 medizinische Dissertationen[187–189]. Er initiierte die sechs Habilitationen von Günter Lambrecht (1980), Rudolf Hammer (1988), Monika Schäfer-Korting (1989), Hildegard Spahn-Langguth (1989), Michael Parnham (1990) und Hans-Jürgen Wess (1993)[U12]. Nach einer Statistik im Jahre 1995 gehört er zu den meistzitierten Forschern seines Faches[190].

Mutschler wirkte als Direktor des Instituts für Pharmakologie für Naturwissenschaftler bis zu seiner Emeritierung im Jahre 1996. Dem Fachbereich Biochemie, Pharmazie und Lebensmittelchemie diente er dreimal als geschätzter Dekan[U2].

Zahlreiche nationale und internationale Gremien sicherten sich seine Mitarbeit, von denen einige bedeutende genannt seien. Mutschler war Vorstand der Fachgruppe Medizinische Chemie der Gesellschaft Deutscher Chemiker, ist noch Mitglied des Wehrmedizinischen Beirats des Bundesverteidigungsministeriums, war von 1988–1992 Präsident der Deutschen Pharmazeutischen Gesellschaft und von 1991–1994 der erste Präsident der European Federation for Pharmaceutical Sciences. Er gehört zu den Initiatoren dieser Gesellschaft. Eine herausragende wissenschaftspolitische Leistung war die Zusammenführung der Deutschen Pharmazeutischen Gesellschaft mit der Pharmazeutischen Gesellschaft der Deutschen Demokratischen Republik nach der politischen Wende im Jahre 1989. Die Mainzer Akademie der Wissenschaften und der Literatur wählte ihn 1984 zum ordentlichen Mitglied. Die Deutsche Pharmazeutische Gesellschaft zeichnete ihn mit der Carl-Mannich-Medaille aus und der Präsident der Bundesrepublik Deutschland verlieh ihm das Bundesverdienstkreuz am Bande im Jahre 1989 und 2004 das Bundesverdienstkreuz Erster Klasse. Als wissenschaftliche Preise sind u. a. der Boehringer-Ingelheim Research-Award, der Homburg-Preis und der Rottendorf-Pharmakologie-Preis zu nennen.

Zwei deutsche Universitäten, die Universität Regensburg und die Humboldt-Universität Berlin verliehen ihm die Ehrendoktorwürde. Im Jahre 2002 erhielt er die O. Schmiedeberg-Plakette als höchste Auszeichnung der Deutschen Gesellschaft für Pharmakologie und Toxikologie und 2004 die

Høst-Madsen-Medaille, die höchste Auszeichnung der Fédération Internationale Pharmaceutique (FIP).

Seine Fähigkeit, komplexe Sachverhalte klar und einprägsam zu formulieren, hat ihn zu einem geschätzten Vortragenden im In- und Ausland, insbesondere bei Fortbildungsveranstaltungen, werden lassen. Den internationalen Fortbildungsveranstaltungen der Bundesapothekerkammer in Davos und Meran mit in der Regel 1.000 bis 1.200 Teilnehmern in Davos und 700 bis 800 in Meran, hat er inhaltlich und organisatorisch seinen Stempel aufgedrückt[U12,187–192].

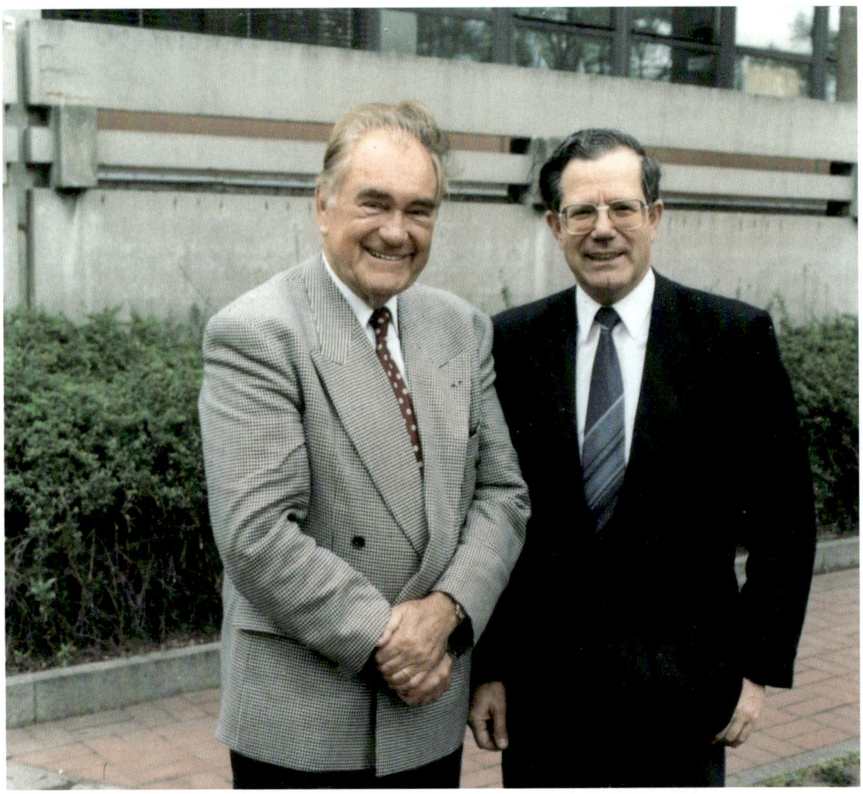

Prof. *Oelschläger* und Prof. *Mutschler* nach einer Doktorprüfung vor dem Pharmakologischen Institut 1992

Das Tetravirat aus zeitgenössischer Sicht

Die in dem Werk „Die Entwicklung der Hochschulpharmazie an der Johann Wolfgang Goethe-Universität" bisher vorgestellten Hochschullehrer sind in der pharmazeutischen Literatur im Wesentlichen nur unter dem Aspekt ihrer wissenschaftlichen Leistungen und ihrer persönlichen Karriere vorgestellt worden. Lediglich über Carl Mannich existiert eine ausführliche Würdigung der Persönlichkeit aus der Feder von Horst Böhme (1955), und über Wilhelm Brandt von Helmut Tyroff (1929), die in das Buch aufgenommen worden sind. Dagegen finden sich über Dieterle, Rohmann, Laubender und Schreiber nur kurze Würdigungen des Menschen aus der Sicht von Freunden oder Mitarbeitern.

Für die Autoren des vorliegenden Buches war es nun eine schwierige und auch wohl delikate Frage, ob sie im Interesse der Vollständigkeit und des dokumentarischen Charakters den Versuch einer Würdigung der menschlichen Struktur der vier Hochschullehrer des Tetravirats wagen sollten oder nicht. Da über Oelschläger, Schneider, Thoma und Mutschler umfangreiches Material von kompetenten Zeitgenossen vorlag, konzentrierte sich der Versuch auf die Frage, wer die Auswahl hinsichtlich der Persönlichkeitsskizzen treffen sollte. Es wurde der Ausweg gewählt, den Familien der Betreffenden die verfügbaren publizierten Skizzen zu übersenden und sie zu bitten, sich für eine Skizze zu entscheiden, die nach Auffassung der Familie am treffendsten das Tetraviratmitglied beschreiben würde.

Die vielköpfige Familie Oelschläger entschied sich für die in der Deutschen Apotheker Zeitung vom 16.5.1991 abgedruckte originelle Form eines offenen Briefes zum 70. Geburtstag, verfasst von Prof. Dr. Dr. h. c. Gerwalt Zinner, Braunschweig (s. Anlage 1).

Eine besonders originelle Entscheidung traf Frau Schneider für ihren Gatten, nämlich den Blumenstrauß, den ihm Prof. Mutschler bei seiner Verabschiedung 1991 in Zeichnung und Schrift gewidmet hat (s. Anlage 2). Da Prof. Thoma bereits nach 13 Jahren ausschied, votierte die Familie für eine Laudatio anlässlich seines 60. Geburtstages, verfasst von Dr. Thomas Zimmer, Ingelheim, und Dr. Otto Ernst Schubert, Basel (s. Anlage 3).

Frau Mutschler und ihre Töchter entschieden sich für ein pharmazeutisches Ereignis besonderer Art, das zu einer ehrenvollen pharmazeutischen Großveranstaltung wurde, nämlich die Abschiedsfeier von Prof. Mutschler am 23.5.1997, über die Elke Wolf in der Pharmazeutischen Zeitung vom 5.6.1997 ausführlich berichtet hat (s. Anlage 4).

Entwicklung einer Frankfurter Schule der Pharmazie

Nach Gründung der Universität 1914 wurde die Entwicklung des Faches Pharmazie zunächst nur von einzelnen Persönlichkeiten wie dem Pharmazeutischen Chemiker Mannich und dem Pharmakognosten Brandt getragen. In der nachfolgenden Ära Dieterle übernahm dieser zusätzlich zum Fach Pharmazeutische Chemie sogar das verwaiste Fach Pharmakognosie. Einzelne Persönlichkeiten reiften unter ihrer behutsamen Führung zu Hochschullehrern des Faches Pharmazie heran, so Kurt Walter Merz, Hans Rochelmeyer und Theodor Eckert.

Mit der Berufung von Oelschläger, Schneider, Thoma und Mutschler war es der Naturwissenschaftlichen Fakultät der Frankfurter Universität gelungen, auch für die aufgrund der Approbationsordnung für Apotheker von 1971 neu etablierten Fächer Pharmazeutische Technologie und Pharmakologie hervorragende Fachvertreter zu gewinnen, sodass nun für die Entstehung einer komplexen Frankfurter Schule der Pharmazie beste Voraussetzungen gegeben waren. Diese Lehrstuhlinhaber zogen eine Vielzahl talentierter Schüler, insbesondere Doktoranden und Habilitanden an die Johann Wolfgang Goethe-Universität, die in die Forschungsprogramme der vier Lehrstuhlinhaber eingebunden wurden und durch die schöpferische Atmosphäre beste Entwicklungsmöglichkeiten fanden. Viele von ihnen erhielten später Rufe an zahlreiche andere deutsche Universitäten. Den Begriff wissenschaftliche Schule verstehen wir im Sinne der Definition von Laitko als Ergebnis von Persönlichkeitsqualitäten, Gemeinschaftsatmosphäre und Kommunikationstyp, also nicht basierend auf einer überdurchschnittlichen materiellen Ausstattung der akademischen Institute.

Habilitationen in den vier pharmazeutischen Fächern ab 1965

Zu den vornehmsten Aufgaben des deutschen Hochschullehrers gehört die Förderung des akademischen Nachwuchses. Dies ist für die meisten Fächer kein größeres Problem, weil zahlreiche jüngere Studierende eine Lehrtätigkeit an der Hochschule als idealen Beruf ansehen. In dieser Frage sieht die

Situation im Fach Pharmazie wesentlich anders aus. Dies hängt einmal mit den guten finanziellen Möglichkeiten einer frühen Selbständigkeit als Inhaber einer Apotheke zusammen, und auf der anderen Seite gibt es für qualifizierte Pharmazeuten bemerkenswerte Aufstiegsmöglichkeiten in der pharmazeutischen Industrie, in den letzten Jahren verstärkt durch den Trend zur Globalisierung und den damit häufig verknüpften interessanten Tätigkeiten in europäischen und außereuropäischen Ländern.

Außerdem darf nicht verkannt werden, dass die Besoldungsunterschiede zwischen Industrie und Universität recht groß sind. Dazu ist die sog. „universitäre Laufbahn" mit dem Risiko verknüpft, nach der Habilitation keinen Ruf zu erhalten. Allerdings hat sich immer wieder gezeigt, dass der vom Forschungsdrang erfüllte junge Wissenschaftler gerade in der Gehaltsfrage bereit ist, dieses Risiko zu übernehmen.

Der ehemalige hessische Kultusminister Prof. Ludwig von Friedeburg äußerte sich einmal in kleinerem Kreis darüber, dass die Habilitation nur die Eintrittskarte für das sog. „akademische Karussell" bedeute, nicht aber die Berufung auf eine Professur impliziere[U6]. Diese triviale Aussage war vor dem Hintergrund verständlich, dass nicht wenige Habilitanden in der hochschulpolitisch wirren Zeit der 1968er Jahre die Forderung vertraten, mit der Habilitation sofort zu Professoren ernannt werden zu wollen, so wie es jetzt an den österreichischen Hochschulen durch Gesetz Realität geworden ist. In der Alpenrepublik wird sogar jeder habilitierte Assistent für die Dauer seiner Zugehörigkeit zur Hochschule außerplanmäßiger Professor[U6]. Für dieses österreichische Novum kann man kaum Verständnis finden. Es ist und bleibt erfreulich, dass in der Bundesrepublik Deutschland in der Richtung bisher keine Zugeständnisse gemacht worden sind.

Seit 1965 haben sich für das Fach Pharmazie habilitiert:

1965	Dr. Claus Führer für Pharmazeutische Technologie
1967	Dr. Hermann Linde für Pharmazeutische Chemie
1970	Dr. Hermann Hoffmann für Pharmazeutische Chemie
1976	Frau Dr. Fatma Inci Sengün für Analytische Chemie
1980	Dr. Günter Lambrecht für Pharmakologie und Toxikologie
1982	Dr. Henning Blume für Pharmazeutische Chemie
1982	Dr. Rüdiger Gröning für Pharmazeutische Technologie
1987	Dr. Wolfgang Dünges für Pharmazeutische Analytik
1987	Dr. Eberhard Ehlers für Pharmazeutische Chemie

1988	Dr. Michael Willems für Pharmazeutische Biologie
1988	Dr. Rudolf Hammer für Pharmakologie und Toxikologie
1989	Frau Dr. Monika Schäfer-Korting für Pharmakologie und Toxikologie
1989	Frau Dr. Hildegard Spahn-Langguth für Pharmakologie und Toxikologie
1990	Dr. Michael Parnham für Pharmakologie und Toxikologie
1993	Dr. Wolfgang Ritter für Pharmazeutische Chemie
1993	Dr. Hans-Jürgen Wess für Pharmakologie und Toxikologie
1999	Dr. Andreas Zimmer für Pharmazeutische Technologie
2000	Dr. Thomas Winckler für Pharmazeutische Biologie
2001	Frau Dr. Anne Eckert für Pharmakologie und Toxikologie
2002	Dr. Oliver Werz für Pharmazeutische Chemie

Bei den Habilitationen von Ritter, Hammer und Parnham handelte es sich um Habilitationen von Wissenschaftlern aus der Industrie.

Auf Professuren wurden von den Frankfurter Habilitanden aus dem Gesamtfach Pharmazie berufen: Claus Führer an die Universität Braunschweig, Rüdiger Gröning an die Universität Münster, Hermann Hoffmann an die Universität Frankfurt (via Universität Würzburg 1971–1973), Günter Lambrecht an die Universität Frankfurt, Hermann Linde an die Universität Frankfurt, Monika Schäfer-Korting an die Freie Universität Berlin, Hildegard Spahn-Langguth an die Universität Halle, Fatma Inci Sengün an die Universität Ankara, Andreas Zimmer an die Universität Graz, Thomas Winckler an die Universität Jena und Oliver Werz an die Universität Tübingen.

Werdegang der Habilitanden im Zeitraum 1965–2004

Die angeführten Wissenschaftler haben als Basis für die nachfolgenden Ausführungen freundlicherweise ihr Curriculum, eine Skizze ihrer Frankfurter Forschungsarbeiten und den weiteren Lebensweg in einer kurz gefassten Autobiographie zur Verfügung gestellt. Die Reihung erfolgt nach dem Datum der Habilitation. Die vorgelegten Habilitationsschriften sind ganz überwiegend projektorientierte und keine kumulativen Schriften.

Claus Führer

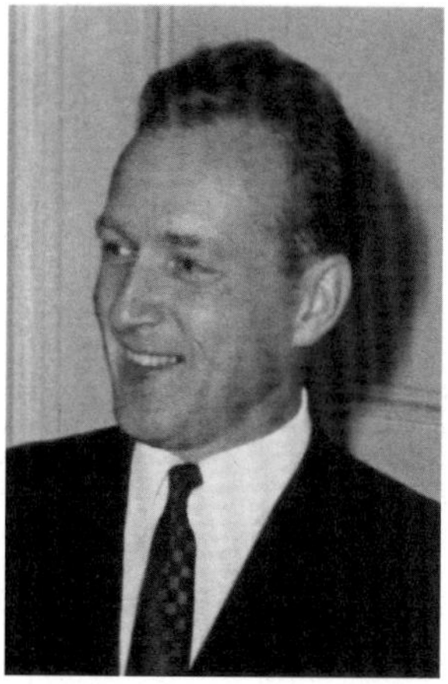

Claus Führer wurde am 31.1.1926 in Hamburg geboren. Nach dem Studium der Pharmazie vom WS 1949/50 bis SS 1952 an der Johann Wolfgang Goethe-Universität Frankfurt a. M. erhielt er 1953 die Approbation als Apotheker. 1957 wurde er unter Anleitung von Prof. Rohmann mit einer Arbeit „Über den aktivierenden und hemmenden Einfluss einiger Arzneistoffe auf hochgereinigte Diastasen" zum Dr. phil. nat. promoviert und habilitierte sich 1965 über „Untersuchungen zur Bildung von Tabletten" für das Fach Pharmazeutische Technologie an der Universität Frankfurt am Main. Es folgte ein sechsmonatiger Aufenthalt im Stockholmer Pharmazeutischen Institut bei Prof. Erik Sandell. Im WS 1966/67 und SS 1967 übernahm er die Vertretung einer Dozentur für Galenische Pharmazie an der Friedrich-Alexander-Universität in Erlangen-Nürnberg und folgte nach Umhabilitation an die Universität Marburg 1970 einem Ruf auf eine apl. Professur an der Universität des Saarlandes.1971 nahm er den Ruf auf eine ordentliche Professur für Galenische Pharmazie an der Universität Braunschweig an. Die Emeritierung erfolgte 1991.

Seine in Frankfurt gewonnenen Erkenntnisse führten in Zusammenarbeit mit der Industrie sowohl zur Weiterentwicklung der Konstruktion von Tablettiermaschinen als auch von Methoden der Qualitätssicherung und Formulierung von Tabletten. Ein völlig neues Forschungsgebiet resultierte aus der Beobachtung, dass Salben und Cremes kristallographische Strukturen enthalten, die deren Qualitätseigenschaften weitgehend beherrschen. Im Jahre 2000 wurde ihm die Ehrendoktorwürde der Universität Uppsala/ Schweden verliehen[U13].

Hermann Linde (1929–2001)

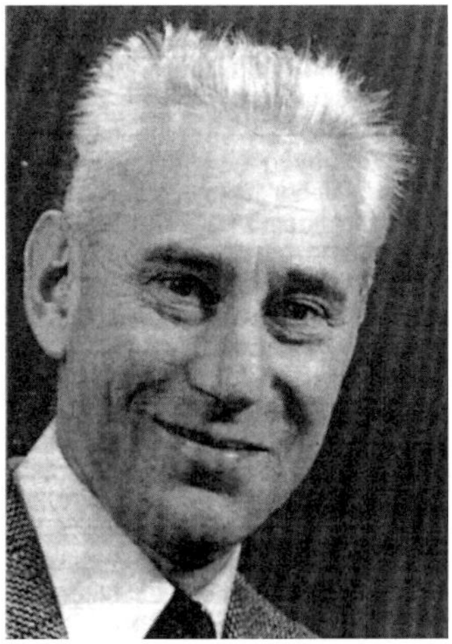

Hermann Linde wurde am 15.5.1929 in Bremen geboren. Sein Vater besaß dort die Apotheke am Brill. Bedingt durch die Kriegsverhältnisse erfolgte seine Schulbildung an verschiedenen Orten. Die Reifeprüfung legte er 1948 an der Oberschule-an-der-Hermann-Böse-Straße in Bremen ab. Im Anschluss daran absolvierte er die zweijährige Praktikantenzeit in der Adler-Apotheke in Bremen. Nach dem Pharmaziestudium in Passau, Basel und Würzburg fertigte er unter der Leitung von Prof. Dr. Richard Dietzel (1891–1962) am Institut für Pharmazie und Lebensmittelchemie der Universität Würzburg eine Dissertation an über das Thema „Die basischen Inhaltsstoffe der Wurzel von *Bryonia dioeca*“ und wurde 1957 zum Dr. rer. nat. promoviert. Nach einer kurzen Tätigkeit als wissenschaftlicher Assistent am Pharmazeutischen Institut der Universität Würzburg wechselte Linde 1960 an die Universität Frankfurt am Main und habilitierte sich dort 1967 mit einer Schrift über „Eine Untersuchung über die Glykoside aus *Cimicifuga racemosa*“ für das Fach Pharmazeutische Chemie. Er wirkte zunächst als Oberassistent und später als Dozent am Institut für Pharmazeutische Chemie, baute die neue Messabteilung auf, die mit NMR- und Massenspektrometer etc. sich bald zu einem gesuchten Dienstleistungsbetrieb entwickelte, der auch für andere Fachbereiche hochwertige Messungen durchführte. Daneben hielt er Vorlesungen über allgemeine Chemie, anorganische qualitative und quantitative Analytik und über die Stereochemie von Arzneistoffen. Nach der Berufung von Prof. Wiegrebe an die Universität Bern erhielt Linde 1972 den Ruf auf die am Institut verfügbar gewordene H3-Professur. In der Begründung des Berufungsvorschlages wurden besonders seine Arbeiten über die Isolierung und Strukturaufklärung von Naturstoffen (Bryonia, Helleborus, Cimicifuga) erwähnt, von denen die Arbeiten über den Inhaltsstoff von *Cimicifuga racemosa*, das Actein, international Anerkennung gefunden haben. Außerdem beschäftigten ihn die Inhaltsstoffe der Kamille. Auch als Synthetiker machte er sich einen Namen. Er stellte erstmalig Phenoxazine mit ZNS-Wirksamkeit, daneben aber auch stickstoffhaltige Oleanol- und Ursolsäurederivate dar, ferner Chloroformate von 2-Arylpropionsäuren als chirale Reagenzien.

Dem Fachbereich Biochemie, Pharmazie und Lebensmittelchemie diente er dreimal als sorgfältig abwägender Dekan.

Nachdem Linde am 30.9.1996 in den Ruhestand getreten war, vertrat er seine Professur noch mehrere Semester, da Schwierigkeiten bei der Gewinnung eines geeigneten Nachfolgers auftraten. Er verstarb am 22.12.2001 in Neu-Isenburg. In seinem Nachruf schildern ihn die Hochschullehrer des Faches Pharmazie als einen korrekten, stets angenehmen und fairen Kollegen, dem das Fach Pharmazeutische Chemie an der Johann Wolfgang Goethe-Universität großen Dank schuldet[193, 194].

Hermann Hoffmann (1933–2003)

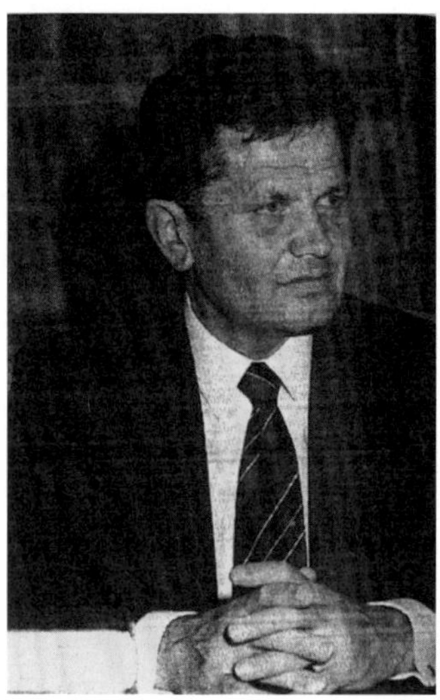

Hermann Hoffmann wurde als Sohn eines Apothekers am 10.6.1933 in Greußen/Thüringen geboren. Er besuchte dort die Volks- und Oberrealschule und wechselte nach der Reifeprüfung 1951 in die Bundesrepublik über. Die zweijährige Praktikantenzeit absolvierte er in der Neuen Apotheke in Hanau/Main und studierte an der Johann Wolfgang Goethe-Universität Pharmazie. Darnach fertigte er am Institut für Pharmazeutische Chemie unter der Leitung von Prof. Dr. C. Rohmann eine Dissertation an mit dem Titel „Über Synthese und physikalisch-chemische Eigenschaften einiger neuer Aminoether" und wurde am 12.12.1961 zum Dr. phil. nat. promoviert. Es folgte die Ernennung zum wissenschaftlichen Assistenten. Hoffmann erhielt einen Lehrauftrag über „Neue Methoden der Arzneimittelanalyse" und habilitierte sich nach einem Einführungskurs in die elektrochemische Analytik im Polarographischen Institut der Tschechoslowakischen Akademie der Wissenschaften in Prag 1970 mit einer Schrift über „Polarographische Bestimmung tertiärer Amine über ihre Aminoxide" an der Universität Frankfurt für das Fach Pharmazeutische Chemie. Im gleichen Jahr wurde er Lehrbeauftragter für „Moderne Arzneimittelanalyse" in Würzburg. 1972 folgte der Ruf als Wissenschaftlicher Rat und Professor nach Würzburg. 1973 berief ihn die Universität Frankfurt auf eine H3-Professur zurück, die durch Berufung von Prof. Loth nach Saarbrücken vakant geworden war. Hoffmann hat ca. vierzig wissenschaftliche Publikationen veröffentlicht, etwa zehn Schüler führte er zur Promotion. Sein vornehmliches Arbeitsgebiet war die analytische Elektrochemie geworden. In den 80er Jahren beschäftigte er sich auch mit Fragen der Stabilität von Arzneistoffen und Arzneistoffzubereitungen sowie mit Fragen der Biotransformation. Auch Probleme der Immunologie interessierten ihn. Seine großen Erfahrungen auf dem analytischen Sektor und auch seine Fähigkeit, Kompromisse schließen zu können, führten zu zahlreichen Berufungen in wichtige Gremien: Mitglied der Deutschen Arzneibuchkommission, Leiter des Wissenschaftlichen Sekretariats der Kommission Deutscher Arzneimittel-Codex, Mitglied der Sachverständigenkommission beim Institut für Medizinische und Pharmazeutische Prüfungsfragen in Mainz. Dem Frankfurter Fachbereich Biochemie, Pharmazie und Lebensmittelchemie diente er zweimal als Dekan. Am 30.9.1995 trat er in den Ruhestand. Der Mensch Hermann Hoffmann wurde von den Professoren Oelschläger, Mutschler und Steinhilber im Nachruf als fröhlicher und stets hilfsbereiter Kollege geschildert, der gut vortrug und selbst schwierigste wissenschaftliche Zusammenhänge seinem Auditorium plausibel machen konnte. Nie vergaß er seine Thüringer Heimat, von der er gerne erzählte und in der er das geliebte Skifahren gelernt hatte. Er lebte für seine Wissenschaft und seine Familie.

Der frühe Tod seiner Frau und seiner Tochter Ute bedeutete für ihn eine kaum zu tragende Zäsur. Er verstarb am 25.12.2003 in Dänischenhagen[195, 196].

Fatma Inci Sengün

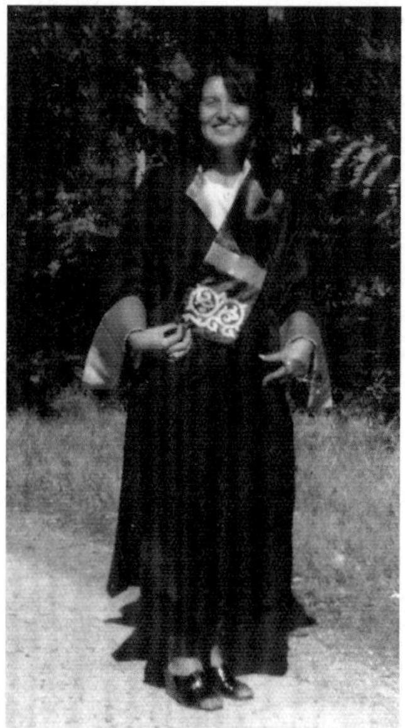

Fatma Inci Sengün aus Ankara war von 1973–1976 am Institut für Pharmazeutische Chemie der Universität Frankfurt am Main als Stipendiatin des DAAD und der Alexander von Humboldt-Stiftung im Arbeitskreis von Prof. Oelschläger tätig. Sie beschäftigte sich vornehmlich mit elektroanalytischen Problemen und fertigte eine Habilitationsschrift über „Elektroanalytische Bestimmungen des Tranquilizers Bromazepam in-vitro und in-vivo" an. Diese wurde in einer joint-venture-action von der Universität Istanbul/Türkei als Habilitationsleistung akzeptiert und Frau Dr. Sengün zur Universitätsdozentin für Analytische Chemie an dieser Universität ernannt[U6].

Günter Lambrecht

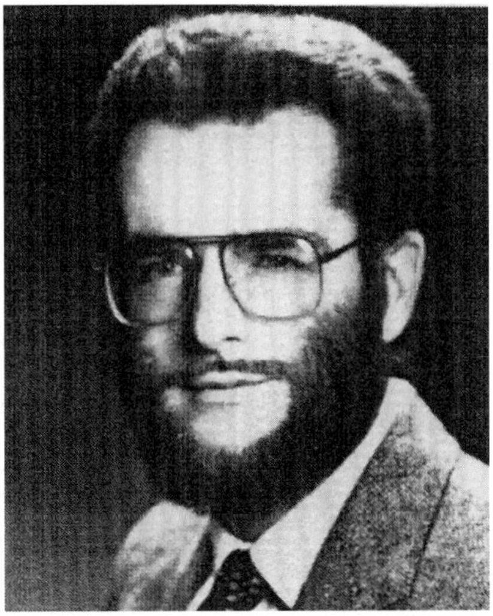

Günter Lambrecht wurde am 13.9.1941 in Hoheneck/Pfalz geboren. Nach dem Studium der Pharmazie an der Universität Mainz fertigte er unter der Leitung von Prof. Dr. Dr. Ernst Mutschler eine Dissertation „Über die Synthese und pharmakologische Prüfung von cyclischen Acetylcholinanalogen der Pyridin-, Piperidin-, Cyclohexan- und Cyclopentanreihe“ an und wurde 1971 zum Dr.rer.nat. promoviert. Nach Ableistung des Wehrdienstes folgte er 1974 dem an die Universität Frankfurt am Main berufenen Prof. Mutschler. Dort habilitierte er sich 1980 mit einer Arbeit über „Konformations-Wirkungs-Beziehungen heterocyclischer Acetylcholinanaloga“ für das Fach Pharmakologie und Toxikologie. 1984 nahm er ein Angebot der Fa. Nattermann, Köln, als Leiter der Pharmakologischen Forschung an. Zwei Jahre später folgte er einem Ruf auf eine C3-Professur am Pharmakologischen Institut für Naturwissenschaftler der Universität Frankfurt am Main.

Die wissenschaftlichen Interessen von Lambrecht konzentrieren sich auf die Entwicklung von selektiven und spezifischen Liganden von Neurotransmitterrezeptoren. Solche Substanzen sind nicht nur von Bedeutung für die Grundlagenforschung, sondern ergeben auch neue Aspekte für die Arzneimitteltherapie. Forschungsschwerpunkte von Lambrecht sind Struktur-Wirkungs-Beziehungen von Antagonisten an Muskarinrezeptoren und an Nukleotidrezeptoren. In diesen beiden Bereichen gelang es seiner Arbeitsgruppe, eine ganze Reihe von hoch wirksamen und Subtyp-selektiven Verbindungen zu entwickeln. Etwa ein Dutzend dieser Substanzen sind weltweit erhältlich und gehören international zu den „Gold-Standards“ in der Grundlagenforschung. In der Gruppe der Antimuskarinika gelang es, in Kooperation mit Prof. Mutschler und Prof. Noe, eine Substanz zu entwickeln, die als viel versprechender Kandidat für die Therapie der COPD (chronic obstructive pulmonary disease) angesehen werden kann. Die Verbindung ist weltweit patentiert und ein industrieller Partner betreibt im Moment die präklinische Entwicklung.

Die wissenschaftlichen Arbeiten von Lambrecht waren immer interdisziplinär angelegt. Die Erfolge seiner Arbeitsgruppe basieren nicht unwesentlich auf einer Vielzahl von Kooperationen mit nationalen und internationalen Arbeitsgruppen. Den Boehringer Ingelheim Research Award erhielt er 1968 und den Phoenix-Pharmazie-Wissenschaftspreis 1996[U14].

Henning Blume

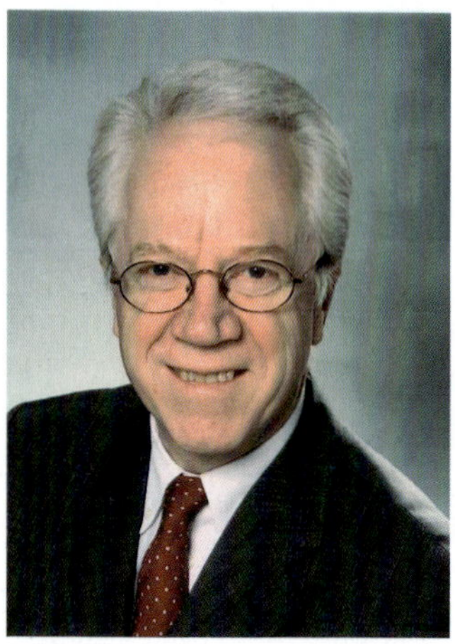

Henning Blume wurde am 13.1.1947 in Göttingen geboren. Nach dem Studium der Pharmazie von 1968–1971 an der Universität Frankfurt am Main wurde er unter der Leitung von Prof. Oelschläger 1974 mit der Arbeit „Zur Analytik des oralen Antidiabetikums Tolbutamid (Rastinon ®)“, summa cum laude, zum Dr. phil nat. promoviert und habilitierte sich 1982 im Fach Pharmazeutische Chemie mit einer Schrift „Über die Bedeutung der Mitochondrien für den Arzneistoffmetabolismus“. Die Ernennung zum apl. Professor im Fachbereich Biochemie, Pharmazie und Lebensmittelchemie der Johann Wolfgang Goethe-Universität erfolgte 1989. Blume hatte die Universität 1983 verlassen, um die Leitung des Zentrallaboratoriums Deutscher Apotheker (ZL) in Eschborn zu übernehmen. 1994 wurde ihm zusätzlich die Leitung des Deutschen Arzneiprüfungsinstituts, Eschborn, übertragen. Vier Jahre später gründete er ein eigenes Unternehmen, die SocraTec R&D GmbH in Oberursel, das sich mit biopharmazeutischen Untersuchungen sowie klinischen Prüfungen von Arzneimitteln beschäftigt. Tochtergesellschaften befinden sich in München, Erfurt und Campinas/Brasilien. Arbeitsschwerpunkte betreffen Untersuchungen zur Pharmakokinetik und Bioverfügbarkeit bzw. Bioäquivalenz sowie Interaktionsstudien. Außerdem beschäftigt er sich mit Konzepten für die Entwicklung und Zulassung von therapieoptimierten Darreichungsformen. 2004 eröffnete die Fa. SocraTec R&D GmbH ein neues klinisches Zentrum in Erfurt mit 60 Betten für klinische Studien, besonders der Phase I[U15].

Rüdiger Gröning

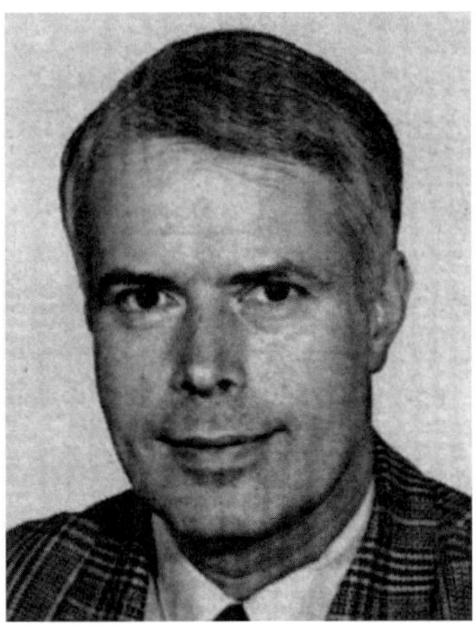

Rüdiger Gröning wurde am 30.1.1944 in Hamburg geboren. Nach dem Studium der Pharmazie von 1966–1969 an der Universität Frankfurt am Main wurde er 1974 im Fach Pharmazeutische Technologie unter der Leitung von Prof. Thoma über das Thema „Pharmazeutisch-technologische, analytische und pharmakokinetische Untersuchungen zur Retardierung von Nitroglycerin mit Hilfe von Diffusionspellets", summa cum laude, zum Dr. phil. nat. promoviert und habilitierte sich 1982 für das Fach Pharmazeutische Technologie an der gleichen Universität mit einer Schrift über „Nitrofurantoin als Problemarzneistoff in Darreichungsformen – Pharmazeutisch-technologische und pharmakokinetische Untersuchungen". Zwei Jahre später erhielt er einen Ruf auf eine C2-Professur seines Faches an der Technischen Universität Braunschweig und 1987 auf eine C3-Professur an der Freien Universität Berlin. Seit 1989 ist er C4-Professor und Direktor des Instituts für Pharmazeutische Technologie und Biopharmazie an der Westfälischen Wilhelms-Universität Münster.

Seine wissenschaftlichen Studien während der Frankfurter Epoche betrafen: Arbeiten zur Entwicklung neuer Methoden zur Herstellung und Bearbeitung von Pelletpräparaten, Messungen an Filmüberzügen mit amperometrischen Membranelektroden, pharmakokinetische Berechnungen, biopharmazeutische Untersuchungen über die Ursachen der Bioverfügbarkeitsprobleme peroraler Arzneiformen sowie die Entwicklung von Computerprogrammen zur Lösung pharmazeutischer Problemstellungen[U16].

Wolfgang Dünges

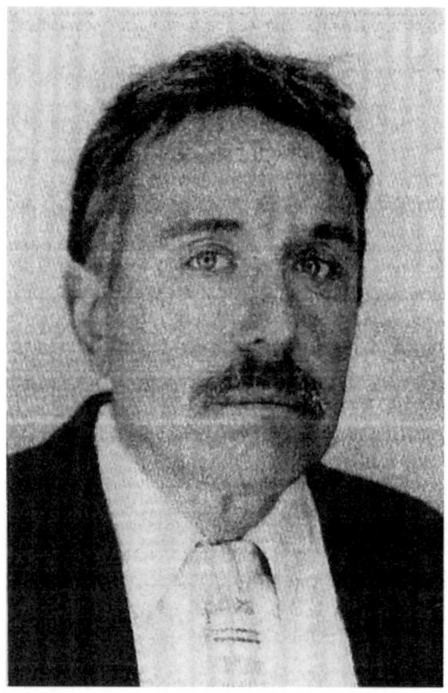

Wolfgang Dünges wurde am 24.4.1934 in Mainz geboren. Nach dem Studium der Chemie vom SS 1965 bis WS 1969/70 an der Universität Mainz fertigte er eine Diplomarbeit bei Prof. Dr. R. Bock im Institut für Anorganische und Analytische Chemie an, wechselte darnach als wissenschaftlicher Assistent an das Institut für Pharmazeutische Chemie der Universität Frankfurt am Main über und fertigte unter Betreuung durch Prof. Oelschläger eine Dissertation mit dem Thema „Ortho-aryloxy-methylierte ω-Amino-alkylbenzole – Synthese und lokalanästhetische Wirkung“ an. Von 1969–1972 wirkte er als wissenschaftlicher Assistent und anschließend als Assistenzprofessor am Pharmakologischen Institut der Universität Mainz. Weitere Stationen waren das Institut für Biochemie der Deutschen Sporthochschule in Köln und das Institut für Wasser-, Boden- und Lufthygiene des Bundesgesundheitsamtes. 1987 habilitierte er sich mit einer Schrift über „Mikrochemische Methoden für die Chromatographie“ für das Fach Pharmazeutische Analytik an der Universität Frankfurt am Main.

Dünges hat als Analytiker für µl-Proben international große Anerkennung gefunden. Besonders bekannt geworden ist sein Alkylierungsverfahren für NH-acide Substanzen, das sich einmal für die GC, andererseits auch für die Fluoreszenzmarkierung in der DC und HPLC bewährt hat. Als Marker dient das 7-Brommethyl-4-methoxy-cumarin.
1999 trat er in den Ruhestand[U17].

Eberhard Ehlers

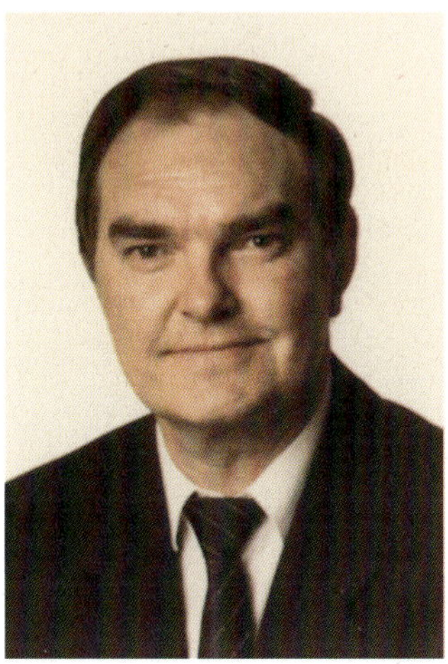

Eberhard Ehlers wurde am 14.10.1943 in Erbach/Odenwald geboren. Nach dem Studium der Chemie vom SS 1965 bis WS 1969/70 an der Johann Wolfgang Goethe-Universität Frankfurt am Main fertigte er unter Betreuung durch Prof. Oelschläger eine Diplomarbeit über „1-Chlorbenzotriazol als Chlorierungsmittel“ an und anschließend eine Dissertation mit dem Thema „Synthese von Spiroverbindungen mit Wirkung auf das Nervensystem". Für die mit summa cum laude bewertete Promotionsleistung wurde ihm der Jahrespreis 1974 der Gesellschaft der Freunde und Förderer der Johann Wolfgang Goethe-Universität zuerkannt. Ehlers entschied sich für eine Industrietätigkeit, wirkte aber parallel kontinuierlich als Lehrbeauftragter im Institut für Pharmazeutische Chemie. In der Hoechst AG war er zunächst als Laborleiter in der Abteilung „Pharma-Synthese" tätig. 1983 übernahm er die Leitung der Aufarbeitung des Technikums Mikrobiologie. Seit dem 1.1.2000 ist das Technikum Teil der Prozessentwicklung. Ehlers leitet die Gruppe „Downstream-Processing". Aufgrund der Habilitationsschrift über das Thema „Entwicklung neuer Cephalosporine und deren technische Synthese" wurde ihm 1987 die venia legendi für das Fach Pharmazeutische Chemie und die akademische Bezeichnung Privatdozent verliehen. Ehlers ist erfolgreicher Autor von vier Lehrbüchern über qualitative und quantitative Analytik sowie organische und anorganische Chemie. Alle Lehrbücher existieren inzwischen in der 10. Auflage und sind aus der Ausbildung und Prüfung der deutschen Pharmaziestudenten nicht wegzudenken[U18]. 2005 wurde er zum apl. Professor ernannt.

Michael Willems

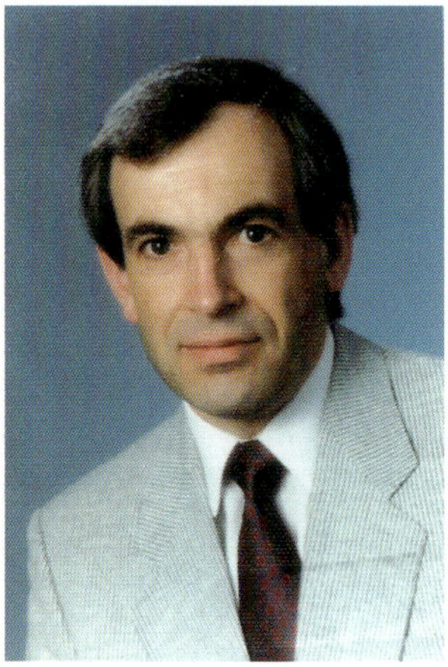

Michael Willems wurde am 13.6.1948 in Essen geboren. Nach dem Studium der Pharmazie von 1971–1975 an der Johann Wolfgang Goethe-Universität in Frankfurt am Main wurde er 1980 mit der Dissertation über „Chemie und pharmakologische Untersuchungen über Abbauprodukte des Valtrats" unter der Leitung von Prof. Schneider im Fach Pharmazeutische

Biologie zum Dr. phil. nat. promoviert. 1988 habilitierte er sich im gleichen Fach mit einer Schrift „Über Secoiridoidglucoside aus *Ligustrum vulgare* L. und deren Transformation in Nicotinsäurederivate". Willems entschied sich nach längerem Wirken als Hochschulassistent und Lehrbeauftragter für eine Tätigkeit in der pharmazeutischen Industrie. Er erhielt die Anerkennung als Fachapotheker für Pharmazeutische Analytik und Arzneimittelinformation und übt seit 1991 die Funktion als Kontrollleiter bei der Fa. Pascoe Pharmazeutische Präparate GmbH in Gießen aus[U19].

Rudolf Hammer

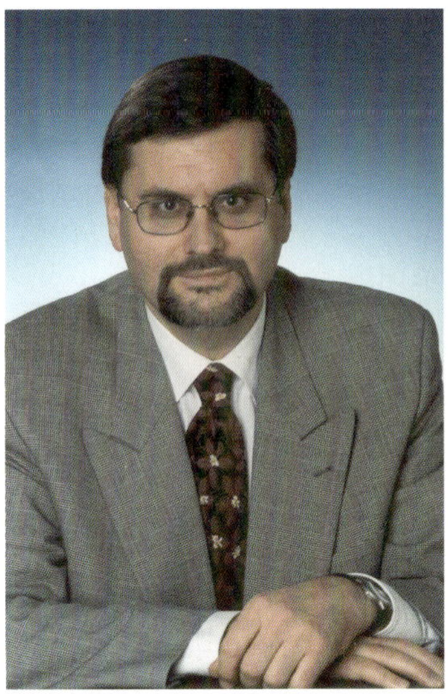

Rudolf Hammer wurde am 10.7.1949 in Judenburg, Steiermark geboren und ist österreichischer Staatsbürger. Er studierte von 1967–1972 an den Universitäten Graz und der Brown University, Providence, Rhode Islands/USA Biologie und Pharmakologie und wurde 1972 unter Leitung von Prof. Dr. K. Hagmüller mit einer Dissertation über „Intestinale Resorption von Aminosäuren unter verschiedenen Ernährungsbedingungen" promoviert. 1972 trat er in die Fa. Boehringer Ingelheim ein und durchlief dort verschiedene Forschungsstationen, in denen er als Head of Drug Discovery mit den Bereichen Atmung und Zentralnervensystem besonders eindrucksvolle Erfolge aufweisen konnte. Von 1998–2001 war er Head of Drug Discovery Germany der Firmengruppe Boehringer Ingelheim Pharma KG,

Biberach und Ingelheim Deutschland. Zu den beiden vorstehend genannten Gebieten traten Oncology und Metabolic. 2001 wechselte Hammer, der sich 1988 im Fachbereich Biochemie, Pharmazie und Lebensmittelchemie für das Fach Biochemische Pharmakologie habilitiert hatte, als Operating Officer seiner Firma nach Kawanishi in Japan, leitete dort drei Jahre ein internationales Virtual Research Institute of Aging und ist jetzt erfolgreich um das Einwerben von Lizenzen aus dem asiatischen Raum für seine Firma bemüht. Trotz seiner umfangreichen Tätigkeit in der pharmazeutischen Industrie weist das Schriftenverzeichnis von Prof. Hammer, der 1995 zum apl. Professor ernannt worden war, über 65 Arbeiten in international hoch angesehenen Journalen aus. Sein primäres wissenschaftliches Verdienst liegt darin, dass er entscheidend an der Differenzierung der Muskarinrezeptoren beteiligt ist. Außerdem war er führend an der Entwicklung des Tiotropiums beteiligt. Dieses bedeutende Parasympatholytikum muss wegen seiner langen Wirkdauer nur einmal täglich appliziert werden[U20].

Monika Schäfer-Korting

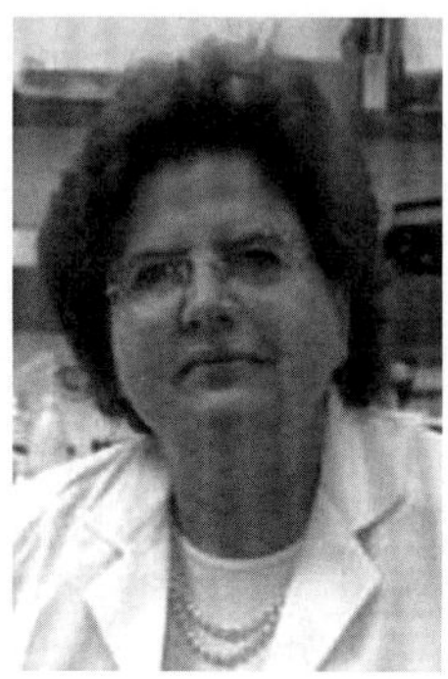

Monika Schäfer-Korting wurde am 7.5.1952 in Gießen/Lahn geboren. Nach dem Pharmaziestudium an der Universität Frankfurt am Main (1971–1975) wurde sie 1977 unter der Leitung von Prof. Mutschler mit der Arbeit „Die Entwicklung von quantitativen dünnschichtchromatographischen Analysenverfahren zur Bestimmung der Pharmakokinetik von Antihypertensiva“ zum Dr. phil.nat. promoviert. Von 1980–1981 wirkte sie als Akademische Rätin auf Zeit an der Technischen Universität München und habilitierte sich 1989 mit der Schrift „Arzneistoffkonzentrationen in Hautblasenflüssigkeit. Pharmakokinetische und pharmakodynamische Aspekte eines experimentellen Zugangs zum peripheren Kompartiment“ für das Fach Pharmakologie und Toxikologie im Fachbereich Biochemie, Pharmazie und Lebensmittelchemie der Universität Frankfurt. Nach einer Lehrstuhlvertretung an der FU Berlin übernahm sie 1994 den neu geschaffenen Lehrstuhl, Pharmakologie und Toxikologie, am Institut für Pharmazie II der Freien Universität Berlin.

Von 1997–1999 wirkte sie als Vizepräsidentin der FU für Naturwissenschaften und Forschung. 2004 wurde sie von der Veterinärmedizinischen Universität Wien zur Vizerektorin für Forschung gewählt. Das Amt musste sie jedoch wegen Unvereinbarkeit mit der Sprecherschaft in deutschen Forschungsverbänden (DFG-Forschergruppe, BMBF-Validierungsstudie) ablehnen. Im Zentrum der Forschung stehen topische Dermatika, insbesondere zur Therapie entzündlicher und hyperproliferativer Hautkrankheiten (Ekzeme, Akne, Hauttumoren), wofür Wirkstoffe und Trägersysteme integrativ entwickelt werden. Einen weiteren interessanten Arbeitsschwerpunkt stellt die Etablierung und Validierung von Testmethoden zur Reduktion der hohen Zahl von Tierversuchen bei der Prüfung von Chemikalien, neuen Arzneistoffen, Pflanzenschutzmitteln und Bioziden dar.

Sie ist seit der 6. Auflage (1991) Co-Autorin des bekannten Standard-Lehrbuches von Prof. Mutschler „Arzneimittelwirkungen“[U21].

Hildegard Spahn-Langguth

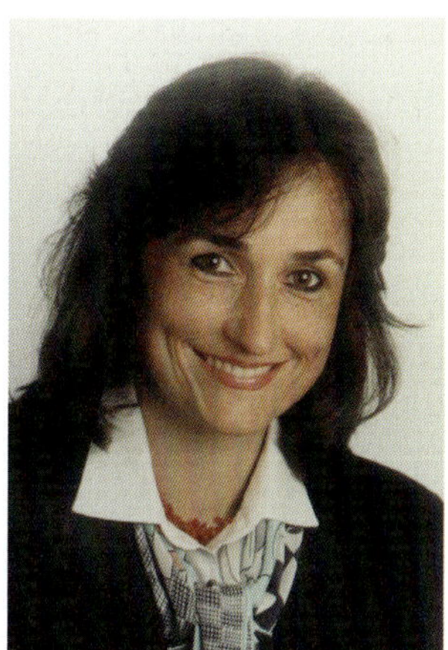

Hildegard Spahn-Langguth wurde am 2.3.1955 in Kassel, Kreis Gelnhausen, geboren. Nach dem Pharmaziestudium von 1973–1977 an der Universität Frankfurt am Main wurde sie unter der Leitung von Prof. Mutschler 1981 zum Dr. phil. nat. mit der Arbeit über „Bioanalytische und pharmakokinetische Studien an Phenylbutazon und Phenylbutazon-Derivaten“ promoviert. Die Arbeit wurde mit summa cum laude bewertet.

Sie verblieb als Assistentin, ab 1985 als Hochschulassistentin am Pharmakologischen Institut für Naturwissenschaftler in Frankfurt, unterbrochen durch einen von der DFG geförderten 18-monatigen Aufenthalt bei Prof. Benet, University of California, San Francisco. 1989 habilitierte sie sich für das Fach Pharmakologie und Toxikologie im Fachbereich Biochemie, Pharmazie und Lebensmittelchemie der Universität Frankfurt über „Characterization of stereoselective processes in drug metabolism and pharmacokinetics“. 1995 wurde sie auf die C3-Professur für Pharmazeutische Analytik am Institut für Pharmazeutische Chemie der Martin-Luther-Universität in Halle berufen und wechselte 2002 als Direktorin für das Fach Pharmazie an das Institut für medizinische und pharmazeutische Prüfungsfragen in Mainz (IMPP).

Forschungsschwerpunkte: Stereochemische Aspekte der Pharmakokinetik und Kinetik-Dynamik-Korrelation, Arzneimittelmetabolismus, neue chirale Fluoreszenzreagenzien, Entwicklung bioanalytischer Verfahren (DC, HPLC, z. T. auch GC), biometrische Auswertung präklinischer und klinischer Studien zur Pharmakokinetik[U22].

Michael J. Parnham

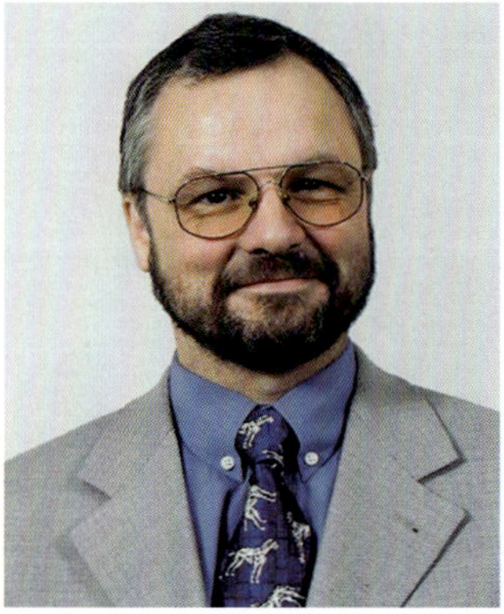

Michael J. Parnham wurde am 13.03.1951 in London/England geboren. Nach dem Pharmakologiestudium von 1969–1973 am Chelsea College,

University of London, erhielt er 1973 den Bachelor of Science im Fach Pharmakologie. Während seines Studiums absolvierte er ein einjähriges Praktikum bei Prof. John Vane, der 1981 den Nobelpreis für Medizin erhielt. 1976 avancierte Parnham zum Ph. D. mit einer Arbeit über „Prostaglandin Production by the isolated Uterus of the pregnant Rat". Nach einem vierjährigen post-doc-Forschungsaufenthalt am Institut für Pharmakologie der Erasmus-Universität Rotterdam entschied er sich für eine Industrietätigkeit und wechselte 1980 an das Forschungszentrum der Fa. Nattermann, Köln, ab 1986 Rhone-Poulenc, über. Während dieser Zeit fertigte er eine Habilitationsschrift über „Modulation of the macrophage oxidative burst by lipid mediators" an und erhielt 1990 die venia legendi für das Fach Pharmakologie und Toxikologie im Fachbereich Biochemie, Pharmazie und Lebensmittelchemie der Universität Frankfurt am Main. Seitdem übt er einen Lehrauftrag an dieser Universität aus und wurde 1998 zum apl. Professor ernannt. Im gleichen Jahr nahm er am PLIVA Research Institute, Zagreb/Kroatien, eine Stellung als Direktor für Pharmakologie und Toxikologie an. Hier baute er eine Abteilung für neue Testmodelle zur Wirksamkeitsprüfung sowie Pharmakokinetik und Toxikologie von neuen Antiinfektiva und Antiphlogistika auf.

Seine Forschung beschäftigt sich vornehmlich mit der Entzündung und ihrer medikamentösen Therapie. So untersuchte er den Einfluss von Prostaglandinen auf chronische Entzündungsprozesse und war an der Entwicklung neuer antiphlogistisch wirkender Substanzen beteiligt.

1980 wurde er mit dem Gosling-Preis der Niederländischen Gesellschaft zur Behandlung von rheumatischen Erkrankungen und 1990 mit dem Claudius-Galenus-Preis ausgezeichnet[U23].

Wolfgang Ritter

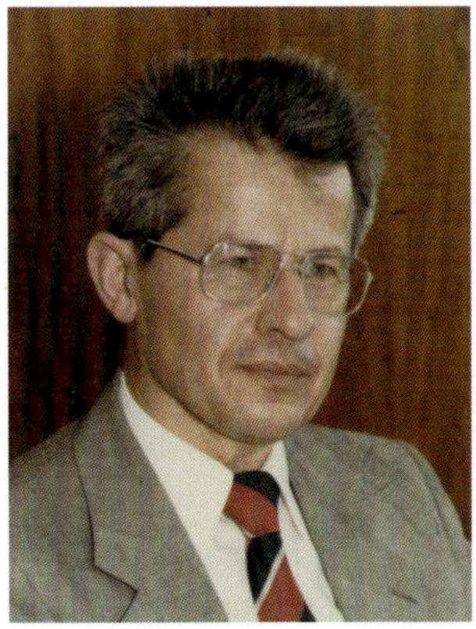

Wolfgang Ritter wurde 1934 in Eisenstadt/Burgenland geboren. Nach dem Pharmaziestudium von 1956–1959 an der Universität Marburg wurde er 1963 mit einer unter Leitung von Prof. Gerwalt Zinner stehenden Arbeit über „Untersuchungen auf dem Hydroxylamin-Gebiet unter Berücksichtigung einiger analoger Hydrazin-Verbindungen" promoviert. 1964 legte er die Lebensmittelchemiker-Hauptprüfung ab. Nach kurzer Assistentenzeit bei Prof. Horst Böhme, Marburg, wechselte er 1966 als Oberassistent an das Institut für Pharmazeutische Chemie der Technischen Universität Braunschweig und arbeitete über Synthese und Reaktionen von N-Chlormethylcarbamaten. Ritter entschied sich dann aber für eine Laufbahn in der Industrie und trat 1971 in das Forschungszentrum Wuppertal der Bayer AG ein. Nach der Habilitation 1993 für das Fach Pharmazeutische Chemie an der Universität Frankfurt am Main mit dem Thema „Beiträge zur Anwendung der High-Performance-DC bei pharmakokinetischen Untersuchungen, dargestellt am Beispiel eines Saluretikums, eines Antithrombotikums und eines Antimykotikums" präsentierte er gut besuchte und einprägsame Vorlesungen zunächst an der Universität Frankfurt und ab 1995 zusätzlich an der Universität Jena.

Forschungsschwerpunkte: Entwicklung von spezifischen Methoden zur Bestimmung von neuen Arzneistoffen in biologischen Flüssigkeiten im ng/ml Maßstab durch DC, HPTLC, GC und HPLC, Anwendung dieser Methoden, z. T. mit postchromatographischer Farbreaktion zu pharmakokinetischen Untersuchungen von neuen Arzneistoffen bei Tier und Mensch sowie pharmakokinetisches Monitoring bei toxikologischen und klinischen Studien.

Er war an der Entwicklung von folgenden therapeutisch genutzten Arzneistoffen beteiligt: Bifonazol, Ciprofloxacin, Clotiazepam, Clotrimazol und Praziquantel[U24].

Hans-Jürgen Wess

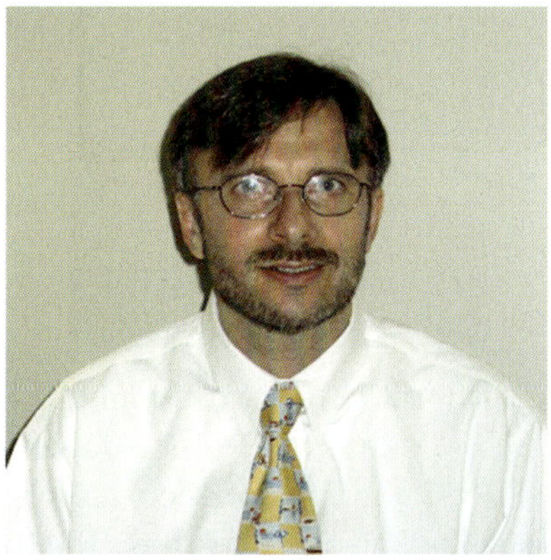

Hans-Jürgen Wess wurde am 7.2.1958 in Kerzell/Hessen geboren. Nach dem Pharmaziestudium von 1977–1981 an der Universität Frankfurt am Main wurde er unter Betreuung durch Prof. Mutschler 1987 zum Dr. phil nat. promoviert. Die Arbeit trug den Titel „Subclassification of Peripheral Muscarinic Receptors" und wurde mit summa cum laude bewertet. Mit einem zweijährigen Forschungsstipendium der DFG ausgestattet, arbeitete Dr. Wess am National Institute of Health (NIH) in Bethesda, Maryland, USA. Anschließend erhielt er vom NIH zunächst eine Stelle als wissenschaftlicher Mitarbeiter und später als Gruppenleiter. Von 1993–1998 war er Abteilungsleiter und seit 1998 ist er Leiter der „Section on molecular signaling" im Laboratory of Bioorganic Chemistry, National Institute of Diabetes and Digestive and Kidney Diseases, Bethesda, USA. Die Habilitation über „Mutational analysis of cloned muscarinic acetylcholine receptor genes" für das Fach Pharmakologie und Toxikologie erfolgte 1993 im Fachbereich Biochemie, Pharmazie und Lebensmittelchemie der Universität Frankfurt.

Seine Forschungen gelten primär der Frage, wie G-Protein-gekoppelte Rezeptoren auf molekularer Ebene wirken.

Dr. Wess wurde 1986 mit dem Boehringer Ingelheim International Research Award, 2001 mit dem Mathilde Solowey Award und 2002 mit dem NIH Director's Award ausgezeichnet[U25].

Andreas Zimmer

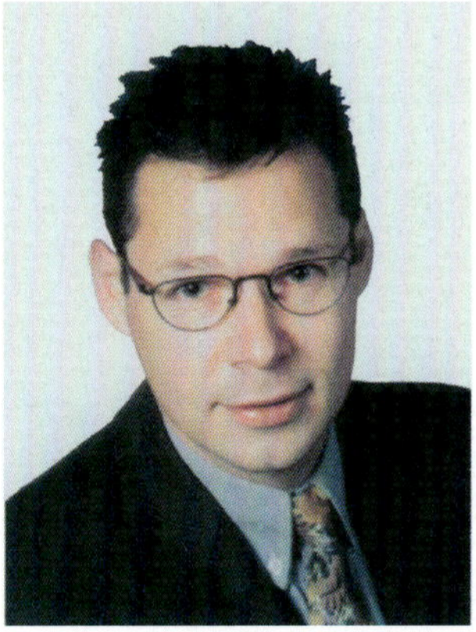

Andreas Zimmer wurde am 18.12.1963 in Frankfurt am Main geboren. Er studierte von 1983–1987 Pharmazie an der Johann Wolfgang Goethe-Universität und erhielt 1988 die Approbation als Apotheker. Nach einem einjährigen Forschungsaufenthalt bei Prof. J. R. Robinson an der School of Pharmacy der University of Wisconsin folgte unter der Leitung von Prof. Kreuter die Anfertigung einer Dissertation mit dem Titel „Pharmacokinetics and Pharmacodynamics of Pilocarpine loaded PBCA-Nanoparticles in the Glaucomatous Rabbit Eye“ am Institut für Pharmazeutische Technologie der Universität Frankfurt. 1999 habilitierte er sich dort mit einer Schrift über „Arzneistoffträgersysteme für Antisense-Oligonucleotide“ für das Fach Pharmazeutische Technologie und übernahm im Jahre 2000 zunächst eine Gastprofessur an der Universität Graz und ab 2001 eine Honorarprofessur für Pharmazeutische Technologie, später eine Stelle als ao. Universitätsprofessor. Seit dem Jahre 2004 ist Prof. Zimmer Leiter des Bereiches Pharmazeutische Technologie am neu gegründeten Institut für Pharmazeutische Wissenschaften der Universität Graz. Zu den Forschungsgebieten von Prof. Zimmer zählen insbesonders der Bereich Nanotechnologie, Drug Delivery, Arzneistoffformulierung sowie biopharmazeutische Fragestellungen.

Im Jahr 2000 wurde er mit dem Best Paper Award des „European Journal of Pharmaceutics and Biopharmaceutics“ ausgezeichnet[U26].

Thomas Winckler

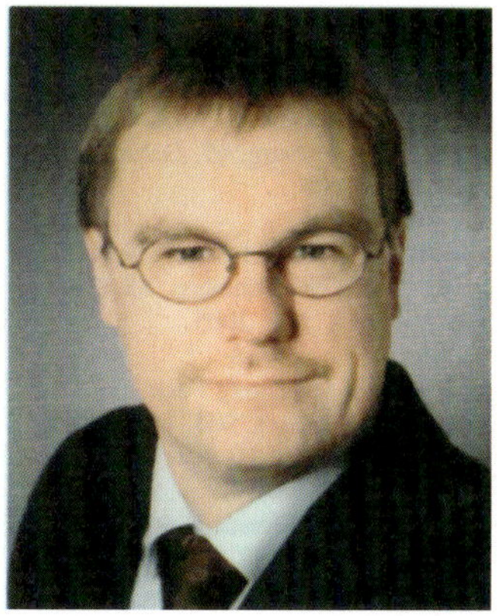

Thomas Winckler wurde am 1.2.1961 in Cuxhaven geboren. Nach dem Studium der Biologie an der Universität Konstanz fertigte er unter der Leitung von Prof. Dr. Dieter Malchow seine Dissertation an mit dem Titel „Calcium/Calmodulin-binding proteins in the cellular slime mold Dictyostelium discoideum". Von 1991–1992 arbeitete er als Postdoc am Institut Pasteur, Paris, bei Prof. Michel Véron und wechselte darnach als DFG-Stipendiat zu Prof. Dingermann an das Institut für Pharmazeutische Biologie der Universität Frankfurt am Main. Hier habilitierte er sich im Jahre 2000 mit der Schrift „On the biology of retrotransposable elements in the Dictyostelium discoideum genome". Seit 2002 ist er am gleichen Institut als Hochschuldozent tätig.

Seine Forschungsthemen sind einmal die gerichtete Integration von Dictyostelium-Retrotransposons als Konzept für die Verbesserung heutiger Gentherapie-Vektoren, die Funktion von „Jumonji"-Proteindomänen in der Regulation von Genexpression und die Identifizierung von Zielproteinen für Arzneistoffe („Arzneistoff-Proteomik"). 2005 erhielt er einen Ruf auf eine W3-Professur für Pharmazeutische Biologie der Friedrich-Schiller-Universität Jena[U27].

Anne Eckert

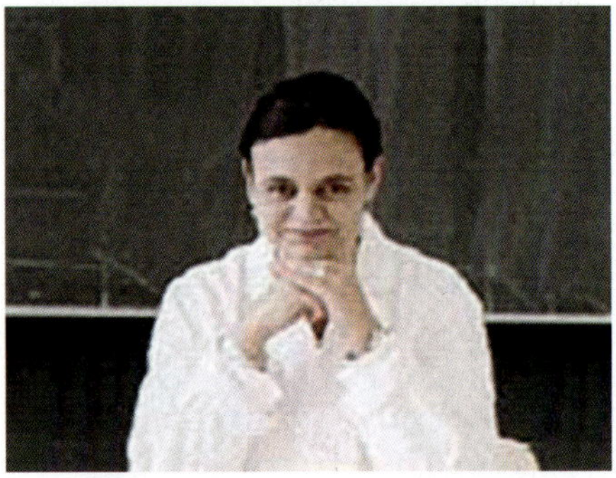

Anne Eckert wurde am 1.3.1964 in Saarbrücken geboren. Von 1986–1989 studierte sie Pharmazie in Marburg und fertigte dann unter der Leitung von Prof. Walter E. Müller an der Universität Heidelberg eine pharmakologische Dissertation über „Störungen der intrazellulären Kalziumhomöostase bei psychiatrischen Erkrankungen" an. Die Arbeit wurde mit dem Organon-Forschungspreis für Biologische Psychiatrie ausgezeichnet. Mit einem Boehringer Ingelheim-Stipendium wurde ein Forschungsaufenthalt im Jahre 1995 am Institute for Brain Aging and Dementia bei Prof. Carl W. Cotman, Irvine, USA, finanziert. Sie wirkte dann fünf Jahre als Hochschulassistentin und anschliessend als Hochschuldozentin am Pharmakologischen Institut für Naturwissenschaftler der Universität Frankfurt am Main und habilitierte sich dort im Jahre 2001 mit einer Arbeit über „Die Rolle von genetischen und sporadischen Risikofaktoren in der Zelltodregulation bei Morbus Alzheimer". Die Arbeit wurde mit dem Habilitationspreis der Hermann-Willkomm-Stiftung ausgezeichnet. Seit 2004 ist sie Leiterin des Neurobiologischen Forschungslabors der Psychiatrischen Universitätsklinik Basel.

Zu ihren wissenschaftlichen Arbeitsgebieten zählen: Neurochemie der Hirnalterung, Zelltodmechanismen bei neurodegenerativen Prozessen, Energiestoffwechsel und mitochondriale Dysfunktion, Neurobiologie von ß-Amyloid, der Wirkmechanismus von Antidementiva und die Entwicklung von Surrogatparametern für die klinisch-psychiatrische Forschung[U28].

Oliver Werz

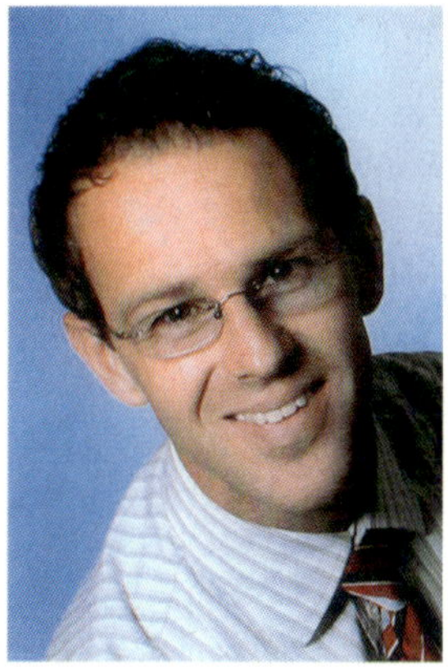

Oliver Werz wurde am 13.06.1966 in Reutlingen geboren. Er studierte von 1988–1992 Pharmazie an der Universität Tübingen und fertigte dann unter der Leitung von Prof. Dieter Steinhilber seine Dissertation mit dem Titel „Identifizierung und Charakterisierung zellulärer 5-Lipoxygenase-Inhibitoren und -Aktivatoren in menschlichen Leukozyten“ an. Als Postdoktorand arbeitete er zwei Jahre bei Prof. Bengt Samuelsson, Nobelpreisträger für Medizin 1982, am Karolinska Institut in Stockholm und habilitierte sich 2002 mit einer Schrift über „Signaltransduktion und molekulare Pharmakologie der 5-Lipoxygenase“ für das Fach Pharmazeutische Chemie an der Universität Frankfurt am Main.

Seine Forschungsschwerpunkte sind die Regulation der 5-Lipoxygenase sowie Targets und Signaltransduktion von Hyperforin und Boswelliasäuren.

Seine Arbeiten wurden mehrfach ausgezeichnet: 1999 erhielt er den Phoenix Pharmazie-Wissenschaftspreis, 2001 den Habilitationspreis der Deutschen Pharmazeutischen Gesellschaft und 2004 den Adolf-Messer-Stiftungspreis.

2005 erhielt er einen Ruf auf eine W3-Professur für Pharmazeutische Chemie an die Universität Tübingen[U29].

Berufungen von Professoren in den vier pharmazeutischen Fächern von 1969–1987

Die kontinuierlich steigende Zahl der Pharmaziestudierenden an der Universität Frankfurt – von 293 im SS 1965 auf 612 im Jahre 1990 – bedingte zwangsläufig, dass die Zahl der Professoren und ihrer wissenschaftlichen Mitarbeiter angehoben werden musste. Diese Verpflichtung stand im Einklang mit den Grundsätzen des neuen hessischen Hochschulgesetzes von 1970, allerdings sprachen die verfügbaren räumlichen Möglichkeiten dagegen. Als langjähriges Mitglied des Ständigen Ausschusses für den Haushalt und den Hochschulentwicklungsplan (Ständiger Ausschuss III) gelang es Prof. Oelschläger, dieses Gremium davon zu überzeugen, dass weitere Professorenstellen für das Gesamtfach Pharmazie dringend benötigt würden. Der Ständige Ausschuss III behandelte im Juli 1971 in zwei Sitzungen die Verteilung der neuen Personalstellen und ordnete sechs weitere Professuren dem Gesamtfach Pharmazie zu[197]. Das Fach Pharmazeutische Chemie, dem die Hauptlast der praktischen Ausbildung zufiel, erhielt drei Professuren, die Fächer Pharmazeutische Biologie, Pharmazeutische Technologie und Pharmakologie und Toxikologie je eine Professur.

Die nachfolgende Tabelle erläutert die Besetzungen der zusätzlichen Professuren.

Fach	**Inhaber**
Pharmazeutische Chemie	Loth, Helmut (1970–1972) Wiegrebe, Wolfgang (1970–1971) Janecke, Heinz (1971–1976) Linde, Hermann (1972–1996) Hoffmann, Hermann (1973–1995) Höltje, Hans-Dieter (1979–1983) Dannhardt, Gerd (1987–1992)
Pharmazeutische Biologie	Willuhn, Günter (1972–1976) Glasl, Heinrich (1978–1984) Rauwald, Johann Wilhelm (1986–1994)
Pharmazeutische Technologie	Kreuter, Jörg (1984–1991)
Pharmakologie und Toxikologie	Lambrecht, Günter (seit 1986)

Berufungen auf neue Professorenstellen von 1969–1987

Die Besetzung der neuen Stellen vergrößerte nicht nur die Unterrichtskapazität, sondern intensivierte auch die Ausbildung. Dadurch festigte sich der Ruf der Gesamtpharmazie an der Universität Frankfurt als einer vorbildlichen Ausbildungseinrichtung. In der Forschung wurde das Profil ausgeweitet und neue Bereiche z. T. erstmalig in den Pharmaziedepartments der Bundesrepublik Deutschland erschlossen. So wurden im Fach Pharmazeutische Chemie drei neue Abteilungen geschaffen, nämlich eine Abteilung für Biopharmazie, eine Abteilung für Instrumentelle Analytik (Kernresonanzspektroskopie und Massenspektrometrie) und später eine Abteilung für Theoretische Pharmazeutische Chemie.

Mit den Berufungen in der Pharmazeutischen Biologie sollten vor allem phytochemische Untersuchungen therapeutisch genutzter Heilpflanzen gefördert werden. In der Pharmazeutischen Technologie wurde ein besonders aktuelles Forschungsgebiet, und zwar der Einsatz von Nanopartikeln aus bioabbaubaren Materialien als Träger für Arzneistoffe aufgegriffen. Im Fach Pharmakologie und Toxikologie wurde eine Erweiterung des Potentials der Forschung auf dem Gebiet der Muskarinrezeptordifferenzierung angestrebt.

Die vielfältigen Aktivitäten auf den genannten Gebieten erregten bald nationale und internationale Aufmerksamkeit. In der wissenschaftlichen Öffentlichkeit galt eine erfolgreiche Tätigkeit im Frankfurter Fachbereich Biochemie, Pharmazie und Lebensmittelchemie rasch als eine gute Ausgangsposition für einen weiteren Aufstieg an der Hochschule bzw. in der Industrie.

Bereits ein flüchtiger Blick auf die folgende Tabelle zeigt, dass die Mehrzahl der nach Frankfurt berufenen Professoren z. T. nur wenige Jahre in diesen Positionen verblieben und Rufe auf Lehrstühle bzw. in andere bedeutende Positionen annahmen. So wechselten die Professoren Wiegrebe, Loth, Hoffmann, Höltje, Dannhardt, Willuhn, Glasl und Rauwald bereits nach wenigen Jahren an andere Universitäten über. Daher bezeichneten scherzhaft manche Kreise die Frankfurter Pharmazie als sog. „akademische Sprungschanze“. Auch die Dozenten, die sich später an der Universität Frankfurt habilitiert hatten, wurden mit aufgeführt.

Pharmazeutische Chemie

Führer → Braunschweig
Wiegrebe → Bern → Regensburg
Loth → Saarbrücken
Hoffmann → Würzburg → Frankfurt
Höltje → Bern → Berlin → Düsseldorf
Dannhardt → Mainz
Blume → Leiter ZL Eschborn → SocraTec R&D, Oberursel
Schubert-Zsilavecz → Leiter ZL Eschborn ab 2003
Sengün → Ankara
Werz → Tübingen

Pharmazeutische Biologie

Willuhn → Düsseldorf
Glasl → Münster
Rauwald → Leipzig
Winckler → Jena

Pharmazeutische Technologie

Gröning → Braunschweig → Münster
Merkle → Zürich
Zimmer → Graz

Pharmakologie für Naturwissenschaftler

Schäfer-Korting → Berlin
Spahn-Langguth → Halle → IMPP Mainz
Schmalzing → Freiburg → Aachen
Wess → National Institutes of Health, Bethesda
Eckert → Basel

Die Frankfurter Pharmazie als akademische Sprungschanze

Die Skizzen der Professoren beinhalten grundsätzlich nur ihr Wirken an der Frankfurter Universität.

Wolfgang Wiegrebe

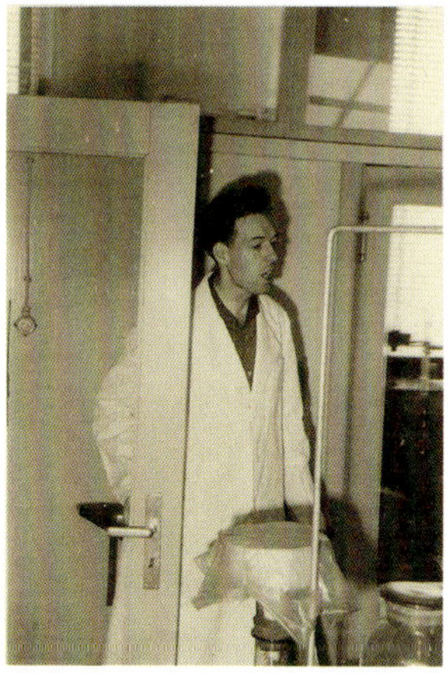

Wolfgang Wiegrebe wurde am 14.7.1932 in Barntrup/Lippe als Sohn eines Apothekers geboren. Nach dem Studium der Pharmazie von 1955–1958 an der Technischen Universität Braunschweig fertigte er unter der Leitung von Prof. Dr. Walther Awe 1961 seine Dissertation „Der Reaktionsmechanismus beim Hofmann-Abbau der Tetrahydroisochinolyl-phenyl-carbinole und einige Studien auf dem Gebiet der Berbin-Alkaloide" an. 1966 habilitierte er sich für das Fach Pharmazeutische Chemie an der gleichen Universität mit einer Schrift über „Studien zur Überführung von 1-Benzylisochinolinen vom Typ des Papaverins in Berbinium-Salze" und wurde 1968 zum Universitätsdozenten ernannt. Nach einer einjährigen Tätigkeit in der Abteilung für Allgemeine Mikrobiologie des Instituts für Molekularbiologische Forschung in Stöckheim wurde er 1970 als Wissenschaftlicher Rat und Professor an die Universität Frankfurt am Main berufen. Er betreute im Institut für Pharmazeutische Chemie erfolgreich das organisch-chemische Praktikum und beschäftigte sich in der Forschung vornehmlich mit den Alkaloiden aus *Cynanchum vincetoxicum* L. und mit der Synthese eines 3-Phenylisochromans. 1971 erhielt er einen Ruf auf das Ordinariat für Pharmazeutische Chemie der Universität Bern und 1975 auf den neu geschaffenen Lehrstuhl I für Pharmazeutische Chemie an der Universität Regensburg. Seine Emeritierung erfolgte am Ende des SS 2000[U30].

Helmut Loth

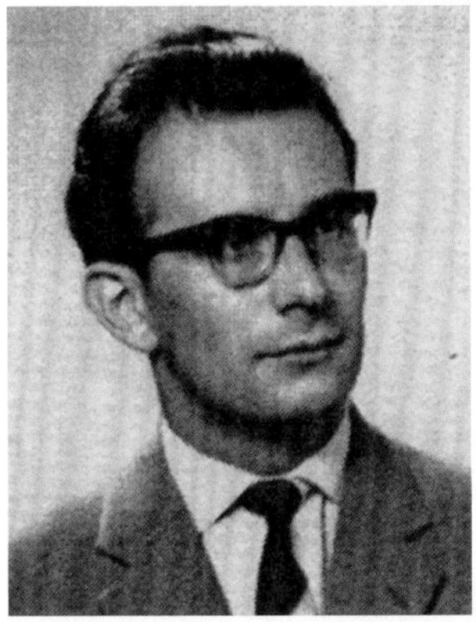

Helmut Loth wurde am 6.9.1926 in Berlin geboren. Nach dem Studium der Pharmazie von 1948–1951 an der Technischen Universität Berlin und der Freien Universität Berlin wurde er 1954 mit einer Arbeit über „Ein Beitrag zur Theorie und Praxis der Papierchromatographie der Aminosäuren" promoviert. Sein Doktorvater war der bekannte Biotransformationsforscher Prof. Dr. Herbert Remmer am Pharmakologischen Institut der Freien Universität Berlin. Von 1955–1959 war er als wissenschaftlicher Assistent am gleichen Institut. 1960 habilitierte er sich mit einer Schrift „Über die Oxydation des Rutins durch Peroxydase und Wasserstoffperoxyd und ihre Beziehung zur Polymerisation der o-Benzochinone in wäßriger Lösung" für das Fach Pharmazeutische Chemie an der Freien Universität Berlin. Die Ernennung zum apl. Professor erfolgte 1964. Er lehrte dann ein Jahr Galenische Pharmazie an der Pharmazeutischen Hochschule in Istanbul, habilitierte sich aufgrund eines Rufes 1970 an die Naturwissenschaftliche Fakultät der Johann Wolfgang Goethe-Universität Frankfurt am Main um und übernahm die Leitung der am Institut für Pharmazeutische Chemie neu geschaffenen Abteilung für Biopharmazie. In Frankfurt beschäftigte er sich mit mikrosomalen Oxidationen und der Oxigenierung von Arzneistoffen sowie mit dem Einfluss von Assoziat- und Komplexbildung bei der Membranpassage. 1972 folgte er einem Ruf auf den Lehrstuhl für Pharmazeutische Technologie an der Universität des Saarlandes. Seine Emeritierung erfolgte am 1.10.1994[U31].

Hans Dieter Höltje

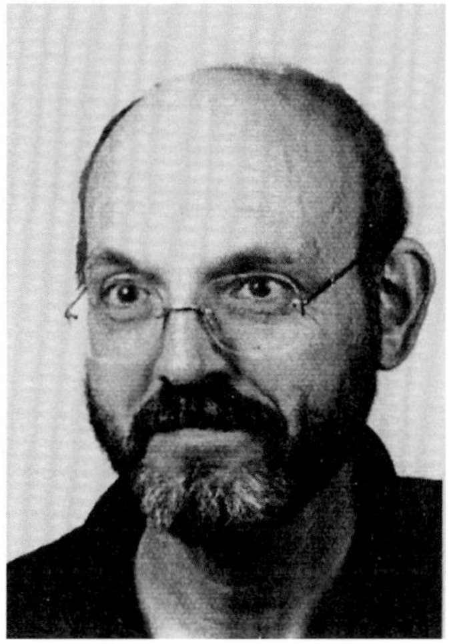

Hans-Dieter Höltje wurde am 28.10.1939 in Bad Lauterberg/Harz geboren. Nach dem Studium der Pharmazie von 1962–1965 an der Technischen Universität Braunschweig wurde er 1969 mit einer Arbeit über den Geltungsbereich der 1,2-Dihydroisochinolin-Umlagerung, die unter der Leitung von Prof. Dr. Joachim Knabe im Institut für Pharmazeutische Chemie der Universität des Saarlandes angefertigt wurde, promoviert. 1973/74 war er DFG-Stipendiat am Massachusetts College of Pharmacy in Boston/USA. Der Habilitation für Pharmazeutische Chemie mit dem Titel „Molekulare Wirkungsmechanismen von Antibiotika“ an der Universität des Saarlandes folgte 1978 ein Ruf auf eine C2-Professur am Institut für Pharmazie und Lebensmittelchemie der Universität Würzburg und 1979 auf eine C3-Professur an der Universität Frankfurt am Main. Hier wurde ihm die Leitung der neu eingerichteten Abteilung für Theoretische Pharmazeutische Chemie im Institut für Pharmazeutische Chemie übertragen.

In Frankfurt begann Prof. Höltje mit seinen Arbeiten über die Computerunterstützte Arzneistoffentwicklung. Er versuchte, unter Anwendung von quantenchemischen und molekular-mechanischen Rechenverfahren Vorstellungen über molekulare Wirkungsmechanismen von Arzneistoffen zu entwickeln. Die Erarbeitung von Grundlagenwissen über die Funktionsweise von Pharmaka an Rezeptoren sollte als Basis für die Entwicklung von spezifischeren Arzneistoffen dienen. Die in diesem Zusammenhang entwickelten Rezeptormodelle können auch zur Einsparung von Tierversuchen benutzt werden. Grundlage dieser Arbeiten war zum einen die Beschreibung des pharmakophoren Potentials der Liganden und zum anderen die Übersetzung dieses Potentials in ein „Aminosäuremodell" des aktiven Zentrums des Enzyms oder Rezeptors unter Beachtung der Aminosäuresequenz und Einbeziehung von experimentellen Bindungsdaten. Die entwickelten Modelle dienen als Grundlage zur Vorhersage neuer Wirksubstanzen.

In den Jahren 1979–1983 wurden folgende Systeme untersucht: Carboanhydratase C, Dihydrofolatreduktase-Inhibitoren, Chloramphenicol-Bindeprotein und Serumalbumin-Bindestelle für Sulfonamide.

1983 nahm er einen Ruf auf den Lehrstuhl für Pharmazeutische Chemie an der Universität Bern und 1986 auf den Lehrstuhl für Theoretische Pharmazeutische Chemie an der Freien Universität Berlin an. Seit 1996 wirkt er als C4-Professor und als Leiter des Instituts für Pharmazeutische Chemie sowie als Leiter der Wissenschaftlichen Einrichtung Pharmazie der Heinrich Heine-Universität Düsseldorf[U32].

Gerd Dannhardt

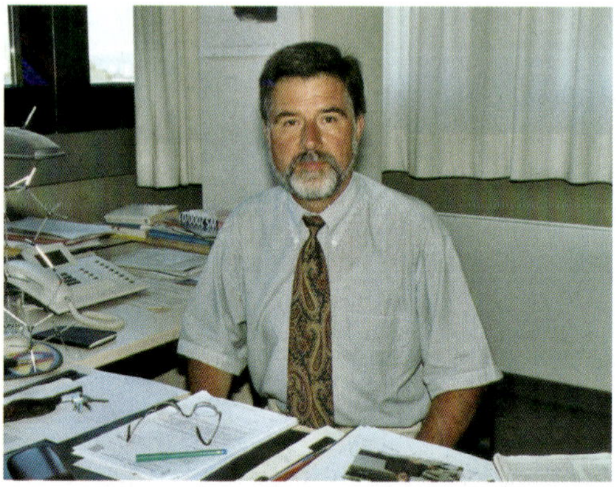

Gerd Dieter Christoph Dannhardt wurde am 23.2.1944 in Gunzenhausen geboren. Nach dem Studium der Chemie von 1966–1970 an den Universitäten Marburg und Würzburg fertigte er unter der Leitung von Prof. Dr. Gottfried Märkl an den Universitäten Würzburg und Regensburg seine Dissertation über ungesättigte siebengliedrige Arsen- und Phosphorheterocyclen an. Es folgte eine einjährige Tätigkeit als Referent für Umweltschutz bei der Regierung der Oberpfalz in Regensburg. Darnach trat er als wissenschaftlicher Mitarbeiter zu der Arbeitsgruppe von Prof. Dr. Wolfgang Wiegrebe an das Institut für Pharmazie der Universität Regensburg über und habilitierte sich dort 1982 für das Fach Pharmazeutische Chemie. 1987 erhielt er einen Ruf auf eine C3-Professur an der Universität Frankfurt.

Seine wissenschaftlichen Arbeiten in Frankfurt betrafen die Entwicklung nichtsteroidaler Antirheumatika. Es wurden Hemmstoffe zur Inhibition der Cyclooxygenasen und der 5-Lipoxygenase entwickelt. Außerdem entwickelte die Arbeitsgruppe NMDA-Rezeptor-Antagonisten zur Behandlung des Schlaganfalls und von Konvulsionen sowie Muskarin-Rezeptor-Agonisten und -Antagonisten. Einen weiteren Schwerpunkt stellte die Entwicklung von Testverfahren zur Vermeidung von Tierversuchen dar, z.B. die Verwendung von Rinderblut als Quelle für Enzyme oder das bebrütete Hühnerei (HET-CAM-Test) mit der Möglichkeit, Angiogeneseprozesse zu untersuchen.

1992 wurde Dannhardt auf die C4-Professur für Pharmazeutische Chemie an der Johannes-Gutenberg-Universität Mainz berufen[U33].

Günter Willuhn

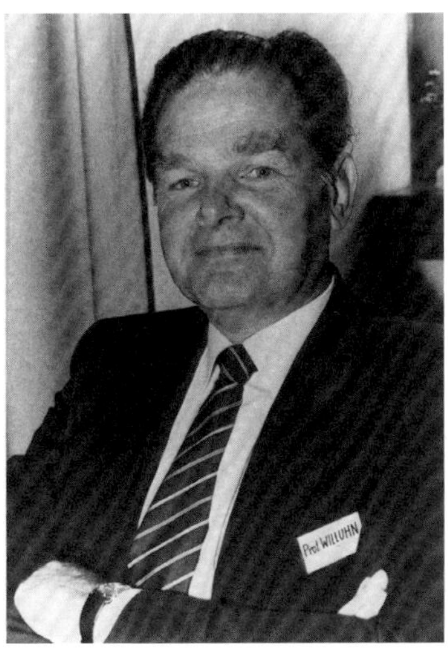

Günter Willuhn wurde am 5.7.1934 in Königsberg, Ostpreußen, geboren. Nach der Flucht im Jahre 1945 besuchte er von 1946 bis zum Abitur 1955 das Gymnasium der Stadt Lehrte bei Hannover. Anschließend studierte er Biologie, Chemie, Leibeserziehung und politische Wissenschaften an der

Universität Marburg für das Höhere Lehramt und legte 1962 in diesen Fächern das Staatsexamen ab. Am Institut für Pharmakognosie der Universität Marburg fertigte er seine Dissertation über „Untersuchungen zur Steroidführung des Krautes und der Früchte der Soladulcidin- und Tomatidenol-Sippe von *Solanum dulcamara* L." an. Die Habilitation für das Fach Pharmazeutische Biologie folgte 1970 ebenfalls an der Universität Marburg mit der Schrift. „Untersuchungen über den Gehalt und die Zusammensetzung des ätherischen Öles einiger Arnica-Arten". Zwei Jahre später wurde er zum H2-Professor ernannt. Im gleichen Jahr erhielt er den Ruf auf die H3-Professur am Pharmakognostischen Institut der Universität Frankfurt am Main.

In der Frankfurter Zeit arbeitete Willuhn über die Inhaltsstoffe von *Arnica montana*, deren Wirkungen und Nachweismethoden sowie über die Inhaltsstoffe von *Solanum dulcamara.* Tetracyclische und pentacyclische Triterpenalkohole und -säuren, Sterine etc. wurden erstmals von den von *Sambucus nigra* L. stammenden Holunderblüten gefunden und quantitativ bestimmt. In Zusammenarbeit mit der Abteilung für Medizinische Virologie im Zentrum der Hygiene, Frankfurt am Main, wurden Infuse und Dekokte von 178 selektionierten pflanzlichen Drogen auf ihre virustatische Wirkung gegen Herpes-Influenza-Vaccine- und Polio-Viren geprüft. 75 pflanzliche Drogen erwiesen sich als virustatisch wirksam gegen eine oder auch mehrere Virusarten. Für seine Arnica-Arbeiten erhielt Prof. Willuhn 1972 den Dr. Willmar-Schwabe-Preis.

1976 verließ er Frankfurt und folgte einem Ruf auf den Lehrstuhl für Pharmazeutische Biologie an der Universität Düsseldorf. Seine Emeritierung erfolgte 1999[U34].

Heinrich Glasl

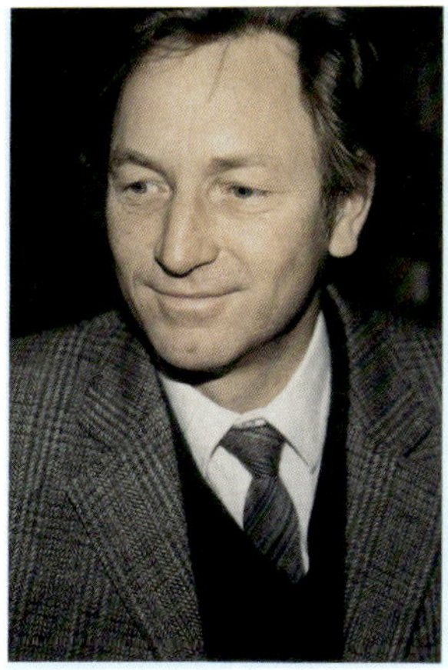

Heinrich Glasl wurde am 9.12.1940 in München geboren. Nach dem Pharmaziestudium von 1963–1967 an der Universität München fertigte er unter der Leitung von Prof. Dr. Hildebert Wagner am Institut für Pharmazeutische Arzneimittellehre seine Dissertation „Über die Glykolipide, Phosphatide und Fettsäuren grüner und farbloser Süß- und Salzwasseralgen, ein Beitrag zur Biosynthese der Algenlipoide" an und wurde 1970 zum Dr. rer. nat. promoviert. 1976 erhielt er einen Ruf als Wissenschaftlicher Rat und H2-Professor an die Universität Hamburg. Dort habilitierte er sich kurz darauf für das Fach Pharmazeutische Biologie mit einer Schrift über „Neue Bewertungsgrundlagen und Inhaltsstoffe pharmazeutisch verwendeter Drogen – Ein Beitrag zur Analytik von Naturstoffen und Naturstoffgemischen". Im Oktober 1978 nahm er einen Ruf auf die C3-Professur am Pharmakognostischen Institut der Universität Frankfurt am Main an und wechselte sechs Jahre später in der gleichen Position an das Institut für Pharmazeutische Biologie und Phytochemie der Universität Münster über. Er trat am Ende des WS 2004/2005 in den Ruhestand. Bei seiner Verabschiedung wurde er als Hochschullehrer mit „Leib und Seele" gerühmt, der nie eine Lehrveranstaltung aus eigenem Anlass hat ausfallen lassen.

Während seiner Frankfurter Zeit hat sich Prof. Glasl mit photometrischen und densitometrischen Methoden zur Verbesserung der Drogenanalytik sowie mit GC-Untersuchungen der wasserdampfflüchtigen Inhaltsstoffe von Petasites-Arten beschäftigt, wobei die Isolierung und Identifizierung, Variabilität der Verbindungen auch unter chemotaxonomischen Aspekten untersucht wurden[U35].

Johann-Wilhelm Rauwald

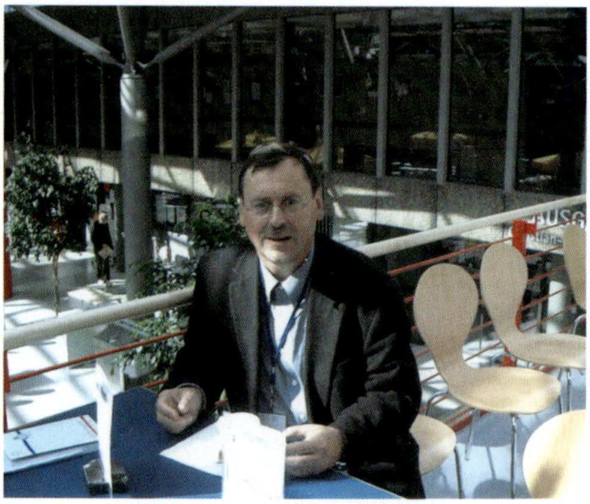

Johann-Wilhelm Rauwald wurde am 3.3.1948 in Frauenthal/Euskirchen geboren. Er studierte von 1968–1971 Pharmazie an der Johann Wolfgang Goethe-Universität Frankfurt am Main und fertigte dann unter der Leitung von Prof. Dr. Karl-Werner Glombitza am Institut für Pharmazeutische Biologie der Universität Bonn eine Dissertation an mit dem Thema „Strukturaufklärung und Partialsynthese zweier neuer Phlorotannintypen aus Fucus vesiculosus und an anderen Braunalgen". 1978 wurde er Assistenzprofessor am Institut für Pharmakognosie und Phytochemie der Freien Universität Berlin und habilitierte sich dort 1983 über „Beiträge zur chemischen Kennzeichnung von Arzneipflanzen der Gattungen Aloe, Rhamnus und Ruscus". 1984 erhielt er einen Ruf auf eine C2-Professur an der Universität Heidelberg und zwei Jahre später auf die C3-Professur neuer Phlorotannintypen aus am Institut für Pharmazeutische Biologie der Universität Frankfurt am Main. Seine Forschungsschwerpunkte in Frankfurt waren: Isolierung und Charakterisierung glykosidischer Pflanzen- und Drogeninhaltsstoffe. Besonders interessierten ihn Sekundärstoffe als Leitsubstanzen für die Analytik von Arzneibuchdrogen. Besondere Erwähnung verdient in diesem Zusammenhang das Isobarbaloin aus Aloe barbadensis als ein Gemisch diastereomerer 7-Hydroxyaloine.

Nach der politischen Wende übernahm Prof. Rauwald 1994 den wieder etablierten Lehrstuhl für Pharmazeutische Biologie an der Universität Leipzig[U36].

Die wissenschaftlichen Mitarbeiter

Das Land Hessen hatte nach seiner Gründung bereits früh begonnen, in den Hochschulgesetzen die Rechtsstellung der Professoren, insbesondere der Lehrstuhlinhaber, und deren Befugnisse definitiv zu regeln. Dagegen wurde die Rechtsstellung der wissenschaftlichen Mitarbeiter und ihre Mitwirkung in den Hochschulgremien lediglich über die gültigen Tarifverträge geregelt. So bestimmte das Hochschulgesetz des Landes Hessen vom 16.5.1966 lediglich, wer zu den wissenschaftlichen Mitarbeitern gehörte. § 25 führte auf[198]:

1. die Akademischen Oberräte, Oberapotheker und Oberkustoden,
2. die Akademischen Räte, Apotheker, Konservatoren, Kustoden, Observatoren und Prosektoren,
3. die wissenschaftlichen Angestellten,
4. die wissenschaftlichen Assistenten,
5. die Verwalter von wissenschaftlichen Assistentenstellen,
6. die wissenschaftlichen Hilfskräfte mit abgeschlossenem Studium.

§ 31 legte für den hochschulpolitischen Bereich lediglich fest, dass die wissenschaftlichen Mitarbeiter mit den Angehörigen des Lehrkörpers, die keine Hochschullehrer sind, die Versammlung der Nichthabilitierten bilden, die zur Vertretung ihrer Belange aus der Mitte einen Rat der Nichthabilitierten wählen können. Über ihre dienstlichen Aufgaben ließ sich der Gesetzgeber nicht aus.

In dem umstrittenen Universitätsgesetz des Landes Hessen vom 12.5.1970 fixiert der Gesetzgeber in § 45[199]: Wissenschaftliche Bedienstete sind die Beamten und Angestellten, die wissenschaftliche Dienstleistungen zur Organisation, zur Vorbereitung und zur Durchführung von Forschung und Lehre, in der Betreuung wissenschaftlicher Sammlungen und Geräte und im Betrieb wissenschaftlicher Einrichtungen wahrnehmen. Ihre hochschulpolitische Mitwirkung ist u. a. geregelt durch die Zusammensetzung der neu geschaffenen Ständigen Ausschüsse. So ist in dem Ausschuss III, Haushaltsangelegenheiten und Hochschulentwicklungsplan, u. a. ein wissenschaftlicher Bediensteter als Ständiges Mitglied vorgesehen, der von seiner hochschulpolitischen Gruppierung mit Stimmenmehrheit gewählt worden ist. Aufgrund des Urteils des Ersten Senats des Bundesverfassungsgerichts vom 29.5.1973 über die „Gruppenuniversität" und ihre Vereinbarkeit mit Art. 5, Abs. 3, S.1 GG[200, 201] musste das Hessische Universitätsgesetz zwangsläufig geändert werden. Es schrieb 1978 vor, dass zu den wissenschaftlichen Dienstleistungen der Assistenten auch gehört, den Studierenden Fachwissen und praktische Fertigkeiten zu vermitteln und sie in der Anwendung wissenschaftlicher Methoden zu unterweisen, soweit dies zur Gewährleistung des erforderlichen Lehrangebots notwendig ist. Die Übertragung von Vorlesungen, Seminaren, Übungen und anderen Lehraufgaben, wie sie auch von Professoren wahrgenommen werden, bedarf eines Lehrauftrages. Im Rahmen der bestehenden Möglichkeiten soll den wissenschaftlichen Mitarbeitern Gelegenheit zu selbstbestimmter Forschung, insbesondere zur Arbeit an einer Dissertation, gegeben werden[202].

1987 beschloss der hessische Landtag in einem Anpassungsgesetz aufgrund von Änderungen des Hochschulrahmengesetzes in § 41 (2): Der wissenschaftliche Assistent ist einem Professor zugeordnet und nimmt seine Aufgaben unter dessen fachlicher Verantwortung wahr[203]. Damit wurden gewisse Auswüchse in anderen Fachbereichen beschnitten. Die guten Ausbildungserfolge an der Frankfurter Universität und das hohe Niveau der Forschung in den einzelnen Teilgebieten des Gesamtfaches Pharmazie sind zu einem großen Teil dem engagierten Einsatz der wissenschaftlichen Mitarbeiter zu verdanken.

Die Autoren dieses Buches haben sich daher bemüht, im Rahmen des ihnen Möglichen, die wissenschaftlichen Mitarbeiter, beginnend etwa ab 1965, zu erfassen und sie in alphabetischer Reihenfolge aufzuführen (s. Anlage 5). Es darf unterstellt werden, dass nahezu alle diese Damen und Herren ihren wertvollen Einsatz an der Universität mit einer Promotion abgeschlossen haben.

Die folgende Abbildung zeigt Prof. Karl Thoma, den ersten an die Universität Frankfurt berufenen Pharmazeutischen Technologen, mit seinen Mitarbeitern.

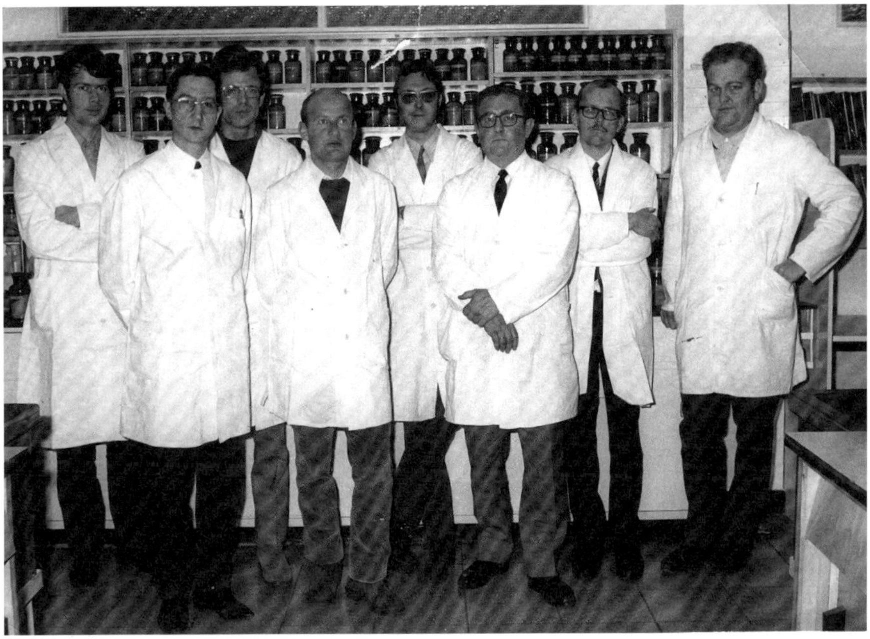

Prof. *Thoma* und seine wissenschaftlichen Mitarbeiter (v. r.):
Eberhard Vasters, Gerd Schiefer, Karl Thoma, Dieter Steinbach, Heinz Stumpf, Manfred Arning, Klaus Will und Rüdiger Gröning

Die Staatsexamenskandidaten

Während in den Unterlagen der Universität Frankfurt, bedingt durch die Kriegsereignisse, kaum Unterlagen über die Staatsexamenskandidaten vom Beginn des Pharmaziestudiums bis zum Ende des Zweiten Weltkrieges vorliegen, sind durch mehrere glückliche Zufälle die größtenteils handschriftlich abgefassten Prüfungslisten über die Staatsexamenskandidaten nach Wiederaufnahme des Pharmaziestudiums im Jahre 1946 erhalten geblieben. Mit einiger Vorsicht kann man aus der Abbildung aus dem Jahre 1949 rückfolgern, dass vor Eugenie Fürst aus Frankfurt, die unter der Nr. 510 aufgeführt wird, 509 Kandidaten das Staatsexamen bestanden haben (s. Abb. S. 186)[U2].

Anlage 6 enthält die Namen aller Kandidaten, die ab Herbst 1949 bis zum Herbst 2004 die Hochschulabschlussprüfung bestanden haben. 2.605 Kandidaten waren weiblichen und 1.524 männlichen Geschlechts. Während in den früheren Jahrzehnten die Abschlussfeier des Studiums einen deutlichen

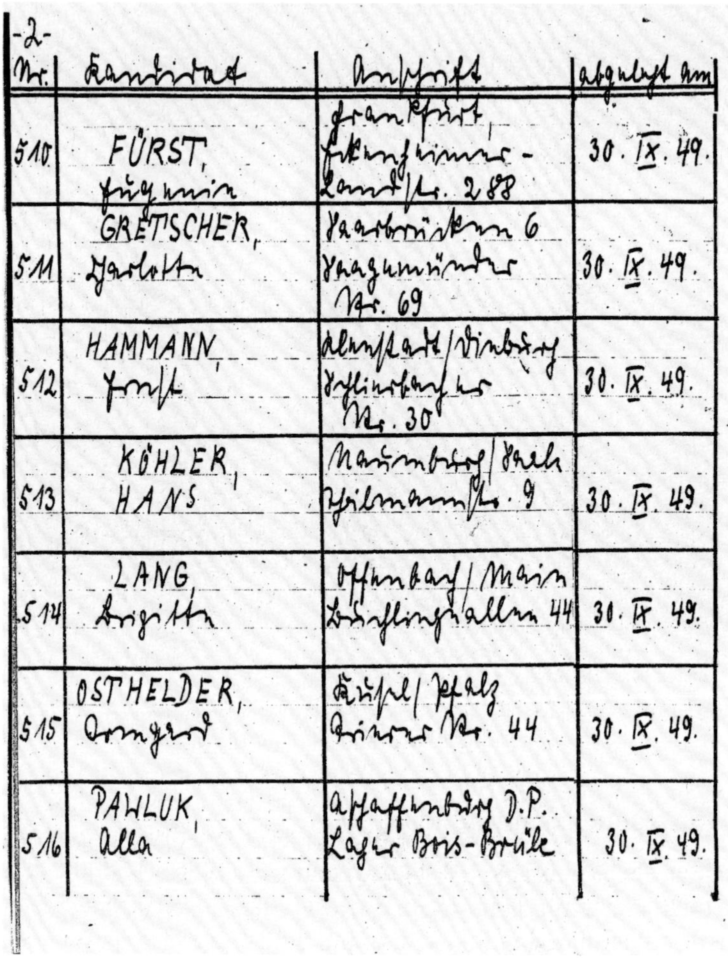

Auszug aus den Staatsexamenslisten aus dem Jahre 1949

privaten Charakter hatte und die Urkunden postalisch zugestellt wurden, gewann sie unter dem Einfluss von Prof. Noe, wohl stimuliert durch die Wiener Gepflogenheiten, einen eindrucksvollen akademischen Charakter. Die Familienangehörigen dürfen an der Feier, die mit einem Festvortrag eines prominenten Redners geschmückt wird und mit dem gemeinsam gesungenen „Gaudeamus igitur“ ausklingt, teilnehmen. Die Urkunden werden von einem als Promotor eingesetzten Hochschullehrer überreicht.

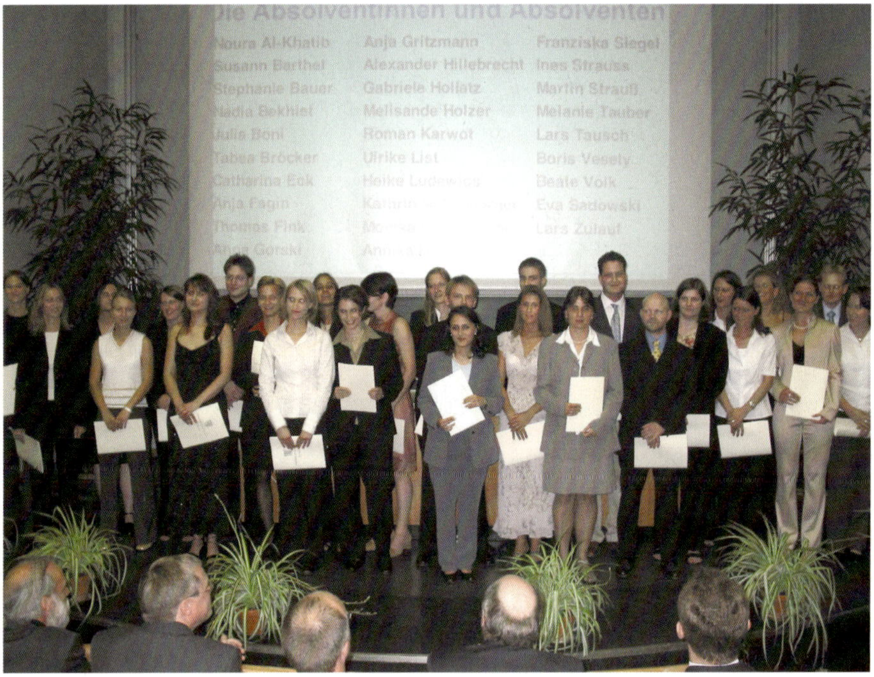

Akademische Abschlussfeier Frühjahr 2003

Von 1949 an sind die Unterlagen vollständig erhalten und zeigen, dass bis zum Ende des SS 2004 insgesamt 4.129 Studierende das Hochschulstudium beendet hatten. Davon waren 63 % Frauen.

Auf die Auflistung der Studierenden, die aufgrund der Approbationsordnung von 1971 den Dritten Prüfungsabschnitt bestanden haben, wird hier verzichtet.

Ein gewisses Interesse darf die Tatsache beanspruchen, dass ehemalige Frankfurter Pharmaziestudierende auch in anderen Wissenschaftsbereichen als der Pharmazie Karriere gemacht haben. So ist der Direktor des Instituts für Experimentelle Pathologie an der Westfälischen Wilhelms-Universität Münster Prof. Dr. Jürgen Brosius (Staatsexamen 1974) ein ehemaliger Frankfurter Pharmaziestudent, der sich später erfolgreich mit der Genomforschung beschäftigt hat[204].

Seit 1987 ist Prof. Dr. Fritz Sörgel (Staatsexamen 1975) Leiter des Instituts für Biomedizinische und Pharmazeutische Forschung in Nürnberg-Heroldsberg[205].

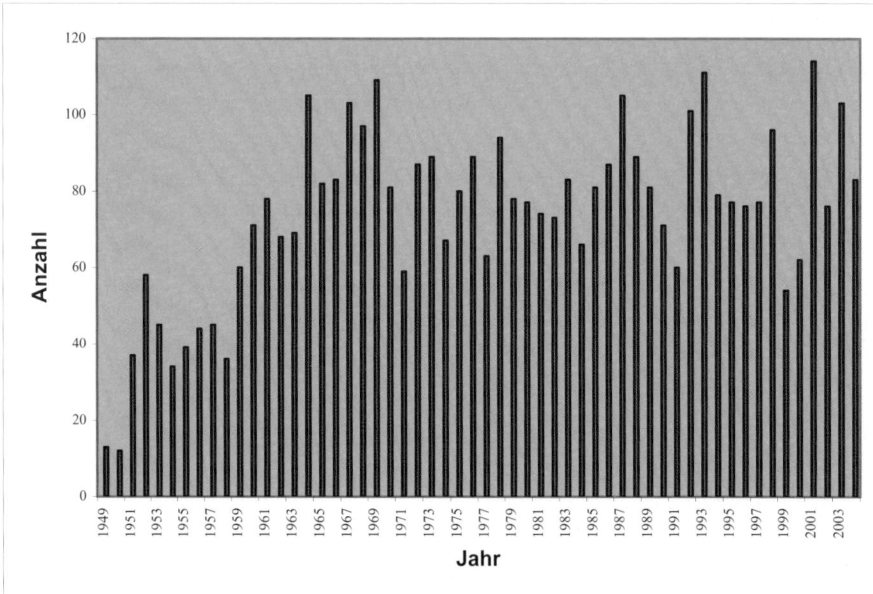

Hochschulabsolventen im Fach Pharmazie 1949–2004

Prof. Dr. Erika Hickel (Staatsexamen 1959) etablierte an der Universität Braunschweig zu der Pharmazie- und Naturwissenschaftsgeschichte einen weiteren neuen Schwerpunkt, nämlich die Biochemiegeschichte. Frau Prof. Hickel war die erste pharmazeutische Hochschullehrerin, die in den deutschen Bundestag gewählt wurde (Die Grünen – 1984–1987)[206, 207].

Gäste der Frankfurter Schule der Pharmazie

Ein spezifischer Ausdruck für die Wertschätzung der wissenschaftlichen Frankfurter Schule der Pharmazie waren die Wünsche um Zuweisung einer Gastprofessur sowie die Anträge auf ein Stipendium der Alexander von Humboldt-Stiftung bzw. des Deutschen Akademischen Austauschdienstes (DAAD). Die Anträge stammten zu einem großen Teil aus den Ländern des damals noch kommunistisch beherrschten Ostblocks, zu dem das Fach Pharmazeutische Chemie trotz erheblicher Schwierigkeiten konsequent wissenschaftliche Beziehungen aufgebaut hatte. In diesem Zusammenhang muss die entgegenkommende Haltung der hessischen Kultusverwaltung gewürdigt werden, die besonders qualifizierten Professoren aus dem Ostblock häufig für mehrere Semester einen Aufenthalt in der Frankfurter Pharmazie ermöglichte. Die Honorierung erfolgte großzügig auf der Basis der hessischen Besoldungsordnung, vorausgesetzt, dass diese Hochschullehrer bereit waren, sich an Frankfurter Unterrichtsveranstaltungen zu beteiligen. Ein großer Teil der ausländischen Kollegen war besonders an den Forschungsvorhaben auf dem Gebiet der Elektroanalytik sowie an der

Prof. Dr. Alyautdin, R. (Moskau)	Prof. Dr. Lay Khoon Choo (Parkville, Australien)
Prof. Dr. Angeli, Piero (Camerino,Italien),	Prof. Dr. Lazar, J. (Szeged)
Prof. Dr. Baktir, Gül (Istanbul)	Dr. Lácnickova, Alice (Hradec Kralove))
Dr. Begley, David (London)	Prof. Dr. Levine, Ruth (Boston)
Prof. Dr. Belal, F. (Alexandria)	Dr. Lumbantoruan, Sahat (Bandung)
Prof. Dr. Benet, Leslie Z. (San Francisco)	Prof. Dr. North, Alan (Portland/Oregon)
Prof. Dr. Butkiewicz, Karol (Warschau)	Prof. Dr. Paoletti, Rodolfo (Mailand),
Prof. Dr. Čižmarik, Josef (Bratislava)	Prof. Dr. Parrak, Voitech (Bratislava)
Dr. Czejka, Martin (Wien)	Prof. Dr. Ramanauskas, Rimantas (Vilnius)
Prof. Dr. Dauksas, V. (Vilnius)	Prof. Dr. Rivolsall, Nigel (London)
Prof. Dr. Ellaithy, M.M. (Kairo)	Prof. Dr. Soltes, Ladislav (Bratislava)
Prof. Dr. Eschenmoser, Albert (Zürich)	Prof. Dr. Szasz, G. (Budapest)
Dr. Fedai, Inci (Istanbul)	Dr. Temple, David (London)
Dr. Gelperina, Svetlana E. (Moskau)	Prof. Dr. Timmermann, Henk (Leiden)
Prof. Dr. Gorrod (London)	Prof. Dr. Topliss, John (Michigan)
Dr. Heyrovsky, Michael (Prag)	Prof. Dr. Tumiatti , Vincenco (Bologna)
Prof. Dr. Hostettmann, Kurt (Lausanne)	Prof. Dr. Volke, Jiri (Prag)
Dr. Iversen, G.M. (Lund)	Prof. Dr. Widianto, M. (Bandung)
Prof. Dr. Jindra, A. (Bratislava)	Prof. Dr. Zathurecky, Laco (Bratislava)
Dr. Khalansky, A.S. (Moskau)	Dr. Zhivkova, Zventanka (Sofia)
Prof. Dr. Kuta, Antonin (Prag)	Prof. Dr. Zejc, Alfred (Krakau)

Liste der Gäste der Frankfurter Schule der Pharmazie

Muskarinrezeptorproblematik interessiert. Daher wurde das Institut für Pharmazeutische Chemie über viele Jahre als „European School of analytical Electrochemistry" bezeichnet, und das Institut für Pharmakologie und Toxikologie hieß kurz formuliert die „Wiege der Muskarinrezeptorenforschung".

Ohne Anspruch auf Vollständigkeit seien die Gäste der Frankfurter Schule der Pharmazie genannt, über die noch Unterlagen in den Akten der Naturwissenschaftlichen Fakultät bzw. des Fachbereiches Biochemie, Pharmazie und Lebensmittelchemie zu finden waren.

Unter dem Aspekt der Vernetzung darf festgehalten werden, dass z. T. über Jahre bestehende Kooperationen aus diesen Besuchen entstanden sind. Im Bereich der Pharmazeutischen Chemie waren in elektroanalytische Probleme besonders Prof. Butkiewicz, Prof. Jindra und Prof. Volke eingebunden.

Das Fach Pharmakologie und Toxikologie knüpfte enge Kontakte mit den Professoren Angeli, Levine, North und Timmermann. Ferner bestand ein intensiver Wissensaustausch mit Prof. Rivolsall, London.

Das auf dem Gebiet der Nanopartikel stark engagierte Fach Pharmazeutische Technologie hatte eine Zusammenarbeit mit Dr. Begley, London, und den russischen Kollegen Prof. Alyautdin, Dr. Gelperina und Dr. Khalansky angebahnt.

Tagungen und Kongresse

Es konnte nicht ausbleiben, dass die Frankfurter Schule der Pharmazie auch um die Ausrichtung nationaler und internationaler wissenschaftlicher Veranstaltungen und Kongresse gebeten wurde. So waren die zentralen Fortbildungsveranstaltungen der Bundesapothekerkammer Deutschland in Davos, Meran und Travemünde über viele Jahre durch die Handschriften von Thoma, Mutschler und Oelschläger gekennzeichnet.

Die anspruchsvollen mehrtägigen Tagungen der Deutschen Pharmazeutischen Gesellschaft in den Jahren 1976, 1989 und 1999 fanden in Frankfurt statt[208].

Für die Gesellschaft Deutscher Chemiker veranstalteten Oelschläger und Mutschler im Jahre 1977 einen gut besuchten Fortbildungskursus Biopharmazie mit dem Titel „Grundlagen der Pharmakokinetik unter besonderer Berücksichtigung der Biotransformation". Der Kurs wurde vor allem deshalb zu einem großen Erfolg, weil er mit zahlreichen praktischen Übungen verknüpft war.

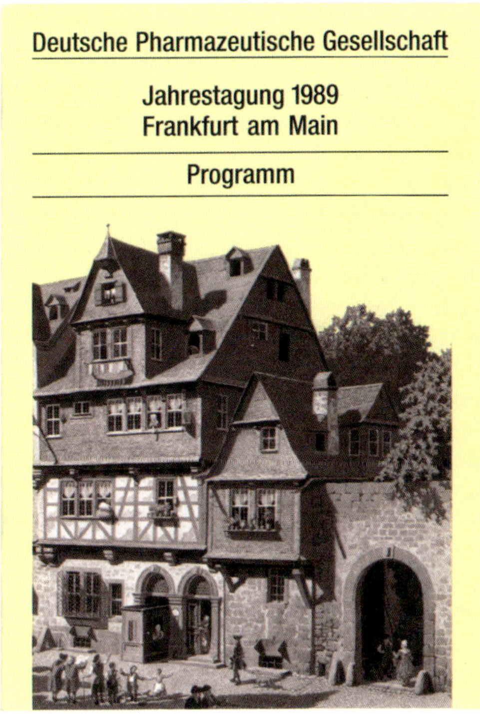

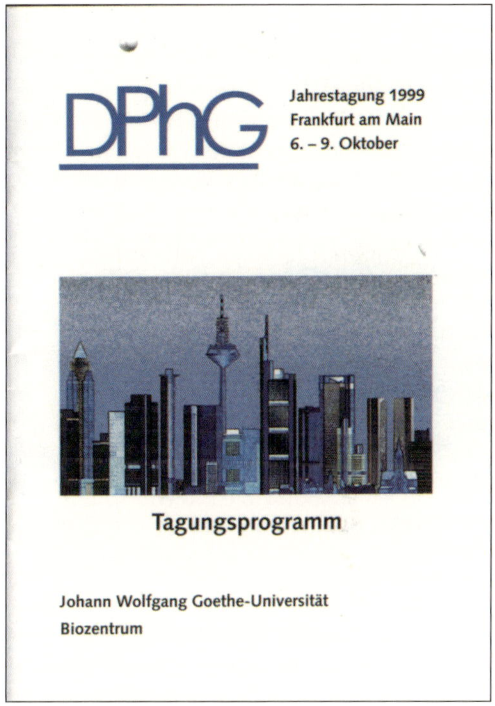

Titelblatt der Programme der Jahrestagungen 1989 und 1999

Darüber hinaus wurden von Prof. Mutschler Symposien der Fachgruppe Medizinische Chemie u.a. 1977 über „ZNS – Aktive Peptide" und 1979 über „Perspektiven der Coronartherapie" veranstaltet[U6].

1987 betraute die International Society for the Study of Xenobiotics (ISSX) die Frankfurter Pharmazie mit der Ausrichtung ihres Second European Symposium. An dieser Veranstaltung nahmen 200 Wissenschaftler aus 19 Ländern teil. Schirmherr war der damalige Bundesminister für Forschung und Technologie, Dr. Heinz Riesenhuber. Mehr als 40 international führende Wissenschaftler referierten über das Verhalten von Fremdstoffen im Organismus. Ein großartiger Abschluss des Kurses war ein Empfang im traditionsreichen Römer durch den Bürgermeister der Stadt Frankfurt am Main, Dr. Moog, der zum Genuss eines Frankfurter Buffets einlud[209].

Für ehrenamtlich tätige Pharmazieräte wurden von der Frankfurter Pharmazieschule mehrere von Experimenten unterstützte Fortbildungslehrgänge veranstaltet.

Eine besondere Leistung der Frankfurter Schule war die Vorbereitung und Durchführung des bisher einzigen Gesamtkongresses der Pharmazeutischen Wissenschaften in München vom 17.–20.4.1983. Die Idee und das Konzept stammten von Prof. Hermann J. Roth, Tübingen, der von 1978–1981 Präsident der Deutschen Pharmazeutischen Gesellschaft gewesen war. Sein Nachfolger wurde 1982 Prof. Oelschläger, Frankfurt am Main. An dem Münchener Kongress nahmen sieben Gesellschaften mit über tausend Wissenschaftlern teil. Grußworte sandte der Bundesminister für Jugend, Familie und Gesundheit, Dr. Heiner Geißler, Schirmherr war der Ministerpräsident des Freistaates Bayern, Dr. h. c. Franz Josef Strauß. Den Festvortrag hielt Prof. Roth über das Thema „Arzneimittelforschung – Soll und Haben“. In 19 nachfolgenden Plenarvorträgen wurden der Stand und die Zukunftsperspektiven der Arzneimittelforschung dargelegt. Über 200 Kurzvorträge informierten über spezielle Fragen und Problemstellungen[210]. Das gesamte wissenschaftliche Erkenntnismaterial findet sich dokumentiert in dem Buch von H. Oelschläger „Fortschritte in der Arzneimittelforschung“[211].

Die folgende Abbildung zeigt die Eröffnung des Kongresses in der Ludwig-Maximilians-Universität.

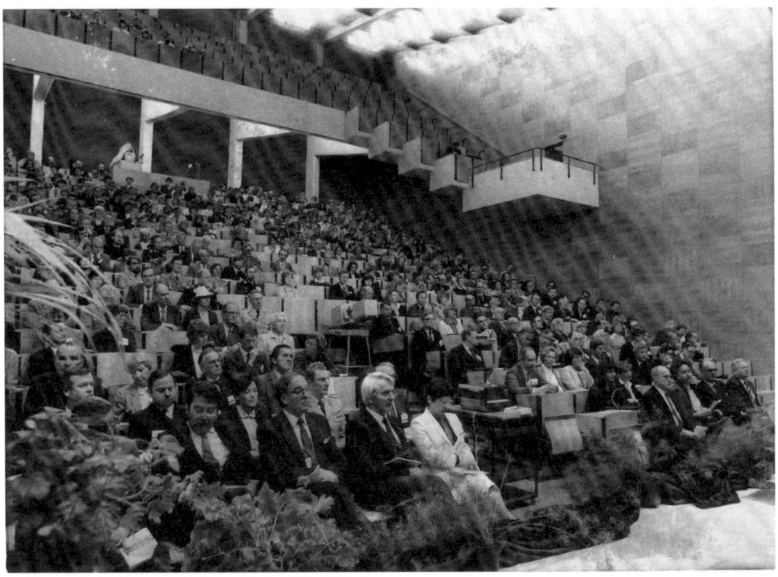

Eröffnungsfeier des Ersten Gesamtkongresses der Pharmazeutischen Wissenschaften

Ehrenpromotionen

In Fortführung der Tradition der Naturwissenschaftlichen Fakultät ehrte der Fachbereich Biochemie, Pharmazie und Lebensmittelchemie im Zeitraum von 1971–1995 nur vier Gelehrte mit der Verleihung der Würde eines Dr. phil. nat. h. c.

13.06.1978	Paul Adriaan Janssen (1926–2003), Beerse/Belgien
21.06.1982	Eric Boyland (1905–2002), London
06.06.1986	Leo Henryk Sternbach (geb. 1908), New Jersey/USA
12.05.1995	Peter G. Waser (geb. 1918), Zürich

Prof. Janssen gilt als die wohl profilierteste und erfolgreichste Persönlichkeit der zweiten Hälfte des 20. Jahrhunderts auf dem Gebiet der internationalen Arzneimittelforschung. Er studierte Chemie, verwandte Naturwissenschaften und Medizin. Ferner sammelte er klinische Erfahrungen. 1953 trat er in die bereits von seinem Vater 1934 gegründete Firma Janssen Pharmazeutika ein und zwar mit dem erklärten Ziel, den kranken Menschen bessere Arzneimittel zur Verfügung zu stellen. Bei der Verleihung der Ehrendoktorwürde formulierte er prägnant, dass es trotz der großen Fortschritte der letzten Jahre für viele Probleme der Human- und Veterinärmedizin immer noch keine befriedigenden Lösungen gebe. Die Menschheit benötigte bessere Arzneimittel und erwartete von den Wissenschaftlern, die in den universitären und industriellen Forschungsgebieten tätig sind, Antworten auf die noch offenen Fragen. Aus seinem Laboratorium gingen etwa 50 000 neue Verbindungen hervor, ca. 60 wurden in die Therapie eingeführt. Einige der von ihm entwickelten Substanzen finden sich auf der Liste der unverzichtbaren Arzneimittel der Weltgesundheitsbehörde (WHO). Es handelt sich um Haloperidol, Ketoconazol, Mebendazol, Levamisol und Miconazol. Der Verleihung der Ehrendoktorwürde durch die Universität Frankfurt schlossen sich weitere 21 Universitäten mit analogen Ehrungen an. Ein Nobelpreis für Chemie oder Medizin wäre für das großartige Forscherleben eine berechtigte Anerkennung gewesen[212, 213].

Die nachfolgende Abbildung zeigt Prof. Janssen bei der Übergabe der Urkunde vom amtierenden Dekan, Prof. Hugo Fasold.

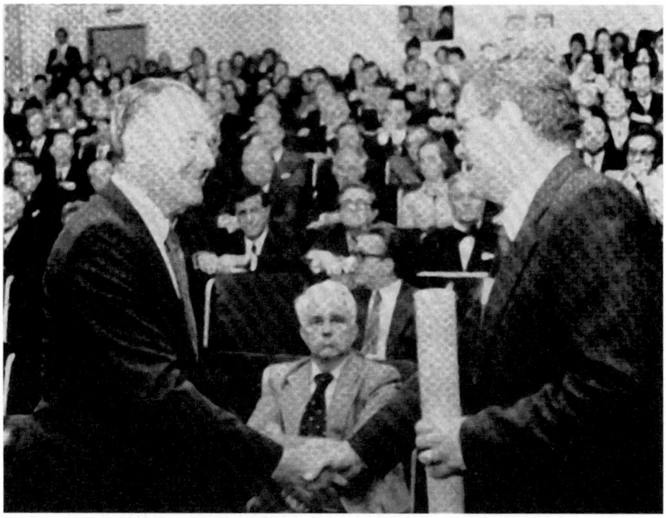

Verleihung der Urkunde an Prof. *Janssen* (links)

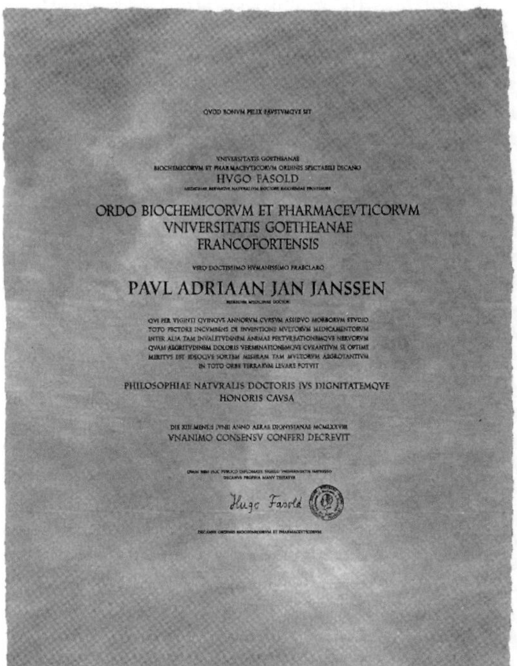

QVOD BONVM FELIX FAVSTVMQVE SIT

VNIVERSITATIS GOETHEANAE
BIOCHEMICORVM ET PHARMACEVTICORVM ORDINIS SPECTABILI DECANO
HVGO FASOLD

ORDO BIOCHEMICORVM ET PHARMACEVTICORVM
VNIVERSITATIS GOETHEANAE
FRANCOFORTENSIS

VIRO DOCTISSIMO HVMANISSIMO PRAECLARO

PAVL ADRIAAN JAN JANSSEN

QVI PER VIGINTI QVINQVE ANNORVM CVRSVM ASSIDVO MORBORVM STVDIO
TOTO PECTORE INCVMBENS DE INVENTIONE MVLTORVM MEDICAMENTORVM
INTER ALIA TAM INVALETVDINEM ANIMAE PERTVRBATIONEMQVE NERVORVM
QVAM AEGRITVDINEM DOLORIS VERMINATIONEMQVE CVRANTIVM SE OPTIME
MERITVS EST IDEOQVE SORTEM MISERAM TAM MVLTORVM AEGROTANTIVM
IN TOTO ORBE TERRARVM LEVARE POTVIT

PHILOSOPHIAE NATVRALIS DOCTORIS IVS DIGNITATEMQVE
HONORIS CAVSA

DIE XIII MENSIS IVNII ANNO AERAE DIONYSIANAE MCMLXXVIII
VNANIMO CONSENSV CONFERI DECREVIT

Hugo Fasold

DECANVS ORDINIS BIOCHEMICORVM ET PHARMACEVTICORVM

Urkunde über die Verleihung der Ehrendoktorwürde an Prof. *Janssen*

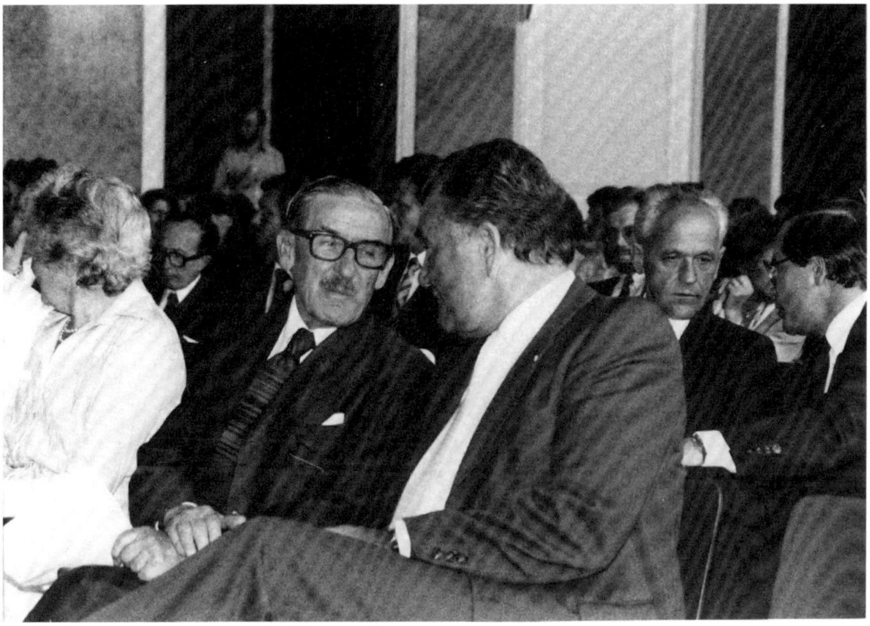

Verleihung der Ehrendoktorwürde an Prof. *Boyland*. Von r. nach l.: Prof. *Mutschler*, Prof. *Schneider*, Prof. *Oelschläger*, Prof. *Boyland*

Vier Jahre später wurde die Ehrendoktorwürde an Prof. Dr. Eric Boyland (1905–2002), London, verliehen. Boyland hatte in Manchester Angewandte Chemie und Physiologie studiert und dann bei Otto Mayerhof am Kaiser-Wilhelm-Institut für Medizinische Forschung in Heidelberg gearbeitet. 1931 wurde er als physiologischer Chemiker Mitglied des Royal Cancer Hospitals in London. Ihm ist besonders die grundlegende Erkenntnis zu verdanken, dass körpereigene Enzyme körperfremde Substanzen toxifizieren können. Er postulierte als erster, dass beim Rauchen aus Tabakalkaloiden Nitrosamine entstehen können, die für die kanzerogene Wirkung primär verantwortlich sind. Eine weitere für die Biotransformation sehr hoch zu bewertende Entdeckung stellt die in-vivo-Reaktion des Tripeptids Glutathion mit organischen Verbindungen dar. Er fand das Enzym Glutathiontransferase, entdeckte die alkylierende Wirkung der Loste und die Oxidation von aromatischen Aminen zu den entsprechenden krebserzeugenden Hydroxylaminen. Die konsekutive Kombinationstherapie Krebskranker mit mehreren Zytostatika wurde von ihm als erstem empfohlen[214].

Wiederum vier Jahre später, am 6.6.1986, wurde der Entdecker der Gruppe der 1,4-Benzodiazepine, Dr. Leo Henryk Sternbach, geehrt. Sternbach hatte Pharmazie und dann Chemie an der Jagiellonischen Universität in Krakau studiert. Anschließend arbeitete er mit Hilfe eines polnischen Stipendiums bei den späteren Nobelpreisträgern Pauli und Ružička in Zürich. Über ein kurzes Engagement bei der Fa. Hoffmann La Roche in Basel als Forschungschemiker ging er 1941 in die zentrale Konzernforschung nach New Jersey, USA, und sah sich hier vor die Aufgabe gestellt, eine Verbindung zu entwickeln, die ähnliche Eigenschaften hatte wie das seinerzeit sehr populäre tranquillisierende Meprobamat. Durch einen Zufall gelang ihm die Entdeckung der bis dahin unbekannten 1,4-Benzodiazepine. Die erste Substanz der Reihe, das Chlordiazepoxid (Librium®), zeigte eine starke tranquillisierende, sedative, muskelrelaxierende und antikonvulsive Wirkung. Die Gruppe zählt heute mehr als 30 genutzte Verbindungen, deren pharmakologische Wirkungen z. T. erst in der Metabolitenforschung erkannt wurden. Mit dem Nachfolgepräparat Diazepam (Valium®) schrieb er ein Stück Medizingeschichte[215].

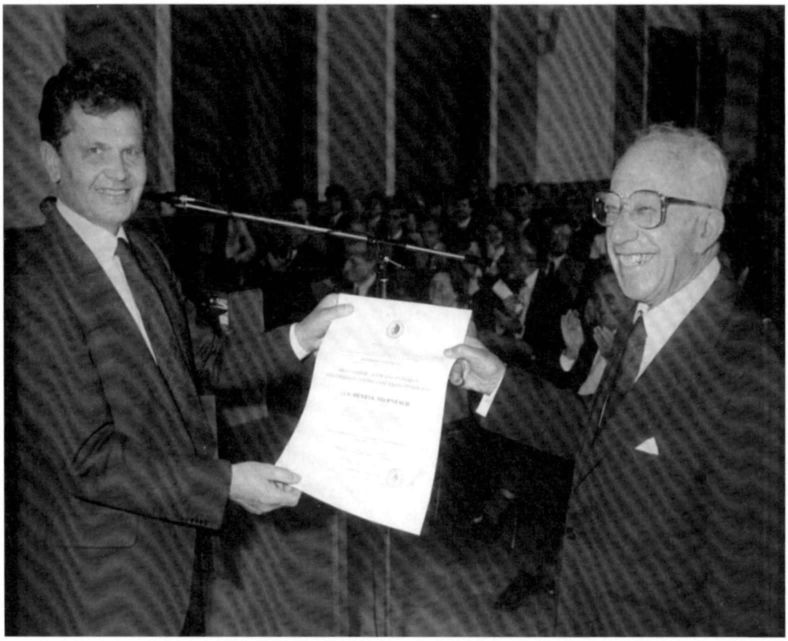

Verleihung der Ehrendoktorwürde an Dr. *Sternbach* (rechts)
durch den Dekan Prof. *Hoffmann*

Der bekannte Züricher Pharmakologe, Prof. Dr. med. Dr. phil. Peter G. Waser, erhielt die Ehrendoktorwürde am 12.5.1995. Waser stammt aus einem alten hoch angesehenen tradierten Züricher Geschlecht. Er hatte Medizin an der Universität Zürich studiert und anschließend Chemie. Sein Doktorvater war der weltbekannte organische Chemiker Prof. Paul Karrer, Nobelpreis für Chemie 1937. Waser ist u. a. die Entwicklung des stabilisierenden Muskelrelaxans Alcuroniumchlorid zu verdanken. Besonders bemühte er sich um die Erforschung der cholinergen Rezeptoren. Es gelang ihm erstmalig, unter Verwendung von radioaktivem Curare, an neuromuskulären Endplatten des Rattenzwerchfells diese Rezeptoren eindeutig sichtbar zu machen und zu lokalisieren[216].

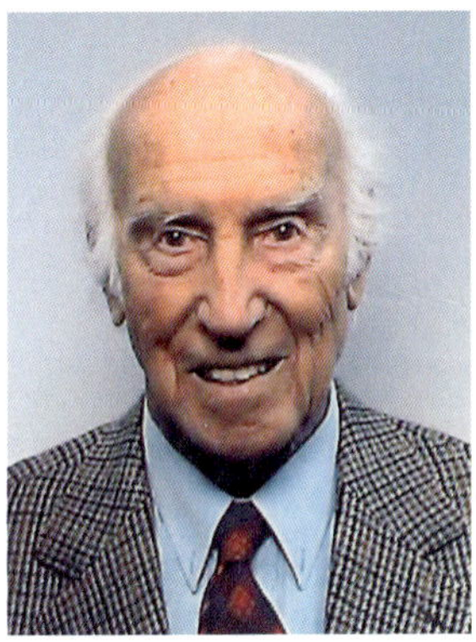

Prof. Dr. *Peter G. Waser*

Bemühungen um einen Erweiterungsbau für das Fach Pharmazie

Neubau der Chemischen Institute auf dem Niederurseler Hang

Die rasche Entwicklung der experimentellen Naturwissenschaften mit einer ständig steigenden Zahl der Studierenden offenbarte bald die Grenzen, die diesen Disziplinen, darunter auch dem Fach Pharmazie, in der Innenstadt von Frankfurt, in der Nähe der Messe, der vielen Banken und des Hauptbahnhofes gesetzt waren. Außerdem beeinträchtigten gesundheitsschädliche Emissionen der Chemischen Institute die Lebensqualität der Anwohner des Viertels.

Die Erkenntnis, dass einzelne Bundesländer weder für sich allein, noch zusammen mit anderen Ländern oder mit dem Bund dazu in der Lage waren, für den Ausbau bzw. Neubau der Hochschulen eine umfassende Sachplanung zu entwickeln, die auch überregionale Gesichtspunkte berücksichtigt hätte, führte dazu, dass der Hochschulbau 1969 im Grundgesetz Artikel 91 a als Gemeinschaftsaufgabe des Bundes und der Länder verankert wurde[217]. Die damit vom Bund zugesicherte finanzielle Hilfe bewirkte, dass zunächst ein Schnellbauprogramm beschlossen wurde, für das die Universität Frankfurt u. a. den Bau der Chemischen Institute sowie ein Mehrzweckgebäude für ein Rechenzentrum, ein Zentrum für Informatik und ein Biologicum in Niederursel, etwa 8 km außerhalb der Stadt, angemeldet hatte. Am 2.11.1970 erfolgte der erste Spatenstich für den Bau der Chemischen Institute auf dem Niederurseler Hang durch den Kultusminister Prof. Dr. Ludwig von Friedeburg. Es sollte der erste Schritt zu einer Gesamthochschule Frankfurt sein, die etwa 30.000 Studenten aus den Gebieten Frankfurt, Offenbach und Hanau aufnehmen würde. Allerdings lagen hierfür noch keine finanziellen Zusicherungen der Landesregierung vor[218, U5].

Die Abbildung zeigt das Planungsmodell für den Ausbau am Niederurseler Hang. Von Seiten des Unternehmens der Baugesellschaft „Neue Heimat“ war eine Vorfinanzierung zugesichert worden. Realisiert wurde ein

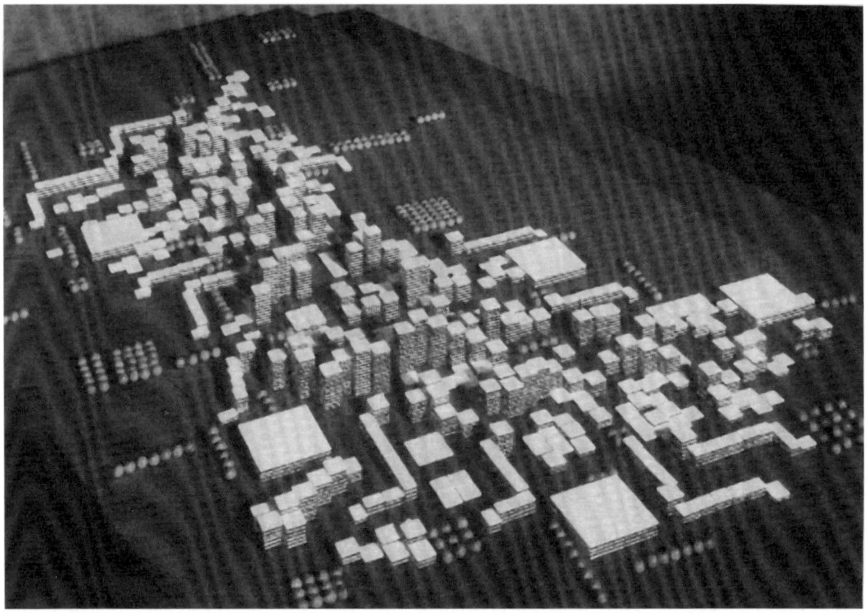

Strukturmodell für den Ausbau Niederurseler Hang (Angebot der Fa. Neue Heimat), 1971

Teilprojekt der vom Universitätsbauamt vorgelegten Erweiterungen auf dem Niederurseler Hang[219].

Bei dem Richtfest der Chemischen Institute im September 1971 teilte der Leiter des Universitätsbauamtes, Baudirektor Heinrich Nitschke, mit, dass durch drastische Rationalisierungsmaßnahmen die Kosten des Baus um 20 % gesenkt werden konnten. Der Rohbau kostete also nur 15,7 Millionen DM, die zu 50 % vom Land Hessen und zu 50 % vom Bund aufgebracht worden waren[220, 221].

Zwei Jahre später, im WS 1973/74, nahmen diese Institute in Niederursel ihren Lehr- und Forschungsbetrieb auf[222].

Leider war bei diesem Bauprojekt Chemie trotz aller Hinweise die drangvolle Situation des Faches Pharmazie nicht berücksichtigt worden. Der Direktor des Pharmazeutischen Instituts, Prof. Oelschläger, hatte bereits Ende der 60er Jahre auf Bitten des damaligen Rektors, Prof. Rüegg, einen Plan für einen Erweiterungsbau auf dem Grundstück Georg-Voigt-Straße 14 vorgelegt und im Zusammenhang mit den Planungen für die Chemiebauten auf dem Niederurseler Hang auch den Bau einer „Sofortpharmazie“ gefordert. Die Dringlichkeit des Baus unterstrichen die Bewerberzahlen.

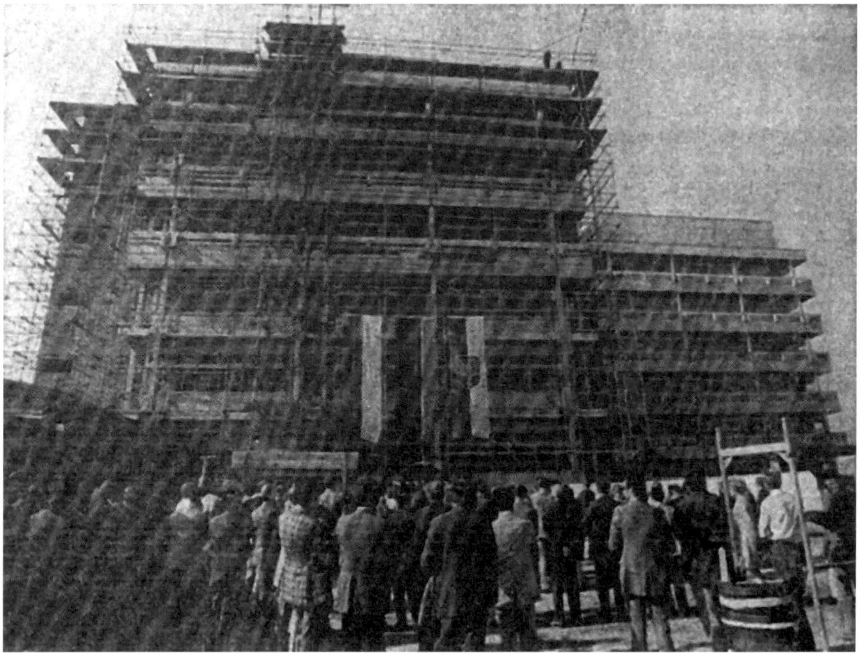

Richtfest der Chemischen Institute 1971

Im WS 1970/71 konnten z.B. den 2 200 Studienbewerbern für das Fach Pharmazie in der Bundesrepublik Deutschland nur 800 Studienplätze angeboten werden, die aufgrund unterschiedlicher Vergabeverfahren in den einzelnen Bundesländern den Bewerbern zugeteilt wurden. Diese Zahlen müssen vor dem Hintergrund gewichtet werden, dass das Fach Pharmazie bereits seit 1945 dem Numerus clausus unterlag und unter ihm noch heute leidet. Mehrfach demonstrierten die Studenten und Professoren in der Landeshauptstadt Wiesbaden für einen sofortigen Baubeginn in Niederursel[223].

An die Wiesbadener Bevölkerung wurden Flugblätter verteilt, in denen es hieß: „Warum demonstrieren wir? Weil wir wollen, dass es auch Ihren Kindern gut gehen soll. Deshalb fordern wir den Neubau der Naturwissenschaftlichen Fakultät auf dem Niederurseler Hang“. Auf weiteren Flugblättern hieß es: „SDS spricht nicht für die Studenten“ (SDS= Sozialistischer Deutscher Studentenbund), „Uni Frankfurt – Hessens Stiefkind“, „Hört nicht auf die linken Schreier“[224].

Nur 800 Studienplätze für 2200 Pharmazie-Studenten

Prof. Oelschläger: „Sofort-Pharmazie" in Niederursel

ulo— Nicht in der Medizin, sondern in der Pharmazie zeigt sich zur Zeit das Problem des Numerus clausus am krassesten. Wie Vertreter der Bundesapothekerkammer und des Verbandes der Direktoren pharmazeutischer Hochschulinstitute am Freitag vor Journalisten in Frankfurt berichteten, konnten in dem jetzt angelaufenen Wintersemester 1970/71 nur 800 von etwa 2200 Studienbewerbern des Faches Pharmazie Studienplätze in der Bundesrepublik angeboten werden.

Obwohl der Numerus clausus in der Pharmazie bereits seit 1945 bestehe und auf die Mißstände immer wieder hingewiesen worden sei, hätten sich bisher praktisch keine Verbesserungen ergeben.

Der Bedarf an Apothekern, die in der Industrie mit der Herstellung und Überwachung von Arzneimitteln beschäftigt seien, reiche schon längst nicht mehr aus, erklärte der Direktor des pharmazeutischen Instituts, Professor Herbert Oelschläger.

Zusammen mit Professor Böhme aus Marburg, dem Verbandsvorsitzenden, setzte er sich mit Nachdruck dafür ein, die bestehenden pharmazeutischen Institute in der Bundesrepublik auszubauen und neue zu gründen.

Mit einem Kostenaufwand von rund fünf bis zehn Millionen Mark müsse in Frankfurt auf dem Niederurseler Hang eine „Sofort-Pharmazie" in Schnellbauweise errichtet werden, die weiteren 100 bis 200 Studenten neue Studienplätze verschaffe.

Es gehe jedenfalls nicht an, daß Studienbewerber, die schon eine zweijährige Berufsausbildung hinter sich gebracht und ein staatliches Vorexamen abgelegt hätte, dem Numerus clausus zum Opfer fielen.

Das zur Zeit in Hessen und Rheinland-Pfalz praktizierte Auswahlverfahren (60 Prozent nach Leistung, 40 Prozent nach zeitlicher Rangfolge) für Pharmazie-Studenten nannte Professor Oelschläger „noch am gerechtesten". Ein „Losverfahren" sei abzulehnen.

Forderung für den Ausbau der Pharmazie in Niederursel
(Frankfurter Neue Presse vom 14.11.1970)

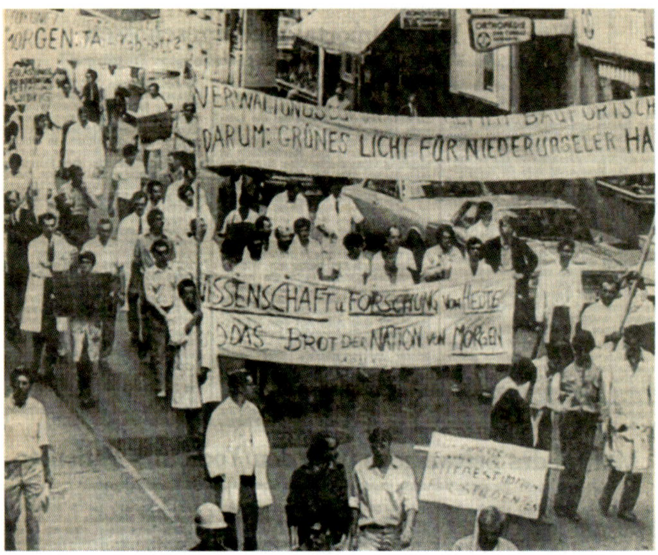

Demonstration von ca. 300 Studenten und Professoren der Naturwissenschaftlichen Fakultät für den Beginn des Ausbaus der Frankfurter Universität auf dem Niederurseler Hang am 23.6.1969

Wie sahen die Zahlen für das Fach Pharmazie in Frankfurt aus? Es bewarben sich 231 Studienanwärter für das WS 1970/71, von denen jedoch nur 36 Bewerber aufgenommen werden konnten[U6].

Mit einem Kostenaufwand von rund 5 bis10 Millionen DM hätte der Bau der Frankfurter Sofortpharmazie auf dem Niederurseler Hang maximal weiteren 200 Studenten der Pharmazie neue Studienplätze verschafft. Energisch führte Oelschläger in einer Pressekonferenz am 14.11.1970 aus, dass es nicht angehe, dass Studienbewerber, die schon eine zweijährige Berufsausbildung hinter sich gebracht und ein staatliches Vorexamen abgelegt hätten, dem Numerus clausus auch weiterhin zum Opfer fielen, denn diese vorexaminierten Apothekeranwärter mussten z. T. Jahre auf einen Studienplatz warten, um ihre Ausbildung fortsetzen zu können. Das gelegentlich empfohlene Losverfahren für die Zuteilung der Arbeitsplätze wurde von ihm abgelehnt.

Für eine Vielzahl von Studienberechtigten war aus Kostengründen nur ein Studium am Heimatort bzw. im näheren Einzugsgebiet möglich.

Da sich der Erlass des Hessischen Erziehungsministers für die Zulassung zum Pharmaziestudium als nicht praktikabel erwiesen hatte, entwickelten die Hochschullehrer der Pharmazie an der Frankfurter Universität 1966 ein eigenes Aufnahmeverfahren, in dem sie alle Bewerber, manchmal bis zu 300, zu einer schriftlichen Prüfung einluden, die in zwei großen Hörsälen des Hauptgebäudes Mertonstraße 17 abgehalten wurde. Ihnen wurden 42 Fragen vorgelegt, die aus den Gebieten Chemie, Pharmakognosie, Botanik und Physik und Galenik stammten, und dem Kenntnisstand als vorgeprüfte Apothekeranwärter entsprachen (s. Anlage 7). Die Antworten wurden differenziert nach Punkten gewertet. Statistisch gesehen waren die Ergebnisse im Bereich der Botanik/Pharmakognosie, wohl aufgrund der botanischen Exkursionen und der Anfertigung eines Herbariums während der zweijährigen Praktikantenzeit, stets die besten. Die Fragen unterstreichen, dass in vielen Lehrapotheken bemerkenswertes Wissen vermittelt worden ist. Das Ergebnis wurde den Bewerbern innerhalb einer Woche mitgeteilt. Die beschränkt verfügbaren Plätze wurden nach der erzielten Punktzahl vergeben. An der Auswahl der Fragen und ihrer Bewertung waren auf Beschluss des akademischen Senats zwei Vertreter der Studentenschaft beteiligt. Studenten höherer Semester mussten sich einem Prüfungsgespräch bei dem Direktor des Pharmazeutischen Instituts oder seinem Vertreter stellen. Das Verfahren wurde von den Bewerbern akzeptiert und erfreute sich allgemeiner Beliebtheit[U6].

Leider erwies sich die weitere Realisierung des Schnellbauprogramms als eine Utopie, denn nach dem Bezug der Chemischen Institute mit 7 710 m^2 Hauptnutzfläche[U1] wurden die weiteren Planungen eingestellt und der hervorragende Leiter des Staatlichen Hochschulbauamtes, Baudirektor Heinrich Nitschke, verließ den Frankfurter Aufgabenbereich und übernahm den Ausbau des Klinikums und des Botanischen Gartens der Philipps-Universität Marburg. Der damalige Präsident der Universität Frankfurt, Prof. Kantzenbach, urteilte im Zusammenhang mit dem Weggang von Nitschke, dass die Frankfurter Universität mit rund 20.000 Studenten diejenige Hochschule Hessens sei, die am schlechtesten mit Gebäuden ausgestattet sei und am meisten mit der Überfüllung zu kämpfen habe. Resignierend stellte er bei der Verschiebung der Ausbaupläne in Niederursel fest, dass er nicht sehe, wie die Probleme der nächsten Jahre gelöst werden könnten[225, U5].

Probleme aufgrund der fehlenden Arbeitsplätze im Fach Pharmazie in den 70er und 80er Jahren

Durch das Scheitern des Neubaus entstand aus der dadurch bedingten mangelnden Raumkapazität für die pharmazeutischen Institute in der Folgezeit eine schwierige Situation. Die Entwicklung der 70er und 80er Jahre an den deutschen Hochschulen war gekennzeichnet durch ein ständiges Anwachsen der Studienanfänger und Anzahl der Studierenden, ohne dass dem ein äquivalenter Zuwachs an persönlichen, sachlichen und räumlichen Ressourcen entsprochen hätte. Die Folge war eine Überlastung der Institute und eine Verschlechterung der Forschungs- und Studienbedingungen. Die Hochschulen sollten für alle offen gehalten werden, allerdings ohne weiteren Hochschulausbau. Es entstand die sog. Massenuniversität. 1970 wurden die Studiengebühren abgeschafft, 1972 trat das Bundesausbildungsförderungsgesetz (BAföG) in Kraft und es wurde eine Zentrale Vergabestelle für Studienplätze (ZVS) in Dortmund errichtet[226, 227].

Vom WS 1972/73 bis zum WS 1987/88 hatte sich die Zahl der Studierenden an den deutschen Hochschulen von 658.204 auf 1.409.042 vermehrt[228]. Im gleichen Zeitraum erhöhte sich die Zahl der Pharmaziestudierenden an der Universität Frankfurt von 313 auf 602.

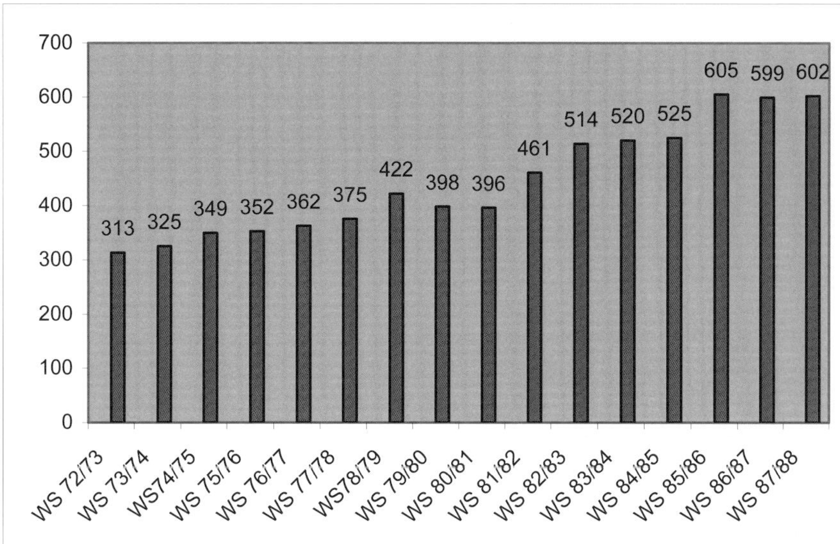

Anzahl der Pharmaziestudierenden an der Universität Frankfurt
vom WS 1972/73 bis WS 1987/88

Für den Anstieg der Studierendenzahlen in der Pharmazie trotz des Numerus clausus waren die Erhöhung der Zulassungszahlen nach der Kapazitätsverordnung und die Erhöhung der Studiendauer um ein Semester nach der Approbationsordnung von 1971 mit erhöhtem Raumbedarf durch zusätzliche Praktika verantwortlich. Hinzu kam, dass nach einer Auswertung von statistischen Erhebungen sich auch die Fachstudiendauer der Pharmaziestudierenden bis zum Examensabschluss in der Zeit von 1960 bis 1985 um 3,5 Semester erhöhte, wobei allerdings ein Semester durch die Erhöhung des Studiums von 6 auf 7 Semester bedingt war. Die Ursachen für die Studienzeitverlängerung sind vielschichtig. Sie beruhen auf Stoffüberlastung, übertriebenen Prüfungsanforderungen, einer neuen Studienmentalität und neuen Lebensformen. Viele Studierende gestatteten sich Trockensemester, d.h. nach Abschluss des jeweiligen Praktikums nahmen sie für die obligatorische Prüfung ein weiteres Semester zur Vorbereitung in Anspruch[229].

Die Regelung der Studienplatzvergabe durch Einrichtung einer bundesweiten Zentralstelle (ZVS)

Die Bildungsexpansion brachte verschärfte Zulassungsbeschränkungen an den Hochschulen mit sich, da die steigenden Studierendenzahlen wegen der Überfüllung Zulassungsbeschränkungen erforderten.

Die unterschiedlichen Bestimmungen für die Zulassung zum Studium in den einzelnen Bundesländern und die damit verbundenen juristischen Unsicherheiten führten am 18.7.1972 zum ersten Numerus-clausus-Urteil des Bundesverfassungsgerichts[230]. Darin wurde die Notwendigkeit der Studienplatzvergabe durch eine überregionale Stelle nach einheitlichen Auswahlkriterien betont und für die Verhängung absoluter Zulassungsbeschränkungen der Nachweis für die erschöpfende Nutzung der vorhandenen Ausbildungskapazitäten gefordert. Die Auswahl und Verteilung der Bewerber sollte nach sachgerechten Kriterien mit einer Chance für jeden Bewerber unter möglichst weitgehender Berücksichtigung der individuellen Studienortwünsche erfolgen. Die politische Konsequenz war der Staatsvertrag über die Vergabe von Studienplätzen, der von den Ministerpräsidenten der Länder am 20.10.1972 verabschiedet wurde. In ihm wurde die Hochschulzulassung in den überregional zulassungsbeschränkten Fächern durch ein ländergemeinsames Verfahren und eine gemeinsame staatliche Vergabestelle für die Studienplätze geregelt[226, 231].

Die Zentralstelle für die Vergabe von Studienplätzen (ZVS) wurde in Dortmund errichtet. Sie löste die seit Mitte der 60er Jahre bei der Westdeutschen Rektorenkonferenz bestehende und von den Ländern finanzierte Zentrale Registrierstelle in Hamburg ab, mit deren Hilfe bis dahin erst nur in den medizinischen Fächern, später auch in einigen naturwissenschaftlichen Fächern, so auch in der Pharmazie, Hochschulzulassungen vorübergehend überregional gehandhabt worden waren. Nach dem Staatsvertrag, der durch die in der Kultusministerkonferenz abgestimmten Durchführungs- und Kapazitätsverordnungen der Länder ergänzt wurde, erfolgte die Hochschulzulassung in den Numerus-clausus-Fächern nach Kriterien, die im Grundsatz bereits in Richtlinienbeschlüssen der Konferenz in den Jahren 1970 und 1971 festgelegt worden waren: Nach Leistung (Abiturdurchschnittsnote) und nach der Wartezeit der Studienbewerber. Am 1.5.1973 nahm die ZVS ihre Tätigkeit in Dortmund auf[232, 233].

Es ergaben sich für die Pharmaziestudenten unverändert lange Wartezeiten. Im SS 1974 erhielten von 6.964 Bewerbern nur 798 einen Studienplatz[234]. Die Unruhe unter den Bewerbern war beträchtlich.

Erhöhung der Studentenzahlen aufgrund der Kapazitätsverordnung vom 2.2.1977

Aufgrund des Staatsvertrages über die Vergabe von Studienplätzen wurde vom Land Hessen am 2.2.1977 eine sog. Kapazitätsverordnung erlassen, mit der seitdem die jährliche Aufnahmekapazität der Studenten unter Berücksichtigung der personellen, räumlichen, sachlichen und fachspezifischen Gegebenheiten berechnet wird[235].

Die Kapazitätsverordnung (KapVO) legte einheitliche Parameter für die Ausbildung zugrunde und sollte eine Lockerung der Zulassungsbeschränkungen bringen. Die KapVO definierte auch den Curricularnormwert (CNW). Dieser bestimmt den für die ordnungsgemäße Ausbildung eines Studierenden in einem Studiengang insgesamt erforderlichen Lehraufwand und wird gemäß der Kapazitätsverordnung in Lehrdeputatstunden gemessen. Der unterschiedliche Ausbildungsaufwand in den verschiedenen Studiengängen einer Lehreinheit wird rechnerisch berücksichtigt. Für jedes Numerus-clausus-Fach wurde ein Curricularnormwert festgelegt. In diesen Wert gingen die Lehrveranstaltungsstunden – im Fach Pharmazie waren es die Vorgaben der Approbationsordnung – die zeitliche Belastung der Lehrpersonen und die Zahl der Teilnehmer jeder Lehrveranstaltung ein. Der Curricularnormwert beinhaltet den gesamten Lehr- und Betreuungsaufwand eines Studierenden in einem Studiengang vom ersten Semester bis zum Abschluss.

Für das Fach Pharmazie wurde in völliger Verkennung der Ausbildungssituation, die überwiegend durch Praktika getragen wird, zu Beginn der extrem niedrige Wert von 3,4 festgelegt, der fast gleich war mit dem Wert für die Mathematik, deren Praktikumsaufwand mit dem der Pharmazie überhaupt nicht zu vergleichen ist. In den dem Fach Pharmazie vom Betreuungsaufwand ähnlichen Studienfächern wie Biologie und Chemie waren die Curricularnormwerte wesentlich höher. Für Biologie betrug er 5,9, für Biochemie und Chemie 5,3. Das bedeutete für die Pharmazie bei gleicher personeller Ausstattung eine wesentlich höhere Studentenzahl als z.B. für die Chemie. Erst im Jahre 1979 wurde für das Fach Pharmazie aufgrund der massiven Proteste der pharmazeutischen Hochschullehrer der Curricularnormwert auf 3,9 und im Jahre 1987 auf 4,5 angehoben[236–240]. Der Wert 4,5 entspricht noch immer nicht der Realität.

Fächergruppe	laufende Nummer	Studiengänge mit dem Abschluß Diplom, Magister, Promotion (als erstem Abschluß), Staatsexamen (ohne Lehrämter)	Curricularrichtwert
Naturwissenschaften/ Mathematik u. a.	1	Agrarbiologie	5,0
	2	Agrarökonomie	2,4
	3	Agrarwissenschaft	4,2
	4	Biochemie	5,3
	5	Biologie	5,9
	6	Chemie	5,3
	7	Ernährungswissenschaft	4,6
	8	Geographie	3,0
	9	Haushalts- und Ernährungswissenschaft (naturwissenschaftliche Richtung)	4,2
	10	Informatik	3,6
	11	Lebensmittelchemie	5,3
	12	Mathematik	3,2
	13	Pharmazie	3,4
	14	Physik	4,5

Curricularnormwerte aus der KapVO von 1977

In den Jahren 1985 und 1986 kamen, trotz des bereits überfüllten Studiengangs, weitere Belastungen auf die Ausbildung in den pharmazeutischen Instituten zu. Es klagten in den Jahren 1985 und 1986 Studienbewerber vor dem Verwaltungsgericht Frankfurt am Main um einen Studienplatz, von denen die Universität zum SS 1985 und zum WS 86/87 je 22 Studierende im Fach Pharmazie zusätzlich zu den von der ZVS zugelassenen Studierenden aufnehmen musste. Das Argument war eine angeblich nicht vollständige Ausschöpfung der Ausbildungsmöglichkeiten. Lehrende als auch bereits Lernende hielten die Ausbildung für „ernsthaft gefährdet“, da die Hörsäle überfüllt und die Laborplätze flächenmäßig immer kleiner wurden, wodurch sich ein gewisses Gefährdungspotential aufbaute. Die Raumenge interessierte das Gericht aber nicht. Es verlangte eine 42-wöchige Nutzung der Laborplätze[U6].

Der in der Presse benutzte Begriff der Raumkapazität wurde von der Universität, dem Fachbereich und den im Institut tätigen Hochschullehrern,

Assistenten und Studierenden anders interpretiert als vom Verwaltungsgericht. Um bei der großen Nachfrage nach Studienplätzen im Fach Pharmazie den Bewerbern für die Universität Frankfurt eine, an der untersten Grenze des Vertretbaren, liegende Ausbildung zu bieten, hatte das Institut für Pharmazeutische Chemie auf Drängen des Hessischen Kultusministeriums eine unter Gefährdungsaspekten kaum vertretbare Überbelegung der Arbeitsplätze durchgeführt, indem auf drei ordnungsgemäßen Arbeitsplätzen vier Studierende arbeiteten. Dadurch konnten auf den 252 Arbeitsplätzen unter unbefriedigenden Verhältnissen 327 Studierende ausgebildet werden. Darüber hinaus waren die Kurssäle an 5 Arbeitstagen 10 Stunden geöffnet[U6, 241–244].

Die gleiche Problematik galt für die Institute für Pharmazeutische Biologie und Pharmazeutische Technologie. Hier waren die Arbeitsplätze ebenfalls überbelegt[245].

Jetzt reagierte auch die Presse kritisch über die unbefriedigenden Arbeitsbedingungen.

Die beengten Verhältnisse änderten sich erst sieben Jahre später mit dem Umzug in das Biozentrum auf dem Niederurseler Hang.

Verwaltungsgericht erhöht Quote für Pharmazie-Studenten

Zum Wintersemester 86/87 muß die Goethe-Universität Frankfurt 22 Pharmaziestudenten mehr aufnehmen, als ihr die Zentralstelle für die Vergabe von Studienplätzen (ZVS) in Dortmund zugewiesen hat. Einer Meldung der FAZ vom 22. Juli zufolge hat das Verwaltungsgericht die von den zuständigen Gremien der universitären Selbstverwaltung festgesetzte Zahl um etwa ein Drittel erhöht; schon früher hatte es bereits dreimal korrigierend nach oben eingegriffen. Studenten und Professoren bezeichnen die Urteile als »praxisfremd« – sie befürchten mehr und mehr, daß es zu Sicherheitsproblemen während der praktischen Übungen kommt. Ihren Protest haben die Studenten in einem Schreiben formuliert: »Wie werden die Gerichte urteilen, wenn ein Unfall passieren sollte? Wie reagiert die Bauaufsicht, wenn sie total überfüllte Laboreinrichtungen registrieren muß? Müssen dann ganze Semester ihr Studium unterbrechen und warten, bis wieder normale Zustände hergestellt werden können?« ■

Aus der Pharmazeutischen Zeitung vom 24.7.1986

Das Biozentrum mit dem vierten Pharmazeutischen Institut

Über zwei Jahrzehnte standen die Chemischen Institute isoliert auf dem Niederurseler Hang. Bereits im zehnten Rahmenplan hatte die Universität Frankfurt im Zuge der Sanierungsphase neben einem Neubau zur Unterbringung des Fachbereiches Geowissenschaften mit 8.300 qm Hauptnutzfläche auch einen Neubau zur Unterbringung des Fachbereiches Biochemie, Pharmazie und Lebensmittelchemie mit einer vorgesehenen Hauptnutzfläche von ca. 11.100 qm angemeldet, dazu entsprechende zentrale Einrichtungen[246]. Den ausgeschriebenen Architektenwettbewerb, an dem sich elf Architekten, u. a. aus Italien, Großbritannien und den USA, beteiligten, gewannen die renommierten österreichischen Architekten Prof. Wilhelm Holzbauer und Ernst Mayr[U1]. Holzbauer gilt als hoch begabter Architekt. Er hatte nicht nur das Bildungshaus St. Virgil in Salzburg entworfen, sondern auch die Oper in Amsterdam, das Festspielhaus in Baden-Baden, das Mahnmal für alle Opfer der Schlacht um Stalingrad in Wolgograd und den Wiener „Andromeda-Tower“. Mayr war der Architekt der Hauptbibliothek in Wien[247–250].

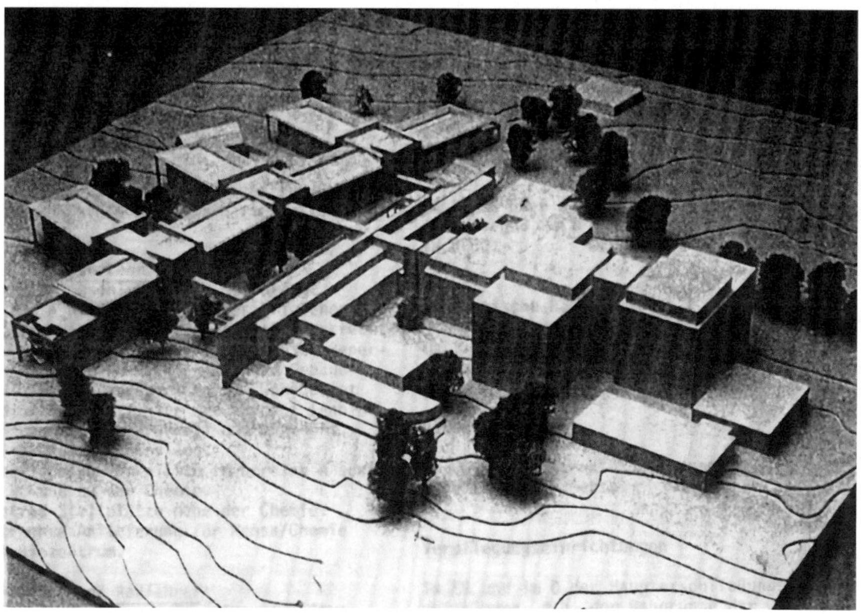

Modell des Biozentrums von *Holzbauer* und *Mayr* (links) und Chemische Institute

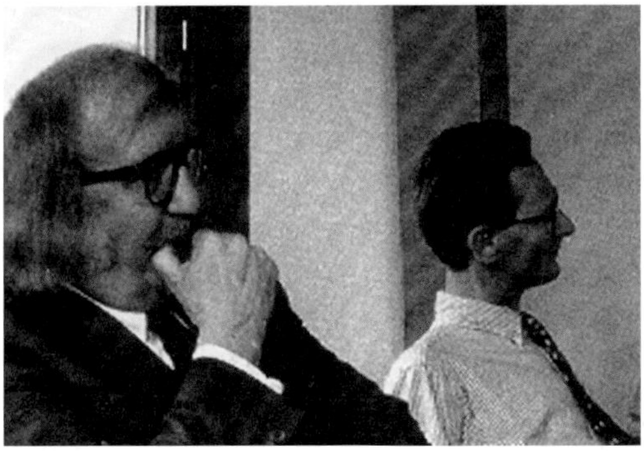

Prof. *Wilhelm Holzbauer* und *Ernst Mayr* (r.)

Die beiden Architekten schufen mit dem Biozentrum, in dem der Fachbereich, Biochemie, Pharmazie und Lebensmittelchemie, die Mikrobiologie sowie Teile der Zoologie und Botanik vereinigt sind, ein Bauwerk, das die Einpassung des Ganzen in die Landschaft mit strenger Funktionalität ebenso verbindet wie die sachliche Gestaltung von wissenschaftsbezogenen Arbeitsplätzen mit der ausgefeilten Ästhetik kommunikativer Räume. Das Tempo, mit dem das Biozentrum hochgezogen wurde, war für ein Projekt dieser Größenordnung schon fast sensationell. Der erste Spatenstich erfolgte am 7.11.1989, die Hochbauarbeiten begannen im Juni 1990, das Richtfest war am 5.6.1991 und zum WS 1993/94 wurde das Biozentrum fertig gestellt. Auf 20.000 qm Fläche, verteilt auf bis zu fünf Geschossen, sind 17 Seminarräume, drei Hörsäle, etwa 300 Laboratorien und Funktionsräume, 100 Büroräume sowie Mensa mit Cafeteria, Bibliothek und Werkstatt untergebracht. Das architektonische Rückgrat des Biozentrums ist die Eingangshalle mit einer 120 m langen gläsernen Galerie, die auch das neue Zentrum mit den vorher errichteten älteren Chemischen Instituten verbindet. Den Verbund im Biozentrum zeigt die folgende Abbildung.

Die Baukosten betrugen 235 Millionen DM, hinzu kamen nochmals 26 Millionen DM für Geräte und Mobiliar[251]. Die baulichen Belange des Gesamtfaches Pharmazie wurden von dem pharmazeutischen Chemiker Prof. Hoffmann vertreten. Der Umzug erfolgte von Juli bis Oktober 1993, also in der vorlesungsfreien Zeit. Für das Institut für Pharmazeutische Chemie, das über die meisten Großgeräte verfügte, leitete den Umzug Prof. Dr. H. Linde in vorbildlicher Weise. Der Umzug des Massenspektrometers MAT 212 und des Datensystems kostete z.B. 25.180 DM. Das diesbezügliche Angebot der Fa. MasCom, Bremen, ist durch Zufall erhalten geblieben.

GmbH

MasCom
Analysengeräte Service
Norderoog 2
W-2800 Bremen 66,BRD
Tel.: (0421) 57 10 31
Fax: (0421) 57 10 32

MasCom Analysengeräte Service GmbH, Norderoog 2, W-2800 Bremen 66

Herrn Prof. Dr. Linde
Universität Frankfurt
Institut für Pharm. Chemie
Georg- Voigt- Str. 14

6000 Frankfurt

Ihr Zeichen	Ihre Nachricht vom	Unser Zeichen	Tel. Durchwahl	Datum
				28.04.1992

Umzugsangebot Ihres Massenspektrometers MAT 212 und des Datensystems SS 300, sowie der Transport des ITS 40.

Unser Angebot: **Nr.: 001092**

Sehr geehrter Herr Prof. Dr. Linde,
wir bedanken uns für Ihre Anfrage und übersenden Ihnen folgendes Angebot:

1. **Abbau zum Transport des o.g. Massenspektrometers und des Datensystems durch einen Service Ing. der MasCom GmbH.**

Aufwand ca. 10 Std.	a' DM 190,-	DM 1900,-
Reisekostenpauschale		DM 490,-
Übernachtungskosten (nach Aufwand)....	ca.	DM 130,-

Preis DM 2.520,-
================

2. **Umzug der Geräte:**

Aufwand ca. 8 Std........	a` DM 190,-	DM 1.520,-
Reisekosten pauschal		DM 490,-
Transport-Experte und Kran-Gestellung	pauschal	DM 1.400,-
Übernachtungskosten		DM 130,-
LKW Kosten................................		DM 1.300,-

Preis DM 4.840,-
================

Bremer Bank
BLZ 290 800 10
Konto 242 463 000

Geschäftsführer: Wolfgang Gerdes
Amtsgericht: Bremen
HRB 13372

MasCom GmbH
Norderoog 2
2800 Bremen

MasCom

Seite 2 unseres Angebotes

---

3. **Wiederaufbau der Geräte in den neuen Räumen. Wiederherstellung der Funktionsfähigkeit des Massenspektrometers und des Datensystems inkl. Test der Spezifikationen.**

Aufwand ca. 60 Std.......a` DM 190,- .... DM 11.400,-
Reisekosten pauschal........................ DM 490,-
Übernachtungskosten......................... DM 780,-

Preis DM 12.670,-

Die vorgenannten Zeiten und Kosten wurden aus Erfahrungswerten ermittelt. Da der Aufwand je nach Gerätezustand abweichen kann, erfolgt die Abrechnung nach Aufwand.

Zusätzliche Reparaturen und benötigte Ersatzteile werden nach der gültigen MasCom GmbH Preisliste abgerechnet.

Geschätzter Aufwand an Material ....**Preis DM 4.300,-**

Die Mitnahme des ITS 40 berechnen wir pauschal mit **DM 850,-**

Die genannten Preise verstehen sich zuzüglich der zum Zeitpunkt der Ausführung gültigen Mehrwertsteuer.

Für Detailabsprachen stehen wir Ihnen selbstverständlich gerne zur Verfügung und würden uns sehr freuen, wieder von Ihnen zu hören.

Wir empfehlen Ihnen für die Zeit des Umzuges den Abschluß einer Transport-Versicherung.

Lieferzeiten: Nach Vereinbarung 3-4 Wochen.

Gültigkeit: 60 Tage

Zahlungsbedingungen: Zahlbar nach Erhalt der Rechnung ohne jeden Abzug.

Mit freundlichen Grüßen

MasCom Analysengeräte Service GmbH

- W. Gerdes - - ppa B. Meyer -

Angebot für den Umzug des MAT 212

Zum WS 1993/94 nahmen alle pharmazeutischen Institute ihre Aufgaben in Lehre und Forschung am neuen Standort auf. Ein wichtiger zentraler Gedanke bei der Anlage des Biozentrums war auch die Realisierung der fächerübergreifenden Kooperationen in Lehre und Forschung. Beispielsweise ist die Bibliothek eine gemeinsame Einrichtung der Fächer Chemie, Biochemie, Pharmazie, Lebensmittelchemie und Biologie. Aber auch die gemeinsame Nutzung wichtiger Großgeräte und aufwendiger Speziallabors sichern moderne Forschung und Lehre: NMR-Labor, Elektronenmikroskopie, Zellzucht, Biotechnikum, Radionukleotidlabor, Gewächshaus und Tierhaltungsgebäude.

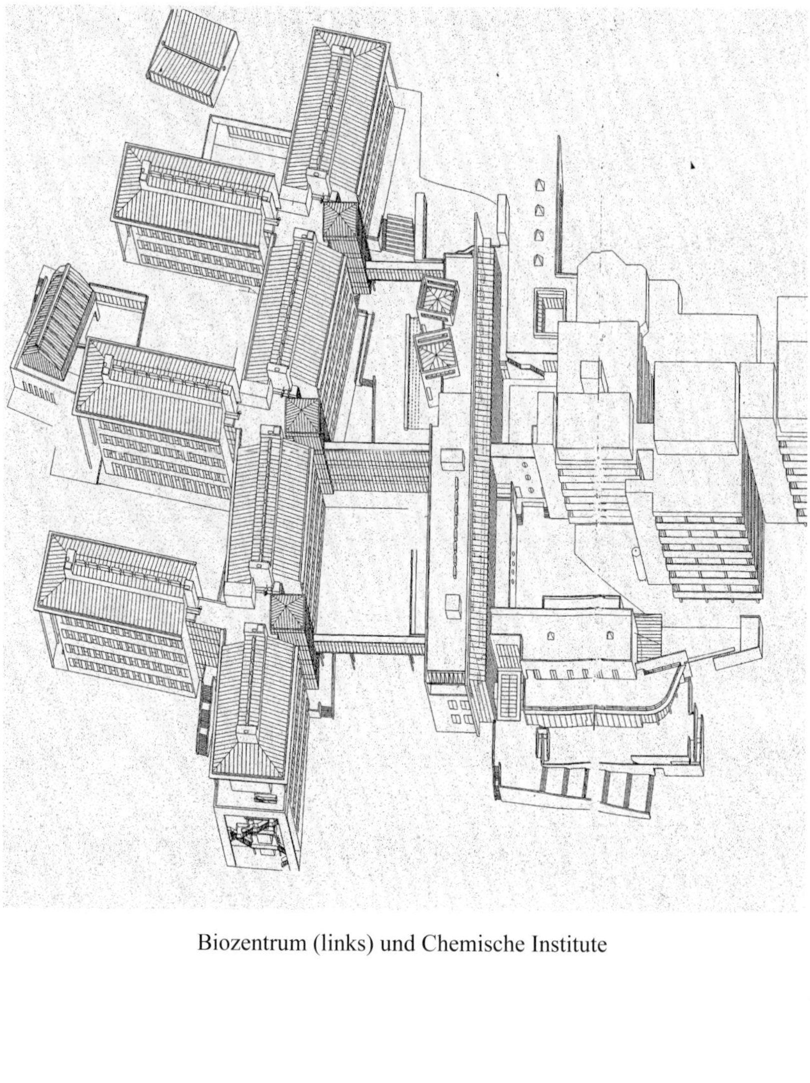

Biozentrum (links) und Chemische Institute

Mit der Stadt Frankfurt ist das Biozentrum durch eine Schnellstraße sowie durch einen regelmäßigen Shuttle-Service des Frankfurter Verkehrsverbundes verknüpft. Innerhalb von 45 Minuten gelangt der Besucher vom Frankfurter Hauptbahnhof zum Biozentrum.

Im Fachbereich Biochemie, Pharmazie und Lebensmittelchemie studierten bei Bezug des Biozentrums, im WS 1993/94, 639 Studenten Pharmazie. Im Verlauf der darauf folgenden zehn Jahre hat sich das Fach Pharmazie, nicht zuletzt durch die optimalen räumlichen Voraussetzungen und eine kluge Berufungspolitik, großes nationales und internationales Ansehen erworben.

Die Einweihung des Biozentrums erfolgte am 14.1.1994 unter nahezu dramatischen Umständen. Eingeladen waren rund dreihundert Gäste, die sich auf einen feierlichen akademischen Festakt gefreut hatten, aber zunächst mit lautstarken Protesten von Studenten konfrontiert wurden. Der studentische Unmut richtete sich vor allem gegen den Hessischen Ministerpräsidenten Hans Eichel. Hauptgrund für die Missstimmung waren die von der Landesregierung geplanten Sanktionen gegen Studenten mit überlanger Studiendauer. Warum Protest? Völlig unverständlich und peinlich war, dass sogar der Architekt ausgebuht wurde, der dieses großartige Bauwerk entworfen und fertig gestellt hatte. Mit einer Verspätung von einer Stunde konnten dann die Festredner ihre Grußbotschaften überbringen. Den Festvortrag hielt Frau Prof. Christiane Nüßlein-Volhard, die 1995 den Nobelpreis für Medizin erhalten hatte, vom Tübinger Max-Planck-Institut für Entwicklungsbiologie über das Thema: „Von Fliege und Fisch: Modellorganismen und Genetik in der biologischen Grundlagenforschung". Am Nachmittag gab es noch die Möglichkeit, an einer Laborführung zu den Themen Kernresonanzspektroskopie, Zellkultur und chemische Analytik teilzunehmen. Die Interessierten führte der Chefarchitekt, Prof. Holzbauer. Erstaunlich bleibt bei dieser Einweihungsfeier, dass die Medien über die Störung der Feier kaum berichtet haben. Vielleicht war den Journalisten der Protest einer studentischen Kleingruppe aus dem Kerngebiet einfach zu einfallslos[252].

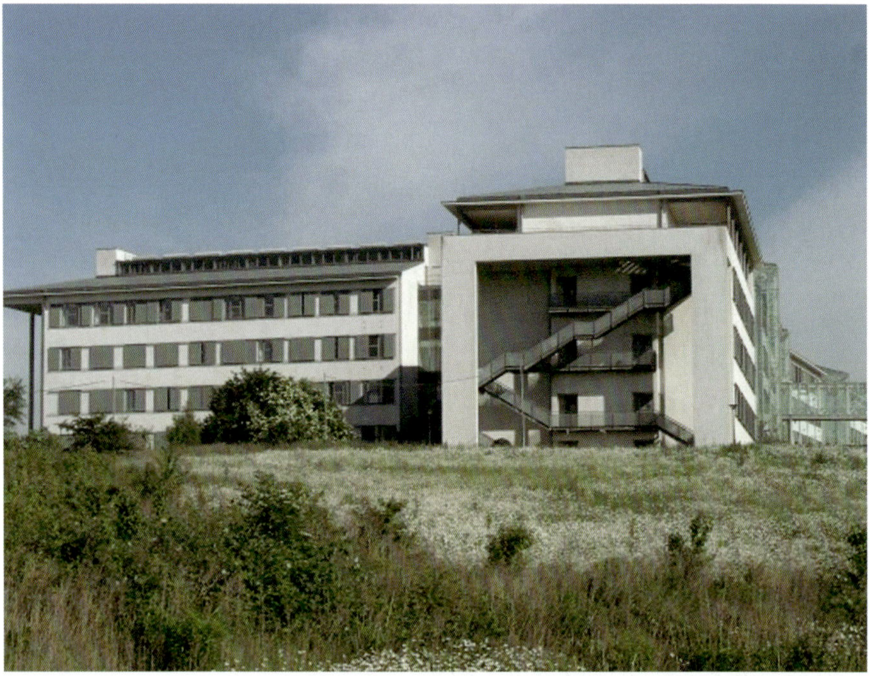

Aufnahme des Biozentrums

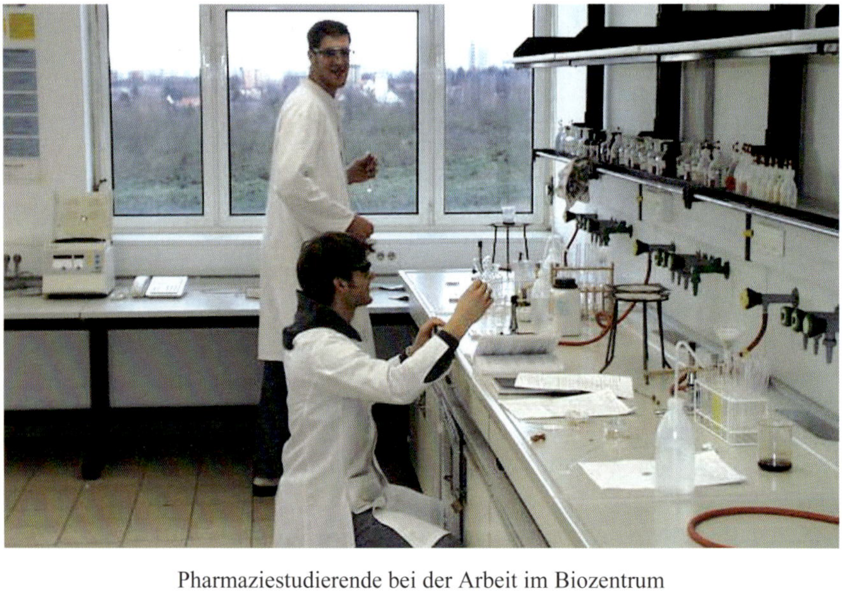

Pharmaziestudierende bei der Arbeit im Biozentrum

Fusion der Fachbereiche Chemie (14) und Biochemie, Pharmazie und Lebensmittelchemie (15)

Doch nur wenige Jahre waren dem Fachbereich 15, Biochemie, Pharmazie und Lebensmittelchemie, als selbständige wissenschaftliche Einrichtung am neuen Standort vergönnt, denn in der Führungsetage der Universität wurde nach dem Dienstantritt des neuen Präsidenten Prof. Dr. Werner Meißner 1994 die Frage diskutiert, ob nicht eine Verkleinerung der Zahl der Fachbereiche durch Zusammenlegung zu einer besseren Nutzung der räumlichen und personellen Möglichkeiten führen könnte. Mit anderen Worten: Man war bereit, eine Umkehrung der 1971 durch Inkrafttreten des Hessischen Hochschulgesetzes erfolgten Zerschlagung, vor allem der philosophischen und naturwissenschaftlichen Fakultät, in die Wege zu leiten. Doch das Vorhaben des Präsidenten gelang nur partiell. Aus 21 Fachbereichen wurden 16 Fachbereiche geformt. Es fusionierten aus dem Bereich der Naturwissenschaften lediglich die Fachbereiche 17 Geowissenschaften und 18 Geographie zu dem Fachbereich 11 Geowissenschaften/Geographie, sowie die Fachbereiche 14 und 15 Chemie und Biochemie, Pharmazie und Lebensmittelchemie am 1.10.2000 zum neuen Fachbereich 14 „Chemische und pharmazeutische Wissenschaften".

Selbstverständlich waren den Fusionsbeschlüssen intensive Verhandlungen vorausgegangen, in denen die vorhandene Ausstattung und die Regularien der Mittelverteilung zwischen den Fusionspartnern abgeglichen wurden. Der erste Dekan des neuen Fachbereichs 14, Prof. Joachim Engels, warf einen Blick in die Zukunft: *„Getrieben werden wir künftig von sustainable development, Globalisierung, Reduktion der Mittel und Stellen und vom Bedarf der Studierenden und des Marktes"*. Als Vision für den neuen Campus nannte Engels die Neustrukturierung der klassischen Fächer der Naturwissenschaften, eine Belebung der Fakultät und die Neuverteilung der Wissensinhalte. Dabei gelte es zunächst die Frage nach den Stärken zu beantworten, die identifiziert, definiert, gezielt gefordert und ausgebaut werden müssten.

Die Forschungsaktivitäten des neuen Fachbereichs werden von zwei Hauptsäulen getragen: Einmal von dem Bereich „pharmazeutische Wirkstoffe", der durch den im Aufbau befindliche Sonderforschungsbereich „RNA-Liganden-Wechselwirkungen" weiter ausgebaut werden soll; hier werden eine Reihe von Forschern aus dem neuen Fachbereich vertreten sein. Ein weiterer Schwerpunkt liegt im materialwissenschaftlichen Bereich der „Werkstoffe". Hier wird eine Kooperation unter dem Titel „Spin- und

Ladungskorrelation bei niedrigdimensionalen metallorganischen Festkörpern“ gemeinsam mit Hochschullehrern der Physik angestrebt, die bereits von der DFG als sehr gut begutachtet wurde. Vizepräsident Horst Stöcker kommentierte die Fusion mit den Worten; *„Endlich wächst zusammen, was zusammen gehört“*[253].

Das Biozentrum mit seiner hervorragenden Infrastruktur und seinen hoch qualifizierten Professoren bot eine einmalige Gelegenheit für die Etablierung einer gemeinsamen Forschungsgesellschaft von Industrie und Universität. 2001 wurde in Frankfurt die Fa. Phenion, ein Zusammenschluss zwischen der Universität Frankfurt am Main und der Fa. Henkel, Düsseldorf, gegründet. Ziel der gemeinsamen Bemühungen ist es, das Unternehmen Phenion als wirtschaftlich unabhängiges Kompetenzzentrum für biologische, biotechnologische und dermatologische Forschung auf dem Markt zu etablieren.

Der Ausbau der naturwissenschaftlichen Forschung auf dem Niederurseler Hang schreitet inzwischen rasch fort. Außer dem Biozentrum sind bisher die Institute für Physik und das Max-Planck-Institut für Biophysik sowie das Frankfurter Innovationszentrum Biotechnologie (FIZ) fertig gestellt worden. In der Generalplanung der Universität Frankfurt besteht die Absicht, auch die restlichen in der Innenstadt gelegenen naturwissenschaftlichen Institute auf den Niederurseler Hang zu verlegen.

Die Jahre der Studentenrevolte – Schwerpunkt Universität Frankfurt am Main

Der Hintergrund

In Zeiten gesellschaftlicher Stabilität, wie z.B. im 17. Jahrhundert, befanden sich die Hochschulen überwiegend in einer Art Ruhestatus. Die entscheidenden Hochschulreformen kamen vornehmlich in Zeiten tief greifender gesellschaftlicher Krisen zustande; während der Zeit der Reformation und dann wieder nach der Französischen Revolution. Gefordert wurden Hochschulreformen mit besonderem Nachdruck in den letzten Jahrzehnten, in denen die atemberaubenden Erfolge der Wissenschaft die Unsicherheit sozialen Handelns im Verhältnis zur natürlichen und gesellschaftlichen Umwelt nicht vermindert, sondern verstärkt haben. Bereits von 1946 an führten weit blickende deutsche Professoren und Hochschulpolitiker einen hartnäckigen Kampf gegen die Windmühlen der Bürokratie, während die meisten Kollegen und die damals an Reformen noch kaum interessierten Studierenden sie bei ihren Bemühungen um Veränderungen weitgehend allein ließen, bis Staat und Wissenschaft 1960 gemeinsam im Wissenschaftsrat endlich eine pragmatische Reform in Angriff nahmen[254].

Im Wissenschaftsrat arbeiteten die entsandten Vertreter der beteiligten Ministerien und Hochschulen, die Westdeutsche Rektorenkonferenz und die Deutsche Forschungsgemeinschaft, unter Mitwirkung von dem Rat nicht angehörenden Sachverständigen, im Auftrage des Deutschen Bundestages eng zusammen, um einen Gesamtplan zur Förderung der Wissenschaften zu erstellen. Als Vertreter der Pharmazie gehörte ihm zeitweilig Prof. Dr. Horst Böhme, Universität Marburg, an. In der Empfehlung von 1967 waren z. B. 1,25 Millionen DM für den Erweiterungsbau des Pharmazeutischen Instituts der Universität Frankfurt vorgesehen[255]. Doch bereits 1961 entwickelte sich ein Kampf gegen diese Reformen, der als Mittel zur Durchsetzung der utopisch revolutionären Sozialtheorie der neuen Linken genutzt wurde, mit dem Vorwurf, die herrschende Wirtschafts- und Gesellschaftsordnung würde durch Reformen nur gestärkt. Diese utopische Hochschulreform gelangte 1968 dank der von den USA ausgehenden weltweiten, gegen die inneren Widersprüche der westlichen Wert- und Herrschaftsordnung gerichteten Jugendrevolte zu einem überraschenden Durchbruch in Westeuropa. Dieser wirkte sich z. T. als heilsame Erschütterung brüchig gewordener Traditionen aus. Dort, wo das utopische Konzept in den Hochschulgesetzen seinen Niederschlag fand, blieben die pragmatischen Hochschulreformen auf der Strecke, und es entstand auf der Tabula rasa eine vielfältige hochschulpolitische experimenta, jedoch keine realisierbare Hochschulreform[254].

Sie hatte den Charakter eines Aufbegehrens gegen bestimmte politische Angelegenheiten und die etablierte Gesellschaft, aber keine Perspektiven, außer der ideologischen, sodass unklar blieb, was mit den angewandten Methoden eigentlich erreicht werden sollte. Ziele des Protestes waren vor allem die Vietnampolitik der USA, die Pläne zur Einführung der Notstandsgesetzgebung in der Bundesrepublik, die mangelnde Mitbestimmung der Studierenden und Assistenten an den deutschen Hochschulen und die Verbesserung der Ausbildungsbedingungen. Angefacht wurde der Protest in der BRD durch den Sozialistischen Deutschen Studentenbund (SDS), dessen Führer Rudi Dutschke (1940–1979), ein Berliner Soziologiestudent, 1960 aus der DDR geflüchtet, zur zentralen Figur der Bewegung avancierte[256–259]. Der SDS war ursprünglich ein sozialdemokratischer Verein, dem z.B. von 1947 bis 1948 der spätere Bundeskanzler Helmut Schmidt (geb. 1918) vorsaß[260, 261]. Mit der Auflösung des SDS 1970 beruhigte sich die Situation[262].

Die Studentenrevolte war ein internationales Phänomen, denn der amerikanische Einsatz in Vietnam und die westliche Unterstützung autoritärer Regime in der Dritten Welt trafen überall auf Protest. In den USA wurde am 4.4.1968 in der Stadt Memphis der Repräsentant der gewaltlosen Widerstandsbewegung der Schwarzen, Pastor Dr. Martin Luther King (1929–1968), Friedensnobelpreisträger 1964, erschossen[263]. Daraufhin kam es in 125 nordamerikanischen Großstädten zu spontanen Aufständen der farbigen Bevölkerung. In tagelangen, bürgerkriegsähnlichen Auseinandersetzungen wurden 46 Aufständische getötet, 2.600 verletzt und über 21.000 verhaftet[264]. In ganz Europa brachen infolge Solidarisierung Studentenunruhen aus, die in blutige Straßenkämpfe mündeten. Erstmalig in ihrer 700-jährigen Geschichte wurde die Sorbonne, die Pariser Universität, am 3.5.1968 geschlossen und es wurden damit über 40.000 Studenten ausgesperrt. Der Aussperrung waren schwere Auseinandersetzungen zwischen Studierenden und Polizei vorausgegangen[265–267].

In der Bundesrepublik Deutschland kam es bereits 1967 zu ersten Vorlesungsstörungen. Sie setzten mit der Erschießung des Studenten Benno Ohnesorg (1940–1967) am 2.6.1967 bei der „Anti-Schah-Demonstration“ in Berlin ein[268]. In zwei Kaufhäusern auf der Frankfurter Zeil, dem „Kaufhaus Schneider“ und dem „Kaufhof“ explodierten in der Nacht vom 2. auf den 3.4.1968 Brandsätze, die einen Sachschaden von über 2 Millionen DM verursachten. Die schon einen Tag später verhafteten Anführer Andreas Baader, Gudrun Ensslin, Horst Söhnlein und Thorwald Proll gaben während des Prozesses bekannt, sie hätten die Kaufhäuser niederbrennen wollen, um gegen die Gleichgültigkeit der Gesellschaft über das Morden in Vietnam zu protestieren. Das Gericht verhängte über alle vier Angeklagten eine Zuchthausstrafe von jeweils drei Jahren[269–271].

Auf dem Kurfürstendamm in Berlin wurde am 11.4.1968 der Student Rudi Dutschke durch ein Revolverattentat des neonazistisch beeinflussten Josef Bachmann, einen Arbeiter aus Sachsen-Anhalt, lebensgefährlich verletzt. In den sich anschließenden schwersten Straßenschlachten in Deutsch-

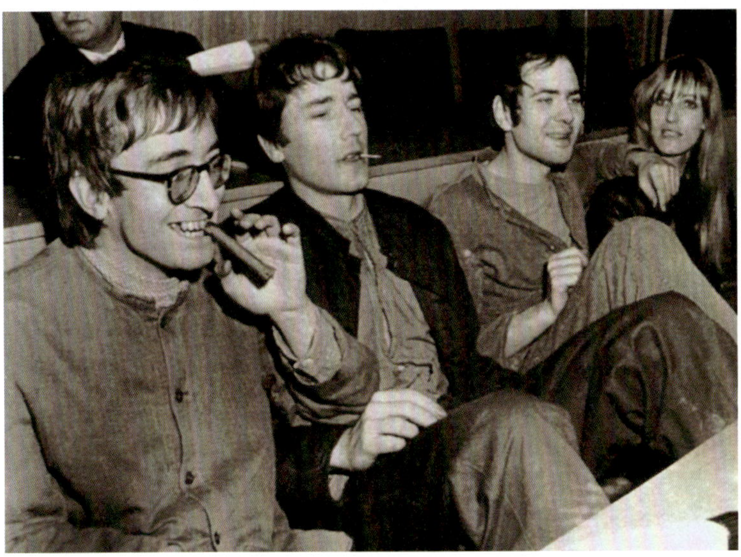

Die Kaufhausbrandstifter (von l.) *Thorwald Proll, Horst Söhnlein, Andreas Baader, Gudrun Ensslin. Baader* und *Ensslin* nahmen sich 1977 im Verlauf der LH-Flugzeugentführung (Flug Palma de Mallorca–Mogadischu) das Leben.

land nach dem Ende der Weimarer Republik starben in München zwei Menschen, 400 wurden z. T. schwer verletzt.

In Washington, New York, Toronto, London, Amsterdam, Brüssel, Paris, Mailand, Tel Aviv, Belgrad, Oslo, Prag und Wien gab es Solidaritätsdemonstrationen vor den deutschen Botschaften und Springer-Büros, da die Tat als Folge der sog. systematischen Hetzkampagne des Berliner Senats und der Springer-Presse angesehen wurde[264,272].

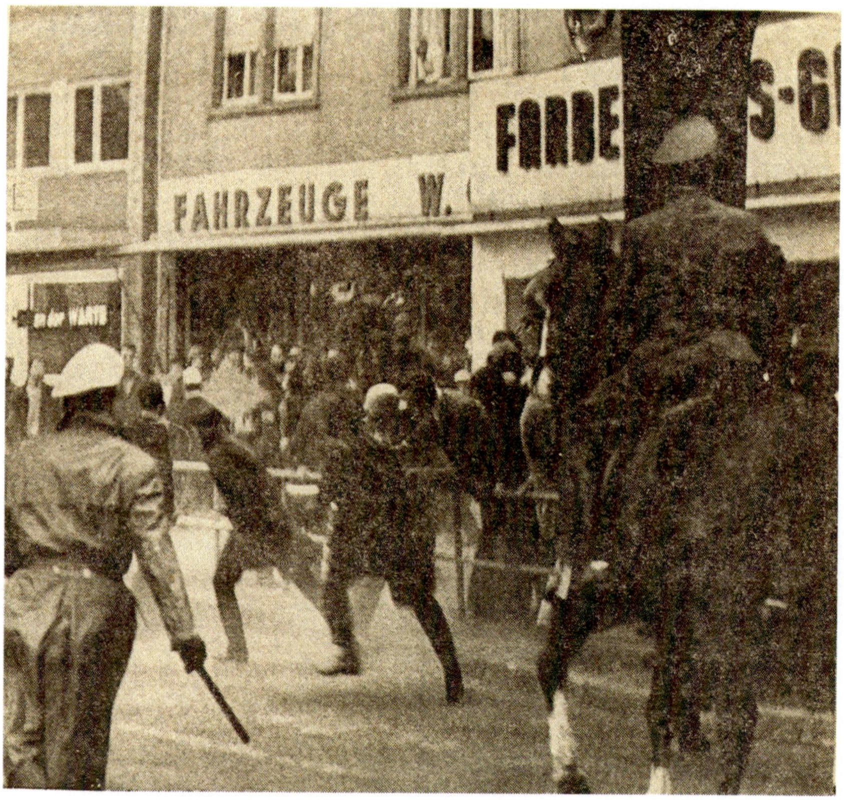

Gewalttätigkeiten im Umkreis um das Gebäude der Societätsdruckerei am 15.4.1968 in Frankfurt am Main. In dieser Druckerei wurde ein Teil der „Bild“-Auflage gedruckt.

In Hamburg zog am 9.11.1967 beim Rektoratswechsel im Audimax vor dem Akademischen Senat der Universität eine Gruppe von Studenten mit dem provozierenden Plakat ein „Unter den Talaren steckt der Muff von 1.000 Jahren“. Das Spruchband war der publikumswirksame optische Hintergrund für die Anklage des AStA-Vorsitzenden, der bar jeder Logik u. a. den Professoren vorhielt, *„dass von 600 Bewerbern für das Studienfach Pharmazie im WS 1967/68 nur 16 zugelassen worden seien und dass sich 3.000 Pädagogikstudenten in Räumen drängten, die für 800 vorgesehen seien*“. Auf der anderen Seite antwortete Bertold Spuler, Professor für Orientalistik, provozierend mit dem Ausruf: *„Sie alle gehören ins Konzentrationslager*“[257, 273].

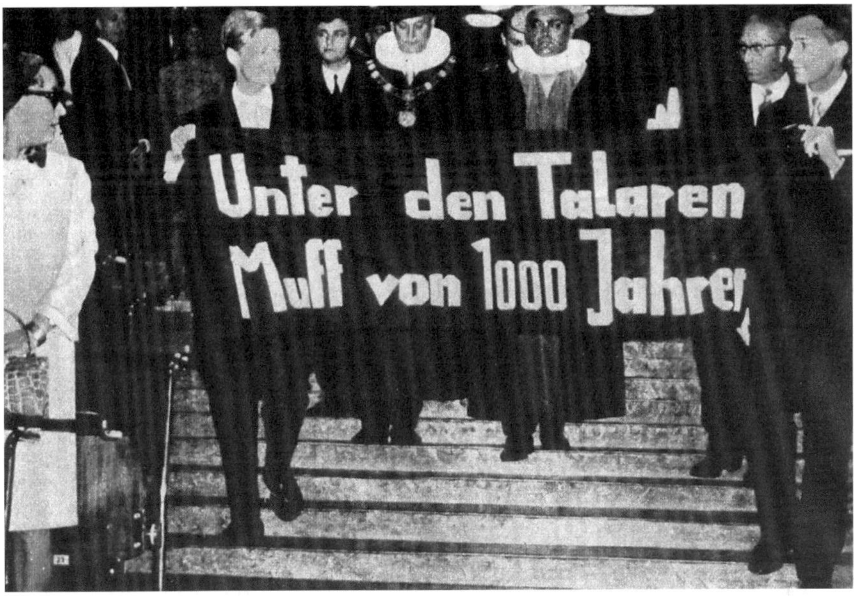

Studentenparole beim Rektorwechsel Ende 1968 in Hamburg am 9. November 1967. Die Studenten *Detlev Albers* (links) und *Gerd Hinnerk Behlmer* (rechts) tragen ein Transparent zur Feier des neuen Rektors Prof. *Werner Ehrlicher* (rechte Halskrause), der Prof. *Karl-Heinz Schäfer* (linke Halskrause) abgelöst hat.

Die Ereignisse an der Universität Frankfurt

Im Gegensatz zu der überwiegenden Zahl der deutschen Universitäten, an denen die revolutionäre Studentenbewegung keinen namhaften Aufschwung nahm, wurde die Johann Wolfgang Goethe-Universität rasch zu einem entscheidenden Mittelpunkt der Militanz. Hier traf ein jugendlich unerfahrener Idealismus auf die sog. Frankfurter Schule mit Prof. Max

Horkheimer (1895–1973) und Prof. Theodor L. Wiesengrund Adorno (1903–1969). Horkheimer war seit 1930 Direktor des 1923 an der liberalen Stiftungsuniversität Frankfurt gegründeten Instituts für Sozialforschung. Sein Interesse galt schon früh den gesellschaftlich Benachteiligten und dem sozialen Elend der Arbeiterschaft. Ziel der Sozialphilosophie war für Horkheimer, der von 1951–1953 auch Rektor gewesen war, die philosophische Deutung des Schicksals der Menschen, insofern sie nicht bloß Individuen, sondern Glieder einer Gemeinschaft sind. Sowohl Horkheimer als auch Adorno waren vor dem Nationalsozialismus in die USA geflüchtet und 1950 zurückgekehrt. Beide wirkten nach ihrer Rückkehr als wichtige Zentrale der alliierten „Reeducation" in Deutschland. Adorno blieben als Direktor des Instituts für Sozialforschung schwere Auseinandersetzungen mit den Studenten nicht erspart. Am 31.1.1969 musste er sein besetztes Institut durch die Polizei räumen lassen. Im SS 1969 wurde seine Vorlesung „gesprengt"[274–277].

JOHANN WOLFGANG GOETHE - UNIVERSITÄT FRANKFURT/M.

DER REKTOR

den 24. Mai 1968

Rektor und Senat stellen fest, daß gegenwärtig der Zugang zur Universität unter zumutbaren Umständen nicht möglich ist. Es liegen keine Anzeichen dafür vor, daß sich diese Verhältnisse in der nächsten Woche ändern werden. Um nicht auf äußere Hilfe zurückgreifen zu müssen, beschließt der Senat, in der Woche vom 27. 5. bis 1. 6. 1968 sämtliche akademischen Lehr- und Prüfungsveranstaltungen ruhen zu lassen.

An
die Mitglieder des Kuratoriums und des Großen Rates,
die Mitglieder des Lehrkörpers,
die Institute, Seminare und Kliniken,
die Studentenschaft der Johann Wolfgang Goethe-Universität

Mitteilung des Rektors *Walter Rüegg* über die Schließung der Universität

Die Notstandsgesetzgebung war der Anlass, dass am Morgen des 15.5.1968 Streikposten die Eingänge der Frankfurter Universität besetzten und in den Betrieben der Stadt 10.000 Arbeiter und an den Gymnasien 3.000 Oberschüler mit den Studierenden sympathisierten[264]. Um nicht auf äußere Hilfe zurückgreifen zu müssen, beschlossen Rektor und Senat der Universität am 24. Mai, in der Woche vom 27.5.–1.6.1968 präventiv sämtliche akademischen Lehr- und Prüfungsveranstaltungen für eine Woche ruhen zu lassen (s. S. 224)[U5].

Als Rektor der Universität amtierte seit dem 15.10.1965 der Schweizer Gesellschaftswissenschaftler Prof. Dr. phil. Walter Rüegg, ein entschiedener Liberaler, der von 1967–1968 als Präsident der Westdeutschen Rektorenkonferenz und anschließend als ihr Vizepräsident wirkte. Er stand vor der unlösbaren Frage, was aus der liberalen Haltung würde, wenn man auf Menschen stößt, die Liberalität nicht zu schätzen wissen[278].

Auf einem Teach-in am 27.5.68 beschlossen 2.000 Studenten, das Rektorat zu besetzen, was mit einem gewaltsamen Eindringen in die Räume des Rektorats endete, das später in einer Erklärung als ein „symbolischer Akt

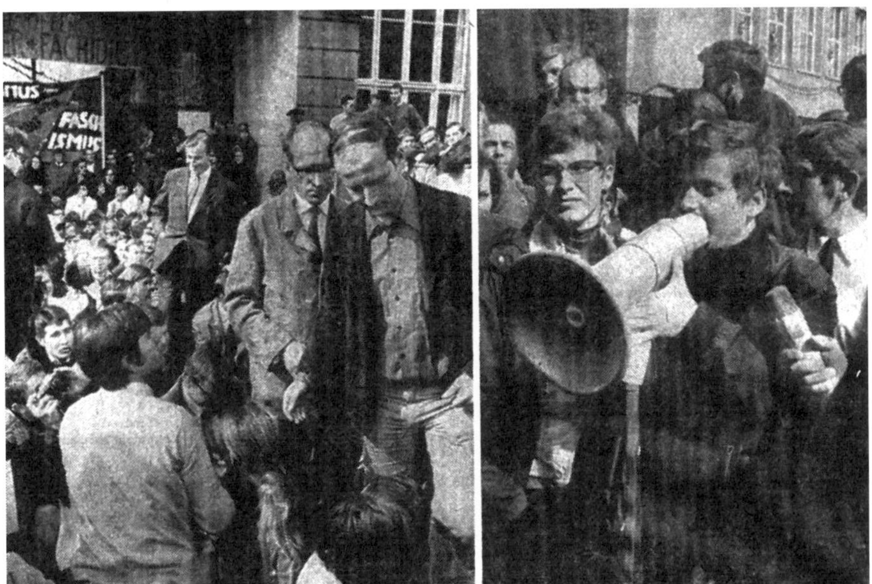

Ein Blockadeposten half dem Rektor, Prof. *Rüegg*, am 24.5.68 vormittags sein Amtszimmer durch die Reihen sitzender Studenten zu verlassen (Foto links mit Brille). *Daniel Cohn-Bendit* sprach zu den streikenden Studenten (Foto rechts).

der Übernahme der Verwaltung der Universität" interpretiert wurde. Sie machten das Rektorat zur Zentrale des Streikkomitees.

Nach der Besetzung zogen am Nachmittag aus verschiedenen Betrieben und Stadtteilen 15.000 Demonstranten in die Innenstadt, wo das SDS-Bundesvorstandsmitglied Hans-Jürgen Krahl (1943–1970) in seiner Römerberg-Rede nach Beiträgen von Gewerkschaftlern und Betriebsräten zu einem gemeinsamen politischen Streik von Arbeitern, Schülern und Studenten aufrief[264, 279, 280]. Krahl war ein hoch gebildeter und scharfsinniger Mann mit einem phänomenalen Gedächtnis. Er war Dutschke im Theoretischen weit überlegen und nannte diesen gern ein „revolutionäres Zirkuspferd". Ihr gemeinsames Ziel war ein freiheitlicher Sozialismus[281, 282].

Nach eingehender Beratung wurde am 29.5.1968 das Programm für eine autonome und politische Volksuniversität an den Universitätseingängen ausgehängt. An den anlaufenden Seminaren des Programms, die alle wesentlichen Themenbereiche der Außerparlamentarischen Opposition (APO) behandelten, und von Professoren, Assistenten und Studierenden durchgeführt wurden, beteiligten sich zwar 2.000 Studenten und Schüler, jedoch trotz intensiver Betriebsagitation nur eine verschwindend geringe Zahl von

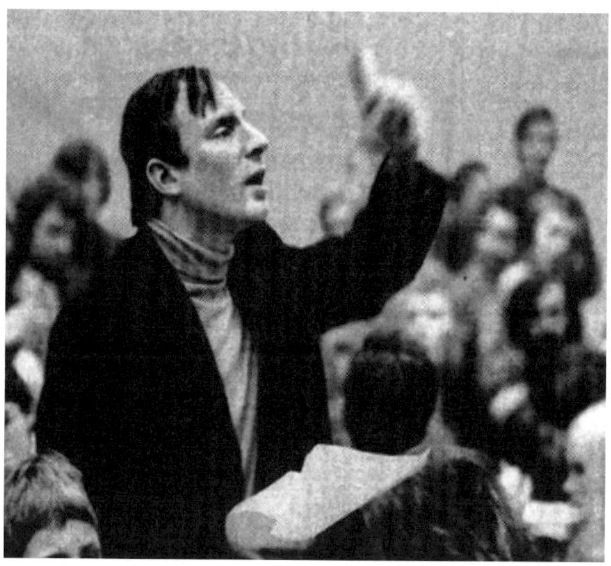

Hans-Jürgen Krahl (1943–1970) forderte: „Wir müssen konsequent die politische Macht übernehmen. Deswegen müssen die Administrationszentren besetzt werden".

Arbeitern[264]. Die Universität wurde vorübergehend in „Karl Marx Universität" umbenannt. Die Demonstranten boten Diskussionen und „Teach-ins"zu Themen an wie „Autoritärer Staat und Faschismus", „Geschichte und Gewalt", „Analyse der BRD", „Zur politischen Theorie der APO", „Politisierung der Wissenschaft", „Autoritäre Schule und Widerstand" sowie „Psychoanalyse und Politik"[283, 284].

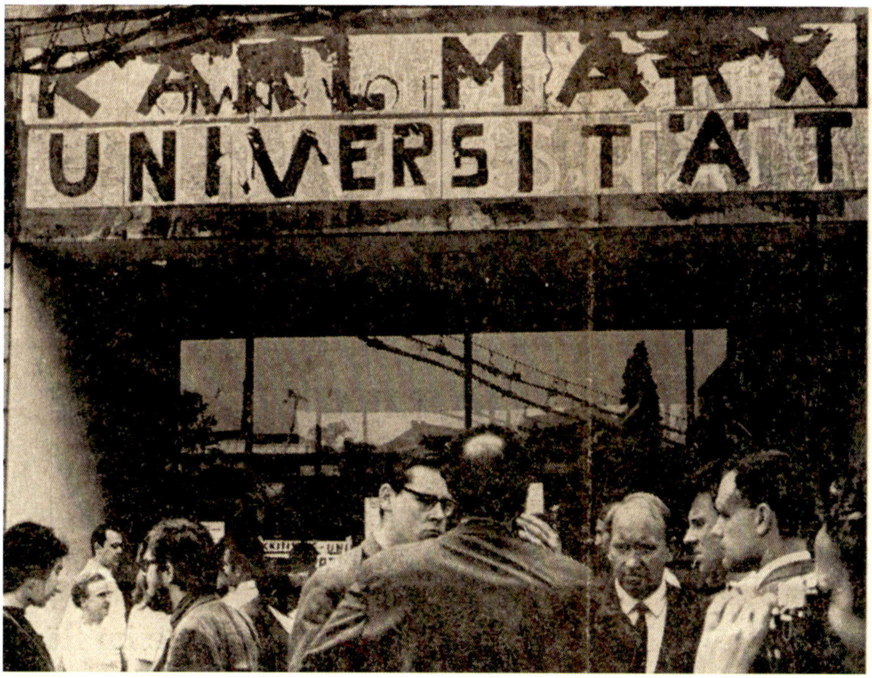

Der Haupteingang der Universität, Karl Marx hatte Johann Wolfgang Goethe bis auf Widerruf von der Fassade verdrängt. Aus der Frankfurter Allgemeine Zeitung vom 30.5.1968

In einer mit dem Frankfurter Oberbürgermeister, Prof. Dr. Willi Brundert (1912–1970), und der hessischen Landesregierung abgesprochenen Aktion wurde das Rektorat am 30.5.1968 durch die Bereitschaftspolizei besetzt. Die Besetzung war erforderlich geworden, weil im Rektorat Aktenschränke aufgebrochen und die Akten herausgerissen worden waren. Hierzu hatte nach einer Erklärung des Rektors Rüegg Hans-Jürgen Krahl aufgerufen, *„um die nunmehr fällige Revolution durchzusetzen"*[285, 286].

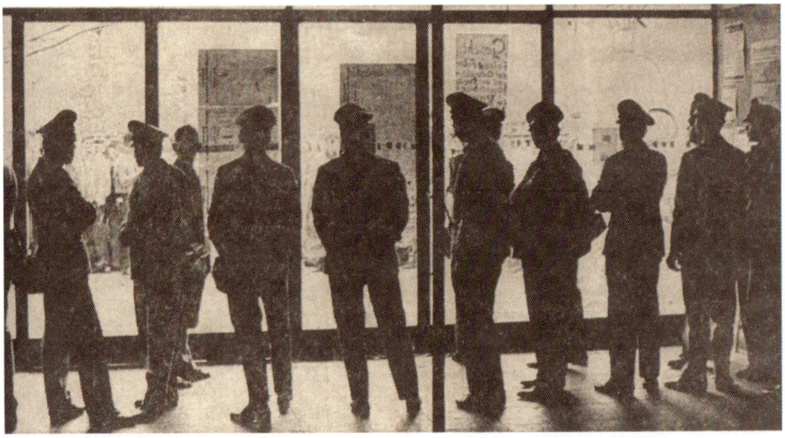

Zum ersten Mal in ihrer Geschichte ist die Universität von Polizei besetzt worden.

Die Universität blieb besetzt, bis am 5.6.1968 der Polizeidirektor das Hausrecht wieder an den Kurator Achaz von Thümen (1911–1998) übergeben und die Polizei die Universität geräumt hatte[287–289].

Die Rektoratsübernahme durch die Studenten kostete nach einer Schätzung durch einen vereidigten Sachverständigen der Industrie- und Handelskammer Frankfurt mehr als 70.000 DM. Es war u. a. der gesamte Fußbodenbelag in den Rektoratsräumen durch Zigarettenreste, Urin und rote Ölfarbe unbrauchbar geworden und musste erneuert werden (Preis 20.000 DM). Die Kette des Rektors war verschwunden[290].

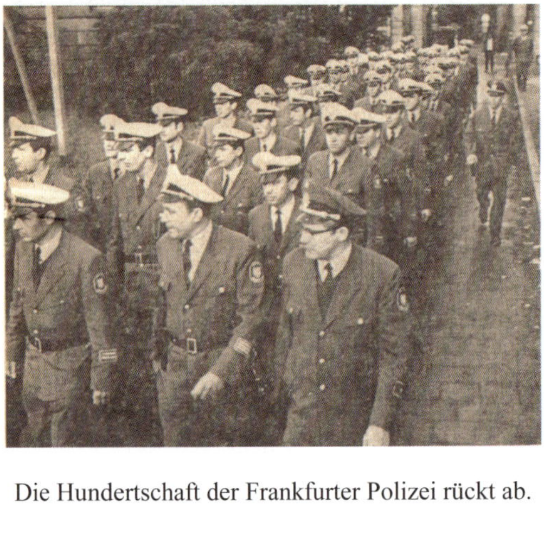

Die Hundertschaft der Frankfurter Polizei rückt ab.

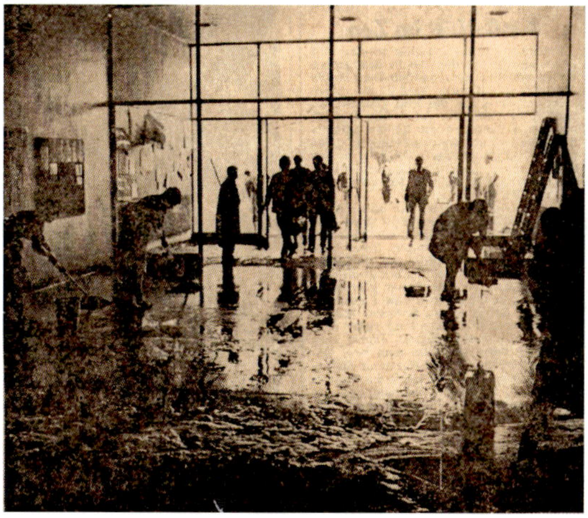

Aufräumarbeiten nach dem Abzug der Polizei am 5.6.68.

Im Amtszimmer des Rektors befand sich auch das Besucherbuch der Universität. Wenige Tage vor dem Eindringen der Studenten in das Rektorat waren Gäste aus der hebräischen Universität in Frankfurt zu Vorträgen präsent gewesen und hatten sich in das Buch eingetragen. Die radikalen Studenten verwüsteten die mit hebräischer Schrift geschriebenen Seiten und zeichneten Hakenkreuze ein und fixierten Bemerkungen wie „Nieder mit Israel", „Macht die Juden tot". Um die persönliche Ausstattung des Rektors sicher zu stellen, unternahm in der Nacht Prof. Oelschläger mit einigen Mitarbeitern einen Vorstoß in das Rektorat, drang durch den Heizungskeller ein und brachte u. a. das Gästebuch der Universität in Sicherheit[U6].

Trotz der Räumung der Universität durch die Polizei trat keine Streikmüdigkeit bei den Studierenden ein. Die Tumulte steigerten sich vielmehr und dauerten während des ganzen Jahres 1969 an, wobei sich die Fronten zwischen der Polizei und den radikalen Studenten verhärteten.

Frank Wolff vom SDS forderte auf einem Teach-in kurz vor Weihnachten 1968 durch einen Generalstreik an allen hessischen Universitäten die Lahmlegung des gesamten Lehrbetriebes, um eine Neuorganisation der Wissenschaften zu erreichen.

Die studentische Kritik an der Universität setzte an zwei Punkten an: Einmal an der Zweckmäßigkeit der bestehenden Institutionen, zum anderen an der Wissenschaft selbst, die auf ihre Beziehung zur Gesellschaft geprüft werden sollte. Die Universität sei der Ort, an dem vor allem Wissenschaft betrieben werden sollte, nicht die Ausbildung des Studierenden auf sein berufliches Ziel sei das Entscheidende[291, 292].

Bei ihren Aktionen hielten sich die studentischen Attentäter an die vom SDS-Funktionär Frank Wolff verkündete neue Strategie, weg von der massiven Konfrontation alten Stils und hin zu flexiblen Aktionen kleiner Gruppen, um den polizeilichen Aufwand unwirksam zu machen. Es zeigte sich deutlich ein Abgleiten der neuen Linken zum primitiven Bardentum. Der Kommunarde Fritz Teufel erklärte am 4.11.1968 in Berlin *„es ist immer noch besser ein Warenhaus anzuzünden, als ein Warenhaus zu betreiben"*[293].

Im Frühjahr 1969 versuchte der SDS in Frankfurt mit 300 Mitgliedern und Anhängern die Einschreibung aller Studenten zu verhindern, weil ihr persischer Genosse Achmed Taheri, der keine ordnungsgemäßen Unterlagen vorlegen konnte, noch immer nicht immatrikuliert war. Große Quadersteine, Dutzende von Flaschen, Stinkbomben, Kanonenschläge und Farbbeutel wurden auf die Polizisten geschleudert. Der Haupteingang der Universität wurde völlig demoliert, es gab mehrere Verletzte[294].

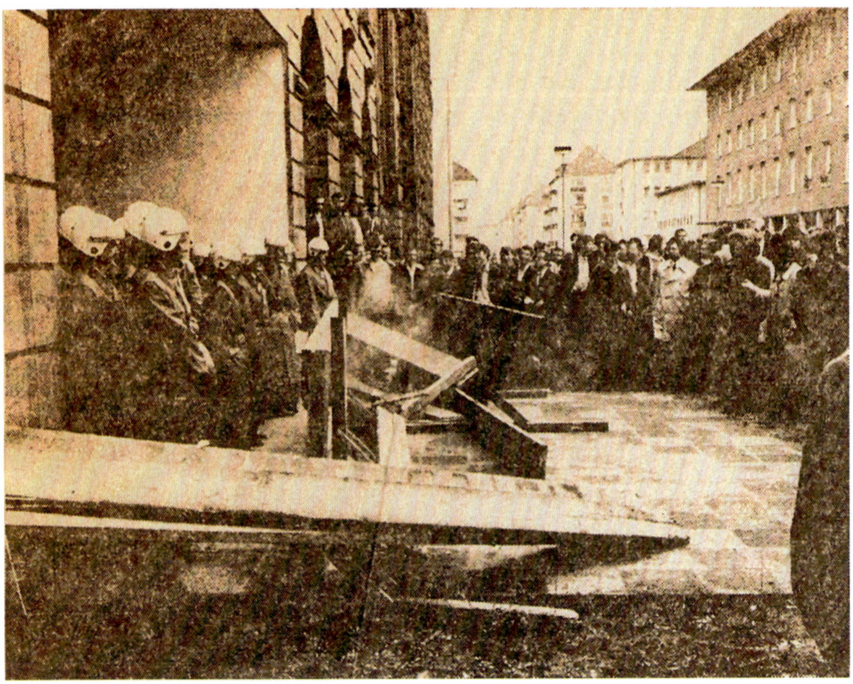

Der SDS blockiert die Immatrikulation im Frühjahr 1969.

Zu Vorlesungsunterbrechungen im Bereich der pharmazeutischen Vorlesungen kam es unserer Erinnerung nach nicht. Der Grund hierfür dürfte wohl gewesen sein, dass die Pharmaziestudierenden in den Praktika eine intensive Betreuung sowie ca. 90 % das Studium in der Regelstudienzeit abgeschlossen hatten und das Studium sehr stark verschult war. Trotzdem ist aus heutiger Sicht die von den Studierenden gezeigte Disziplin bewundernswert, da im Gegensatz zu manchen anderen Fächern die Studienbedingungen sehr hart waren. Etwa 40 Stunden in der Woche waren erforderlich, um den Unterrichtsstoff zu erarbeiten. Die sog. „Semesterferien" dienten zum Nacharbeiten der Vorlesungen.

Lediglich einmal versuchten wenige Pharmaziestudierende, die dem SDS angehörten, den Zugang zum Hörsaal an der Georg-Voigt-Straße durch Abstellung eines Pkws zu versperren. Eine Gruppe besonnener Assistenten des Instituts für Pharmazeutische Chemie drohte diesen Studenten mit der Entfernung des Wagens durch Abkippen von der Brücke, worauf die Studenten sich mit dem Wagen zurückzogen und die Vorlesung für Pharmazeutische Chemie beginnen konnte. In einer überwiegend sachlich verlaufenen Diskussion von Pharmaziestudierenden mit ihren Hochschullehrern über die finanzielle Situation des Berufsstandes der praktischen Apotheker bewährte sich der PD Dr. Hartwig Kelm als Leiter hervorragend, weil er es geschickt verstand, unsachliche Redner stets rasch auf den Kernpunkt zurückzuführen. Kelm war von 1979–1986 der dritte Präsident der Universität Frankfurt und anschließend Intendant des Hessischen Rundfunks.

Die Verhältnisse in der Medizinischen Fakultät („Halbgötter in Weiß") bewirkten gelegentlich Proteste, was z. T. verständlich war.

In den biologischen Fächern, in der Physik, Mathematik, auf dem Campus und in den Hörsälen der überfüllten theoretischen Fächer war der Einfluss des SDS hingegen besonders groß. Hier regierten Hans Jürgen Krahl, Daniel Cohn-Bendit (geb. 1945) sowie der Gelegenheitsarbeiter Joschka Fischer (geb. 1948), der wegen fehlenden Abiturs kein eingeschriebener Student war. Versuche der Dekane, den Rektor, Prof. Rüegg, zu bewegen, dem Störenfried Fischer Hausverbot im Bereich der Universität zu geben, scheiterten an der extrem liberalen Grundeinstellung des Schweizer Rektors. Fischer war auch Kommandant der sog. „Putztruppe", einer organisierten Gruppe von vermummten Gewalttätern, die blutige Auseinandersetzungen mit der Frankfurter Polizei führten, und ein Sympathisant der RAF (Rote Armee Fraktion). *„Wir Linksradikalen sind die Wahnsinnigen"* war

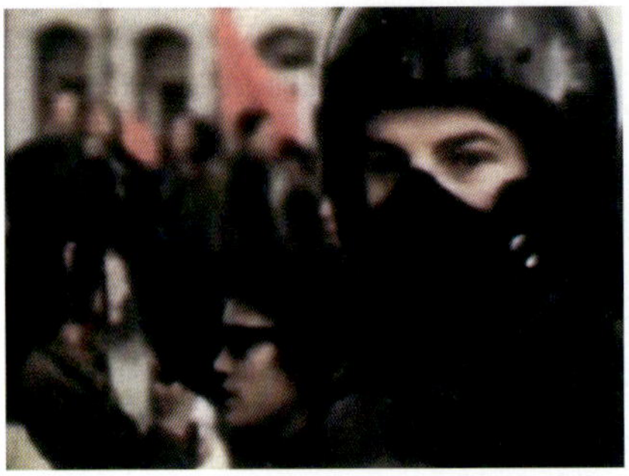

Militanter *Fischer* 1968 vermummt

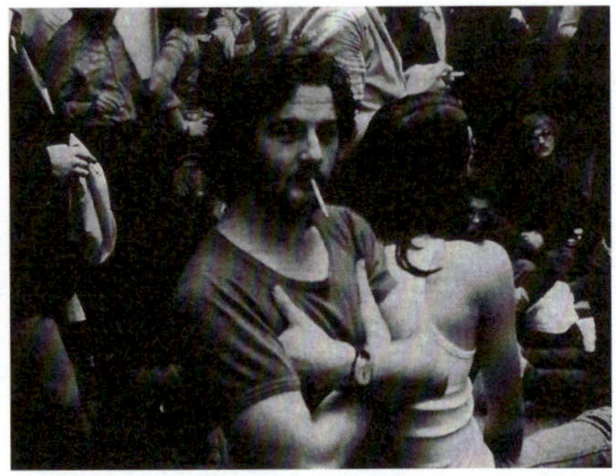

Streetfighter *Fischer* 1973

ein Zitat von Fischer. Die linke Abbildung zeigt Fischer als vermummten Straßenkämpfer[271].

Als Oelschläger 1971 einen Ruf auf das Ordinariat für Pharmazeutische Chemie an der Universität Bern erhielt, verfasste der AStA (Allgemeiner Studierendenausschuss) ein Flugblatt mit der Überschrift „Wann geht Oelschläger?", in dem eine Fülle von unberechtigten Vorwürfen bis hin zur Inanspruchnahme von Institutsmitteln für private Flüge erhoben wurde. Besonders erregte den AStA, dass die Pharmaziestudierenden zur Erstattung der von ihnen verursachten Schäden an den Einrichtungen der Laboratorien herangezogen wurden, heute eine Selbstverständlichkeit an den meisten Universitäten. Die Auflage des Flugblattes betrug 10.000[295].

Universitätsleitung und Naturwissenschaftliche Fakultät stützten Oelschläger bei seinen Auseinandersetzungen mit dem AStA[U2]. Das Hessische Kultusministerium förderte in den Bleibeverhandlungen den rechtsliberalen Institutsdirektor außergewöhnlich großzügig.

Es darf nicht unerwähnt bleiben, dass unter den Frankfurter Naturwissenschaftlern aufgrund der sich abzeichnenden Änderung der Gesetzeslage allgemeine Unsicherheit herrschte und persönliche Konsequenzen gezogen wurden: Die Physikprofessoren Peter Fulde und Hans-Joachim Queisser und der Biologieprofessor Dietrich Burkhardt verließen Frankfurt zum Ende des WS 1970/71[296, 297]. 1973 verlor die Universität Frankfurt mit Prof. Martin Lindauer den berühmten Zoologen und Verhaltensforscher, der das Leben der Bienen und die Organisation des Bienenstaates grundlegend erforscht hat. Ein renommierter Wissenschaftler aus Hannover erhielt einen Ruf nach Frankfurt und lehnte ihn unter Hinweis auf das hessische Gesetz ab. Ein Berliner Professor las den Entwurf und entschied sich für einen

ASTA INFORMATION

Senat:

Wann geht Oelschläger?

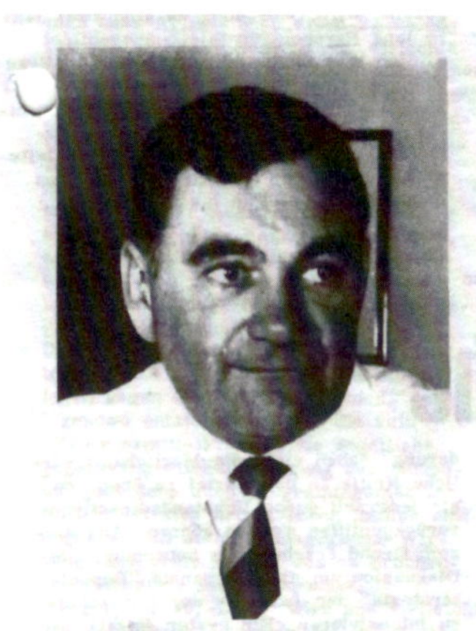

Die letzte AstA-Info berichtete unter dem Titel „Sumpf Nat. Fak." über Versuche rechter Ordinarien, progressive Assistenten durch Diffamierungen und Disqualifizierungen in der Öffentlichkeit und vor allem in der Naturwissenschaftlichen Fakultät mundtot zu machen. In der heutigen Ausgabe soll an zwei Beispielen klargemacht werden, mit welchen Praktiken in der Naturwissenschaftlichen Fakultät Machtstrukturen, die in vergangene Jahrhunderte passen, zuzeiten gewisser Reformansätze im Hochschulbereich aufrecht zu erhalten versucht werden. Wenn es der sich als progressiv verstehende Präsident Kantzenbach mit seiner bisher nur verbalen geäußerten Reform ernst meint, sollte er zuerst gegen Reaktionäre wie Oelschläger in der Nat.-Fak. vorgehen

AStA-Information Mai 1971 (Auszug)

Ruf nach Regensburg. Infolge bevorstehender Emeritierungen stellte sich eine beunruhigende Bilanz ein, 16 von 49 Lehrstühlen in der Naturwissenschaftlichen Fakultät waren nicht mehr besetzt[298, 299]. Den scheidenden Professoren folgten, da sie selten allein gingen, Assistenten und Mitarbeiter. Lehre und Forschung gerieten in Gefahr.

Das Kündigungsschreiben von Hans-Joachim Queisser ist ein beredter Ausdruck der damaligen Situation. Er war mit großer Anstrengung der Naturwissenschaftlichen Fakultät und des Kultusministeriums als Hoffnungsträger der Physik nach Frankfurt geholt worden und ging nach kurzer Zeit, weil er die Politisierung der Universität entschieden ablehnte[U1].

101

PHYSIKALISCHES INSTITUT
DER JOHANN WOLFGANG GOETHE-UNIVERSITÄT
Professor Dr. Hans-Joachim Queisser

6 Frankfurt am Main, 26. Okt. 1970
Robert-Mayer-Straße 10
Telefon 7 98 – 25 57

An den
Hessischen Kultusminister
Herrn Prof. Dr. L. von Friedeburg

62 Wiesbaden

über den
Herrn Rektor der
Johann Wolfgang Goethe-Universität

und den

Herrn Kanzler der
Johann Wolfgang Goethe-Universität

6 Frankfurt

Der Kanzler
d. Universität Frankfurt/M.
Eingang: 29. OKT. 1970
Tgb.-Nr. .... Az.: 4/10.
K | V | BL | I | II | III | IV | Kl

Betr.: Meine Stellung als ordentlicher Professor an der Johann Wolfgang Goethe-Universität

Hier: Ruf an das Max Planck-Institut für Festkörperforschung in Stuttgart und Kündigung meines derzeitigen Dienstverhältnisses

Hiermit teile ich Ihnen mit, daß ich den Ruf an das Max Planck-Institut für Festkörperforschung in Stuttgart angenommen habe. Ich kündige meine jetzige Stellung mit dem Termin des 28. Februar 1971, bitte jedoch darum, als Gutachter und Prüfer noch weiter an der J. W. Goethe-Universität tätig sein zu dürfen, um Härtefälle für Kandidaten zu vermeiden.

Ich glaube, daß die Möglichkeit zu wissenschaftlicher Forschung in Stuttgart zur Zeit trotz vieler erneuter Aufbauarbeit wesentlich besser sein wird als derzeit in Frankfurt. Aus eigener Erfahrung des letzten Semesters habe ich sehr unerwünschte Folgen einer bewußten Politisierung der Hochschule deutlich genug kennengelernt.

Ich bedaure den Abschied von meinen Kollegen und Mitarbeitern sehr. Besonders schwer fällt es mir, künftig nicht mehr mit meinem Kollegen Prof. Dr. W. Martienssen zusammenarbeiten zu können.

Den Dekan der Naturwissenschaftlichen Fakultät, Herrn Professor Dr. H. Oelschläger, habe ich in einem getrennten Schreiben von meiner Absicht unterrichtet.

Ihr sehr ergebener

z. d. A.

H.-J. Queisser

- 2. NOV. 1970

Kündigungsschreiben von Prof. *Queisser*

Die studentischen Aktionen in der Bundesrepublik, besonders in Frankfurt, werfen die Frage auf, warum eine kleine „radikalische Minderheit“ eine so große Akzeptanz bei der deutschen Studentenschaft finden konnte. Immerhin wurden die politischen Aktionen dieser Minderheit 1968 von Zehntausenden von Studierenden mitgetragen.

Allerdings fehlte es auch nicht an einigen Gegenstimmen. Wolfgang Rathschek aus Hofheim schrieb am 13.12.1967 in der Frankfurter Allgemeinen Zeitung[300]:

Auf demselben Ast

Zu dem Terror radikaler Minderheiten der Studenten an der Johann Wolfgang Goethe-Universität möchte ich die folgenden Fragen stellen:

1. Ist das der Dank — besser wäre hier wohl: die Anerkennung — der demokratischen Studentenschaft für die außerordentliche Großzügigkeit des Staates und der Bürgerschaft, ihrer studentischen Jugend die Gelegenheit eines freien Studiums fast kostenlos zu ermöglichen? Den Radikalisten sollte der Senat dieser Universität ein mindest zweisemestriges Vorstudium wahlweise an einer mitteldeutschen, kostenfreien Hochschule oder an einer amerikanischen, gebührenpflichtigen Universität empfehlen. Ich fand das Zugeständnis des hessischen Kultusministers mehr als angemessen, ja eher sehr großzügig, die Studenten mit einem Anteil von zwanzig Prozent der Abstimmenden an den beschließenden Organen der Frankfurter Universität zu beteiligen.

2. Wer gibt den Radikalisten das Recht, diese Großmut unbedacht auszuschlagen und sofort mit einer unverfrorenen Forderung nach einer Drittelbeteiligung zu desavouieren? Hätte nach dieser Auffassung nicht auch der steuerzahlende Bürger — oder in dessen Vertretung der Herr Finanzminister — das gleiche Recht, eine prozentual angemessene Vertretung in den beschließenden Organen der Universität zu fordern?

3. Wie lange noch will die Majorität studienbeflissener Studenten sich von einer radikalen Minorität tyrannisieren lassen? Bis der Ast abgesägt ist, auf dem sie alle — Professoren und Studenten — sitzen?

4. Wie lange noch werden sich unsere Professoren herausfordern lassen, ehe sie sich den Ausspruch des letzten sächsischen Königs zu eigen machen: „Macht euren Dreck alleene“? Professoren sind im Ausland begehrte und hochdotierte Wissenschaftler.

Wolfgang Rathschek, Hofheim

Der Protest der Studierenden resultierte nicht aus den Thesen des SDS, der 1968/69 nur 2.500 Mitglieder zählte, sondern aus der Gesamtsituation der Studierenden, die 1968 den Protest trugen.

Ihre Zahl war in Deutschland nach dem Zweiten Weltkrieg kontinuierlich gestiegen. 1950 hatte sie schon die Grenze von 100.000 überschritten. In den beiden nachfolgenden Jahrzehnten verdreifachte sich die Anzahl der Studierenden bis auf 307.000 im Jahre 1970. Sie entstammten den verschiedensten sozialen Schichten, 14 % bezogen Unterstützung aus dem sog. Honnefer-Modell, während ca. 60 % von den Eltern unterstützt wurden, woraus geschlossen werden kann, dass die überwiegende Zahl dem bürgerlichen Mittelstand entstammte[301]. Die hohen Studentenzahlen bedeuteten für den deutschen Universitätsbetrieb Ende der 1960er Jahre eine starke Belastung. Unzufriedenheit mit den Studienbedingungen war an allen deutschen Universitäten anzutreffen. Preiserhöhungen in der Mensa und Fahrpreiserhöhungen bei den öffentlichen Verkehrsmitteln hatten bereits 1966 studentische Demonstrationen ausgelöst. Der Tod von Benno Ohnesorg führte bei den Studenten zu einem Abbau der Vorbehalte gegen die politische Agitation und bewirkte eine Solidarisierung mit der vom SDS getragenen Studentenbewegung. Es ging den Studierenden um eine neue Art der Lebensgestaltung und des gesellschaftlichen Zusammenlebens. Symbolfigur der Bewegung war u. a. der Frankfurter Professor Theodor W. Adorno.

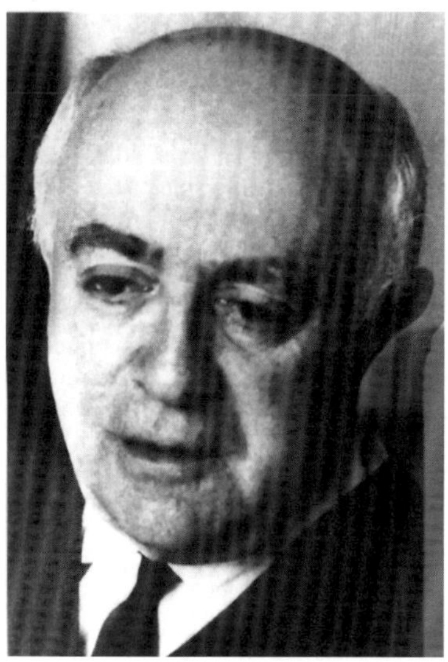

Theodor W. Adorno (1903–1969)

Die Revolte der Studierenden war im Prinzip eine Kulturrevolution, als deren Ziel es galt, eine Gegengesellschaft zur bestehenden bürgerlichen Wirtschaftswunderwelt aufzubauen. Man wollte eine repressionsfreie Gesellschaft, Stichworte wie antiautoritäre Erziehung, promiskuitive Sexualität und herrschaftsfreie Universitäten ohne die Machtstellung der Ordinarien, die an der Frankfurter Universität absolut nicht die Regel war.

Theodor W. Adorno studierte von 1921 an Philosophie, Musikwissenschaft und Psychologie an der Johann Wolfgang Goethe-Universität. Erste Hinweise seiner Theorie fanden sich schon in seiner Antrittsvorlesung als Privatdozent 1931 skizziert. Vor allem nach der Rückkehr im Jahre 1949 aus dem Exil an die Frankfurter Universität entfaltete Adorno sein Programm in zahlreichen Aufsätzen und Büchern sowie in seinen Vorlesungen und Seminaren zu soziologischen, philosophischen und ästhetischen Themen[274].

Und was hat sich in den Jahren der westdeutschen Studentenrevolution an den Hochschulen der Deutschen Demokratischen Republik ereignet? Hierzu schreibt Herr Prof. Dr. Georg Machnik, ehemaliger Rektor der Friedrich-Schiller-Universität Jena (1993–2000) den Verfassern:

„Auch in der DDR gab es zum Teil weitreichende Veränderungen im Hochschulbetrieb. Es wurden traditionstragende, bewährte Strukturen abgeschafft und dafür neue Strukturen geschaffen. Studentische Unruhen oder andere Protestbewegungen traten nicht nach außen. Die Ideologisierung hatte harte Konturen gesetzt".

Dass studentische Unruhen nicht bemerkbar wurden, dürfte nicht zuletzt auf die Verpflichtungserklärung zurückzuführen sein, die u. W. spätestens nach dem Mauerbau in Berlin im August 1961 von den Studenten unterschrieben werden musste[U3].

VERPFLICHTUNG

des / der Studierenden ______________________

geboren am ______________________

Universität / Hochschule ______________________

Fakultät ______________________

Fachrichtung ______________________

Mein Studium ist eine Auszeichnung durch unseren Arbeiter-und-Bauern-Staat. Damit übernehme ich die Verpflichtung, jederzeit die Politik der Regierung der DDR aktiv zu unterstützen und mir auf der Grundlage des dialektischen und historischen Materialismus Kenntnisse anzueignen, die ich nach Beendigung meines Studiums unserem Arbeiter-und-Bauern-Staat für den weiteren sozialistischen Aufbau zur Verfügung stellen werde.

Während meines Studiums werde ich am sozialistischen Aufbau in Industrie und Landwirtschaft tatkräftig mitwirken und bin bereit, zur Stärkung der Verteidigungsbereitschaft der DDR beizutragen.

Ich werde Verfassung, Gesetze und Anordnungen unseres Staates, das Statut meiner Hochschule und die Studienordnung gewissenhaft einhalten und meine daraus erwachsenden Pflichten treu erfüllen.

Ich verpflichte mich, nach dem Studium entsprechend den gesetzlichen Bestimmungen über den Einsatz der Hochschulabsolventen drei Jahre an der Stelle tätig zu sein, wo mich die Organe unseres Arbeiter-und-Bauern-Staates gemäß den Erfordernissen des sozialistischen Aufbaus einsetzen.

______________________, den ______________________

____

Best.-Nr. 520 26 Verpflichtungserklärung
Vordruck-Leitverlag Erfurt

Ag 308/58/DDR 90 6 58 7108 V/10/1 1221

Verpflichtungserklärung eines Studierenden in der DDR

Das neue Hessische Hochschulgesetz vom 12.5.1970, die Auflösung der Naturwissenschaftlichen Fakultät und der Übergang zur Präsidialverfassung

Durch den Ruf der Öffentlichkeit nach „längst überfälligen Reformen“, nach Wiederherstellung der inneren Ordnung und Leistungsfähigkeit der Universität, vor allem aber durch die Studentenunruhen Ende der 1960er Jahre, waren das Kultusministerium, die Politiker und Reformausschüsse unter Druck zum Handeln geraten. Die Forderungen nach Einführung der Drittelparität in den Gremien für Professoren, wissenschaftliche Assistenten und Studierende, nach Abschaffung der Lehrstühle sowie die strittigen Fragen, ob die Präsidialverfassung der Rektoratsverfassung vorzuziehen sei, und ob die kleineren Fachbereiche Fakultäten ersetzen sollten, standen im Vordergrund.

Der Referentenentwurf von 1968

Bereits 1968 hatte der damalige hessische Kultusminister Ernst Schütte (1904–1972) in seinem Referentenentwurf für ein neues Hochschulgesetz erkennen lassen, dass die hessischen Hochschulen grundlegend umstrukturiert werden sollten. Dieser Entwurf war den Rektoren der Universitäten vorgelegt und der Öffentlichkeit zur Kenntnis gegeben worden[302, 303]. Danach sollten die Universitäten ihre Angelegenheiten in eigener Verantwortung unter Rechtsaufsicht des Landes verwalten. Organe der Universität sollten sein: 1. der Universitätspräsident, 2. das Konzil, 3. das Kuratorium, 4. der Senat, 5. die Ständigen Kommissionen und 6. anstelle der großen Fakultäten die kleineren Fachbereiche. Der Präsident sollte nicht mehr gewählt werden, sondern von der Landesregierung als Beamter auf Zeit ernannt werden. Als Amtszeit waren acht Jahre vorgesehen, wobei eine Wiederernennung zulässig war. Er sollte mit Wissenschaft und Verwaltung vertraut sein, musste jedoch nicht Hochschullehrer sein. Der ernennenden Landesregierung konnte das Kuratorium Vorschläge unterbreiten, ebenso dem Konzil, das bei der Ernennung und Abberufung des Präsidenten mitwirken sollte. Während sich der Senat im Wesentlichen mit akademischen Problemen zu beschäftigen hatte, beispielsweise mit Stellungnahmen zu Berufungsvorschlägen, sollten die sechs Ständigen Kommissionen den Präsidenten und die anderen Organe der Universität mit Vorschlägen beraten. Besondere Bedeutung kam der Kommission für Haushaltsangelegenheiten zu, die Vorschläge für die Verteilung der Personalstellen und Sachmittel zu unterbreiten hatte. Sie sollte neben dem Vorsitzenden (Präsident oder Vizepräsident) mindestens sechs, höchstens jedoch zwölf Mitglieder haben, wobei die Vertreter der Hochschullehrer, der wissenschaftlichen Mitarbeiter und der Studenten im Verhältnis 5:3:2 vom Konzil zu wählen waren. Die stärkste Abkehr von der Rektoratsuniversität bedeutete die vorgesehene Abschaffung der Fakultäten und die Einführung der Fachbereiche als organisatorische Grundeinheit für Forschung und Lehre. Der Fachbereich sollte verwandte und benachbarte Fachgebiete umfassen und in eigener Regie über die ihm zugewiesenen Einrichtungen verfügen, so über Personalstellen und Sachmittel, die er den Hochschullehrern, Arbeitsgruppen und Betriebseinheiten auf Zeit zuweisen sollte. Außerdem erhielt er das Habilitations- und Promotionsrecht und hatte das Vorschlagsrecht zur Ergänzung des Lehrkörpers auszuüben. Hinsichtlich der Studentenschaften und der Fachschaften sah der Entwurf vor, dass die Studierenden ihre Angelegenheiten selbst nach Maßgabe des Gesetzes verwalteten und an der Selbstverwaltung der Universität mitarbeiten sollten. Die Fachschaften sollten in den Fachbereichen und wissenschaftlichen Zentren mitwirken. Als Organe der Studentenschaft waren vorgesehen: Das Studentenparlament, der Allgemeine Studentenausschuss und der Ältestenrat. In einer Urabstimmung sollte sich die Studentenschaft eine Satzung geben.

Der Referentenentwurf wurde von den hessischen Hochschulen sehr kritisch gesehen. Als einzige hessische Hochschule gab die Johann Wolfgang Goethe-Universität eine Stellungnahme ihres akademischen Senats zum Referentenentwurf ab, in der sie die Absicht begrüßte, die Hochschulen durch ein neues Gesetz instand zu setzen, ihre Aufgaben besser zu erfüllen. Allerdings lehnte der Senat die drittelparitätische Beteiligung von Hochschullehrern, wissenschaftlichen Assistenten und Studierenden im Konzil ab und schlug statt des Verhältnisses von 3:3:3 ein Verhältnis von 5:3:2 vor. Der Senat begrüßte grundsätzlich einen Präsidenten an der Spitze der Universität, da dieser in vielen verschiedenen Gremien und Sitzen Rechenschaft zu geben hätte, ohne diesen gegenüber eigentlich verantwortlich zu sein. Rektor Walter Rüegg kommentierte den hier vorgesehenen Präsidenten als eine Art „Tausendsassa". Außerdem wünschte die Universität Frankfurt, dass die Universität ihr eigener Bauherr werde. Dies gehöre logischer Weise zur Autonomie einer Hochschule[304, 305].

Das Land Hessen hatte in dieser Situation eine starke Handlungsposition, weil am 1.1.1967 der private Stiftungscharakter der Johann Wolfgang Goethe-Universität endgültig verloren gegangen war. Die Stadt Frankfurt am Main konnte die 50 % der auf ihr lastenden Kosten für den Betrieb der Universität nicht mehr aufbringen und gab die Universität an das Land ab[306].

Die Empfehlungen des Wissenschaftsrates (1968)

Auch der Wissenschaftsrat sah sich veranlasst, Empfehlungen zur Struktur- und Verwaltungsorganisation der Universitäten zu veröffentlichen[307, 308]. Sein Generalnenner war, dass großzügige Neugestaltung notwendig sei. So kritisierte der Wissenschaftsrat, dass die an einzelnen Lehrstuhlinhabern orientierte Organisation nicht mehr den Erfordernissen entspreche, vielmehr sei es notwendig, die Aufgaben innerhalb eines Fachgebietes mit mehreren Professoren neu zu verteilen. Der Wissenschaftsrat kritisierte ferner auch, dass Studienbewerber vielfach nicht über die für das Studium notwendigen Voraussetzungen verfügten und stellte damit das Abschlusszeugnis eines Gymnasiums als Hochschulreife in Frage. Er schlug ein zusätzliches Auswahlverfahren vor, entweder einen Test oder eine persönliche Fühlungnahme zwischen Studienbewerber und Hochschule. Er ließ auch die Frage offen, ob das Auswahlverfahren zentralisiert werden könne. Der Wissenschaftsrat formulierte vier unabdingbare Voraussetzungen über die Neugestaltung der Universitäten:

- Leitung der Universität durch einen Präsidenten,
- genügend starke Verwaltungs- und Entscheidungsbefugnisse der Universität in Personal- und Haushaltsfragen,
- Zusammenfassung der akademischen und der staatlichen Verwaltung in einer einheitlichen Verwaltung und
- Einrichtung von Fachbereichen.

Zur Mitbestimmung sagte der Wissenschaftsrat klar, dass auch die Studierenden in verschiedenen Leitungsgremien mitwirken sollten. Maßstab für

ferenz die Drittelparität, den Assistenzprofessor mit einem Zeitvertrag auf sechs Jahre, die Abschaffung der Habilitation, die Schaffung von Gesamthochschulen und nebulös „die Emanzipation der Gesellschaft über den Sozialisationsbereich Hochschule". Die Forderungen wurden vorübergehend von der Westdeutschen Rektorenkonferenz und 1973 vom Deutschen Gewerkschaftsbund übernommen. 1970 entstand der Bundesassistentenkonferenz mit dem Bund Freiheit der Wissenschaft (BFW), in dem sich reformbereite Professoren, Lehrer, Assistenten und Studierende sammelten, ein ernst zu nehmender Gegner. Die große Stärke dieses Bundes war seine politische Neutralität. In ihm fanden sich Mitglieder bzw. Wähler aus allen Parteien, die im Bundestag vertreten waren. Der Bund der deutschen Industrie unterstützte den Bund Freiheit der Wissenschaft, weil er in ihm einen Damm sah, der sich der linken Universitätsideologie entgegenstemmte[311]. Im Mai 1973 fiel wie ein Donnerschlag das Urteil des Bundesverfassungsgerichtes, dass die Drittelparität nicht verfassungskonform sei[200]. Schlimmer konnte über den Sachverstand der zahllosen Juristen in den Gremien, den Universitäten und den Ministerien, die sich der Drittelparität verschrieben hatten, wohl nicht geurteilt werden. 1974 löste sich die Bundesassistentenkonferenz in der Gewerkschaft Erziehung und Wissenschaft auf. Mehrere BAK-Funktionäre wie Egon Becker, Stephan Freiger und Diethelm Conrad wurden Professoren. Peter Fischer-Appelt avancierte 1970 sogar zum Präsidenten der Universität Hamburg[312].

Gesetze über die Hochschulen des Landes Hessen (1970)

Am 6.5.1970 beschloss der Hessische Landtag nur mit den Stimmen der SPD das Hochschulgesetz[313, 314] und das Universitätsgesetz[199]. Die CDU und die anderen Parteien lehnten die Gesetze ab. Die Auswirkungen der beiden Gesetze veränderten die hessische Hochschullandschaft grundsätzlich. Zum parlamentarischen Ablauf der Gesetzgebung muss festgehalten werden, dass zwischen der zweiten und dritten Lesung unter dem Druck der radikalen südhessischen SPD, durch den inzwischen von Ministerpräsident Albert Osswald zum neuen Kultusminister berufenen Soziologieprofessor von Friedeburg, der noch moderate ursprüngliche Regierungsentwurf grundlegend verändert worden war. Von Friedeburg und die hinter ihm stehenden Kräfte strebten die Politisierung der hessischen Hochschulen an. Der Senat wurde nahezu völlig entmachtet und die Entscheidungskompetenz auf den gruppenmäßig zusammengesetzten Konvent und die ihm angegliederten Ständigen Ausschüsse verlagert.

Der Konvent zählte 90 Mitglieder: die Professoren stellten 30 und die Studierenden ebenfalls 30 Mitglieder, die Dozenten, die wissenschaftlichen Bediensteten und die weiteren Bediensteten je 10 Mitglieder. Es war quasi eine verkappte Drittelparität.

Die neu eingeführten Ständigen Ausschüsse hatten wechselnde Zusammensetzung. So hatten im Ständigen Ausschuss für Lehr- und Studienangelegenheiten die Professoren nur drei Stimmen, die Studenten dagegen vier, eine weitere gehörte den Dozenten.

Die einmütige Rücktrittsdrohung der vier hessischen Rektoren beeindruckte die Regierungspartei SPD und den schwankenden Ministerpräsidenten ebenso wenig wie ein Teach-in von mehr als 60 hessischen Professoren von den vier Hochschulen des Landes im Kulturausschuss des Hessischen Landtags. Dieser musste seine Sitzung unterbrechen, nahm eine Denkschrift der Professoren entgegen und debattierte mit ihnen mehrere Stunden. Am Schluss der Debatte äußerte Kultusminister von Friedeburg süffisant gegenüber Oelschläger, einem der Initiatoren des Professorensternmarsches nach Wiesbaden: „*Sie können machen, was Sie wollen, die SPD-Fraktion wird diesen Entwurf unverändert beschließen*“[315–318].

Das Gesetz schaffte u. a. die Rektoratsverfassung ab, inthronisierte den vom Konvent zu wählenden Präsidenten als Beamten auf Zeit mit einer Amtszeit von acht Jahren und ließ dessen Wiederwahl zu. Der Kanzler hatte als Beamter auf Lebenszeit die Geschäfte der laufenden Verwaltung zu besorgen und war für den Haushalt verantwortlich. Entscheidungsgremien wurden die vier neuen Ständigen Ausschüsse (§ 19 Universitätsgesetz), die jeweils mindestens für zwei Jahre vom Konvent gewählt wurden:

I. Ständiger Ausschuss für Lehr- und Studienangelegenheiten,
II. Ständiger Ausschuss für Organisationsfragen, Angelegenheiten der Forschung und des wissenschaftlichen Nachwuchses,
III. Ständiger Ausschuss für Haushaltsangelegenheiten und den Hochschulentwicklungsplan,
IV. Ständiger Ausschuss für das Bibliothekswesen.

Die Zusammensetzung hinsichtlich der Beteiligung der Gruppen war nicht konstant, sondern schwankte.

Der wichtigste Ausschuss war mit Sicherheit der Ausschuss III. In ihm wurde über die Finanzen, das Personal und die Gebäude entschieden.

Getragen vom Vertrauen seiner Kollegen wurde Oelschläger von 1970 bis zu seiner Emeritierung im Jahre 1989 stets wieder für die Professorengruppe Liberale Hochschulreform, die sog. Gruppe 27, in diesen Ausschuss gewählt und konnte so für die Entwicklung der Universität mit einem nicht gewollten Gesetz in einem gewissen Rahmen noch sinnvolle Beiträge leisten.

An die Stelle der Fakultäten traten als organisatorische Grundeinheiten für Forschung und Lehre die Fachbereiche, die verwandte oder benachbarte Fachgebiete umfassten. Die Geschäfte eines Fachbereichs führte der Dekan mit Hilfe von Pro- und Prädekan. Das Entscheidungsorgan war die Fachbereichskonferenz. Sie bestand aus allen Professoren des Fachbereichs, die nicht beurlaubt waren, aus Vertretern der Dozenten, der Studierenden und der wissenschaftlichen Bediensteten im Verhältnis 5:1:3:1 sowie aus einem Vertreter der weiteren Bediensteten.

Aus Protest gegen das zur Verabschiedung anstehende Universitätsgesetz traten der Rektor, Prof. Walter Rüegg, und der Prorektor, Prof. Alfred Rammelmeyer, zurück[319, 320].

80 Mitglieder der Universität, darunter ehemalige Rektoren, Professoren, Assistenten, Hochschulangestellte und Vertreter des öffentlichen Lebens dankten Rüegg vor seinem Haus in der Ulmenstraße mit einem Fackelzug für seine Tätigkeit. Der Senior der Physikalischen Chemie, Prof. Hermann Hartmann, sagte u. a. wörtlich, dass Rüegg auch dann mutig ausgehalten hätte, wenn er von brachialer Gewalt bedrängt gewesen sei und lobte dessen intellektuelle Redlichkeit sowie den persönlichen Mut. Rüegg habe als aufrechter Mann bis zur äußersten Konsequenz gehandelt[321].

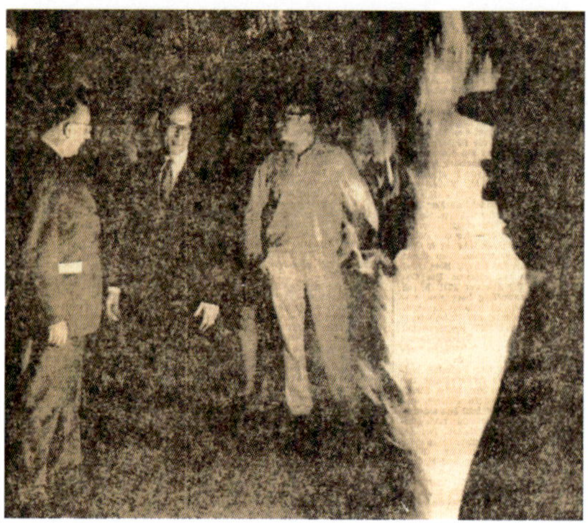

Fackelzug für Prof. *Rüegg* in der Ulmenstraße am 20.5.1970

Das Übergangsrektorat nahmen bis zur Wahl des ersten Präsidenten durch den Konvent die Professoren Erhard Denninger und Rudolf Wiethölter wahr, die vom Kultusminister in einer wenig demokratischen Aktion eingesetzt worden waren[322, 323]. Denninger war der Übergangsrektor und Wiethölter sein Prorektor. Die sechs Dekane der Universität gaben am 21.5.1970 eine öffentliche Erklärung ab, wonach sie mit Befremden zur Kenntnis nehmen mussten, dass die Einsetzung der Übergangsrektoren ohne vorherige Fühlungnahme mit den amtierenden Selbstverwaltungsorganen der Universität erfolgt war[U5].

Die Beauftragung eines kommissarischen Rektors und Prorektors durch den Kultusminister veranlasst die sechs Dekane der Universität zu folgender Stellungnahme:

1. Wir nehmen mit Befremden zur Kenntnis, dass diese Einsetzung ohne vorherige Fühlungnahme mit den amtierenden Selbstverwaltungsorganen der Universität erfolgt ist. Wir müssen darauf bestehen, dass die verfassungsmässig garantierte Selbstverwaltung in Frankfurt ebenso erhalten bleibt wie an den anderen hessischen Hochschulen.

2. Die Universität schuldet ihrem letzten gewählten Rektor und Prorektor grossen Dank. In ihre Amtszeit fielen grundlegende Entscheidungen über die Fortentwicklung der Universität, aber auch die schärfsten gesellschafts- und hochschulpolitischen Auseinandersetzungen. Ihrem persönlichen Einsatz ist es zu danken, dass sich der Lehrbetrieb in Frankfurt aufrechterhalten liess. Es liegt auf der Hand, dass ihre Amtsführung unter diesen Umständen nicht nur Zustimmung finden konnte.

3. Herr Rüegg und Herr Rammelmeyer haben ihre Ablehnung des neuen Universitätsgesetzes nie verheimlicht und noch zuletzt Änderungen des Entwurfs erreicht, die wir lebhaft begrüssen. Ihr Rücktritt ist die logische Konsequenz dieser Haltung und findet unsere volle Achtung. Nach eingehender Beratung sind wir jedoch zu der Auffassung gelangt, dass die Dekane durch ihr Verbleiben im Amt der Universität am besten dienen können.

4. Wir teilen die Auffassung des jetzt beauftragten Rektors und Prorektors, dass die Weiterentwicklung und Reform der Universität von der Bereitschaft aller Mitglieder der Universität zur Zusammenarbeit abhängt. Unterschiedliche hochschulpolitische Auffassungen sollten innerhalb der dafür vorgesehenen Institutionen fair ausgetragen werden. In diesem Sinne erklären wir unsere Bereitschaft zur Mitarbeit.

Frankfurt am Main, den 21. Mai 197o

Hubert Harbauer — Erhard Kantzenbach
Wolfgang Frhr.v.Marschall — Friedrich Roth
Georg Schneider — Klaus Zernack

Erklärung der Dekane zur Einsetzung der Übergangsrektoren

Der Allgemeine Studentenausschuss (AStA) begrüßte den Wechsel als einen sog. Fortschritt. Denniniger selber betonte jedoch, dass die Universität nicht zu einem Tummelplatz politischer Gruppenkämpfe werden dürfe[324, 325].

Um das Amt des Präsidenten bewarben sich 25 Persönlichkeiten[U5], von denen fünf Kandidaten öffentlich angehört wurden. Der Senat schlug aus dieser Gruppe dem Konvent zur Wahl zwei Bewerber, nämlich Prof. Hans-Hermann Hartwich, Berlin, und Prof. Erhard Kantzenbach, Frankfurt, vor[326, 327]. Bei alternativer Abstimmung am 20.1.1971 erhielt Kantzenbach die eindeutige Mehrheit von 48 Stimmen, auf Hartwich entfielen 34 Stimmen. Der Kultusminister bestätigte die Wahl. Im Uni-Report vom Februar 1971 gab Kantzenbach, der Nationalökonom ist, eine bemerkenswerte Stellungnahme ab, die sein ehrliches Bemühen als Realist aufzeigte, die Universität vertretbar zu reformieren und arbeitsfähig zu gestalten[328, 329].

Stellungnahme des neuen Präsidenten

Ablauf und Ergebnis der Konventswahlen zeigen, wie sehr sich das hochschulpolitische Klima in Frankfurt während des letzten Jahres gewandelt hat. Es wurde eine Periode beendet, in der das höchste Organ der Universität nicht zusammentreten konnte, weil über seine Besetzung keine Einigung zwischen den Gruppen zu erzielen war, und in der die Rektoren durch den Kultusminister eingesetzt werden mußten. Der neue Konvent spiegelt die unterschiedlichsten hochschulpolitischen Auffassungen der Mitglieder unserer Universität wider. Er enthält keine Fraktion, deren erklärtes Ziel es wäre, die Arbeit der neuen Universitätsorgane zu boykottieren oder zu behindern. Wie zu erwarten, führte die Wahl des Präsidenten zu einer Polarisierung der Meinungen. Daß die Diskussionen trotzdem sachlich blieben und die Wahl diszipliniert verlief, kann als eine erste Bewährungsprobe des Konvents angesehen werden.

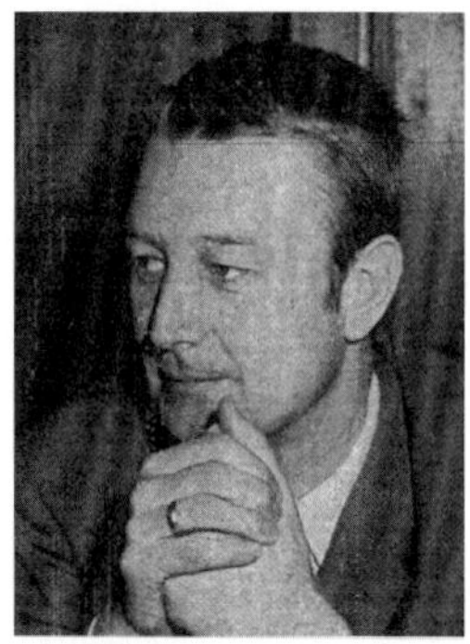

Der neue Präsident, Prof. *Kantzenbach*

In dieser Situation muß es das oberste Ziel des Präsidenten sein, die grundsätzliche Bereitschaft zur Zusammenarbeit zwischen den Gruppen und Fraktionen zu erhalten. Dies wird sich nur erreichen lassen, wenn die bei der Wahl aufgetretene Polarisierung sich nicht verfestigt. Nur wenn die hochschulpolitischen Einzelentscheidungen in einem Prozeß wechselnder Mehrheiten getroffen werden und sich nicht einseitig gegen einzelne Gruppen richten, läßt sich das Interesse aller an der gemeinsamen Aufgabe erhalten. Dieses ist aber erforderlich, wenn sich die Hochschulreform nicht in Beschlüssen und Deklamationen erschöpfen soll. Vom Präsidenten erfordert eine solche Politik den Verzicht auf eine feste Bindung an einzelne Gruppen oder Fraktionen. Er muß sich bemühen, für alle vertrauenswürdig zu bleiben. Diese Aufgabe wird unnötig erschwert, wenn ihm schon vor dem Amtsantritt Abhängigkeit und Befangenheit unterstellt werden.

Es kann nicht Aufgabe des Präsidenten sein, der Universität vorgefaßte Reformpläne aufzuzwingen. Eine Reformkonzeption, die alle Fachbereiche umfaßt, läßt sich nur gemeinsam in den zentralen und den fachbezogenen Entscheidungsorganen erarbeiten. Als Präsident werde ich mich an diesem Meinungsbildungsprozeß beteiligen und fördern. Selbstverständlich leugne ich nicht, daß hauptamtliche Fachleute die Beschlüsse der Entscheidungsorgane gründlich vorbereiten müssen. Für die Niederursel-Planung hat die „Gruppe 27" ausdrücklich eine stärkere „Professionalisierung" gefordert. Wogegen ich mich wende, ist, daß einzelne hochschulpolitische Fraktionen versuchen, durch die Delegation von politischen „Beratern" auf die Entscheidungen des Präsidenten Einfluß zu nehmen.

Zum Abbau der Spannungen zwischen den Gruppen hat die Verabschiedung des Hessischen Hochschulgesetzes und des Hessischen Universitätsgesetzes wesentlich beigetragen. Der Streit um die Verfassung der Universität, der alle inhaltlichen Reformen blockierte, wurde damit beendet. Die Gesetze stellen Kompromisse dar zwischen den sich widersprechenden Forderungen der Gruppen. Meines Erachtens können und sollten sie von allen als Grundlage der weiteren Universitätsreform akzeptiert werden. Ich sehe jedenfalls nicht, wie man es in der gegenwärtigen Situation rechtfertigen könnte, den neu zu schaffenden Universitätsorganen eine Bewährungschance zu versagen.

Die nächsten Schritte sind durch das Universitätsgesetz vorgegeben. Nach den zentralen Organen sind die Fachbereichsorgane zu bilden. Da die Mehrzahl der akuten Hochschulprobleme fachspezifischer Art sind, werden die Fachbereichsorgane die Hauptlast der Reformarbeit zu tragen haben. Hervorzuheben sind die Reform der Studiengänge und der Institutsstrukturen. Auch die zentralen Organe sind nur arbeitsfähig, wenn sie jederzeit fachkundige und engagierte Gesprächspartner an der Basis finden.

Mit der Wahl des Konvents und des Präsidenten ist erst ein Anfang zur Reform unserer Universität gemacht. Die meisten Universitätsorgane sind noch zu besetzen. Ich bitte alle Angehörigen der Universität, sich dafür zur Verfügung zu stellen und aktiv an der Reform mitzuarbeiten.

Auflösung der Naturwissenschaftlichen Fakultät und Gründung des Fachbereiches Biochemie, Pharmazie und Lebensmittelchemie (1971)

§ 55 des neuen Universitätsgesetzes bestimmte, dass die am Tage des Inkrafttretens dieses Gesetzes amtierenden Organe ihre Aufgaben wahrnehmen sollten, soweit sie mit diesem Gesetz im Einklang stehen, und § 56 verfügte, dass der Kultusminister durch Rechtsverordnung festlegt, welche Fachbereiche nach Inkrafttreten dieses Gesetzes erstmals an den Universitäten gebildet würden. Das Verhalten der Fakultäten aufgrund dieser gesetzlichen Vorgaben ist eines Romans würdig. Die Rechtswissenschaftliche Fakultät und die Wirtschafts- und Sozialwissenschaftliche Fakultät verweigerten einfach ihre Untergliederung in Fachbereiche und nannten sich statt Fakultäten schlichtweg Fachbereiche. In der Medizinischen Fakultät gab es den Ansatz, sich in einen vorklinischen und klinischen Fachbereich zu untergliedern. Aber die Protagonisten dieser Richtung konnten sich nicht durchsetzen und es entstand der Fachbereich Humanmedizin. Das Kultusministerium schuf dann den Begriff der Medizinischen Zentren und ständigen Betriebseinheiten. Im Grunde genommen blieb es im Bereich der Medizin weitgehend bei der Beibehaltung der alten Strukturen[330, 331].

Ganz anders verhielt sich die große Naturwissenschaftliche Fakultät, als deren Dekan 1970 Oelschläger gewählt worden war. Sie umfasste damals 51 Lehrstühle und drei Extraordinariate und zerfiel in einen wahren Zergliederungswahn. Sie spaltete sich zunächst in sechs Fachbereiche auf (Biologie, Chemie, Geographie, Geowissenschaften, Mathematik und Physik)[U2]. Die pharmazeutischen Disziplinen sollten von verschiedenen Fachbereichen, so die Pharmazeutische Chemie von der Chemie, die Pharmakognosie von der Biologie und die Pharmazeutische Technologie von der Physik aufgenommen werden. Der Entschlossenheit der pharmazeutischen Lehrstuhlinhaber gelang es aber, dieser Parzellierung entgegenzuwirken und das Gesamtfach Pharmazie als Fachbereich Pharmazie, dem sich die Biochemie und später auch die Lebensmittelchemie anschlossen, in die neue Zeit überzuführen. Wenig später kam als achter Fachbereich die Informatik hinzu, die sich ab WS 1977/78 als eigener Fachbereich etablierte[332]. Dem gemeinsamen Wirken von Prodekan Schneider und Dekan Oelschläger war es nämlich gelungen, noch zwei Lehrstühle für diese Disziplin als Novum auszuschreiben und zu besetzen.

Die Amtsbezeichnung ordentlicher bzw. außerordentlicher Professor war durch Gesetz abgeschafft worden. Alle Professoren wurden korporationsrechtlich gleichgestellt und als Gruppe im Sinne des Hessischen Universitätsgesetzes 1970 zusammengefasst. Von der Öffentlichkeit blieb unbemerkt, dass die seit Jahrzehnten geltende persönliche Verantwortung des berufenen Lehrstuhlinhabers für Forschung und Lehre sowie für die Verwaltung der vom Staat zur Verfügung gestellten öffentlichen Mittel damit aufgehoben wurde – und damit auch die Haftbarkeit zugunsten einer kollektiven Verantwortung.

Am 8.7.1971 traten im alten Senatssitzungssaal die Lehrstuhlinhaber als ständige Mitglieder der engeren Naturwissenschaftlichen Fakultät mit den Vertretern der Dozenten, Assistenten und Studierenden zur letzten Fakultätssitzung zusammen.

Nach Abwicklung der Tagesordnung wurde als letztem Habilitanden der Fakultät, Dr. Ulrich Gerhardt, nach erfolgreichem Probevortrag und dessen Diskussion die venia legendi für Physik verliehen. Der Dekan, H. Oelschläger, ergriff das Wort zu einer Schlussansprache, in der er versuchte, eine Brücke aus der Vergangenheit über die Gegenwart in eine ungewisse Zukunft zu schlagen[333, U2].

Ausgehend von einem durch einen glücklichen Zufall erhaltenen Dokument über die erste Sitzung der Naturwissenschaftlichen Fakultät am 19.10.1914 unter dem Vorsitz des Mathematikers Prof. Arthur Schoenflies (1853–1928) als Dekan, zeigte Oelschläger auf, dass diesem in 57 Jahren, vom Vertrauen der Kollegen getragen, 41 weitere Dekane gefolgt waren. Besonderen Dank schuldet die Universität den Dekanen, die nach dem Zweiten Weltkrieg unter großem persönlichem Einsatz den Wiederaufbau der z. T. schwer beschädigten Universität und die Bauplanung neuer Institute vorangetrieben hatten. Aus dem Bereich der pharmazeutischen Fächer amtierten nur wenige Professoren als Dekane, nämlich 1931/32 und 1934/35 Hugo Dieterle, Ordinarius für Pharmazeutische Chemie, und 1969/70 Georg Schneider, Ordinarius für Pharmakognosie. Ein starker Ausdruck der Vielfalt der Forschungsinteressen der Fakultät seien, wie Oelschläger weiter ausführte, u. a. die Promotionen. In 57 Jahren wurden von der Fakultät beinahe 3.000 Bewerber aufgrund ihrer erfolgreichen wissenschaftlichen Arbeiten und der bestandenen Prüfungen zum Doctor philosophiae naturalis (Dr. phil. nat.) promoviert. Diesen Doktortitel verleiht nur die Universität Frankfurt am Main. Die Promotionen verteilen sich zahlenmäßig auf die einzelnen Fachgebiete wie folgt:

Anthropologie	3	Mikrobiologie	41
Astronomie	6	Mineralogie	47
Botanik	161	Nahrungsmittelchemie	109
Chemie (einschl. Biochemie)	886	Pharmazeutische Chemie	148
Geographie	122	Pharmakognosie	15
Geologie und Paläontologie	82	Physikalische Chemie	330
Geophysik	13	Physikalische Grundlagen der Medizin	20
Geschichte der Naturwissenschaften	21	Physiologie	1
Lebensmittelchemie	49	Physik	374
Mathematik	143	Psychologie	70
Meteorologie und Geophysik	100	Zoologie	194

Diese Zahlen zeugen von einem beredten Ausdruck des Vertrauens junger Studierender zur fachlichen und menschlichen Qualifikation der von ihnen gewählten Doktorväter. Sie dokumentieren aber gleichzeitig auch die kluge Personalpolitik der Naturwissenschaftlichen Fakultät über beinahe sechs Jahrzehnte, die sich bei ihren Berufungsvorschlägen an das Kultusministerium stets primär vom wissenschaftlichen Leistungspotential der in Frage kommenden Kandidaten bestimmen ließ. Das hohe wissenschaftliche Niveau der Fakultät unterstreicht besonders die Tatsache, dass sich unter ihren 73 Ehrendoktoren sieben Nobelpreisträger befinden, die es sich zur Ehre angerechnet haben, die ihnen angetragene akademische Auszeichnung der Ehrenpromotion anzunehmen.

Die Würde eines Dr. phil. nat. h. c. der Naturwissenschaftlichen Fakultät der Universität Frankfurt erhielten:

1918 Max Planck (1858–1947), Nobelpreisträger für Physik (1918)
1920 Wilhelm Röntgen (1845–1923), Nobelpreisträger für Physik (1901)
1922 Richard Willstätter (1872–1942), Nobelpreisträger für Chemie (1915)
1927 Otto Wallach (1847–1931), Nobelpreisträger für Chemie (1910)
1949 Otto Hahn (1879–1968), Nobelpreisträger für Chemie (1944)
1964 Max Born (1882–1970), Nobelpreisträger für Physik (1954)
1966 Jaroslav Heyrovský (1890–1967), Nobelpreisträger für Chemie (1959)

Prof. Oelschläger schloss die letzte Sitzung der Naturwissenschaftlichen Fakultät mit einem Wort von Gottfried Keller, das dieser der Züricher Hochschule sang, mit der die Universität Frankfurt seit ihrer Gründung stets ein besonderes, herzliches Verhältnis unterhalten hat[12]:

Kein fürstlicher Reichtum,
Kein Erbe der Väter
Erhält uns die Schule;
Auf schwankem Gesetze
Sie steht in dem Äther
Des täglichen Willens,
Des täglichen Opfers
Des Volkes gebaut!

Die folgende Abbildung zeigt die letzte Ehrenpromotion der Naturwissenschaftlichen Fakultät in Prag. Der Dekan Herbert Staude überreichte die Urkunde an Jaroslav Heyrovský, der den Talar der Karls-Universität Prag trug. Die Ehrenpromotion konnte nicht in Frankfurt vollzogen werden, weil Heyrovský schwer erkrankt war. Er hatte den ungeteilten Nobelpreis für Chemie 1959 für seine Entdeckung und Entwicklung der polarographischen Analysenmethode erhalten[334].

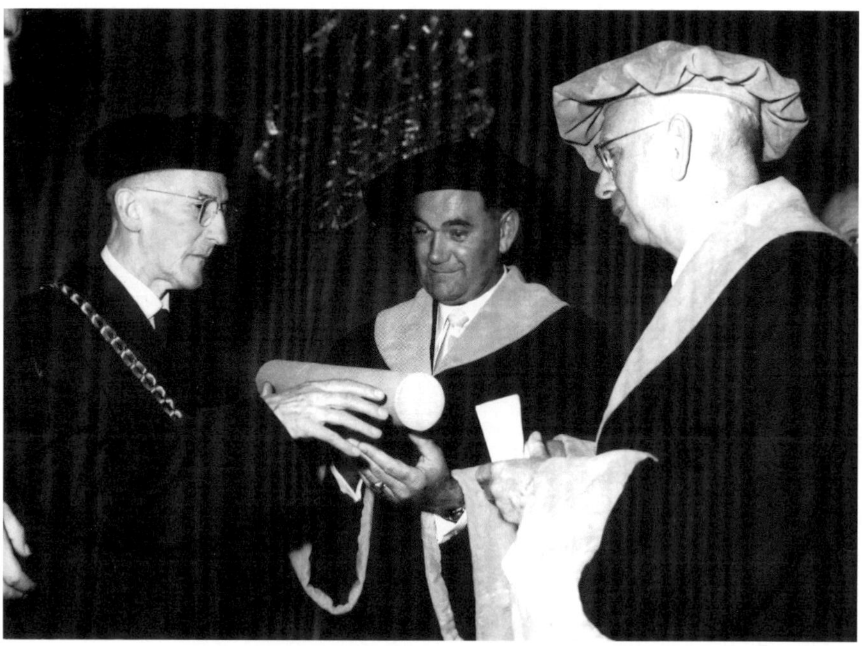

Ehrenpromotion von Prof. *Heyrovský* in Prag, 1966
(von links: Prof. *Heyrovský*, Prof. *Oelschläger* und Dekan Prof. *Staude*)

Hochschulrahmengesetz des Bundes von 1976 und die Reformen des Hessischen Hochschulgesetzes

Die sich unter dem allgemeinen politischen Druck entwickelnde Hochschulgesetzgebung in den einzelnen Bundesländern in Abhängigkeit von den politischen Mehrheiten bewog die 1968 in die Verantwortung getretene sozialliberale Koalition unter Führung von Bundeskanzler Willy Brandt (SPD) und Vizekanzler Walter Scheel (FDP) dazu, erstmalig einen Bundesminister für Bildung und Wissenschaft an den Kabinettstisch zu berufen. Die Wahl fiel auf den Bauingenieur Prof. Dr. Hans Leussink, der von 1958–1961 Rektor der Technischen Hochschule Karlsruhe, von 1960–1962 Präsident der Westdeutschen Rektorenkonferenz und ab 1965 Vorsitzender des Wissenschaftsrates gewesen war[335]. Er veröffentlichte nach Billigung durch das Bundeskabinett vierzehn Thesen, mit deren Hilfe in Gesprächen zwischen Vertretern des Bundes und der Länder ein gangbarer Weg zu einem Hochschulrahmengesetz des Bundes, das für alle Bundesländer Gültigkeit haben sollte, gefunden wurde[336]. In These 7 wird über die künftige Mitwirkung gesprochen. Hier heißt es u. a. lapidar „Die Hochschulangehörigen sind nach Maßgabe des Landesrechts und der Hochschulsatzungen berechtigt und verpflichtet, sich an der Selbstverwaltung der Hochschule zu beteiligen. Art und Umfang der Beteiligung richten sich nach den Aufgaben der einzelnen Organe und Gremien, nach der Art der zu treffenden Entscheidungen und nach den Aufgaben der einzelnen Personengruppen innerhalb der Hochschule".

Das Ergebnis der Verhandlungen war das Hochschulrahmengesetz des Bundes vom 26.1.1976[337]. Es stellte in § 37 heraus, dass die Mitwirkung an der Selbstverwaltung der Hochschule Recht und Pflicht aller Mitglieder ist und bestimmte, dass diese sich nach der Qualifikation, Funktion, Verantwortung und Betroffenheit ergebe. Für die Vertretung in den nach Mitgliedergruppen zusammengesetzten Gremien bildeten die Hochschullehrer, die akademischen Mitarbeiter, die Studierenden und die sonstigen Mitarbeiter je eine Gruppe; alle Mitgliedergruppen mussten vertreten sein und wirkten nach Maßgabe des Satzes 2 grundsätzlich stimmberechtigt an Entscheidungen mit. In nach Mitgliedergruppen zusammengesetzten Entscheidungsgremien verfügten die Professoren bei der Entscheidung in Angelegenheiten, die die Lehre, mit Ausnahme der Bewertung der Lehre, betreffen, mindestens über die Hälfte der Stimmen, in Angelegenheiten die die Forschung, künstlerische Entwicklungsvorhaben oder die Berufung von Professoren unmittelbar betreffen, über die Mehrheit der Stimmen. Damit war das Gespenst der Drittelparität gebannt. Leussinks weitere Reformpläne stießen jedoch auf breiten politischen Widerstand. Der parteilose Minister erklärte daher vor Ablauf der Legislaturperiode Ende Januar 1972 von Peru aus seinen Rücktritt und kehrte in den Wissenschaftsbetrieb zurück[335]. Die Anpassung der Hochschullandesrechte wurde in § 72 mit gewissen Fristen fixiert.

Das 1978 geänderte Hessische Universitätsgesetz[338] bestimmte einen neuen Zahlenschlüssel für den Konvent mit seinen 90 Mitgliedern: Professoren 35 Stimmen, Studenten 25, wissenschaftliche Mitarbeiter 20 und die sonstigen Mitarbeiter 10 Mitglieder. In Fachbereichen mit bis zu 15 besetzten Professorenstellen änderte sich die Relation zwischen Professoren, Studierenden, wissenschaftlichen Mitarbeitern und sonstigen Mitarbeitern im Verhältnis von 7:3:2:1, d.h. die Professoren hatten, wenn sie als einheitliche Gruppe agierten, eine eindeutige Mehrheit.

Die Regelung der Ausbildung für Apotheker durch die Approbationsordnungen vom 23.8.1971 und vom 19.7.1989 mit der Novellierung vom 14.12.2000

Im Interesse einer optimalen Ausbildung in den vier Approbationsfächern Medizin, Zahnmedizin, Pharmazie und Veterinärmedizin erlässt die Bundesrepublik Deutschland sog. Approbationsordnungen, die Gesetzeskraft haben. Sie stellen nach allgemeiner Erfahrung eine Kompromisslösung dar, weil sie weitgehend die zeitgebundenen Erfordernisse des jeweiligen Berufsstandes legalisieren, aber nur geringe Perspektiven für die zukünftige fachliche Entwicklung aufzeigen. Somit sind sehr häufig die Hochschullehrer der betroffenen Fächer mit den Approbationsordnungen nicht voll einverstanden, weil sie zu wenig in die Zukunft weisen. Ein Nachteil der Approbationsordnungen ist ferner, dass sie im allgemeinen mit großer zeitlicher Verzögerung den aktuellen Wissensstand fixieren, so dass die Hochschullehrer, um eine aktuelle Ausbildung anbieten zu können, dem Gesetzgeber bei der Gestaltung der Vorlesungen und Praktika vorauseilen müssen. Ein charakteristisches Beispiel dafür ist die Aufnahme des Faches Pharmakologie und Toxikologie durch die Approbationsordnung für Apotheker von 1971. Spätestens nach dem Ende des Zweiten Weltkrieges und dem Bekanntwerden der angloamerikanischen Entwicklung in der medikamentösen Therapie war offenkundig, dass dieses Fach in einer neuen Approbationsordnung etabliert werden musste. Dem standen jedoch die Verhältnisse im zerstörten Deutschland mehr als hinderlich im Wege. Aber auch die Verantwortlichen in den Ministerien konnten sich nur schwer mit den Wünschen des Berufsstandes auf dem Gebiet der Medizin identifizieren. An den hessischen Hochschulen Frankfurt am Main und Marburg gelang es dem progressiven Drängen der Professoren Oelschläger und Böhme, diese Widerstände zu brechen und die Einrichtung von entsprechenden Instituten zu bewirken. Dagegen ist z.B. an den Universitäten Düsseldorf, Erlangen, Freiburg, Greifswald, Jena, Kiel, Saarbrücken und Würzburg bis heute noch kein Pharmakologisches Institut für Naturwissenschaftler etabliert worden. Die erforderliche Ausbildung wird an diesen Hochschulen von den

Medizinischen Fakultäten erbracht. Einen guten Schritt in die Zukunft ermöglichte die Novellierung der Approbationsordnung von 1989 im Jahre 2000 durch die Einführung des Faches Klinische Pharmazie als Erprobungsfach. Allerdings ist dessen Profil noch nicht geschärft.

Approbationsordnung für Apotheker vom 23.8.1971

Die Prüfungsordnung für Apotheker für das Deutsche Reich von 1934 hatte in der 1949 gegründeten Bundesrepublik Deutschland noch Gültigkeit bis zum Jahre 1971. Bedingt durch die Folgen des Zweiten Weltkrieges und die Aufteilung des alten Reichsgebietes in die Bundesrepublik Deutschland und die Deutsche Demokratische Republik, hatte sie eine Lebensdauer von 37 Jahren. Es fehlte in beiden deutschen Staaten aber nicht an Bemühungen, nach dem Zweiten Weltkrieg eine neue Approbationsordnung für Apotheker zu erstellen, die den veränderten Berufsanforderungen Rechnung trug. Insbesondere wurde vom Berufsstand immer stärker eine Anhebung des medizinischen Teils der Ausbildung gefordert. In über vier Jahre währenden Verhandlungen entwickelte eine Beratungskommission, die das westdeutsche Bundesministerium für Jugend, Familie und Gesundheit berufen hatte, einen Referentenentwurf, der am 19.3.1971 vorgelegt wurde[339].

Der Berufsstand bemängelte an ihm in erster Linie, dass die vorgesehenen sieben Semester Studium zu kurz seien, da unter diesen Bedingungen der erweiterte Wissensstoff in den bisher klassischen Pharmaziefächern zwar auf dem Papier stehe, als Mindestvoraussetzung für neu auszubildende Apotheker aber nur schwer vermittelt werden könne. Dazu käme noch die Ausweitung des Unterrichts durch Hinzunahme der medizinischen Fächer[340, 341].

Die Änderungswünsche der Westdeutschen Rektorenkonferenz waren dagegen von wesentlich massiverer Art[342]. Fachlich äußerte sich die Rektorenkonferenz nicht, erwähnte aber sehr eindringlich, dass die hohe Zahl von über 3.500 Pflichtstunden zur Folge hätte, dass für eine Gestaltung der Lehre durch die Fachbereiche und eine eigene Gestaltung des Studiums durch die Studierenden kein Raum bliebe. Mit dem Berufsstand der Apotheker und den pharmazeutischen Hochschullehrern teilte die Rektorenkonferenz die didaktischen Bedenken gegen das Antwort-Wahl-Verfahren (Multiple Choice). Es sei vorauszusehen, dass innerhalb kürzester Zeit das gesamte Studium sich ausschließlich auf den Erwerb des Wissens beschränke, das für die Beantwortung der Fragen erforderlich sei. Außerdem sei nicht auszuschließen, dass sich in oder neben den Hochschulen Einrichtungen entwickelten, die nichts anderes betrieben, als den Studierenden die über mehrere Jahre gesammelten Multiple-Choice-Fragen einzupauken. Damit sei das Ende eines wissenschaftlichen pharmazeutischen Studiums erreicht.

Einen harten Affront zum Berufsstand bedeutete die Kritik der Westdeutschen Rektorenkonferenz, dass eine Verlängerung des Studiums von sechs auf sieben Semester weder vom Stand der Fachwissenschaft Pharmazie, noch vom Beruf des Apothekers her unter hochschulpolitischen Gesichtspunkten verantwortbar sei. Damit wurde einmal mehr, wie so häufig, die wissenschaftliche Missachtung des Apothekerberufes deutlich. Es ist nie offenkundig geworden, wer die Westdeutsche Rektorenkonferenz in so negativem Sinn beeinflusst hat. Persönlich gibt mir (H.O.) in diesem Zusammenhang zu denken, dass die Universitäten relativ selten einen Professor der Pharmazie zum Rektor gewählt haben, obwohl das Fach über exzellente Persönlichkeiten verfügte. Nach dem Zweiten Weltkrieg wurden nur Prof. Gerhard Schenck, FU Berlin[343], Prof. Horst Böhme, Marburg, und Prof. Dr. Kurt Walter Merz, Universität Freiburg, als Rektoren gewählt[8]. An die Spitze der Universität Frankfurt a. M. ist seit ihrem Bestehen kein Pharmazeut zum Rektor bzw. Präsidenten gewählt worden. Mit dem Direktor des Instituts für Pharmazeutische Biologie, Prof. Theodor Dingermann, stellte das Fach Pharmazie von 1998 bis 2000 erstmalig einen überaus erfolgreichen Vizepräsidenten. In der Deutschen Demokratischen Republik war der Pharmazeutische Chemiker, Prof. Dr. Peter Richter, von 1988–1990 Rektor der Ernst-Moritz-Arndt-Universität Greifswald[U37]. Sicher hatte auch die starke Unterrichtsbelastung den pharmazeutischen Hochschullehrern bei den Vorbesprechungen zur Rektorwahl eine gewisse Zurückhaltung auferlegt.

Die Anhörung des Referentenentwurfes brachte keine wesentlichen Veränderungen. Die Approbationsordnung trat am 23.8.1971 in Kraft[344].

Ein Novum der neuen Approbationsordnung bedeutete der Fortfall der Ausbildung in einer qualifizierten Lehrapotheke vor Antritt des Studiums abschließend mit einer sog. Vorprüfung. Damit entfiel die praktische Ausbildung vor dem Studium, die sich erfahrungsgemäß für viele Studierende als erleichternd für die Durchführung des Studiums bewährt hatte. Zwangsläufig erlosch damit auch die Vertretungserlaubnis in den Apotheken über eine beschränkte Zeit als vorgeprüfter Apothekeranwärter, die für viele Studierende eine finanzielle Stütze gewesen war. Der Verzicht auf den Nachweis von lateinischen Grundkenntnissen (kleines Latinum) muss im Nachhinein als Fehlentscheidung bedauert werden, weil aus der Sicht vieler Pharmazeuten diese Grundkenntnisse, besonders bei der Vermittlung von medizinischem Wissen, außerordentlich hilfreich sind. Der neu eingeführte Kursus für medizinische und pharmazeutische Terminologie stellt erfahrungsgemäß keinen Ersatz für den Verlust des kleinen Latinums dar.

Das Grundkonzept des Lehrplanes nach der Approbationsordnung von 1971 sah vor, dass in den ersten vier Semestern durch Vorlesungen und Praktika die naturwissenschaftlichen Grundlagen für das Pharmaziestudium gelegt wurden.

Im Ersten Prüfungsabschnitt wurden im Fach I „Allgemeine, anorganische und organische Chemie“ geprüft, das Fach II beinhaltete „Grundlagen der Pharmazeutischen Biologie“, das Fach III „Physik“ und das Fach IV „Pharmazeutische Analytik“. Um die Hochschulen von Prüfungen zu entlasten, wurde das aus den USA stammende Multiple-Choice-Verfahren eingeführt, für welches sich das noch heute bestehende, neu etablierte Institut für Medizinische und Pharmazeutische Prüfungsfragen mit Sitz in Mainz verantwortlich zeichnete. In den Fächern I und II mussten je 100 Fragen in zweieinhalb Stunden, in den Fächern III und IV je 80 Fragen innerhalb von zwei Stunden beantwortet werden. Die Prüfungen wurden an vier aufeinander folgenden Tagen abgelegt.

Im Zweiten Prüfungsabschnitt wurden mündlich die Fächer „Pharmazeutische Chemie“, „Pharmazeutische Biologie“, „Arzneiformenlehre“ und „Grundlagen der Pharmakologie und Toxikologie“ geprüft. Im Hauptstudium wurde also vornehmlich berufsbezogene Ausbildung betrieben. Die in der Studienordnung von 1934 vorgeschriebenen praktischen Prüfungen entfielen. Im Zweiten Prüfungsabschnitt sollte ursprünglich auch nach dem Multiple-Choice-Verfahren geprüft werden. Diese Absicht stieß aber auf den erbitterten Widerstand der überwiegenden Zahl der pharmazeutischen Hochschullehrer. Ihr Argument – wer lehrt, prüft auch – brach schließlich den Widerstand der Verwaltungsbürokratie; die mündliche Gruppenprüfung wurde beibehalten[345]. Von dem neu eingeführten Protokollführer musste eine Niederschrift über den Gang der Prüfung angefertigt werden. Mit dem Bestehen des Zweiten Abschnitts endete die Verantwortung der Hochschulen für die Ausbildung der Pharmaziestudierenden.

Die anschließende zwölf Monate während praktische Ausbildung umfasste stets sechs Monate in einer öffentlichen Apotheke, die restlichen sechs Monate konnten weiter in einer öffentlichen Apotheke, aber auch in einer Krankenhausapotheke, der pharmazeutischen Industrie, an einem Hochschulinstitut oder einer anderen geeigneten staatlichen Institution, z.B. im Sanitätsdienst der Bundeswehr, abgeleistet werden. Diese praktische Ausbildung wurde von theoretischen Unterrichtsveranstaltungen begleitet, die in zwei Blöcken von jeweils 14 Tagen stattfanden und für deren Inhalt und Organisation die Landesapothekerkammern als Körperschaft des öffentlichen Rechts verantwortlich waren. Grundlage dafür bildete die Empfehlung für die Durchführung von Unterrichtsveranstaltungen gem. § 3 Abs. 4 der Approbationsordnung für Apotheker vom 9.2.1973[346]. Diese vermittelten aber nicht die Arbeitsplätze für die praktische Ausbildung. Hierum hatte sich der Studierende selbst zu kümmern.

Die Übertragung der Verantwortung für die praktische Ausbildung auf die Landesapothekerkammern beinhaltete einen gewissen Sprengstoff, weil weder die betrieblichen Voraussetzungen der ausbildenden Apotheke, noch die persönliche Qualifikation der Ausbilder einer Prüfung unterlag. Es kam daher erfahrungsgemäß zu unterschiedlichen Ergebnissen, wie die Prüfungsergebnisse im Dritten Prüfungsabschnitt belegen.

Zusammenfassend muss die Approbationsordnung für Apotheker von 1971 als ein Schritt in die richtige Richtung betrachtet werden. Eine Verlängerung des Studiums um zwei Semester hätte jedoch einer anspruchsvolleren Vermittlung des angewachsenen Fachwissens gedient. Die Konfrontation des Pharmaziestudierenden mit der beruflichen Wirklichkeit nach Abschluss der Hochschulausbildung konnte jedoch nicht als optimale Lösung betrachtet werden. Daher wurde bei der Entwicklung der Approbationsordnung für Apotheker von 1989 während des Ersten Ausbildungsabschnitts eine Pflichtfamulatur von acht Wochen in den Semesterferien, davon vier Wochen in einer öffentlichen Apotheke, eingeführt.

Die folgende Abbildung zeigt den an der Universität Frankfurt am Main entwickelten Studienplan für Pharmaziestudierende auf der Basis der Approbationsordnung von 1971. Dabei fällt auf, dass im fünften Semester, also im Zweiten Ausbildungsabschnitt, unter dem Fach Pharmazeutische Chemie III die Fächer „Klinische Chemie“ und „Biopharmazie, spez. Biotransformation“ auftauchen. Diese Disziplinen sind in der Approbationsordnung nicht erwähnt und repräsentierten für die Pharmaziestudierenden einen Schritt in die Zukunft. Die Erfahrungen für die Einrichtung dieser Praktika sammelte Oelschläger während eines mehrwöchigen Aufenthaltes am Chelsea College of Science and Technology an der University of London bei Prof. A. H. Beckett. Für den Aufbau dieser Praktika in Frankfurt engagierte er den englischen Assistenten Dr. David Temple, der später Professor an der Universität Cork wurde, und dessen Gattin, die Pharmazeutin war und unter der Anleitung von Oelschläger in Frankfurt ihre Dissertation anfertigte. Diese zwei neuen Praktika fanden großen Anklang bei den Studierenden, denen erstmalig u. a. gezeigt wurde, dass die Enzyme des menschlichen Organismus auch Arzneistoffe chemisch zu verändern vermögen.

Studienplan für Pharmazeuten an der Universität Frankfurt a.M.

Bei den Vorlesungen ist die Zahl der Wochenstunden in Klammern angegeben.

Studienbeginn: Sommersemester

1. Semester (SS)

Vorlesungen:
Allgemeine und anorganische Chemie (Einführung) (1)
Allgemeine und anorganische Chemie I (2)
Einführung in die anorganische qualitative Analyse (1)
Einführung in die Physik II (3)
Mathematik für Naturwissenschaftler (2)

Analytisch chemisches Praktikum I
(Qualitative anorganische Analyse)

2. Semester (WS)

Vorlesungen:
Allgemeine und anorganische Chemie II (3)
Einführung in die quantitative Analyse (1)
Organische Chemie I (3)
Einführung in die Physik I (3)
Einführung in die Arzneiformenlehre (2)

Analytisch chemisches Praktikum II
(Quantitative anorganische Analyse)
Physikalische Übungen
Propädeutische Arzneiformenlehre
Kursus für pharmazeutische und medizinische Terminologie

3. Semester (SS)

Vorlesungen:
Pharmazeutische Chemie unter Berücksichtigung der Untersuchungsmethoden des Arzneibuches (4)
Spektroskopische und elektrochemische Methoden für die Arzneimittelanalyse I (1)
Grundlagen der pharmazeutischen Biologie (1)
(Morphologie, Anatomie)
Systematik der Arzneimittelpflanzen II (1)
Organische Chemie II (3)
Anatomie für Nichtmediziner I (2)
Physiologie für Nichtmediziner I (2)
Geschichte der Naturwiss. unter besonderer Berücksichtigung der Pharmazie (1)

Pharmazeutische Chemie I

4. Semester (WS)

Vorlesungen:
Pharmazeutische Chemie unter Berücksichtigung der Untersuchungsmethoden des Arzneibuches (4)
Einführung in die pharmazeutische Analytik (2)
Einführung in die pathologische Physiologie I (1)
Biochemie für Pharmazeuten (1)
Spektroskopische und elektrochemische Methoden für die Arzneimittelanalyse II (1)
Ausgewählte Kapitel der Biochemie (1)
Grundlagen der pharmazeutischen Biologie (3)
(Cytologie, Physiologie, Genetik)

Studienplan des Faches Pharmazie an der Universität Frankfurt gemäß der Approbationsordnung von 1971 (S. 1)

- 2 -

Anatomie für Nichtmediziner II (2)
Physiologie für Nichtmediziner II (2)

Pharmazeutische Chemie II
Pharmazeutische Biologie I

5. Semester (SS)

Vorlesungen: Einführung in die Pharmakokinetik (1)
Pharmazeutische Chemie unter Berücksichtigung der Untersuchungsmethoden des Arzneibuches (4)
Grundlagen der Biochemie (3)
Einführung in die pathologische Physiologie II (1)
Pharmazeutische Biologie I (3)
Arzneiformenlehre (3)
Diätetik für Pharmazeuten (2)

Seminar: Grundlagen zur Erkennung von Drogen (1)

Einführung in die medizinische Mikrobiologie (2)
Moderne Methoden in der Analyse von Naturstoffen (1)

Pharmazeutische Chemie III
Teil A: Biochemie und klinische Chemie
Teil B: Biopharmazie, spez. Biotransformation
Pharmazeutische Biologie II

6. Semester (WS)

Vorlesungen: Pharmazeutische Chemie unter Berücksichtigung der Untersuchungsmethoden des Arzneibuches (4)
Arzneiformenlehre (3)
Pharmazeutische Biologie II (3)
Ausgewählte Kapitel der Biochemie (1)
Einführung in die medizinische Mikrobiologie, Hygiene und Immunbiologie (1)

Seminar: Arzneiform und Pharmakokinetik (1)

Pharmakologie für Naturwissenschaftler I (2)

Arzneiformenlehre
Medizinische Mikrobiologie

7. Semester (SS)

Vorlesungen: Arzneiformenlehre (3)
Pharmazeutische Chemie unter Berücksichtigung der Untersuchungsmethoden des Arzneibuches (4)
Einführung in die Untersuchung von Arzneigemischen (2)
Spezielle Rechtsgebiete für Apotheker (2)
Pharmakologie für Naturwissenschaftler II (2)

Pharmazeutische Chemie IV
(Chemische Toxikologie und Arzneimittelidentifizierung)
Pharmazeutische Biologie III

Studienplan des Faches Pharmazie an der Universität Frankfurt gemäß der Approbationsordnung von 1971 (S. 2)

Approbationsordnung vom 19.7.1989

Die Schaffung der Approbationsordnung von 1989 wurde wesentlich forciert durch die Bestrebungen der Europäischen Gemeinschaft, bestimmte pharmazeutische Tätigkeiten zu koordinieren. Am 16.9.1985 erließ der Rat der Europäischen Gemeinschaft die Richtlinien 85/432/EWG und 85/433/EWG, die sich auf den Vertrag zur Gründung der Europäischen Wirtschaftsgemeinschaft, insbesondere auf die Artikel 49 und 57 stützten[347]. In der Präambel der Richtlinie 85/432/EWG heißt es, dass Inhaber eines pharmazeutischen Diploms, Prüfungszeugnisses oder sonstigen Befähigungsnachweises aufgrund dieses Tatbestandes Arzneimittelspezialisten sind und daher grundsätzlich in allen Mitgliedstaaten ein Mindesttätigkeitsfeld auf diesem Gebiet haben. Mit der Definition dieses Feldes bewirkte die Richtlinie weder eine Begrenzung der in den Mitgliedstaaten den Apothekern zugängigen Tätigkeiten, insbesondere hinsichtlich der biomedizinischen Analysen, noch begründete sie zugunsten dieser Berufsangehörigen ein Monopol, da die Einführung eines solchen Monopols weiterhin in die alleinige Zuständigkeit der Mitgliedstaaten fällt. In Artikel 2 Abs.3 legte die Richtlinie fest, dass die Ausbildung sich auf einen Zeitraum von mindestens fünf Jahren erstrecken und folgendes umfassen sollte:

> Einen mindestens vierjährigen theoretischen und praktischen Vorzeigeunterricht an einer Universität oder einem Institut mit anerkanntem Hochschulniveau oder unter der Aufsicht einer Universität* und ein mindestens sechsmonatiges Praktikum in einer der Öffentlichkeit zugänglichen Apotheke oder in einem Krankenhaus unter der Aufsicht des pharmazeutischen Dienstes dieses Krankenhauses.

In Artikel 5 der Richtlinie wurde festgelegt, dass die Staaten der Richtlinie vor dem 1.10.1987 nachkommen mussten. Damit wurde die Bundesregierung unter einen harten Zugzwang gesetzt. Es geschah aber nichts, weil in der Bundesrepublik von den Parteien eine bildungspolitische Forderung mit Nachdruck vertreten wurde, wonach die Studienzeiten zu verkürzen seien. Somit schien der gordische Knoten unlösbar zu sein. Im Juli 1988, also acht Monate nach Fristende, plädierte der Bundestag schließlich für eine Apo-

---

* Auf diesen Passus stützen sich die Verfechter der Richtung, dass auch eine Fachhochschule Pharmazeuten ausbilden könne. Der Bundesverband der Pharmaziestudierenden in Deutschland (BPhD) hat in seiner Vollversammlung im Jahre 2002 in Würzburg nach vorausgegangener Abstimmung an den einzelnen Hochschulen diesen Vorschlag nachdrücklich abgelehnt[348].

thekerausbildung, die ein vollwertiges achtes Semester an einer Hochschule umfasste. Diese Entschließung wurde vom Bundesrat unterstützt, der bekräftigte, dass die Anpassung der deutschen Apothekerausbildung an das EG-Recht keinen weiteren Aufschub dulde und forderte, dass die Bundesregierung noch im Jahre 1988 einen entsprechenden Gesetzesentwurf vorzulegen hätte[349]. Da die Bundesländer die Kosten durch Einführung eines achten Semesters an ihren Hochschulen mit pharmazeutischer Ausbildung zu tragen hatten, machte die Kultusministerkonferenz (KMK) ihre Zustimmung von einer kostenneutralen Umsetzung abhängig und zusätzlich davon, dass die Gesamtstundenzahl der Ausbildung zukünftig 3.250 Stunden nicht überschreiten solle. Die siebensemestrige Ausbildung nach der Approbationsordnung von 1971 kam bekanntlich auf eine Gesamtstundenzahl von 3.672 Stunden. Zusätzlich forderte die KMK die Absenkung des Curricularnormwertes (CNW). Die Wahrung der Kostenneutralität bei der Einführung des achten Semesters stellte besonders die Universitäten der finanzschwachen Bundesländer vor schwere Probleme und belastete das gesamte pharmazeutische Personal an den Instituten durch Übernahme zusätzlicher Aufgaben sehr stark. Es muss anerkannt werden, dass im Interesse der Wahrung des Ansehens der deutschen pharmazeutischen Ausbildung alle an der Ausbildung Beteiligten sich diesen erhöhten Forderungen mit großem Engagement unterwarfen. Zu danken ist auch den meisten Bundesländern, dass sie allmählich doch für die Einrichtung der neuen Praktika sowohl Personal als auch Sachmittel zur Verfügung stellten. Mit der Sollstundenzahl von 3250 Stunden lag die BRD im Vergleich mit den anderen Ländern der Europäischen Gemeinschaft immer noch in der Spitzengruppe. Bemerkenswert ist, dass die Praktika mit einem Anteil von 62 % an der Gesamtstundenzahl weiterhin gegenüber Vorlesungen und Seminaren dominierten. In den Ländern der Europäischen Gemeinschaft liegt der Anteil der Praktika bei etwa 50 %[350].

Was brachte die neue Approbationsordnung von 1989 und wie wurden die Neuerungen dieser Approbationsordnung in das Gerüst der Approbationsordnung von 1971 eingebaut[351]? Durch die Einführung des achten Semesters verlängerte sich der Zweite Ausbildungsabschnitt von drei auf vier Semester. Das von allen Beteiligten geforderte pharmakologisch-toxikologische Praktikum konnte wegen Berücksichtigung des Tierschutzgesetzes nicht realisiert werden. An seine Stelle trat ein pharmakologisch-toxikologischer Demonstrationskurs im Hauptstudium. Die durch die Gesamtstundenzahl erforderlich gewordene Kürzung der Praktika wurde z. T. ausgeglichen durch eine vertiefte theoretische Ausbildung, die durch Einführung von Seminaren zu einzelnen Praktika erreicht werden sollte. So wurden die Seminare Chemische Nomenklatur und Stereochemie zum organisch-chemischen Praktikum, zwei Seminare zum Praktikum Arzneiformenlehre sowie ein Seminar über Fertigarzneimittel zum Praktikum Pharmazeutische Chemie III eingeführt.

Die offizielle Einführung eines Praktikums in instrumenteller Analytik hatte sich eigentlich erübrigt, weil in den pharmazeutisch-chemischen Praktika schon seit langem entsprechende Übungen durchgeführt wurden.

Die größte Bedeutung kam eigentlich der Schaffung der achtwöchigen Famulatur im Grundstudium zu, weil hier der Auszubildende während der ersten vier Semester mit den pharmazeutischen Tätigkeiten vertraut gemacht werden und einen Einblick in die Organisation und die Betriebsabläufe sowie in die Rechtsvorschriften für Apotheken und in die Fachsprache erhalten sollte. Dadurch wurde der Grundfehler der Approbationsordnung von 1971 hinsichtlich der Konfrontation mit der beruflichen Tätigkeit ausgeglichen.

Was die Prüfungen betrifft, so wurde im Ersten Prüfungsabschnitt das Fach III um Grundlagen der physikalischen Chemie erweitert. Diese Erweiterung stützte sich auf ein in der neuen Approbationsordnung vorgesehenes 26stündiges Praktikum der physikalischen Chemie.

Leider gelang es nicht, den Zopf des Multiple-Choice-Verfahrens für den Ersten Abschnitt wieder abzuschneiden. Der Hauptgrund dürfte der gewesen sein, dass die Bundesländer inzwischen das Institut für Medizinische und Pharmazeutische Prüfungsfragen geschaffen hatten und diesem wieder einen Teil der Aufgaben hätten abnehmen müssen. In der Bürokratie sind einzelne Vorgänge bekanntlich kaum reversibel.

Ein Novum bei der Einführung einer neuen Approbationsordnung war auch, dass der Bundesrat bei der Verabschiedung der Approbationsordnung von 1989 Empfehlungen abgab. So forderte er, dass die Lehrinhalte der zwölfmonatigen praktischen Ausbildung nach Abschluss des Universitätsstudiums zu überdenken seien. Die Lehrinhalte wurden in der „Bekanntmachung einer Empfehlung für die Durchführung von Unterrichtsveranstaltungen gem. § 4 Abs.4 der Approbationsordnung für Apotheker“ vom 7.6.1995 neu formuliert[352]. Sie ersetzte darauf nach 22 Jahren ihren Vorgänger aus dem Jahre 1973. Die Bekanntmachung bezieht sich auf eine Mindeststundenzahl von 120 mit einer empfohlenen Stundenzahl von 140, die von den meisten Ländern befolgt wurde. Auch die Inhalte der Hochschulausbildung sollten zur Diskussion gestellt werden.

Die folgende Abbildung zeigt den Studienplan des Faches Pharmazie an der Universität Frankfurt nach der Approbationsordnung von 1989.

Studienplan für Pharmazeuten an der Universität Frankfurt
AAppO 1989

Bei den Vorlesungen ist die Zahl der Wochenstunden in Klammern angegeben.

Studienbeginn Wintersemester

1. Semester (WS)

Vorlesungen: Allgemeine und anorganische Chemie II (2)
Einführung in die anorganische Analytik (2)
Organische Chemie einschl. Einführung in die organische Analytik (3)
Physik für Pharmazeuten I (3)
Mathematik für Pharmazeuten (2)
Analysenmethoden des DAB 10 II (2)

Seminar: Chemische Nomenklatur (anorganische Chemie) (0.5)

Übung: Mathematik für Pharmazeuten

Praktika: Qualitative anorganische Analyse

2. Semester (SS)

Voraussetzung: Schein des Praktikums "Qualitative anorganische Analyse"

Vorlesungen: Allgemeine und anorganische Chemie I (2)
Organische Chemie einschl. Einführung in die organische Analytik II (3)
Physik für Pharmazeuten II (3)
Grundlagen der physikalischen Chemie für Pharmazeuten (2)
Grundlagen der Arzneiformenlehre (2)
Analysenmethoden des DAB 10 I (2)
Geschichte d. Naturwissenschaften unter bes. Berücksicht. d. Pharmazie (1)

Seminar: Pharmazeutische und medizinische Terminologie (1)

Praktika: Quantitative anorganische Analyse
Physikalische Übungen für Pharmazeuten
Physikalisch-chemische Übungen für Pharmazeuten
Arzneiformenlehre I

3. Semester (WS)

Voraussetzung: Scheine des ersten Studienjahres

Vorlesungen: Einführung in die organische Chemie von Arzneistoffen (1)
Instrumentelle Analytik II (2)
Grundlagen der pharmazeutischen Biologie (2)
Medizinische Mikrobiologie einschl. Hygiene (2)
Systematik der Arzneipflanzen, Mikroorganismen und Viren I (2)

Seminare: Stereochemie (1)
Chemische Nomenklatur (org. Chemie) (0.5)

Praktika: Pharmazeutische Chemie I (org.-chem. Arzneistoffe)
Mikrobiologie

4. Semester (SS)

Voraussetzung: Schein des Praktikums "Pharmazeutische Chemie I"

Vorlesungen: Einführung in die organische Analytik von Arzneistoffen (1)
Instrumentelle Analytik I (2)
Grundlagen der pharmazeutischen Biologie (2)
Systematik der Arzneipflanzen, Mikroorganismen und Viren II (1)

Praktika: Instrumentelle Analytik
Zytologische und histochemische Grundlagen der Biologie
Pharmazeutische Biologie I
Bestimmungsübungen, Arzneipflanzenexkursionen

Studienplan für das Wintersemester nach der Approbationsordnung von 1989 (S. 1)

5. Semester (WS)

Voraussetzung: Zulassung zum Ersten Prüfungsabschnitt

Vorlesungen:
Pharmazeutische Chemie (3)
Grundlagen der Biochemie (3)
Arzneiformenlehre (3)
Pharmakologie und Toxikologie (2)
Pathophysiologie (1)
Grundlagen der Anatomie und Physiologie I (2)
Grundlagen der klinischen Chemie (1)

Praktika:
Pharmazeutische Chemie II
Biochemie

6. Semester (SS)

Voraussetzung: Scheine der Praktika" Biochemie" und "Pharm. Chemie II", bestand. Erster Prüfungsabschnitt

Vorlesungen:
Pharmazeutische Chemie (3)
Pharmazeutische Biologie II (3)
Arzneiformenlehre (3)
Pharmakologie und Toxikologie (2)
Pathophysiologie II (1)
Grundlagen der Anatomie und Physiologie II (1)
Einführung in die Analyse von Arzneistoffgemischen (2)
Diätetik für Pharmazeuten (2)

Seminare:
Pharm. - technol. und biopharm. Analysenmethoden (2)
Anforderungen des Arzneibuchs an die Herstellung von Arzneiformen (2)

Praktika:
Arzneiformenlehre II

7. Semester (WS)

Voraussetzung: Scheine der Praktika und Seminare des 6. Semesters

Vorlesungen:
Pharmazeutische Chemie (3)
Pharmazeutische Biologie I (3)
Pharmakologie und Toxikologie (2)
Arzneiformenlehre (2)
Einführung in die Analyse von Arzneistoffgemischen (2)
Spezielle Rechtsgebiete für Apotheker (2)

Praktika:
Pharmazeutische Biologie II
Pharmazeutische Biologie III
Pharmakol.- toxikol. Demonstrationskurs
Kursus der Physiologie

8. Semester (SS)

Voraussetzung: Scheine der Praktika des 7. Semesters

Vorlesungen:
Pharmazeutische Chemie (3)
Pharmakologie und Toxikologie (2)
Vergleichende Bewertung wirkstoffidentischer Fertigarzneimittel (1)

Seminar:
Fertigarzneimittel (2)

Praktika:
Pharmazeutische Chemie III

Studienplan für das Wintersemester nach der Approbationsordnung von 1989 (S. 2)

Novellierung der Approbationsordnung vom 14.12.2000

Die Auflage des Bundesrates, spätestens 1995 über die Erfahrungen mit der neuen Approbationsordnung zu berichten, wobei besonders darauf eingegangen werden sollte, ob die Ausbildungsinhalte den aktuellen Anforderungen an den Apothekerberuf noch gerecht werden, war Veranlassung für das Bundesministerium für Gesundheit, eine Arbeitsgruppe zu berufen, der Vertreter der Länder, des Instituts für Medizinische und Pharmazeutische Prüfungsfragen, der Hochschullehrer, der Studierenden und der Berufsorganisationen angehörten. Die Kommission legte im März 1996 ihren Bericht vor[353], dem der Bundesrat am 14.12.2000 mit der Zweiten Verordnung zur Änderung der Approbationsordnung zustimmte, die dann am 1.10.2001 in Kraft getreten ist[354]. Der Bericht umfasst 48 Seiten, aus dem das Wesentliche zitiert sei:

Die überwiegende Mehrheit der Kommissionsmitglieder vertrat den Standpunkt, dass die Approbationsordnung von 1989 eine Ausbildung vermittelte, die den aktuellen Anforderungen nicht oder nur mit Einschränkungen gerecht wurde. Dringend wurde die Weiterentwicklung der Lehrinhalte und die Einführung bzw. Ausweitung von Lehrveranstaltungen, u. a. medizinisch/biologische Fächer wie Biotechnologie, Klinische Pharmazie, Biopharmazie gefordert. Weiter wurde auch die Einführung von Wahlpflichtfächern, eine stärkere Gewichtung der theoretischen Ausbildung, insbesondere in Form von Seminaren. und eine Verbesserung der Ausbildung während des Dritten Prüfungsabschnittes gewünscht. Besonders sympathisch ist der Schlusssatz des Abschnittes VIII, „dass die Ausbildung mehr als bisher das selbständige, wissenschaftliche Arbeiten fördern muss“. Damit wurde ein von den pharmazeutischen Hochschullehrern immer wieder herausgestellter Gesichtspunkt eindeutig unterstrichen.

Wie schlugen sich nun die Empfehlungen der Kommission bei der Novellierung der Approbationsordnung, die am 1.10.2001 in Kraft getreten ist, nieder?

Für den Unterricht ist die Gliederung in Stoffgebiete völlig neu:

Stoffgebiet A: Allgemeine Chemie der Arzneistoffe, Hilfsstoffe und Schadstoffe
Stoffgebiet B: Pharmazeutische Analytik
Stoffgebiet C: Wissenschaftliche Grundlagen, Mathematik und Arzneiformenlehre
Stoffgebiet D: Grundlagen der Biologie und Humanbiologie
Stoffgebiet E: Biochemie und Pathobiochemie
Stoffgebiet F: Pharmazeutische Technologie und Biopharmazie
Stoffgebiet G: Biogene Arzneistoffe

Stoffgebiet H: Medizinische Chemie und Arzneistoffanalytik
Stoffgebiet I: Pharmakologie und Klinische Pharmazie
Stoffgebiet K: Wahlpflichtfach

Für diese Stoffgebiete ist jeweils ein Gesamtumfang an Unterrichtsstunden vorgeschrieben und auch die Stunden für praktische Übungen sowie für Seminare sind fixiert worden. Der Umfang der Stoffgebiete ist belegt durch entsprechende Angaben, wobei eine Verschiebung von Unterrichtsstoffen zwischen einzelnen Stoffgebieten im Umfang bis zu 42 Unterrichtsstunden je Gebiet möglich ist. Die Fächergruppe Medizin/Pharmakologie wird verstärkt und Klinische Pharmazie im Sinne einer patientenorientierten Pharmazie als neues Fach eingeführt. Damit ist gewährleistet, dass die Ausbildungsinhalte stärker auf den Informations- und Beratungsauftrag der in der Mehrzahl in öffentlichen Apotheken und Krankenhausapotheken tätigen Apotheker ausgerichtet ist. Als Grundlage für eine weitergehende Spezialisierung schon während des Studiums ist ein Wahlpflichtfach von 112 Stunden eingeführt worden.

Die Intensivierung der humanbiologischen/medizinischen Grundlagenfächer, die Einführung der Klinischen Pharmazie in das Studium sowie die Aufnahme der Fächer Pharmakotherapie, Krankheitslehre und Pharmakoepidemiologie und -ökonomie führten zu einem Anstieg dieser Fächergruppe auf 19 % der verfügbaren Unterrichtszeit. Hierzu mussten die pharmazeutisch-chemischen Lehrveranstaltungen auf 40 % reduziert werden. Bezogen auf die Gesamtstundenzahl von 3 250 Stunden ergibt sich für die Approbationsordnung 2001 ein Anteil der Fächergruppen I–V laut nachfolgender Tabelle[355]:

Fächergruppe	**Approbations ordnung 2001**	**Approbations-ordnung 1989**
I. Chemie und Pharmazeutische/ Medizinische Chemie	39.6 %	45.2 %
II. Biologie, Biochemie	20.0 %	20.8 %
III. Physik, Mathematik, Pharmazeutische Technologie	19.5 %	19.6 %
IV. Medizin, Pharmakologie	19.1 %	12.4 %
V. Recht, Geschichte, Sonstiges	1.8 %	1.6 %

Zeitliche Gewichtung der Fächergruppen des Pharmaziestudiums

Für das Fach Pharmazie an der Johann Wolfgang Goethe-Universität wurde am 13.5.2002 vom Hessischen Ministerium für Wissenschaft und Kunst eine neue Studienordnung erlassen, in der die gesamte Organisation des Studiums festgelegt worden ist[356].

Das Skelett der Pharmazeutischen Prüfung wurde nur geringfügig verändert.

Im Ersten Abschnitt der Pharmazeutischen Prüfung wurde das Fach II, Pharmazeutische Biologie, um die Humanbiologie und das Fach III, Grundlagen der Physik und physikalischen Chemie, um die Grundlagen der Arzneiformenlehre erweitert.

Der Zweite Abschnitt der Pharmazeutischen Prüfung hat als grundlegende Neuerung das Fach V, Klinische Pharmazie, erhalten. Das Fach I, Pharmazeutische Chemie, ist um die Medizinische Chemie erweitert worden und das Fach III, Pharmazeutische Technologie, um die Biopharmazie. Das Profil des neuen Faches Klinische Pharmazie ist noch nicht geschärft. Viele Erwartungen werden an die patientenorientierte Pharmazie geknüpft. Ob sie alle in Erfüllung gehen, bleibt dahingestellt. Bedenkt man aber die Entwicklung der Fächer Pharmazeutische Technologie und Pharmakologie und Toxikologie von den Anfängen in den Approbationsordnungen bis heute, so kann man erwarten, dass auch das Fach Klinische Pharmazie eine klare Struktur gewinnen wird, zumal sich zahlreiche junge Kollegen zu einer Habilitation in diesem Fach entschlossen haben.

Auch der Prüfungsstoff des Dritten Abschnitts der Pharmazeutischen Prüfung hat eine gewisse Aufstockung erfahren. Hinzugekommen sind im Fach Pharmazeutische Praxis die Aspekte der Qualitätssicherung, der Krankenhaushygiene, der Blut- und Blutprodukte sowie die ökonomischen Aspekte des Einsatzes von Arzneimitteln und Medizinprodukten. Gestrichen wurden hier die „Grundzüge der Geschichte der Pharmazie“, die sich, reduziert auf die „Grundzüge der Geschichte des Apothekenwesens“, im Fach „Spezielle Rechtsgebiete für Apotheker“ wieder finden.

Dieses ist sonst im Wesentlichen unverändert geblieben, jedoch sind die Aufgaben und die Organisation der Gesundheitsverwaltung um die internationale Ebene erweitert worden.

Hessisches Landesprüfungsamt für Heilberufe und Institut für Medizinische und Pharmazeutische Prüfungsfragen

Die Approbationsordnung für Apotheker von 1971 brachte als ein Novum für die Universitätslandschaft die Einführung des Antwort-Auswahl-Verfahrens (Multiple-Choice-System) für den Ersten Prüfungsabschnitt.

Man bezweckte mit diesem Verfahren einen höheren Objektivierungsgrad für das Prüfungswesen. Das Multiple-Choice-Verfahren wurde im Jahre 1915 in Amerika erfunden. Das Urheberrecht wird Frederick J. Kelly (1880–1959), einem empirischen Pädagogen der Universität Kansas zugeschrieben. Der besondere Vorzug liegt darin, dass Multiple-Choice-Fragen leicht und zuverlässig ausgewertet werden können, was sie besonders für die Massenanwendung geeignet macht. In Deutschland fand dieses Verfahren über Jahrzehnte keine besondere Sympathie. Erst 1974 wurde in der ärztlichen Vorprüfung das Multiple-Choice-Verfahren genutzt, weil die Professoren der Medizin sich im Prüfungswesen entlasten lassen wollten. Für das Fach Pharmazie mit sehr viel kleineren Zahlen an Prüflingen stand die Einführung des Multiple-Choice-Systems eigentlich nicht zur Diskussion, es wurde aber trotzdem bereits 1976, gegen den Willen der pharmazeutischen Hochschullehrer für den Ersten Prüfungsabschnitt eingeführt. Das von K. Mayer beklagte Empirie- und Theoriedefizit in dieser Frage seitens der Hochschullehrer trifft nicht den Kern[357].

Für die pharmazeutischen Hochschullehrer dieser Zeit war das wissenschaftliche Gespräch mit den Studierenden das Entscheidende, dessen Verlust sie nicht akzeptieren wollten. Die Studentenvertreter der damaligen Zeit begrüßten lautstark die absolute Objektivität der Prüfung durch das Multiple-Choice-Verfahren und die Abkopplung von der sog. „Ordinarienwillkür“[358]. Die in dieses Prüfungsverfahren von der Mehrzahl der Beteiligten gesetzten Erwartungen hatten sich kaum erfüllt, wie sich in den Beratungen zur Approbationsordnung zeigte. Daher wurde die Abschaffung des Multiple-Choice-Verfahrens für den Ersten Abschnitt gefordert und die an sich geplante Einführung für den Zweiten Abschnitt von allen Beteiligten negiert. Im Hinblick auf die Frage einer akademischen Wissensvermittlung muss heute gesagt werden, dass die Repetitionskurse, die sich an den meisten Universitäten etabliert haben, auch an der Universität Frankfurt, kein Ausdruck des Vertrauens in die Effektivität dieses Verfahrens im Fach Pharmazie sind. Außerdem bürden sie den Hochschullehrern eine zusätzliche Aufgabe auf, um im sog. Ranking ihres Faches im Bundesvergleich einen guten Platz einzunehmen.

Für die Durchführung der Prüfung nach dem Antwort-Wahl-Verfahren wurde als zentrale Einrichtung der Bundesländer das Institut für Medizinische und Pharmazeutische Prüfungsfragen (IMPP) als eine rechtsfähige Anstalt des öffentlichen Rechts durch Gesetz vom 16.7.1971 als Zentraleinrichtung der Länder in Mainz geschaffen[359]. Durch das Änderungsabkommen vom 17.6.1993 sind die neuen Bundesländer dem IMPP beigetreten. Mit der Hinterlegung aller Ratifizierungsurkunden der Länder trat das Abkommen am 1.8.1994 in Kraft[360].

Das IMPP erstellt die Prüfungsaufgaben mit den dazugehörigen Antwortmöglichkeiten, erarbeitet und bearbeitet den sog. Gegenstandskatalog, wertet die Antwortbögen aus, ermittelt die Prüfungsergebnisse und analysiert die Examina statistisch. Es bedient sich der maßgeblichen Mitwirkung von Sachverständigen, das sind Hochschullehrer, die auf Zeit ernannt werden. Im Fach Pharmazie sind etwa 20 Sachverständige tätig[361].

In den einzelnen Bundesländern wurden für die Durchführung der Prüfung im Ersten Abschnitt staatliche Prüfungsbehörden etabliert.

In Hessen ist das Hessische Landesprüfungsamt für Heilberufe für die verwaltungsmäßige Durchführung der staatlichen Prüfungen in den Studiengängen Medizin, Zahnmedizin und Pharmazie zuständig. Es nahm am 2.10.1972 seine Tätigkeit auf[362]. Die Hauptstelle des Amtes wurde in Frankfurt am Main neu errichtet und der Dienstaufsicht des Hessischen Sozialministeriums unterstellt. Im Hinblick auf die große Ausdehnung des Flächenstaates Hessen wurden Nebenstellen des Landesprüfungsamtes in Frankfurt und Marburg eingerichtet[363]. Durch die Einrichtung von Nebenstellen im Bereich der Pharmazie war und ist im Interesse der vielen Studierenden eine rasche Abwicklung der technischen Details vor Ort möglich, die bei der Praktizierung der Approbationsordnung auftauchen. Als Leiter der Nebenstellen für Pharmazie wurden in Frankfurt Prof. Oelschläger und in Marburg Prof. Böhme bestellt[U6]. Für die mündlichen Prüfungen des Zweiten und Dritten Prüfungsabschnitts wurden neue Prüfungskommissionen gebildet und deren Mitglieder vom Prüfungsamt bestellt. Das Landesprüfungsamt ist auch zuständig für die Erteilung der Approbation als Apothekerin bzw. Apotheker mit EG-Staatsangehörigkeit, die ihre abschließende pharmazeutische Prüfung vor dem Hessischen Landesprüfungsamt für Heilberufe abgelegt haben.

Zahlreiche Pharmazeutische Hochschullehrer konnten nach dem vertraut werden mit der Ausarbeitung der Prüfungsfragen ihre Antipathie gegen das Multiple-Choice-Verfahren nicht überwinden und gaben ihre Berufung an das IMPP als Sachverständige zurück, so Prof. Fritz Eiden, München, Prof. Kurt Ernst Schulte, Münster und Prof. Herbert Oelschläger, Frankfurt am Main[U6]. Es darf allerdings nicht geleugnet werden, dass vor allem jüngere Hochschullehrer, um Einfluss auf den Inhalt des Fragenkatalogs bekommen zu können, dem Amt mit Begeisterung gedient haben.

Da dem Landesprüfungsamt auch die Überprüfung und Anrechnung von Studienleistungen aus dem Ausland bzw. aus anderen Fachrichtungen im Inland in den Bereichen Medizin und Pharmazie zufällt, müssen die Nebenstellen die erforderlichen Gutachten erstellen. Eine zusätzliche Aufgabe, die in den Nebenstellen für Pharmazie kontinuierlich zu lösen ist, ist die Beratung der Hauptstelle in der Frage, inwieweit ein ausländisches Pharmaziestudium ganz oder zum Teil den Voraussetzungen der deutschen Approbationsordnung entspricht. Ferner treffen sehr viele Anträge ein, verwandte Studiengänge, z.B. im Bereich der Chemie, der Physik, Biologie, auf ein Pharmaziestudium anrechnen zu lassen. Außerdem ist aufgrund einer Vereinbarung der Landesprüfungsämter den Nebenstellen in Frankfurt und Marburg die fachliche Beurteilung für alle ausländischen Anträge dieses Sektors bundesweit übertragen worden. Dazu werden die Antragsteller nach Frankfurt oder Marburg gebeten und müssen z. T. in Prüfungsgesprächen ihren Status unter Beweis stellen.

Bei dem Wechsel der Leitung der Nebenstelle Pharmazie in Frankfurt Ende 2003 betonte der Leiter des Hessischen Landesprüfungsamtes Peter Ganse, dass während des langen Zeitraumes von dreißig Jahren nicht ein einziges juristisches Widerspruchsverfahren aufgrund der vorzüglichen Gutachten der Nebenstelle Frankfurt verloren wurde. Nachfolger von Prof. Oelschläger wurde Prof. Steinhilber. Den Dank an Prof. Oelschläger und die Geschäftsführerin der Nebenstelle Frankfurt, Frau Dr. Ueberall, brachte auch die Hessische Sozialministerin Silke Lautenschläger mit Schreiben vom 2.1.2004 zum Ausdruck[364].

Die Ausbildung im Fach Pharmazie in der Deutschen Demokratischen Republik

Die pharmazeutische Ausbildung unterlag nach der Gründung der Deutschen Demokratischen Republik (DDR) bald politischen Einflüssen, ohne dass allerdings deren Qualität beeinträchtigt wurde. Bis 1951 erfolgte sie aufgrund der Prüfungsordnung vom 8.12.1934. Die 1938 geschlossenen pharmazeutischen Institute in Halle, Greifswald und Rostock wurden wieder aktiviert, sodass im zweiten deutschen Staat bei dessen Gründung mit den nicht geschlossenen Einrichtungen in Ost-Berlin, Jena und Leipzig sechs Ausbildungsstätten zur Verfügung standen[365, 366]. Der Schwerpunkt lag auf der Pharmazeutischen Chemie bzw. der chemischen Grundlagenausbildung mit jeweils über einem Drittel des Stundenumfanges. Der Rest war vor allem der Physik, Botanik und Pharmakognosie vorbehalten, weitere Fächer (Galenik, Homöopathie, Gesetzeskunde, Pharmaziegeschichte, Pharmakologie) waren an den einzelnen Universitäten nach personellen Möglichkeiten mit geringer Stundenzahl vertreten. Im Rahmen der sog. antifaschistisch-demokratischen Erneuerung der Hochschulen und Universitäten im Rahmen der ersten Hochschulreform der DDR wurde zunächst noch in bescheidenem Umfang ein gesellschaftswissenschaftliches Grundstudium (Politische und soziale Probleme der Gegenwart, Geschichte der Philosophie) eingeführt. Erstmalig in der deutschen Geschichte sollten verstärkt Arbeiter- und Bauernkinder Zugang zum Apothekerberuf erhalten.

Eine Erweiterung der Lehrinhalte brachte der Stundenplan von 1951, der von einer Fachkommission unter der Leitung von Prof. Dr. Theodor Böhm, Direktor des Pharmazeutischen Instituts der Universität Leipzig, vorgelegt worden war. Er konzipierte eine erweiterte Ausbildung in Galenik und Pharmakologie, mehrwöchige Berufspraktika sowie obligatorischen Unterricht in den Gesellschaftswissenschaften und in der russischen Sprache. Den größten Stundenumfang nahm immer noch die Pharmazeutische Chemie in Anspruch. Das Studium wurde von sechs auf acht Semester verlängert. Pharmakologie und die vorbereitenden Fächer Anatomie, Physiologie und Pathologie, darüber hinaus Physiologische Chemie sowie Galenik und Pharmazeutische Technik wurden obligatorisch. Das Studium war zunächst auch ohne Vorpraktikum möglich. Seit 1955 wurde mit der Zweiten Hochschulreform das von den Hochschulen gelenkte einjährige Berufspraktikum nach einheitlichen Richtlinien in den Apotheken eingeführt. Nach diesen Richtlinien vom 1.12.1955 musste an der Universität eine Prüfung abgelegt werden, deren erfolgreicher Abschluss die Voraussetzung für die Aufnahme des universitären Studiums bildete. Das Seminar gewann als Unterrichtsform zunehmend an Bedeutung. Dieser Studienplan blieb bis 1967 gültig. Die dritte Hochschulreform der DDR forderte neben einer klassenmäßigen Erziehung der Studierenden in der Ausbildung eine stärkere Orientierung an den Belangen der Volkswirtschaft und den Erfordernissen des wissenschaftlichen Fortschritts. Die Studiengänge sollten ferner stärker an der Praxis orientiert werden und zugleich zur Hebung des theoretischen

Niveaus beitragen. Das nunmehr zehn Semester umfassende Pharmaziestudium gliederte sich in das Grund- und Fachstudium mit je vier Semestern und in das Spezialstudium von zwei Semestern, das der Anfertigung der Diplomarbeit dienen sollte. Hier liegt eine gewisse Parallele zum Wahlpflichtfach der novellierten Approbationsordnung vom 14.12.2000. Außerdem musste bereits eine Vorlesung Pharmazeutische Ökonomie und Organisationswissenschaft (später Sozialpharmazie) angeboten werden sowie ein vierwöchiges Praktikum in Apotheken am Ende des ersten Studienjahres entsprechend der Famulatur der Approbationsordnung von 1989. Darüber hinaus wurde ein dreimonatiges Praktikum in Einrichtungen der Industrie, in Pharmazeutischen Zentren, an wissenschaftlichen Instituten im Anschluss an die Hauptprüfung im vierten Studienjahr vorgeschrieben. 1975 trat ein neuer Studienplan in Kraft, in dem die medizinisch-biologische Ausbildung eine größere Bedeutung erhielt, 1986 schrieb der vom Ministerium für Gesundheitswesen festgelegte Bildungsplan vor dem Studium ein einjähriges Vorpraktikum im Apothekenwesen vor. Die Gesamtstundenzahl betrug 3.777, die Wochenstundenzahl etwa 32. Die Laborpraktika nahmen mit 1.293 Stunden immerhin noch 34 % der Gesamtausbildung in Anspruch. Der Vertrag zur Deutschen Einheit legte fest, dass nach der Wiedervereinigung für das Pharmaziestudium in der ehemaligen DDR die westdeutsche Approbationsordnung zu gelten hat[367].

Im sog. „Pharmazeutischen Paket“ als Bestandteil des Einigungsvertrages ist in der Anlage I, Kapitel 10, Sachgebiet D auch der Freie Heilberuf des Apothekers berücksichtigt. Das betrifft sowohl die Gültigkeit der bis zum Zeitpunkt der Wiedervereinigung erworbenen Ausbildung und Approbation[368] im Beitrittsgebiet, als auch die Vorschriften zur Überleitung bis zur vollständigen Gültigkeit der Approbationsordnung vom 19.7.1989 vom WS 1990/91 an. Dazu fand der § 23 a mit folgenden Kernaussagen Eingang in die Approbationsordnung:

- Wurde das Pharmaziestudium im Bundesgebiet vor dem 1.9.1990 aufgenommen, so waren die Prüfungen des Zweiten und Dritten Abschnitts nach dem neuen Recht, d. h. nach der Approbationsordnung von 1989 abzulegen.
- Wurde das Pharmaziestudium vor dem 1.9.1988 aufgenommen und mit der erfolgreichen Hauptprüfung vor dem 31.12.1990 abgeschlossen, dann galten noch die bisherigen Vorschriften des Beitrittsgebietes.

– Wurde jedoch die Hauptprüfung nach dem 31.12.1990 bestanden, so war zusätzlich der Dritte Prüfungsabschnitt abzulegen.

Mit diesen Festlegungen wurde gleichzeitig eine Adaptionsphase an den Universitäten und den neu gegründeten Landesprüfungsämtern an die Approbationsordnung möglich. Die Überleitungsvorschriften des § 23 a wurden in den neuen Ländern problemlos umgesetzt und verwirklicht, sodass in der aktuellen Approbationsordnung der § 23 a wieder aufgehoben werden konnte[369].

Im Rahmen der Darstellung der Entwicklung des Faches Pharmazie an der Johann Wolfgang Goethe-Universität mag das Hochschulwesen im Fach Pharmazie in der DDR hiermit ausführlich genug geschildert und gewürdigt worden sein. Unbestritten ist es sehr viel leichter, in einem totalitären Staat durch Erlasse Regelungen zu treffen, als in einer föderativen Republik Veränderungen durchzusetzen. Es darf nicht verkannt werden, dass in zahlreichen Neuerungen in den westdeutschen Approbationsordnungen von 1971 und 1989 sich Fakten widerspiegeln, die bereits wesentlich früher im Hochschulwesen der DDR etabliert worden waren. Aus den Erfahrungen von Oelschläger in seiner Tätigkeit als Direktor des nach der politischen Wende wieder errichteten Instituts für Pharmazie an der Friedrich-Schiller-Universität Jena, im Jahre 1992, im Umgang mit Apothekern, die in der DDR ausgebildet worden sind, möchte dieser gern anerkennen, dass diese Kollegen ein hohes pharmazeutisches Niveau präsentierten. Dies wurde besonders deutlich bei denjenigen, die als Assistenten bei dem wieder aufgenommenen Studium der Pharmazie nach der Studienordnung von 1989 im Institut für Pharmazie der Universität Jena mitgewirkt haben.

Die nachfolgende Generation von Hochschullehrern – Die Jahre 1990–2004

Dieser Zeitabschnitt brachte für das Fach Pharmazie sehr große personelle und institutionelle Veränderungen. Im Bereich der pharmazeutisch-medizinischen Chemie wurde 1989 der Lehrstuhlinhaber Prof. Oelschläger emeritiert, vertrat aber den Lehrstuhl und die Leitung des Instituts auf Wunsch des Fachbereichs noch ein weiteres Jahr, zumal sich die Gewinnung eines Nachfolgers wesentlich schwieriger gestaltete als zunächst angenommen wurde. Oelschläger nahm nach erheblichen Vorarbeiten im politischen Raum ein Angebot der thüringischen Landesregierung an, das im Zuge der 3. Hochschulreform der DDR 1970 aufgelöste Institut für Pharmazie an der Friedrich-Schiller-Universität in Jena wieder zu restituieren und wechselte als Honorarprofessor und Institutsdirektor nach Jena. Schließlich gelang es in Frankfurt, PD Dr. Christian Noe von der Universität Wien als seinen Nachfolger zu gewinnen, der nach dem Urteil der Berufungskommission die optimalen Voraussetzungen für die Mitwirkung in einem neuen interdisziplinären Forschungszentrum bot. Bei den Bemühungen um einen neuen C4-Professor stellte sich rasch heraus, dass der Nachwuchs an qualifiziertem Personal in diesem Fach, wie auch in den übrigen pharmazeutischen Fächern, gering war. Prof. Noe ging nach acht Jahren als Nachfolger von Prof. Wilhelm Fleischhacker zurück nach Wien. Daraufhin wurde der Frankfurter Lehrstuhl für Pharmazeutische Chemie geteilt, und es wurden zwei C4-Berufungen durchgeführt. Neu gewonnen wurden Prof. Michael Karas vom Institut für Chemie für Mediziner der Universität Frankfurt und der bereits am Institut als C3-Professor tätige Prof. Dieter Steinhilber.

Der Lehrstuhlinhaber für Pharmazeutische Biologie, Prof. Schneider, wurde 1990 emeritiert. Seiner Initiative hat es der Fachbereich zu verdanken, dass nicht ein klassischer Pharmakognost an erster Stelle des Berufungsvorschlages nominiert wurde, sondern PD Dr. Theodor Dingermann von der Universität Erlangen, der sich als Molekularbiologe bereits einen guten Namen gemacht hatte. Diese unkonventionelle Berufung trug in hohem Maße der wachsenden Bedeutung der Molekularbiologie in der Pharmazie Rechnung.

Mit der Berufung von Prof. Jörg Kreuter, der bereits seit 1984 als C3-Professor im Fach Pharmazeutische Technologie gewirkt hatte, gelang es, die nach Weggang von Prof. Merkle nach Zürich verwaiste C4-Professur wieder qualifiziert zu besetzen. Kreuter hatte sich inzwischen als internationaler Fachmann für die Entwicklung von Nanopartikeln als Arzneiform durchgesetzt.

Eine große Überraschung bedeutete für die Frankfurter Hochschulpharmazie der Entschluss des Pharmakologen, Prof. Mutschler, bereits mit 65 Jahren aus dem Dienst der Universität auszuscheiden, obwohl er als Ordinarius alter Art noch drei Jahre länger hätte beruflich tätig sein können. Bei seiner Verabschiedung sagte er: *„Man muss gehen, solange es noch viele bedauern"*. Sein Nachfolger wurde nach Überwindung von erheblichen Schwierigkeiten Prof. Walter E. Müller vom Zentralinstitut für Seelische Gesundheit in Mannheim.

Im Fach Pharmazeutische Chemie wurden die durch das Ausscheiden der Professoren Dannhardt, Linde und Hoffmann frei gewordenen C3-Professuren durch Prof. Steinhilber (bis 2000) von der Universität Tübingen, Prof. Manfred Schubert-Zsilavecz von der Universität Graz und Prof. Holger Stark von der Freien Universität Berlin besetzt. Schubert-Zsilavecz, Steinhilber und Stark sind Pharmazeuten.

Im Fach Pharmazeutische Biologie wurde die durch den Ruf von Prof. Rauwald auf die C4-Professur für Pharmazeutische Biologie an der Universität Leipzig frei gewordene C3-Professur durch den Biologen Prof. Rolf Marschalek besetzt.

In der Pharmazeutischen Technologie trat in die durch die Berufung von Kreuter frei gewordene C3-Professur Frau Prof. Jennifer Dressman, die aus Australien stammt, ein. Sie hat in Melbourne Pharmazie studiert.

Lediglich am Institut für Pharmakologie und Toxikologie gab es keine weiteren personellen Veränderungen.

Die einzelnen Persönlichkeiten

Die Abfassung des nachfolgenden Abschnitts wurde unterstützt durch freundliche Überlassung kurzer Curricula der betreffenden Hochschullehrer.

Die Reihenfolge ergab sich aus den Daten der Berufungen nach Frankfurt.

Theodor Dingermann	Pharmazeutische Biologie, seit 1990
Christian Noe	Pharmazeutische Chemie, 1991–1999
Jörg Kreuter	Pharmazeutische Technologie, seit 1984
Jennifer B. Dressman	Pharmazeutische Technologie, seit 1994
Dieter Steinhilber	Pharmazeutische Chemie, seit 1994
Günther Schmalzing	Pharmakologie und Toxikologie, 1994–2000
Manfred Schubert-Zsilavecz	Pharmazeutische Chemie, seit 1997
Walter E. Müller	Pharmakologie und Toxikologie, seit 1997
Rolf Marschalek	Pharmazeutische Biologie, seit 2000
Michael Karas	Pharmazeutische Chemie, seit 2001
Holger Stark	Pharmazeutische Chemie, seit 2001

Theodor Dingermann

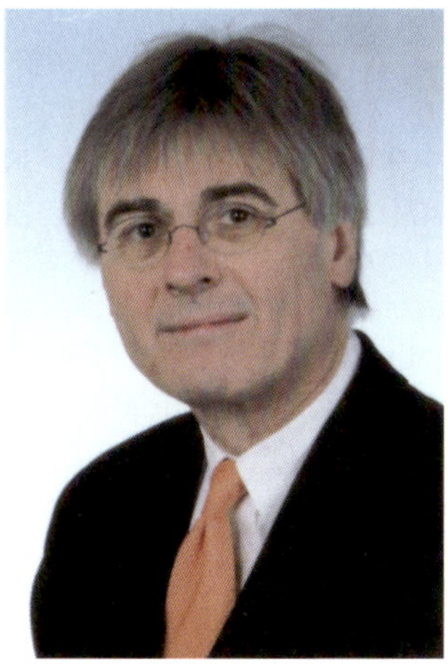

Theodor Dingermann wurde am 10.7.1948 in Kevelaer am Niederrhein geboren. Nach Ableistung der zweijährigen Apothekerpraktikantenzeit in Krefeld studierte er von 1973–1976 Pharmazie an der Universität Erlangen-Nürnberg und erhielt 1976 die Approbation als Apotheker. Seine Dissertation mit dem Titel „Regulatorfunktionen spezifischer Transferribonukleinsäuren im Entwicklungszyklus des Schleimpilzes Dictyostelium disccoideum" fertigte er ebenfalls an dieser Universität unter der Leitung von Frau Prof. Dr. Helga Kersten im Institut für Biochemie der Medizinischen Fakultät an. Sie wurde mit summa cum laude bewertet. Mit Hilfe eines DFG-Stipendiums war Dingermann von 1980–1982 als post-doc bei Prof. Dr.

Dieter Söll an der Yale-University, New Haven (USA), tätig und habilitierte sich 1987 am Institut für Biochemie der Medizinischen Fakultät der Universität Erlangen-Nürnberg mit einer Arbeit über „Transkriptionsmechanismen eukaryontischer Transfer-RNA-Gene" für das Fach Biochemie und Molekularbiologie. Bis zu seiner Berufung auf den Lehrstuhl für Pharmazeutische Biologie an der Universität Frankfurt hatte er dort eine Forschergruppe geleitet. Die Besetzung in Frankfurt stellte ein Novum dar, weil mit Dingermann kein klassischer Pharmakognost oder Phytochemiker berufen wurde, sondern ein Molekularbiologe.

Die Herausforderung in dieser Position bestand zum einen darin, dem innovativen Anspruch der Frankfurter Pharmazie nachzukommen und die damals auch in der Pharmazie immer bedeutsamer werdende Molekularbiologie in Forschung und Lehre sichtbar zu vertreten, zum anderen galt es aber auch, die Inhalte der klassischen Pharmazeutischen Biologie gemäß der gültigen Approbationsordnung, vor allem in der Lehre, angemessen zu vermitteln.

In der Forschung liegen Dingermanns Schwerpunkte seither auf den Gebieten „Biologische Testsysteme zum Auffinden und zur Charakterisierung neuer Wirkstoffe", „Monoklonale und rekombinante Antikörper" und „Retrotransposable Elemente (positionsspezifisch integrierende springende Gene) als mögliche Funktionskassetten auf Vektoren für die Gentherapie".

Die umfassende thematische Breite der Frankfurter Pharmazeutischen Biologie wird durch fünf Lehrbücher sichtbar, die in den letzten Jahren publiziert wurden: „Gentechnik/Biotechnik: Lehrbuch und Kompendium für Studium und Praxis" (Dingermann und Zündorf, 1999), „Pharmazeutische Biologie: Molekulare Grundlagen und klinische Anwendung" (Dingermann, Hänsel und Zündorf, 2002) „Phytopharmakologie" (Dingermann und Löw, 2002), „Arzneidrogen" (Dingermann, Hiller, Schneider und Zündorf, 2004) sowie „Immunologie: Grundlagen und Wirkstoffe" (Vollmar, Dingermann und Zündorf, 2005).

Übergreifende Impulse aus dem Institut für Pharmazeutische Biologie wurden von Dingermann u. a. als Dekan des Fachbereichs Biochemie, Pharmazie und Lebensmittelchemie von 1993–1994 und als Vizepräsident der Universität in den Jahren 1998 und 1999 gesetzt. Für das komplexe Fach Pharmazie werden Initiativen gegeben durch die Mitgliedschaft im Wissenschaftlichen Beirat der Bundesapothekerkammer Deutschland und der damit verbundenen Einflussnahme auf die Fort- und Weiterbildung der Apotheker sowie durch die Tätigkeit im Vorstand der Deutschen Pharmazeutischen Gesellschaft (DPhG), u a. als deren Präsident in den Jahren 2000–2003. In dieser Zeit stellte Dingermann entscheidende Weichen, um die Fachzeitschrift „Pharmazie in unserer Zeit“ konzeptionell neu zu strukturieren. Heute präsentiert sich diese Mitgliederzeitschrift der DPhG als ein Medium, in dessen Mittelpunkt der pharmazeutische Wirkstoff steht und der aus der Sicht aller pharmazeutischen Disziplinen beleuchtet wird. Dingermann ist seit 1994 Chefredakteur der Zeitschrift „Die Pharmazie“, Mitglied in den editorial boards der Zeitschriften „Pharmaceutica Acta Helvetiae“, „Sciencia Pharmaceutica“, „Deutsche Apothekerzeitung“, „Pharmazie in unserer Zeit“ und „Gentechnik und Recht“. Außerdem war er von 1997–2005 Mitglied im Vorstand der Akademie für Pharmazeutische Fortbildung der Landesapothekerkammer Hessen.

Seine Arbeiten wurden 1990 mit dem Rita Freifrau von Fritsch-Stiftungspreis und 2001 mit der Dr. August und Dr. Anni Lesmüller-Vorlesung der bayerischen Landesapothekerkammer ausgezeichnet[U38].

Christian Noe

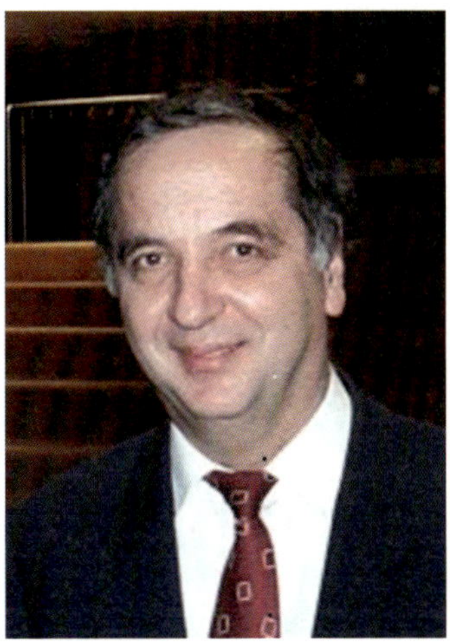

Christian Roland Noe wurde am 2.3.1947 in Schärding am Inn, Österreich geboren. Er studierte zunächst Technische Chemie an der Technischen Universität Wien und fertigte nach der Sponsion als Diplomingenieur von 1970–1972 eine Dissertation unter der Leitung von Prof. Otto Hromatka, Wien, über „Synthesen stickstoffhaltiger Heterocyclen mit Strukturelementen des Morphins“ an, die die seltene Auszeichnung „sub auspiciis praesidentis rei publicae“ erhielt. Diese Auszeichnung beinhaltete den Anspruch auf eine lebenslängliche Anstellung als wissenschaftlicher Assistent an einer österreichischen Hochschule. Parallel zu den chemischen Studien beschäftigte er sich mit dem Studium der Pharmazie an der Universität Wien und erhielt 1979 die Magisterwürde. Es folgten post-doc-Forschungsaufenthalte bei Prof. Dr. Albert Eschenmoser, ETH Zürich, und bei Prof. Dr. Hans Suschitzky, Universität Salford/UK. 1982 habilitierte er sich an der Technischen Universität Wien mit einer Arbeit über „Chirale Lactole“ und leitete hier anschließend neun Jahre eine Arbeitsgruppe für Bioorganische Chemie, später die Abteilung für enantioselektive Synthese am Institut für Organische Chemie der Technischen Universität Wien. 1990 erhielt er einen Ruf als Nachfolger von Prof. Oelschläger auf den Lehrstuhl für Pharmazeutische Chemie an der Universität Frankfurt am Main, den er 1992 annahm. In der Zwischenzeit hatte er von 1991–1992 das Institut kommissarisch geleitet. Eine bemerkenswerte hochschulpolitische Leistung in Frankfurt war die von ihm initiierte Gründung des DFG-Graduiertenkollegs „Arzneimittel: Entwicklung und Analytik“, dem über neun Jahre 16 Hochschullehrer angehörten. Von 1996–1997 amtierte er als Dekan des Fachbereichs „Biochemie, Pharmazie und Lebensmittelchemie“ der Universität Frankfurt und folgte 1999 einer Rückberufung an die Universität Wien als Ordinarius für Pharmazeutische Chemie.

Auch während seiner Frankfurter Zeit hat Noe eine umfangreiche wissenschaftliche Tätigkeit entfaltet. Ein Schwerpunkt war die Synthese von RNA-Antisense-Oligonukleotiden, deren Bioverfügbarkeit in einem neu gegründeten Arbeitskreis mit Dr. Zimmer und Prof. Kreuter untersucht wurde. Weitere Schwerpunkte bildeten: Membranständige Rezeptoren, Enzyme und Ionenkanäle als Wirkstofftargets. Im Mittelpunkt stand der in die Familie der Glutamatrezeptoren gehörende NMDA-Rezeptor. Hier etablierte Noe ein transdisziplinäres Projekt, welches sich, ausgehend vom Liganden-Design mit molekularer Pharmakologie, mit der Entwicklung von Testsystemen auf Zellkulturbasis, mit Rezeptorklonierung, mit Struktur-Wirkungs-Beziehungen sowie mit der Frage nach der NMDA-Rezeptorexpression befasste.

Der Schwerpunkt Stereochemie war bereits in Wien aufgebaut worden. Die Arbeiten über stereoelektronische Effekte, Mechanismen der chiralen Erkennung und molekulare Selbstkonstitution führten zur Zuerkennung des finanziell bedeutenden Preises „Christian Doppler Laboratorium für Chemie chiraler Verbindungen: Chemische Synthese“ und 1991 zu der hohen

Auszeichnung mit dem Ernst-Späth-Preis der Österreichischen Akademie der Wissenschaften.

Großen Aufwand erforderte seine langjährige Tätigkeit als Berater der UNIDO (United Nations Industrial Development Organization) und die Planung und Errichtung von Anlagen zur Herstellung pharmazeutischer Wirkstoffe in Entwicklungsländern[U39].

Jörg Kreuter

Jörg Kreuter wurde am 4.1.1948 in Gelnhausen geboren. Er hatte an der Universität Marburg Pharmazie studiert, seine Dissertation an der Eidgenössischen Technischen Hochschule Zürich unter der Leitung von Prof. Dr. Peter Paul Speiser angefertigt und sich 1982 an der gleichen Universität mit einer Schrift über „Evaluation of Nanoparticles as Drug Delivery Systems" für das Fach Pharmazeutische Technologie habilitiert.

Als Prof. Hans Peter Merkle, der im Dezember 1987 den Lehrstuhl für Pharmazeutische Technologie an der Universität Frankfurt übernommen hatte, bereits im April 1989 als Nachfolger seines Lehrers Speiser an die Eidgenössische Technische Hochschule Zürich wechselte, bereitete die Regelung der Neubesetzung keine Schwierigkeit. Kreuter hatte in Frankfurt eine bemerkenswert gut beurteilte Forschungsgruppe aufgebaut und war auch engere Bindungen zur pharmazeutischen Industrie eingegangen, die seine Berufung stützte. Den an ihn ergangenen Ruf auf den Lehrstuhl für Pharmazeutische Technologie nahm er zum 1.4.1991 an, nach dem er inzwischen kommissarisch das Institut für Pharmazeutische Technologie geleitet hatte.

Das Hauptforschungsinteresse von Kreuter liegt im Einsatz von Nanopartikeln aus bioabbaubaren Materialien als Träger für Arzneistoffe. Auf diesem Gebiet, das in den letzten Jahren eine Schlüsselfunktion in der aktuellen Forschungslandschaft erhalten hat, arbeitet er seit mehr als 20 Jahren. Im Vordergrund standen in den ersten Jahren vor allem Untersuchungen über die Körperverteilung dieser Partikel. Dabei stellte sich heraus, dass Nanopartikel als Träger für Anti-Krebs-Arzneistoffe in Frage kommen, da sie sich in einer Reihe von soliden Tumoren anreichern. Sie sind auch geeignet als Depot-Arzneiform für Impfstoffe, Ophthalmika und zur Verbesserung der Bioverfügbarkeit von oralen Zubereitungen. In letzter Zeit stellte sich heraus, dass sie ferner als Träger für Peptide, Nukleinsäuren und zur Überwindung der Blut-Hirn-Schranke qualifiziert sind. Dementsprechend hat sich Kreuter vor allem diesen hoch aktuellen Einsatzgebieten zugewandt. Seine Gruppe hat in Zusammenarbeit mit anderen Gruppen im Universitätsklinikum in Frankfurt, dem Georg-Speyer-Haus, an der Freien Universität Berlin, dem King's College London und mit mehreren Gruppen in Moskau beachtliche Forschungserfolge auf dem Gebiet der bisher nicht behandelbaren Gehirntumore erreicht.

Außer der Nanotechnologie beschäftigt er sich mit dem transdermalen Transport von Arzneistoffen, der Entwicklung von Biomaterialien für chirurgische Zwecke und dem Einsatz der Mikrokaloriemetrie zur Stabilitätsverbesserung von Arzneiformen.

Kreuter wurde 1981 mit dem APV-Preis ausgezeichnet und 1987 in den Board of Gouvernors der Controlled Released Society berufen, 1995 avancierte er zum Fellow of the American Association of Pharmaceutical Scientists (AAPS). Zweimal wirkte er als Dekan des Fachbereiches Biochemie, Pharmazie und Lebensmittelchemie der Universität Frankfurt[U11].

Jennifer B. Dressman

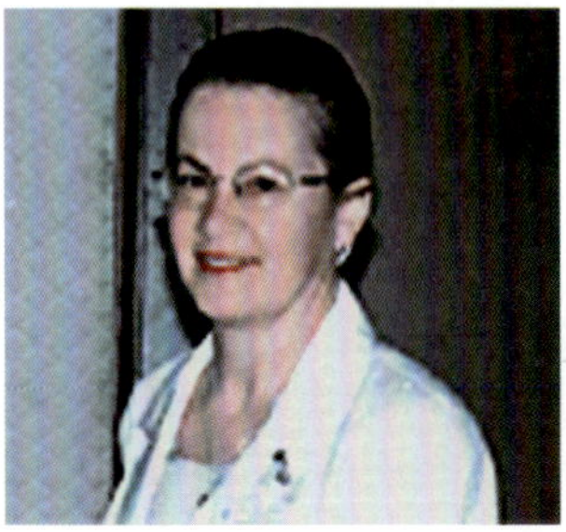

Jennifer B. Dressman wurde am 16.5.1955 in Horsham, Australien, geboren. Sie studierte Pharmazie am Victoria College of Pharmacy in Melbourne, wo sie 1976 den Bachelor of Pharmacy erwarb. 1981 wurde sie an der University of Kansas in Lawrence, Kansas, unter der Leitung von Prof. Takero Higuchi mit einer Arbeit über „The effects of association equilibra on the interphase transport of phenol" promoviert und arbeitete dann in der pharmazeutischen Industrie, zuerst bei Burroughs Wellcome in North Carolina und später bei Merck & Co in Lawrence in Kansas. 1983 wurde sie als Assistenzprofessorin an die Universität von Michigan berufen und sechs Jahre später dort zur Professorin ernannt. 1994 nahm sie einen Ruf als C3-Professorin für Pharmazeutische Technologie an die Universität Frankfurt am Main an.

Frau Prof. Dressman wurden zahlreiche Ehrungen zuteil, darunter 1987 der Ebert-Preis für den besten Artikel im Journal of Pharmaceutical Sciences, 1991 die Fellowship der American Association of Pharmaceutical Scientists (AAPS) und 2003 der Phoenix-Preis. Von 1995–1998 war sie Member-at-Large in der American Association of Pharmaceutical Scientists, von 1997–2001 Vorstandsmitglied der Arbeitsgemeinschaft für Pharmazeutische Verfahrenstechnik (APV) und derzeit ist sie Präsidentin der Controlled Release Society.

Frau Prof. Dressman beschäftigt sich mit der Entwicklung aussagekräftiger Testmodelle, um die Resorption peroral applizierter Arzneistoffe im Gastrointestinaltrakt basierend auf physiologischen und arzneiformbezogenen Gegebenheiten vorauszusagen. Aktuelle Forschungsprojekte beinhalten die Entwicklung biorelevanter Dissolutiontests zur Vorhersage der Resorption von Arzneistoffen im Gastrointestinaltrakt und die Untersuchung von Nahrungsmitteleinflüssen auf die Arzneistoffresorption. Die Charakterisierung des Verhaltens schwacher Basen während der gastrointestinalen Passage sowie die Entwicklung und Optimierung von Arzneiformen zur Therapie chronischer Erkrankungen des Gastrointestinaltraktes sind weitere Arbeitsgebiete[U40].

Dieter Steinhilber

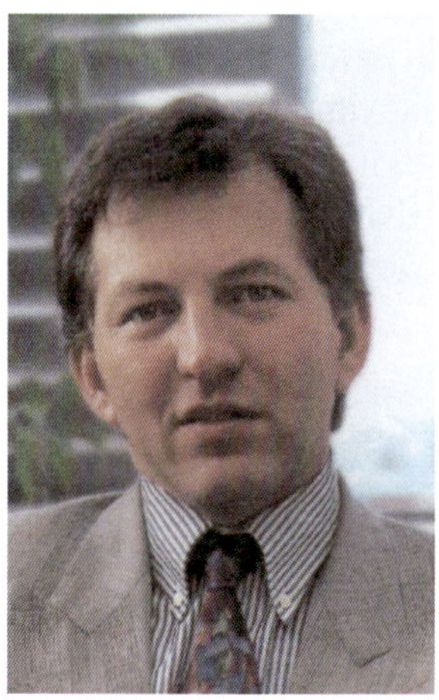

Dieter Steinhilber wurde am 2.12.1959 in Tübingen geboren. Nach dem Pharmaziestudium von 1978–1982 an der Universität Tübingen und dem praktischen Jahr als Kandidat der Pharmazie erhielt er 1983 die Approbation als Apotheker. Anschließend fertigte er im Institut für Pharmazeutische Chemie der Universität Tübingen unter der Leitung von Prof. Dr. Hermann Josef Roth eine Dissertation über das Thema „Bestimmung und Beeinflussung der Leukotrien- und Lipoxinfreisetzung aus menschlichen Granulocyten“ an und wurde 1987 zum Dr. rer. nat. promoviert. Von 1989–1991 arbeitete er als Postdoktorand bei Prof. Bengt Samuelsson, Dept. of Physiological Chemistry im Karolinska Institut in Stockholm. Die Habilitation für das Fach Pharmazeutische Chemie erfolgte 1994 an der Universität Tübingen mit der Schrift „Zur Regulation der 5-Lipoxygenaseaktivität und -expression“. Im gleichen Jahr erhielt Steinhilber einen Ruf auf eine C3-Professur des Instituts für Pharmazeutische Chemie der Universität Frankfurt am Main, der nach dem Weggang von Prof. Noe im Jahre 2000 ein Ruf auf eine neu geschaffene C4-Professur am gleichen Institut mit der Ausrichtung Pathobiochemie folgte. Von 1999–2000 war er Dekan des Fachbereichs Biochemie, Pharmazie und Lebensmittelchemie. Prof. Steinhilber ist Sprecher des Europäischen Graduiertenkollegs „Roles of Eicosanoids in Biology and Medicine“, Mitbegründer der Fa. Phenion und Vorstandsmitglied von ZAFES.

Seine Forschung gilt der Aufklärung physiologischer und pathophysiologischer Regulationsmechanismen als Voraussetzung zur Entwicklung neuartiger Wirkstoffe zur Behandlung chronischer Entzündungsvorgänge. Sein Arbeitskreis befasst sich mit Untersuchungen zur Regulation der Expression und Aktivität von Schlüsselenzymen bei Entzündungsprozessen wie der 5-Lipoxygenase, welche die Umwandlung der Arachidonsäure in die biologisch hochaktiven, proentzündlich wirkenden Leukotriene katalysiert. Weitere Untersuchungen betreffen die Rolle von nukleären Rezeptoren wie z.B. dem Vitamin D-Rezeptor und Retinoid Z-Rezeptor bei der Regulation entzündungsrelevanter Gene[U41].

Gemeinsam mit den Professoren Schubert-Zsilavecz und Roth hat Steinhilber unter neuen Aspekten ein 2005 erschienenes Lehrbuch der Medizinischen Chemie geschrieben.

Günther Schmalzing

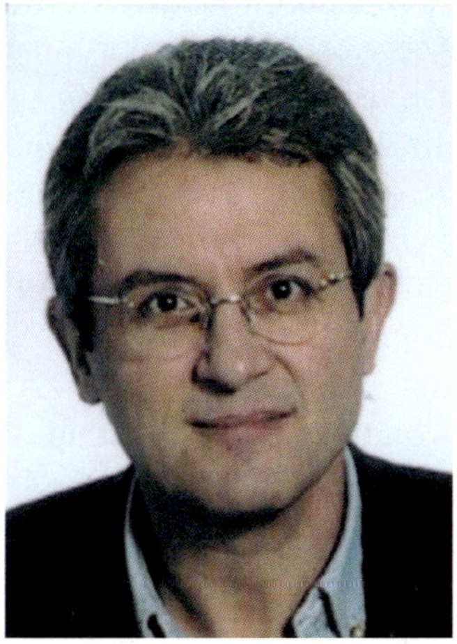

Günther Schmalzing wurde am 10.11.1950 in Stuttgart geboren. Er studierte Zahnmedizin und Humanmedizin an der Universität Tübingen und erhielt 1977 die Approbation als Arzt. Während seines Studiums fertigte er eine Dissertation unter der Leitung von Frau Prof. Dr. Ursula Breyer-Pfaff über „Metabolismus und Pharmakokinetik des Neuroleptikums Trifluorperazin“ an, die mit summa cum laude bewertet wurde. Anschließend war er zunächst wissenschaftlicher Angestellter und von 1982–1987 Hochschulassistent am gleichen Institut und habilitierte sich 1987 mit einer Arbeit über „Die H^+-Permeabilität der Plasmamembran isolierter Nervenendigungen“ für das Fach Pharmakologie und Toxikologie an der Universität Tübingen. Danach leitete er sechs Jahre die Abteilung Zellphysiologie am Max-Planck-Institut für Biophysik in Frankfurt am Main und wirkte ab 1994 als Hochschuldozent am Pharmakologischen Institut für Naturwissenschaftler der Universität Frankfurt am Main. Im Jahre 2000 erhielt er einen Ruf auf eine C3-Professur an das Institut für Pharmakologie und Toxikologie der Universität Freiburg und 2001 an das Universitätsklinikum der Rheinisch-Westfälischen Technischen Hochschule Aachen. Seit 2002 ist er dort kommissarischer Direktor des Instituts für Pharmakologie und Toxikologie.

Der Schwerpunkt seiner Forschung in Frankfurt lag in der Aufklärung der Struktur, Funktion und Regulation von Ligand-gesteuerten Ionenkanälen, die bei allen Arten der raschen Neurotransmission beteiligt sind. Im Vordergrund der Untersuchungen standen die sog. P2X-Rezeptoren, die bei Aktivierung durch extrazelluläres ATP innerhalb weniger Millisekunden eine intrinsische Pore öffnen, die für Kationen wie Na^{+}, K^{+} und Ca^{2+} permeabel ist. P2X-Rezeptoren sind im Körper weit verbreitet und stellen neben der nikotinischen Acetylcholin-Rezeptor-Superfamilie und der Glutamat-Rezeptor-Familie die dritte große Klasse Ligand-gesteuerter Ionenkanäle dar. Das extrazelluläre ATP stammt sowohl aus der Co-Exozytose mit anderen Neurotransmittern als auch aus der nicht-exozytotischen Freisetzung bei hypoxischen Gewebeschädigungen und anderen Traumata.

Ferner befasste er sich mit der Regulation des inhibitorischen Glycinrezeptors als Prototyp der nikotinischen Rezeptor-Superfamilie.

1985 wurde Schmalzing mit dem Preis der ATTEMPTO-Stiftung zur Förderung der Hirnforschung in Tübingen und 1999 gemeinsam mit A. Nicke, J. Rettinger und E. Mutschler mit dem Posterpreis für experimentelle Pharmakologie der Deutschen Gesellschaft für Pharmakologie und Toxikologie ausgezeichnet[U42].

Manfred Schubert-Zsilavecz

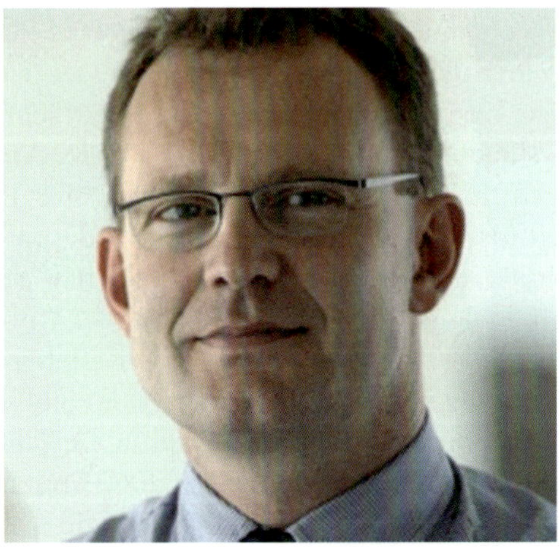

Nach dem Ausscheiden von Prof. Dr. Hermann Linde wurde der aus Österreich stammende Pharmazeutische Chemiker Dr. Manfred Schubert-Zsilavecz als dessen Nachfolger berufen.

Manfred Schubert-Zsilavecz wurde am 23.9.1961 in Leibnitz/Steiermark geboren. Er studierte von 1979–1985 Pharmazie an der Universität Graz. Die Sponsion zum Magister der Pharmazie erfolgte 1985. Anschließend fertigte er unter der Leitung von Prof. Dr. R. Ott eine Dissertation über die „Synthese von wasserlöslichen Indazolderivaten“ an und wurde 1989 zum

Doktor der Naturwissenschaften promoviert. Die Habilitation für das Fach Pharmazeutische Chemie an der Universität Graz erfolgte 1993 mit der Schrift „Synthese von Isoindolen". Schon 1994 vertrat er die C3-Professur für Organische Chemie I der Universität Ulm.

Die Berufung auf die C3-Professur für Pharmazeutische Chemie an die Universität Frankfurt erreichte ihn 1997. Im Berufungsvorschlag wird besonders das erfolgreiche Engagement von Schubert-Zsilavecz in der Lehre genannt und andererseits werden die Forschungsgebiete Naturstoffsynthese und Analytik skizziert, die sich harmonisch in die bereits bestehenden Forschungsstrukturen am Institut integrieren ließen.

Seine Arbeitsgebiete betreffen: PPAR-Modulatoren, Synthese und Struktur-Wirkungs-Beziehungen sowie die Entwicklung und Anwendung analytischer Verfahren für die Bioanalytik mit dem Schwerpunkt Naturstoffe und Phytopharmaka.

Im Jahre 2001 wählte ihn der Fachbereich Chemische und Pharmazeutische Wissenschaften zum Studiendekan, 2003 wurde er mit dem Preis der Frankfurter Sparkasse für exzellente Lehre an der Johann Wolfgang Goethe-Universität ausgezeichnet, nachdem er bereits 1992 den Herba-Wissenschaftspreis erhalten hatte.

Zusätzlich zu seinen Aufgaben an der Hochschule übernahm er im Jahre 2003 die Leitung des Zentrallaboratoriums Deutscher Apotheker in Eschborn und wurde im gleichen Jahr zum Vizepräsidenten der Deutschen Pharmazeutischen Gesellschaft gewählt[U43].

Gemeinsam mit den Professoren Steinhilber und Roth hat Schubert-Zsilavecz unter neuen Aspekten ein 2005 erschienenes Lehrbuch der Medizinischen Chemie geschrieben.

Walter E. Müller

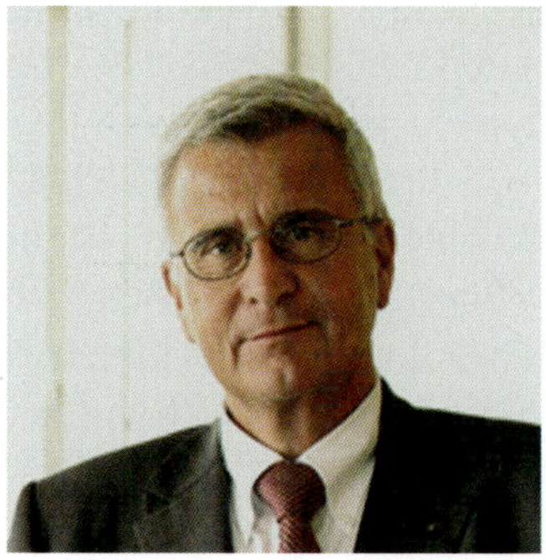

Walter E. Müller wurde am 22.10.1947 in Worms geboren. Er studierte von 1968–1972 Pharmazie an den Universitäten Frankfurt am Main und Mainz und wurde 1974 mit einer Arbeit über die Bindung von Benzodiazepinen an Plasmaproteine, die unter der Leitung von Prof. Dr. U. Wollert, Pharmakologisches Institut der Universität Mainz, stand, zum Dr. rer. nat. promoviert. Anschließend folgte ein post-doc-Aufenthalt am Department of Pharmacology der Johns-Hopkins University, Baltimore, die Ernennung zum Fachpharmakologen und 1980 die Habilitation für das Fach Pharmakologie und Toxikologie an der Universität Mainz. Von 1981–1989 leitete er das Psychopharmakologische Labor des Zentralinstituts für Seelische Gesundheit in Mannheim, wurde 1982 zum apl. Professor an der Universität Heidelberg ernannt und 1989 zum C3-Professor für Psychopharmakologie an die Fakultät für Klinische Medizin Mannheim der Universität Heidelberg berufen, verbunden mit der Leitung der Abteilung für Psychopharmakologie am Zentralinstitut für Seelische Gesundheit in Mannheim. 1997 erhielt er den Ruf als Nachfolger von Prof. Mutschler als C4-Professor für Pharmakologie und Toxikologie an der Universität Frankfurt und ist seitdem Direktor des Pharmakologischen Instituts für Naturwissenschaftler am Biozentrum. In den Jahren 2002 und 2003 wirkte er als Dekan des Fachbereichs Chemische und Pharmazeutische Wissenschaften der Universität Frankfurt am Main.

Neben der Erforschung der Neurobiologie der Depression und der Wirkungsmechanismen von Antidepressiva, insbesondere von Johanniskraut, hat Müller den Forschungsschwerpunkt Alzheimer-Krankheit, wobei er das Hauptgewicht auf die Neurochemie der Hirnalterung und die Neurobiologie von ß-Amyloid als Hauptbestandteil der krankhaften Proteinablagerung im Gehirn von Alzheimerpatienten legt. Besonders bekannt geworden ist er durch seine Untersuchungen mit standardisierten Johanniskrautextrakten, die eine deutliche Hemmwirkung auf die synaptosomale Aufnahme von Serotonin zeigen. Im Gegensatz zu allen anderen Antidepressiva besitzt Johanniskrautextrakt auch eine ähnlich starke Hemmwirkung auf die synaptosomale Aufnahme von Noradrenalin, Dopamin und γ-Aminobuttersäure.

Prof. Müller wurde bereits mehrfach ausgezeichnet: 1976 mit dem Fritz-Külz-Preis der Deutschen Pharmakologischen Gesellschaft, zwei Jahre später mit dem Preis des Bundesministeriums für Forschung und Technologie für eine allgemein verständliche Darstellung eines wissenschaftlichen Themas und 1994 mit dem Organon-Preis der Deutschen Gesellschaft für Biologische Psychiatrie. Es folgte 2000 der Preis der Schweizer A. Vogel Stiftung und 2003 der Madaus Phyto-Award, Madaus AG, Köln[U44].

Rolf Marschalek

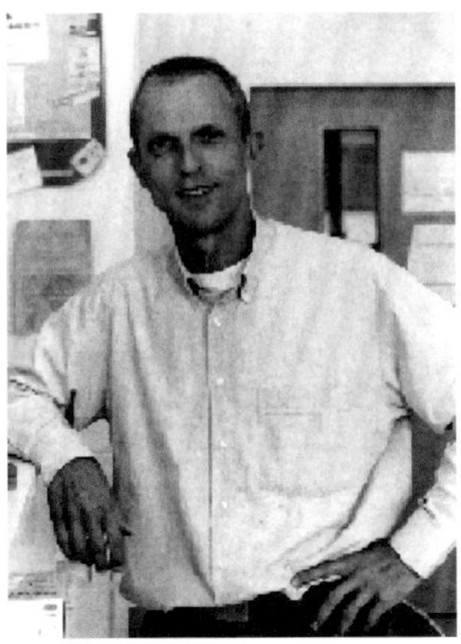

Rolf Marschalek wurde am 23.12.1960 in Heidenheim/Brenz geboren. Nach dem Biologiestudium von 1980–1986 an der Universität Erlangen/Nürnberg fertigte er unter der Leitung von Prof. Dr. W. Kersten, Universität Erlangen-Nürnberg, eine Dissertation über „Organisation und Expression von tRNA-Genen in niederen Eukaryonten" an, die mit summa cum laude bewertet wurde. Es folgten post-doc-Aufenthalte bei Prof. Walter Kersten am Institut für Biochemie der Medizinischen Fakultät der Universität Erlangen/Nürnberg und bei Prof. K. Williams am Institute of Genetics, Marquarie University Sydney. Nach der 1999 erfolgten Habilitation für das Fach Genetik an der Universität Erlangen-Nürnberg erhielt er bereits im Jahre 2000 einen Ruf als C3-Professor an das Institut für Pharmazeutische Biologie der Universität Frankfurt.

Marschalek untersucht genetische Veränderungen des menschlichen *MLL* Gens, die bei Säuglingen und Kleinkindern eine lebensbedrohliche Leukämieerkrankung auslösen. Diesen Leukämien liegt ein irrtümlicherweise erfolgter Bruchstückaustausch von Chromosomen zugrunde. Es kommt zu einer Neuordnung des genetischen Codes, indem einzelne Gene zu Fusionsgenen verschmelzen. Aus solchen neu kombinierten Vorlagen werden Eiweißstoffe hergestellt, deren Funktion abgewandelt ist. Mit Hilfe etablierter Testsysteme sollen die Ursachen der unerlaubten Chromosomen-Umlagerungen geklärt und neuartige Therapieansätze entwickelt werden. Als Ausgangsmaterial dienen menschliche Leukämie-Zellen mit einer t(4:11)-(q21;q23)-Translokation. Aus diesen werden die krebsverursachenden Gene isoliert und anschließend in gesunde Zellen eingebracht. Langfristig dürfte es möglich sein, neue Wege in der Therapie dieser hochmalignen Erkrankung einzuschlagen.

Für seine Arbeiten erhielt Marschalek schon mehrere Auszeichnungen: 1995 den Ria Freifrau von Fritsch-Forschungspreis, 1999 den Posterpreis Acute Leukemias VIII, Münster, und den Posterpreis Internistische Onkologie der Deutschen Krebsgesellschaft sowie den Emmy Noether-Habilitationspreis[U45].

Michael Karas

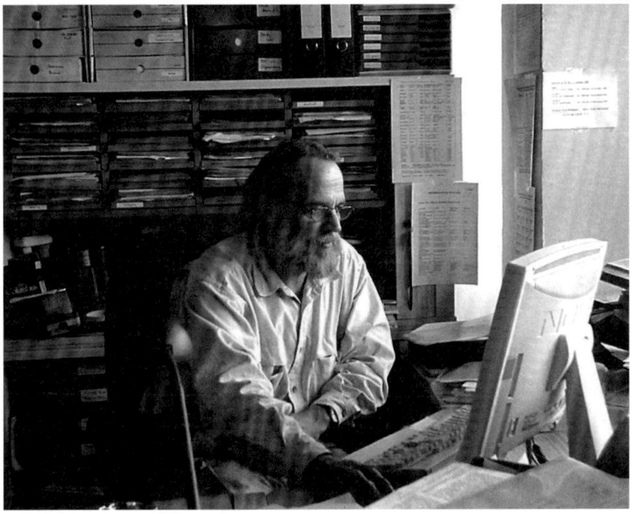

Michael Karas wurde am 27.4.1952 in Wesel geboren. Nach dem Chemiestudium an der Universität Bonn wurde er dort 1982 mit einer Arbeit über „Feldionenmikroskopische Untersuchungen der Feldkorrosion metallischer Spitzen durch Wasser unter Benutzung organischer Abbildungsgase“ promoviert, die unter der Leitung von Prof. Dr. F. W. Röllgen, Institut für Physikalische und Theoretische Chemie, stand. Von 1983–1986 arbeitete Dr. Karas im Institut für Biophysik der Universität Frankfurt am Main und von 1987–1992 als Hochschulassistent und Oberassistent am Institut für Medizinische Physik und Biophysik der Universität Münster. Die Habilitation erfolgte 1992 an der Universität Münster für das Fach Physikalische Chemie mit der Schrift über „Massenspektrometrie von Biomolekülen durch Ionendesorption mittels Laserlicht im Ultravioletten Spektralbereich – Untersuchungen zur Physik und Chemie der Ionenbildung“. 1995 erhielt er einen Ruf auf die C4-Professur für Chemie für Mediziner der Universität Frankfurt am Main und übernahm 2001 die zweite, neu geschaffene C4-Professur für Pharmazeutische Chemie an der gleichen Universität. In den Jahren 2000–2001 hatte er Rufe an die Universitäten Amsterdam und Dortmund abgelehnt.

Durch die Entwicklung der Ionisierungstechniken MALDI (Matrix Assisted Laser Desorption Ionization) und ESI (Electrospray Ionization) hat die Massenspektrometrie an Stellenwert und Anwendungsbreite gewonnen. MALDI und ESI wurden in den 80er Jahren entwickelt und gehören heute zu den wichtigsten Analysenmethoden für die Peptid- und Proteinanalytik. Die Techniken gestatten, die Masse großer Moleküle etwa von Proteinen sehr genau zu bestimmen, außerdem geben sie Aufschluss über ihre Struktur. Die MALDI-Technologie wurde von Karas und Hillenkamp entwickelt. Den Ausgangspunkt zu den Entwicklungsarbeiten bildeten Untersuchungen zu den Wechselwirkungsprozessen zwischen ultravioletter Laserstrahlung und organischen Molekülen. Sie vermieden die mit der Strahlung verbundene Aufheizung, die in der Regel zur Zerstörung der Makromoleküle führt, durch Einbettung in eine geeignete Matrix aus kleinen organischen Molekülen. MALDI schuf eine Voraussetzung für die Entwicklung von Proteomics und wurde damit zum Motor für einen neuen Forschungsansatz.

Karas und Hillenkamp hatten ihre Methode erstmals 1985 der wissenschaftlichen Öffentlichkeit in der Zeitschrift „Analytical Chemistry" vorgestellt[370]. Bis 1988 gelang es ihnen dann, auch sehr große Proteine zu analysieren. Die folgende Abbildung zeigt aus der 1988 erschienenen Publikation „Laser Desorption Ionization of Proteins with Molecular Masses Exceeding 10.000 Daltons" das Spektrum von Schweinetrypsin[371]. Es handelt sich praktisch um die Primärveröffentlichung eines Proteins mit der neuen MALDI-Technologie.

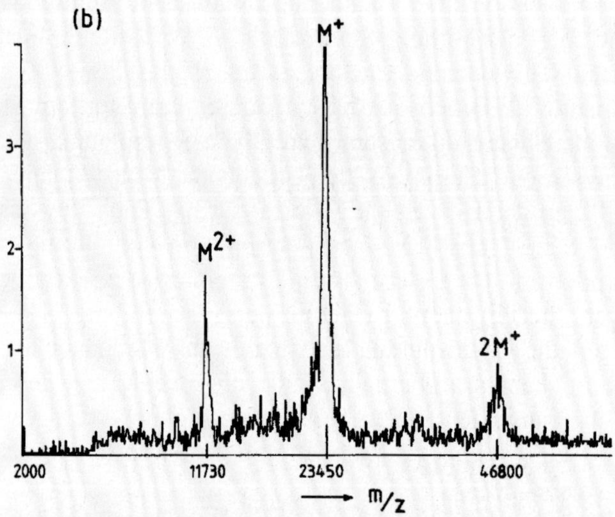

Figure 3. Matrix-UVLD spectrum of porcine trypsin, 50 accumulated individual spectra: (a) mass range 0–100000 daltons; (b) mass range of molecular ion region.

Die im Arbeitskreis von Prof. Karas verfügbare breite Palette von modernsten Massenspektrometern wird in zahlreichen Kooperationen innerhalb des Gesamtfaches Pharmazie und des Biozentrums eingesetzt. Dazu gehören Projekte zur Charakterisierung und Metabolisierung von Phytopharmaka, Proteinidentifizierung und -charakterisierung mittels Proteomics, Techniken für biomedizinische Fragestellungen sowie die Untersuchung von RNA-Ligand-Wechselwirkungen und Arbeiten zur Charakterisierung von Membranproteinkomplexen.

Für seine innovativen methodischen Entwicklungen auf dem Gebiet der Massenspektrometrie erhielt Prof. Karas bereits mehrere hohe Auszeichnungen, so den Mattauch-Herzog-Förderpreis 1989, den Award for a distinguished Contribution in Mass Spectrometry 1997, den Award for Molecular Bioanalytics 2000, den Fresenius-Preis der Gesellschaft Deutscher Chemiker und den Karl Heinz Beckurts Preis 2003[U46]. Der im Jahre 2002 für Entwicklungen auf dem Gebiet der Massenspektrometrie verliehene Nobelpreis für Chemie ging entgegen der Erwartung von vielen Fachkollegen nicht an Michael Karas und Franz Hillenkamp, sondern an den Japaner Koichi Tanaka, der eine alternative, aber heute praktisch nicht genutzte Methode der Laser-Massenspektrometrie entwickelt hatte.

Holger Stark

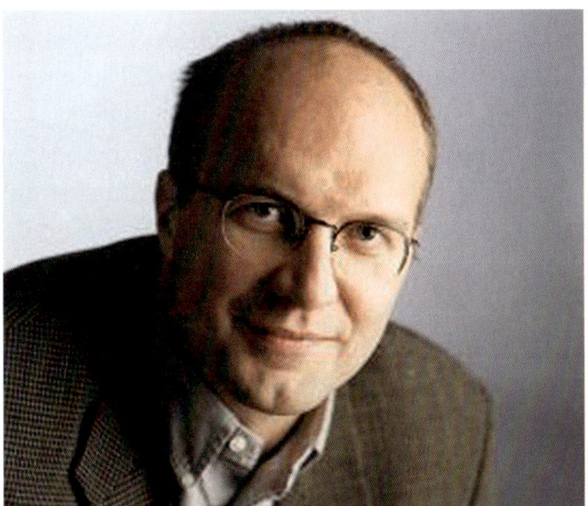

Holger Stark wurde am 15.9.1962 in Bassum bei Bremen geboren. Nach dem Pharmaziestudium von 1982–1986 an der Freien Universität Berlin erhielt er 1987 die Approbation als Apotheker. Die Promotion erfolgte

1991 an der gleichen Universität mit der Arbeit „Zur Arzneistoffentwicklung von Prodrugs mit agonistischer Wirkform und Antagonisten des Histamin-H_1-Rezeptors“, die summa cum laude bewertet und von Prof. Schunack geleitet wurde. Anschließend war er in Berlin zunächst wissenschaftlicher Mitarbeiter und später Hochschulassistent. Im Jahre 1999 habilitierte er sich an der FU Berlin für das Fach Pharmazeutische Chemie mit der Schrift über „Dopamin D_3-Rezeptorliganden als pharmakologische Werkzeuge und potenzielle Arzneistoffe“ und erhielt bereits zwei Jahre später einen Ruf auf eine C3-Professur am Institut für Pharmazeutische Chemie der Universität Frankfurt am Main.

In der Forschung hat sich Prof. Stark besonders der Entwicklung neuer pharmakologischer Testsubstanzen bis hin zur Wirkstoffentwicklung und Wirkstoffoptimierung verschrieben. Schwerpunkte seiner Tätigkeit sind Dopamin- und Histaminsubrezeptoren, die zu den G-Protein-gekoppelten Rezeptoren zählen, sowie spezielle ligandengekoppelte Ionenkanäle von exzitatorischen Aminosäurerezeptoren, den NMDA-Rezeptoren. Hierbei wird besonderes Augenmerk auf das pharmakologische Profil der neuen Verbindungen gelegt, wobei Vertreter aller Klassen von vollen Agonisten über partielle Agonisten und neutralen Antagonisten bis hin zu inversen Agonisten hergestellt werden. Komplettiert wird diese Liste durch die Entwicklung verschiedener Radioliganden für Bindungsassays oder in-vivo-Untersuchungen sowie durch Design und Darstellung diverser Prodrugs, bei denen die Wirkstofffreisetzung nach unterschiedlichen Prinzipien erfolgt. Je nach therapeutischem Anforderungsprofil können hierbei Verteilungsvorgänge oder enzymatische Metabolisierungen verschiedenartig gesteuert werden. Je nach Substanzgruppe stehen bei den Entwicklungen Indikationen wie z.B. Morbus Parkinson, Drogenmissbrauch, Schizophrenie, hyperkinetisches Syndrom oder entzündliches Geschehen unterschiedlicher Ätiologie im Vordergrund. Eine Vielzahl dieser Arbeiten entsteht in einem internationalen Geflecht zahlreicher Forschergruppen mit dem Ziel, neuartige Therapieprinzipien (*new medical entities,* NME) für bislang nicht oder nur schwer therapierbare Erkrankungen bereitzustellen. Verschiedene Substanzen befinden sich bereits in präklinischer und klinischer Prüfung.

Prof. Stark ist Schriftleiter des Archivs der Pharmazie und hat im Jahre 2004 den Vorsitz der Landesgruppe Hessen der Deutschen Pharmazeutischen Gesellschaft übernommen[U47].

Vorhaben der Hochschullehrer in Forschung und Lehre

In der Forschung:

Mit dem gestaffelten Ausscheiden der älteren Hochschullehrer verjüngte sich sukzessive der Lehrkörper. Die neuen Professoren demonstrierten rasch sowohl in der Lehre als auch in der Forschung ihr eigenes Profil, sodass der Fachbereich 15, der seit dem Jahre 2000 mit dem Fach Chemie zum Fachbereich Chemische und Pharmazeutische Wissenschaften fusioniert wurde, ein grundlegend anderes Gesicht bekam, das auch in der Universität gerne zur Kenntnis genommen wurde. Teile der Forschung des Fachbereichs werden in interdisziplinären Forschungszentren, an denen auch die pharmazeutischen Hochschullehrer beteiligt sind, wie dem CMP (Center for Membrane Proteomics), und dem ZAFES (Zentrum für Arzneimittelforschung, -entwicklung und -sicherheit), durchgeführt. ZAFES vereinigt in einem modernen Stil über 400 Wissenschaftler mit dem erklärten Ziel, innovative Arzneistoffe schneller als bisher, zur Marktreife zu bringen.

Phenion stellt eine Verbindung zu einem renommierten Chemieunternehmen her und die Innovectis, gegründet im Jahre 2000, ist das Tochterunternehmen der Johann Wolfgang Goethe-Universität Frankfurt am Main für Technologiedienstleistungen, die Unternehmen der Wirtschaft angeboten werden. Die Geschäftsfelder der INNOVECTIS GmbH sind: Forschungs- und Entwicklungsaufträge, Technologiedienstleistung, Analytikdienstleistung, Know-how-Vermarktung und Hochtechnologie-Firmengründungen. Zwei Hochschullehrer der Pharmazie, Prof. Dingermann und Prof. Karas, sind Aufsichtsratsmitglieder der Innovectis GmbH[372].

Außerdem sind die Hochschullehrer der Pharmazie an zwei von der DFG bzw. der EU geförderten Graduiertenkollegs beteiligt. In den beiden DFG-Sonderforschungsbereichen SFB 579, RNA-Ligand-Wechselwirkungen, und SFB 628, Functional Membrane Proteomics, vertritt Prof. Karas die pharmazeutischen Belange.

Graduiertenkolleg: Arzneimittel, Entwicklung und Analytik

Das von Prof. Noe initiierte und von der Deutschen Forschungsgemeinschaft und dem Land Hessen geförderte Graduiertenkolleg hatte im April 1995 seine Arbeit begonnen und eine Laufzeit von neun Jahren. Das interdisziplinär ausgerichtete Kolleg wurde von Hochschullehrern aller pharmazeutischen Disziplinen getragen. Das Themenspektrum umfasste die verschiedenen Phasen der Arzneimittelentwicklung von der Rezeptorklonierung und -charakterisierung über Arzneistoffdesign, der Wirkstoffsynthese und -analytik bis hin zur Formulierung von Fertigarzneimitteln. Durch ein auf das Kolleg zugeschnittenes Vortragsangebot wurde den Kollegiaten die Gelegenheit gegeben, sich mit der wissenschaftlichen Forschung in den verschiedenen Fächern vertraut zu machen und eine breite Kompetenz zu erwerben.

Da Interdisziplinarität und Transdisziplinarität wesentliche Charakteristika der pharmazeutischen Ausbildung sind, wurde das Forschungsprogramm so gestaltet, dass die Kollegiaten mit den experimentellen Techniken der verschiedenen Fächer vertraut gemacht wurden. Um ein möglichst breites Spektrum an technischen Methoden zu erlernen, wurde außerdem eine Reihe von Workshops angeboten.

In der Zwischenbilanz des zweiten Förderzeitraums bewertete der neue Sprecher des Graduiertenkollegs, Prof. Müller, dieses als vollen Erfolg. Kernpunkt waren weiterhin die von den Stipendiaten durchgeführten Dissertationen, die sich inzwischen auch auf andere Bereiche mit richtungweisenden Themen erstreckt hatten. So wurden Projekte zur Charakterisierung nukleärer bzw. genomischer Rezeptoren sowie Projekte zur Abklärung der Pathophysiologie dementieller Erkrankungen aufgenommen. Die nachfolgende Liste über den Verbleib der Stipendiaten aus der ersten Antragsphase, die 1999 erstellt wurde, zeigt die exzellenten beruflichen Chancen der Kollegiaten[373].

Beruflicher Werdegang der Stipendiaten der ersten Förderperiode nach dem Ausscheiden aus dem Graduiertenkolleg:

Dr. Steffen Diebold	Laborleiter in der Pharmazeutischen Entwicklung, Asta Medica, Frankfurt
Dr. Christoph Dietrich	Controlling, Merck, Darmstadt
Dr. Annette Eichele	Qualitätskontrolle von Pflanzenextrakten, Finzelberg, Koblenz
Dr. Jan Gross	Arzneimittelzulassung, Merck, Darmstadt
Dr. Dieter Juchelka	Applikationschemiker für Isotopenmassensspektrometrie, Finnigan MAT GmbH, Bremen
Dr. Holger Kramm	Herstellungsleiter, Aventis, Frankfurt
Dr. Annette Nicke	Postdoktorandin im Graduiertenkolleg, Universität Frankfurt
Dr. Peter Ramge	Medizinische Information, Hermal, Hamburg

Dr. Oliver Schadt	Laborleiter Synthese, Merck, Darmstadt
Dr. Ralf Steinmetz	Assistent am Institut für Pharmazeutische Chemie, Universität Frankfurt
Dr. Michael Wagner	Assistent am Institut für Pharmazeutische Chemie, Universität Frankfurt

Europäisches Graduiertenkolleg

Das Europäische Graduiertenkolleg „Roles of Eicosanoids in Biology and Medicine" ist eine gemeinsame Einrichtung der Johann Wolfgang Goethe-Universität Frankfurt, und des Karolinska-Instituts in Stockholm mit dem Ziel, qualifizierten Absolventen und Postdoktoranden mit den Interessensgebieten Molekulare Medizin, Pharmazie und Biologie ein multidisziplinäres wissenschaftliches Umfeld mit einem breiten Spektrum an Methoden zu bieten, um exzellente Forschung auf dem aktuellen Gebiet der Eicosanoide zu betreiben. Es existiert seit dem Jahre 2001. Sprecher ist Prof. Steinhilber. Die wissenschaftlichen Ziele des Graduiertenkollegs bestehen darin, die molekularen Mechanismen der Wirkung von Eicosanoiden mit komplementären Ansätzen (chemisch, biochemisch, molekular, pharmakologisch, physiologisch und klinisch) zu untersuchen.

Eicosanoide sind Lipidmediatoren, die in zahlreichen physiologischen und pathophysiologischen Prozessen wie Entzündung, neoplastischen Transformationen und Zellproliferation eine Schlüsselfunktion besitzen. Auf diesem Gebiet wurde von den Mitantragstellern des Karolinska-Instituts, den Mitgliedern der Gruppe von Prof. Bengt Samuelsson, Pionierarbeit geleistet. Prof. Samuelsson erhielt für die Entdeckung und Charakterisierung verschiedener Stoffwechselwege bei Eicosanoiden den Nobelpreis. Die Zusammenarbeit zwischen den Institutionen in Frankfurt und Stockholm besteht seit nunmehr 14 Jahren und wurde durch die Einrichtung des Internationalen Graduiertenkollegs wesentlich erweitert. Ein Ziel dieses Graduiertenkollegs besteht darin, die Zusammenarbeit zu vertiefen und dabei die komplementären Expertisen für die Graduiertenausbildung zu nutzen[U41].

Center for Membrane Proteomics (CMP)

Ein neues Forschungszentrum ist das CMP (Center for Membrane Proteomics), das 2002 mit finanzieller Unterstützung des Landes Hessen gegründet wurde. Hier wirken Forscher aus vier Fachbereichen, Fachbereich Chemische und Pharmazeutische Wissenschaften, Fachbereich Biologie und Informatik, Fachbereich Medizin, Fachbereich Physik sowie der Max-Planck-Institute für Biophysik und Hirnforschung an Fragen der Membranstruktur, der Funktionsanalyse von Multiproteinkomplexen und der komplexen Interaktion von Membranproteinen und Proteinen des Zytosols oder der extrazellulären Matrix zusammen.

Ziele des CMP sind auch die Stärkung der Netzwerke der verschiedenen Frankfurter Arbeitsgruppen sowie die Zusammenarbeit und gemeinsame Projekte mit anderen wissenschaftlichen Zentren. Das CMP ist Mitglied eines neuen Netzwerks europäischer Kompetenzzentren in der Schweiz, in den Niederlanden und in England.

Drei Pharmazeuten, nämlich die Professoren Dingermann, Karas und Stark, gehören diesem neuen, viel versprechenden Zentrum an. Prof. Karas ist neben Prof. Tampé (Biochemie) und Prof. Brandt (Medizin) Associate Director dieses Zentrums[374, 375].

Phenion

2001 wurde in Frankfurt als sog. „Public Private Partnership“ die Firma Phenion von der Universität Frankfurt a. M. und einiger ihrer Professoren und der Fa. Henkel KGaA, Düsseldorf, gegründet.

Die Professoren bringen ihre Expertise in den Feldern Pharmazie, Dermatologie, Biochemie und Mikrobiologie in anwendungsnahe Projekte von Phenion ein. Henkel sorgt für die Anschub-Finanzierung und das Projekt-Management und stellt Markt- und Produkt-Kenntnisse zur Verfügung, während die Universität Laborraum, Infrastruktur und ihr wissenschaftliches Netzwerk einbringt. Phenion verfolgt Forschungs- und Entwicklungs-Projekte im Bereich der Hautphysiologie. Beispielsweise wird derzeit ein drei-dimensionales Hautmodell entwickelt, das gegenüber üblichen Suspensionskulturen von Hautzellen den Vorteil hat, viel näher an der in-vivo-Situation der menschlichen Haut zu sein. In weiteren Projekten werden Wirkstoffe entwickelt, die zur Behandlung verschiedener kosmetisch relevanter, aber auch pathologischer Hautzustände geeignet sind. Beispielsweise wurde das Phänomen der Antwort von Hautzellen auf osmotischen

Stress untersucht und es werden Wirkstoffe synthetisiert, die kosmetisch einsetzbar sind und die Haut vor Osmostress schützen können.

Verantwortlicher Projektleiter von Seiten der Universität ist Prof. Steinhilber und Geschäftsführer ist der ehemalige Leiter des Bereiches Biochemie Haut der Henkel-Forschung Dr. Thomas Gassenmeier[376–378].

ZAFES (Zentrum für Arzneimittel-Forschung, -Entwicklung und -Sicherheit)

Eine weitere, viel versprechende Innovation auf dem Gebiet der Frankfurter Arzneimittelforschung ist das ZAFES, das 2002 an der Universität als Pharma-Centre of Excellence gegründet wurde und sich als der zentrale Baustein eines Pharmadenkzentrums in der Rhein-Main-Region versteht. Die gesamte Wertschöpfungskette einer Arzneimittelentwicklung kann im ZAFES weitgehend abgedeckt werden. Als Hauptaufgabe wird die schnellere Erforschung und Entwicklung innovativer Arzneimittel bis zur Marktreife angesehen. Die am ZAFES beteiligten Wissenschaftler der universitären Fachbereiche „Chemische und Pharmazeutische Wissenschaften" sowie „Humanmedizin" konzentrieren sich zunächst auf die drei wichtigen Indikationen Schmerz, Entzündung und Krebs. Geleitet wird ZAFES von einem vierköpfigen Vorstand, bestehend aus den Professoren Geißlinger (Sprecher), Marschalek, Pfeilschifter und Steinhilber sowie einer Geschäftsführung. Geschäftsführer des ZAFES ist Dr. Stowasser von der Fa. Aventis Pharma Deutschland GMBH. Mitglieder sind bisher 27 Professoren aus 19 Universitätsinstituten und klinischen Zentren. An den verschiedenen Projekten sind mehr als 400 Wissenschaftler beteiligt. ZAFES steht allen forschenden pharmazeutischen Unternehmen des In- und Auslandes als Partner offen. Finanziert wird ZAFES vom Land Hessen und einigen Unternehmen der pharmazeutischen Industrie[379, 380].

In der Lehre:

Ähnlich wie in der Forschung entwickelte die neue Generation der Hochschullehrer auch in der Lehre neue Konzepte. Zu den klassischen Formen der Wissensvermittlung wie Vorlesung und Seminar, Praktikum und Exkursion traten neue Formen, die sich z. B. bei der Gestaltung des von der Approbationsordnung von 1989 neu eingeführten Fertigarzneimittelseminars und der Etablierung einer Winter- und Sommerschule ausdrücken.

Fertigarzneimittelseminar

Das Fertigarzneimittelseminar war weitgehend auf Wunsch des Berufsstandes der Apotheker in die Approbationsordnung für Apotheker von 1989 aufgenommen worden und kam erstaunlicherweise bei deren Novellierung im Jahre 2000 wieder zum Fortfall. Für die Durchführung gab es im Prinzip keine Ausbildungsrichtlinie.

An der Universität Frankfurt entwickelte sich diese Unterrichtsveranstaltung zu einer Art pharmazeutischer Großveranstaltung, die vom Abschlusssemester durchgeführt wurde und einen Höhepunkt der Ausbildung repräsentierte. Das Seminar hat im Laufe seiner Entwicklung einen hohen pharmazeutischen Stellenwert gewonnen und war auch für die Berufsöffentlichkeit und die an seinen Fragestellungen interessierten Laien offen.

Der patientenbezogene Aspekt „pharmaceutical care“ dürfte sicherlich ein starkes Antriebsmoment gewesen sein. Das jeweilige Thema wurde von den Professoren in Abstimmung mit den Studenten vorgegeben. Im SS 2004 behandelte es „Antidepressiva und Antipsychotika“. Die Studenten arbeiteten ihre Fragen in Vierergruppen aus und wurden dabei von den Professoren als Mentoren betreut. So konnte der jeweilige Abschnitt in der

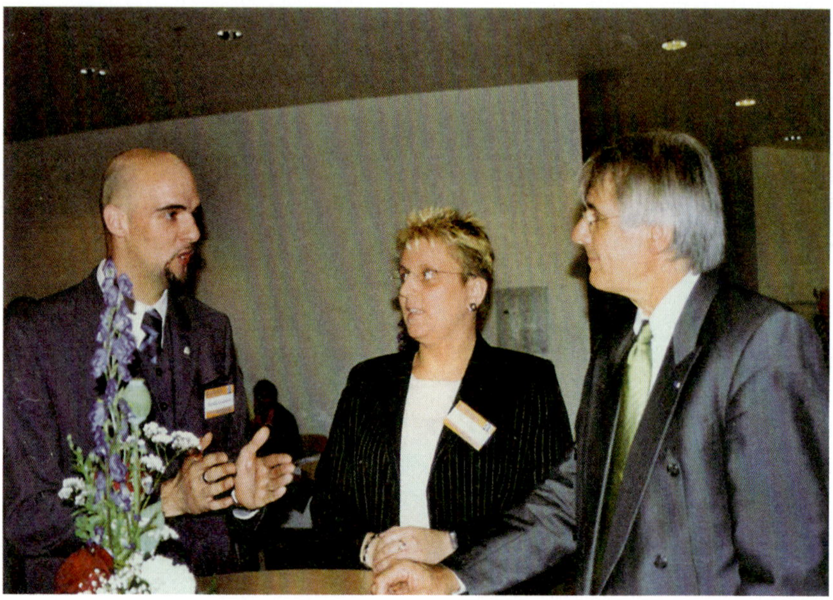

Prof. *Dingermann* im Gespräch mit zwei Studierenden
während des Fertigarzneimittelseminars

übergreifenden Thematik zur Vortragsreife entwickelt werden. Die 13 Vorträge im SS 2004 wurden gedruckt und in einem Heft gebunden. Der Ablauf der Veranstaltung lag in den Händen der Studierenden. Das Niveau war so hoch angesetzt, dass die Landesapothekerkammern in Hessen, Bayern und Rheinland-Pfalz es mit acht Punkten für die Fortbildung für Apotheker anerkannten. Auch hessische Ärzte konnten seit 2004 hier Fortbildungspunkte sammeln.

Der Beschluss zur Beibehaltung als freiwillige Veranstaltung basiert vor allem darauf, dass die am Fertigarzneimittelseminar teilnehmenden Studenten lernen, umfangreiches wissenschaftliches Material aus der Literatur und von den pharmazeutischen Firmen zu beschaffen, es kritisch auszuwerten und auch die Daten zu hinterfragen. Sie werden in der Bewertung von Studien geschult und lernen, die gewonnenen Erkenntnisse einem anspruchsvollen Auditorium zu vermitteln[381, 382].

Die Zukunft wird lehren, ob diese bisher so erfolgreiche Frankfurter Unterrichtsveranstaltung weiterhin Früchte trägt.

Winter- und Sommerschule der Pharmaziestudierenden

Ganz neue Wege schlugen die Frankfurter Hochschullehrer der Pharmazie bei der Vorbereitung auf den Ersten Prüfungsabschnitt, der bundesweit in Form einer Multiple-Choice-Prüfung durchgeführt wird, ein. Diese sog. „Winter- und Sommerschule“ für die Pharmaziestudierenden des 4. Semesters findet traditionell im Puttererschlössl in Aigen im Ennstal (Österreich) statt. Das Programm der Sommerschule 2004 ist in Anlage 8 fixiert. Den Unterricht in Österreich übernehmen die Frankfurter Hochschullehrer mit einigen Mitarbeitern in den Prüfungsfächern: Allgemeine und anorganische Chemie, Grundlagen der Pharmazeutischen Analytik, organische Chemie, Pharmazeutische Biologie und Physik. Für jedes Prüfungsfach erhalten die Studierenden das ausgearbeitete Material. Im Sommer wird das Programm durch eine Botanikexkursion im Ennstal ergänzt. Die Teilnahme an der Schule ist den Studierenden freigestellt. Durchweg melden sich die zur Prüfung anstehenden Semester nahezu geschlossen. Für die Teilnahme wird nur eine moderate Gebühr erhoben.

Ein attraktiver Bestandteil der Winter- und Sommerschule ist auch das damit verknüpfte Freizeitprogramm. Kulturelle Highlights sind der Besuch der Klosterbibliothek im Stift Admont sowie der Besuch der Landeshauptstadt Graz. Sowohl im Winter als auch im Sommer dient ein breites Sport-

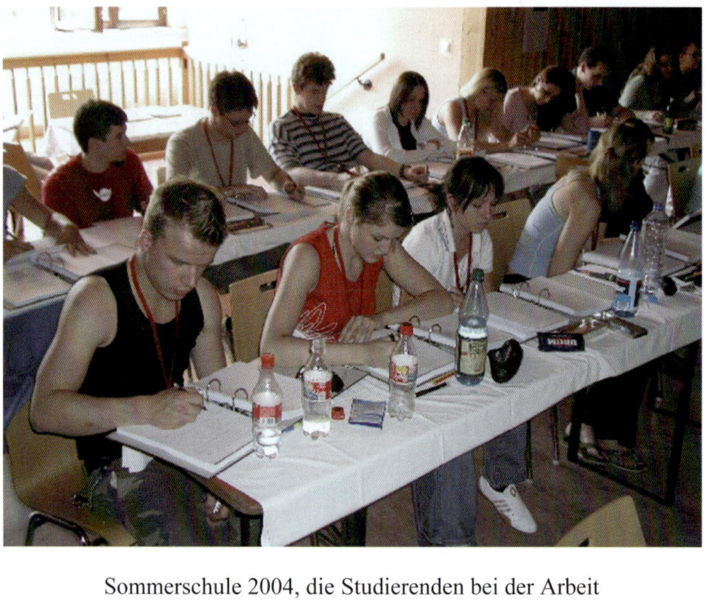

Sommerschule 2004, die Studierenden bei der Arbeit

programm der körperlichen Ertüchtigung. Zu den großen Herausforderungen gehört neben dem Volleyball-Turnier auch die Rafting-Tour auf der Enns.

Aus steuerlichen Gründen ist die Frankfurter Pharmazieschule ein eingetragener Verein in Deutschland mit einer Satzung, die Gemeinnützigkeit vorschreibt. Besonders die pharmazeutische Industrie fördert regelmäßig das neue Unterfangen. Der derzeitige Vorsitzende ist Prof. Schubert-Zsilavecz, sein Stellvertreter Prof. Stark[383].

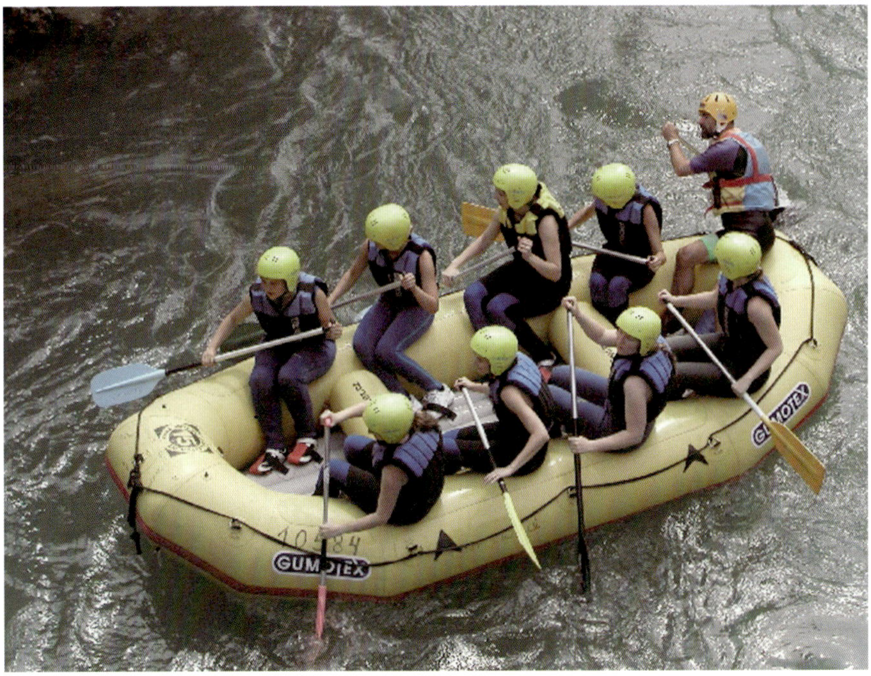

Sommerschule 2004, Raftingtour auf der Enns

Ausklang und Bilanz

Die Universität Frankfurt am Main wurde 1914 als letzte königlich-preußische Universität gegründet. Die Gründung wurde von einer Bürgerinitiative getragen, deren Wille es war, der Stadt einen Teil der Bedeutung zurückzugeben, die 1866 durch die preußische Okkupation verloren gegangen war. Über Jahrzehnte trugen die Bürger zur Finanzierung der fünf Fakultäten bei, bis 1967 wegen der extrem gestiegenen Kosten das Land Hessen die Hochschule übernehmen musste.

Die ersten fünf Pharmaziestudierenden tauchten im WS 1914/15 im Amtlichen Verzeichnis der Universität auf. Bereits wenige Jahre später wurden die beiden Institute für Pharmazeutische Chemie und Pharmakognosie gegründet, gefördert durch den Einfluss der pharmazeutischen Industrie im Großraum Rhein-Main. Als herausragender Fachvertreter konnte für den Lehrstuhl für Pharmazeutische Chemie Carl Mannich gewonnen werden. Die Zahl der Pharmaziestudierenden betrug bei seinem Wechsel 1927 an die Universität Berlin ca. 50. Das Schicksal des Faches lag nun für viele Jahre in den Händen von Prof. Hugo Dieterle, der geschickt den starken Andrang zum Pharmaziestudium verknüpft mit politischen Sympathien nutzte, um einen vorbildlichen Neubau für die Gesamtpharmazie in der Robert-Mayer-Straße 6–8 für nunmehr ca. 110 Studierende zu errichten. Auch die Idee einer Pflichtfortbildung für Apotheker wurde vom Berufsstand in diesen Jahren festgeschrieben.

Der zweite Weltkrieg schlug dem Institut durch drei Luftangriffe schwere Wunden. Dazu trat die Schließung der Frankfurter Universität von 1945–1946. Erst mit der Berufung von Prof. Carl Rohmann kehrten allmählich wieder geordnete Studienverhältnisse ein. Allerdings nahm die Zahl der Bewerber für einen Studienplatz überproportional zu. In dieser Phase gelang es Rohmann, die Farbwerke Hoechst zur Vorfinanzierung eines mustergültigen Neubaus für das Gesamtfach Pharmazie an der Georg-Voigt-Straße 14–16 für 220 Studierende zu bewegen. Auch der Lehrkörper konnte in dieser Aufrüstungsphase der Universitäten begünstigt durch wirtschaftliche Prosperität in der Bundesrepublik durch Berufung eines zweiten pharmazeutischen Chemikers (Prof. Oelschläger), eines Pharmakognosten (Prof. Schneider), eines Technologen (Prof. Thoma) und eines Pharmakologen (Prof. Mutschler) beispielhaft verstärkt werden. Mit diesem Personaltableau gehörte die Universität Frankfurt am Main 1974 zu den wenigen Hochschulen in Westdeutschland, die alle vier von der Approbationsordnung für Apotheker vorgesehenen Lehrstühle besaß.

In Anbetracht der ständig gestiegenen Zahl von Studierenden der Pharmazie sah sich die hessische Landesregierung gezwungen, sechs C3-Professuren für das Gesamtfach zu etablieren. Die Mehrzahl dieser Professoren wurde rasch auf Lehrstühle an anderen Hochschulen berufen, sodass das geflügelte Wort von einer „Frankfurter Sprungschanze" entstand.

Die anhaltende Raumnot im Fach Pharmazie, das sich international zu einer life science entwickelte, zwang zum Neubau eines Pharmazeutischen Instituts außerhalb der Stadt. In vorbildlicher Kombination mit zahlreichen weiteren Fächern entstand von 1989–1993 das Biozentrum auf dem Niederurseler Hang. Der technisch perfekte, großzügige Bau bietet für 270 Wissenschaftler und nichtwissenschaftliche Mitarbeiter sowie 1.100 Studierende Lehr- und Forschungsmöglichkeiten, davon sind über 600 Pharmaziestudierende. Für die Zusammenarbeit mit der pharmazeutischen Industrie wurden die personalintensiven Innovationen Phenion und ZAFES gegründet. Aufgabe von ZAFES mit mehr als 400 Wissenschaftlern aus vielen Disziplinen ist u. a. die schnellere Vermarktung neuer Wirkstoffe.

Die in Hessen dominierenden politischen Kräfte veränderten auch die Organisationsstruktur der Landesuniversitäten. Die traditionsreiche Naturwissenschaftliche Fakultät wurde 1971 aufgelöst. Das Fach Pharmazie bildete mit der Biochemie und der Lebensmittelchemie als neue Organisationseinheit einen Fachbereich, der im Jahre 2000 mit dem Fachbereich Chemie zu dem Fachbereich Chemische und Pharmazeutische Wissenschaften mit 35 Professoren und ca. 1.250 Studierenden zusammengeschlossen wurde.

Die Emeritierungen der Professoren Schneider, Oelschläger und Mutschler leiteten über zu einer neuen Phase pharmazeutischer Forschung und Lehre, die von den Professoren Kreuter, Dingermann, Noe und Müller getragen wurde. Als Novum im Bereich Pharmazie wurde ein Graduiertenkolleg „Arzneimittel: Entwicklung und Analytik" geschaffen und mit einer Sommer- und Winterschule in Österreich die Examensvorbereitung erheblich verbessert. Die Rückberufung von Prof. Noe nach Wien ermöglichte die Schaffung von zwei C4-Professuren für pharmazeutische Chemie (Karas und Steinhilber).

Zusammenfassend darf gelten, dass das für das Gesundheitswesen unerlässliche Hochschulfach Pharmazie in den 90 Jahren seit seiner Etablierung von den wissenschaftlichen, wirtschaftlichen und politischen Strömungen nicht unberührt geblieben ist. Geöffnet hat es sich, im Gegensatz zu anderen Fächern, politischen Strömungen weder vor noch nach dem zweiten Weltkrieg. Aus einer Umfrage von Jürgen Habermas ging hervor, dass sich nur neun Prozent der Befragten als Engagierte in den späten 1950er Jahren einstuften. Durch eine kluge Personal-, Finanz- und Baupolitik in enger Kooperation mit anderen Disziplinen, besonders der Medizin, und der Industrie hat sich das Fach für die Zukunft gut aufgestellt. Die Ausbildung seiner Studierenden fand hohe Anerkennung. Die Erfolge seiner Forscher wurden durch vielfältige Auszeichnungen geehrt.

Anhang

Anlage 1 Laudatio für Prof. Oelschläger[384]

Laudatio zum 70. Geburtstag von Univ.-Prof. Dr. Dres. h.c. Herbert Oelschläger in Form eines „offenen Briefes“

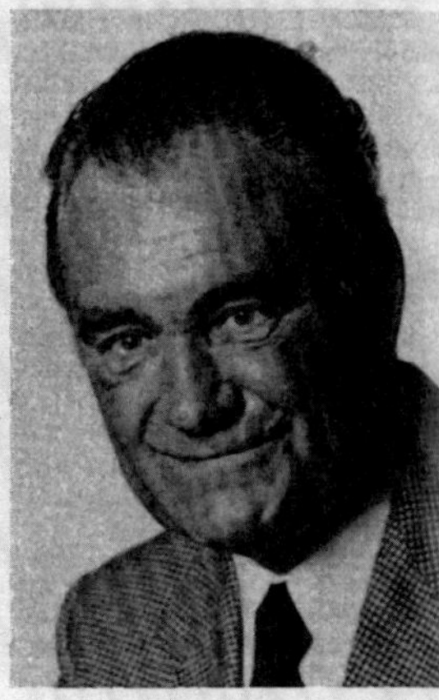

Prof. Dr. Herbert Oelschläger

Lieber Herr Oelschläger,
Sie werden sicher erstaunt sein, sich hier als Adressat eines „offenen Briefes“ zu finden, also einer eher fragwürdigen Kommunikationsform nicht eben der feineren Art, da sie meist negativ gesehene Dinge in die Öffentlichkeit trägt. Doch die heutigen Zeilen haben ihren Anlaß in der Vollendung Ihres siebenten Lebensjahrzehnts, die Sie ganz offensichtlich mit ungeschmälerter Schaffenskraft und Kreativität erleben, so daß es nicht wundern sollte, wenn Sie Ihren 200 wissenschaftlichen Veröffentlichungen noch eine Anzahl weiterer hinzufügen werden. Ein Jahr nach Ihrer Emeritierung (30. September 1989) gaben Sie zum 1. Oktober 1990 zwar die (erkennbarerweise gerne getragene) Last und Verantwortung der Institutsleitung in andere Hände, halten aber jetzt noch die „Große Vorlesung“, und das rerum cognoscere causas werden Sie gewiß noch lange weiterbetreiben. Anläßlich Ihrer „runden“ Geburtstage vor 5 und 10 Jahren wurde Ihr Werdegang von Ihnen nahestehenen Schülern und Kollegen gewürdigt, auch die Vielzahl der von Ihnen bearbeiteten Probleme klang an. Für einen „Außenstehenden“ wie mich, der nie zusammen mit Ihnen in einem Institut oder in wissenschaftlichen und fachbezogenen Gremien zusammengearbeitet hat, sich auch in ganz anders gearteten Arbeitsgebieten und Problemkreisen bewegt, wäre es nahezu vermessen, solches erneut zu versuchen. Immerhin bemerkt man leicht, wie Ihre Arbeiten von den „klassischen“ Gebieten der Arzneistoffsynthese und Arzneistoffanalytik auf deren modernere Methodik vor allem auf intensive pharmakokinetische Studien hinauslaufen. In alle diese Gebiete haben Sie bemerkenswert Neues eingeführt und an Ergebnissen erhalten, die Sie, der Sie ein gesuchter und gerne besuchter Vortragender sind, auch vorzüglich darzustellen vermögen. Eine eingehende Würdigung des wissenschaftlichen Gehaltes sollte von berufener, nämlich dafür fachkompetenter Seite erfolgen. Gemeinsamkeiten sind allerdings auch bei uns erkennbar: 1963 die Rufannahme auf ein Extraordinariat, und wenig später 1965 die Annahme eines weiteren Rufes, nunmehr auf ein Ordinariat mit voller Verantwortung für Forschung und Lehre für das Fach Pharmazeutische Chemie an nicht gerade unbedeutenden Hochschulen. Bei den bald beginnenden „Studentenunruhen“ waren Geduld, Beharrungsvermögen und Überzeugungskraft gefordert, auch wenn es in der Pharmazie nicht zu eigentlichen Ausschreitungen kam und sich durchaus die Einsicht vermitteln ließ, daß eine „konservativ-liberale“ Grundhaltung im positiven Sinne durchaus fortschrittlicher sein kann als eine um jeden Preis (meist ins Negative) verändern wollende „Progressivität“. Mit der Namenswidmung des „Herbert-Oelschläger-Steges“ haben die Frankfurter Studierenden Ihnen vor 10 Jahren zum 60. Geburtstag ein Zeichen der Dankbarkeit gesetzt, und die späteren wohl auch, wenngleich in der ungewöhnlicheren Form der inzwischen zweimaligen Entwendung des Schildes, das offenbar nun anderswo die Erinnerungen an das Studium bei Ihnen wachhalten soll. Ihre Anregungen und Ihre Wissensvermittlung in Vorlesungen, Gesprächen und Diskussionen gelten als vorbildlich. Den Besuchern der Fortbildungsveranstaltungen sind nicht nur Ihre eigenen Vorträge in bleibender Erinnerung, sondern auch die beispielhafte Art fairer und sachlicher Diskussionsführung, wenn Sie in den langen 15 Jahren von 1971 bis 1986 als Mitglied des Wissenschaftlichen Beirats der Bundesapothekerkammer die Vortragsveranstaltungen leiteten (oder, mit heutigen Worten gesagt: moderierten). Auch als Vortragender konnte man sich, wie ich, dabei gut aufgehoben fühlen. Noch mehr und in einem ins Gastliche übertragenen Sinne war dies der Fall bei den von Ihnen initiierten und veranstalteten Gastvorlesungen in Ihrem Frankfurter Institut, wenn nach sachlichen Diskussionen des Hochschullehrers nun der weltmännisch-liebenwürdige und warmherzige Mensch Herbert Oelschläger zum Vorschein kam. Solche Veranstaltugnen haben Sie seit 1968 mindestens 90mal durchgeführt und dadurch Ihren Studierenden und Mitarbeitern nicht nur eine Vielzahl auswärtiger und ausländischer Kollegen, sondern auch eine Vielzahl an Arbeitsrichtungen, Problemen und Forschungsergebnissen aus jeweils erster Hand kennenzulernen die Möglichkeit geboten. Und für die vortragenden Gäste ergab sich die Gelegenheit zu persönlicher Annäherung, auch im Kreise der von Ihnen dazu eingeladenen Frankfurter Kollegen der Pharmazie. Trotz einer die Normalität weit übersteigenden Auslastung mit Dienstaufgaben im engeren Sinne haben Sie auch auf Gebieten des allgemeinen staatlichen Lebens gewirkt und wurden so Gründungsmitglied des Bundes Freiheit der Wissenschaft, dessen Keimzelle ja in Frankfurt lag. Der engagierte Staatsbürger Herbert Oelschläger wurde besonders erkennbar, als er gewissermaßen „aus dem Stand“ als Parteiloser(!) zum Kandidaten als Senator für Wissenschaft, Forschung und Gesundheit eines CDU-Senats bei den Bürgerschaftswahlen 1986 und 1987 in Hamburg gekürt wurde.
Die langen, Ihnen durch Arbeits- und Kriegsdienst entzogenen Jahre haben keine Abwendung von den in der neuen Bundeswehr sich ergebenden Aufgaben bewirkt. So wurden Sie 1975 Oberfeldapotheker d.R. und 1976 Oberstapotheker d.R., im gleichen Jahre auch in den Wissenschaftlichen Beirat für das Sanitäts- und Gesundheitswesen der Bundeswehr berufen, in dem Sie heute noch tätig sind. Der Bereich Hessen der Deutschen Gesellschaft für Wehrmedizin und Wehrpharmazie dankte Ihnen (1982) mit der Ehrenplakette „Scientiae, Humanitati, Patriae“.
Ihre fachliche Kompetenz und Ihre Kooperationsbereitschaft brachten Ihnen die Aufgaben eines Kurators des Deutschen Arzneiprüfungsinstituts

(seit 1967), eines Mitglieds der Kommission für den Arzneimittel-Codex DAC (seit 1968), eines Sachverständigen der Aufbereitungskommission B3 (Neurologie/Psychiatrie) beim Bundesgesundheitsamt (seit 1984), eines Mitherausgebers des Archivs der Pharmazie (von 1973 bis 1990), der Arzneimittelforschung/Drug Research (seit 1988) und der Review of Drug Metabolism and Drug Interactions (seit 1980).
Natürlich bediente sich auch die Johann Wolfgang Goethe-Universität Ihrer Einsatzfreudigkeit in verschiedenen Ämtern und Kommissionen, von denen hier nur Ihr Dekanat der Naturwissenschaftlichen Fakultät von 1970 bis 1971 erwähnt sei. Als deren letzter Dekan hatten Sie die Aufspaltung in 7 „Fachbereiche" neuer Art durchzuführen, eine wohl kaum mehr vermeidbare, aber von uns älteren Hochschullehrern dennoch bedauerte Auflösung gewachsener Formen, da sie doch gerade ein Sinnbild für das „Interdisziplinäre" waren, das heute als neuzuschaffende „Errungenschaft progressiven Denkens" gefordert wird. Die würdige Form, in der sie als Dekan die angeordnete Auflösung der Fakultät durchführten, wird von Teilnehmern mit dankbarer Anerkennung hervorgehoben.
Auch andere Universitäten versuchten, Sie zu gewinnen, aber vergeblich, denn Sie haben 1970 den Ruf an die Universität Bern und 1977 den an die Universität Regensburg abgelehnt. Der erste ablehnende Bescheid brachte Ihnen einen Fackelzug Ihrer Frankfurter Studierenden ein, der zweite keinen Mißmut der Universität Regensburg, die Ihnen im Gegenteil 1990 mit der Verleihung der Doktorwürde ehrenhalber ihre höchste akademische Auszeichnung erwies, wie im selben Jahr kurz zuvor schon die Semmelweis-Universität für Medizinische Wissenschaften zu Budapest. Außeruniversitär erkannte man Ihre wissenschaftlichen Leistungen 1986 durch Berufung als korrespondierendes Mitglied der Akademie der Wissenschaften und der Literatur zu Mainz an. Die Deutsche Pharmazeutische Gesellschaft, die Sie für die Amtszeit von 1982 bis 1985 zu ihrem Präsidenten wählte, zeichnete Sie 1989 mit ihrer höchsten wissenschaftlichen Ehrung aus, der Verleihung der „Carl-Mannich-Medaille de Scientia Pharmaceutica Optime Merito", nachdem sie Sie in jüngeren Jahren (1961) durch Vergabe des „Carl-Mannich-Forschungsstipendiums" als eine Art Hoffnungsträger für wissenschaftliche Leistungen angespornt hatte, was allgemein als hohe Auszeichnung „junger" Dozenten galt.
Ehrungen und Auszeichnungen erreichten Sie auch von vielen ausländischen Einrichtungen: Man berief Sie 1969 als korrespondierendes Mitglied in die Tschechoslowakische Medizinische Akademie J. E. Purkyne, 1986 zum Ehrenmitglied der Tschechoslowakischen Pharmazeutischen Gesellschaft, 1988 der Ägyptischen und der Ungarischen Pharmazeutischen Gesellschaft, 1990 der Panhellenic Association of Pharmacists. 1972 erhielten Sie die Bronce-Medaille der Universität Helsinki, 1990 die Goldene Hippokrates-Medaille der Slovac Medical Society und die Copernicus-Medaille der Medical School der Universität Krakau. Auch die Berufung für 1972 bis 1978 in den Auswahlausschuß der Alexander-von-Humboldt-Stiftung ist als Auszeichnung zu sehen.
Besondere Freude dürfte Ihnen 1988 die hohe Ehrung seitens der Tschechoslowakischen Akademie der Wissenschaften durch Verleihung der Jaroslav-Heyroský-Medaille in Gold bereitet haben, denn Sie hatten sich 1961 bis 1962 dort am Institut dieses Nobelpreisträgers mit den von ihm entwickelten Methoden der Polarographie bekanntgemacht, die dann zum festen Bestand Ihrer analytischen Arbeitsweise geworden ist; Sie selbst nannten diesen Aufenthalt in Prag ein „Studium der Elektrochemie".
Ihr schon erwähnter Einsatz für die Pharmazeutische Fortbildung wurde Ihnen 1981 durch Verleihung der Ehrennadel Deutscher Apotheker und 1986 der Lesmüller-Medaille gedankt. Im Bereich der Landesapothekerkammer Hessen haben Sie die Akademie für Pharmazeutische Fortbildung begründet, waren 1976 bis 1990 deren Erster Vorsitzender und wurden dann mit der Würde eines Ehrenvorsitzenden geehrt. Eine hohe staatliche Auszeichnung dafür erhielten Sie schon 1981 durch Verleihung des Bundesverdienstkreuzes 1. Klasse und damit Aufnahme in den Verdienstorden der Bundesrepublik.
Sie haben aber nicht nur verdiente Anerkennungen entgegennehmen können, sondern auch die Erteilung solcher an andere initiiert: Während Ihrer schon erwähnten Präsidentschaft der Deutschen Pharmazeutischen Gesellschaft wurde die Carl-Mannich-Medaille an Leo Henryk Sternbach (1984) und Albrecht Fleckenstein (1985) verliehen sowie die Verleihung an Fritz Eiden und Frau Maria Kuhnert-Brandstätter beschlossen (sie erfolgte 1986 durch Ihren Amtsnachfolger Rudolf Schmitz). Die Universität Frankfurt ehrte auf Ihren Vorschlag hin Jaroslav Heyrovský (1966), Adriaan Jan Janssen (1978), Eric Boyland (1982) und Leo Henryk Sternbach (1986) mit der Doktorwürde ehrenhalber.
Daß auch die „Förderung des Nachwuchses" Ihre Sorge war, zeigt sich eindrucksvoll in der Zahl von mehr als 100 Doktoranden, von denen unter Ihrer Ägide Henning Blume, Eberhard Ehlers und Wolfgang Dünges zur Habilitation kamen; darüber hinaus ermöglichten Sie die Habilitation von Claus Führer, Herrmann Linde, Hermann Hofmann und Frau Fatma Inci Sengün.
In weiterem Rahmen sorgten Sie sich, wie auch Ihr Vorgänger im Präsidentenamt der Deutschen Pharmazeutischen Gesellschaft, Hermann Josef Roth (1978 bis 1981), um das Zusammenfinden der sich eher getrennt haltenden, wenn nicht gar auseinanderstrebenden pharmazeutischen Teildisziplinen, wofür äußerer Ausdruck der „Erste Gesamtkongreß der Pharmazeutischen Wissenschaften" 1983 in München war. Für 1986 regten Sie an und trafen Vorbereitungen für eine Gemeinsame Wissenschaftliche Tagung der Österreichischen und der Deutschen Pharmazeutischen Gesellschaft in Innsbruck. Hier dürfte auch ein Vorbild zu sehen sein für den gleichartigen gemeinsamen Kongreß mit den Französischen Pharmazeutischen Gesellschaften im kommenden September in Straßburg.
Zum Schluß: Sie, lieber Herbert Oelschläger, können am 18. Mai in Zufriedenheit über das von Ihnen Erarbeitete und Erreichte ein neues Lebensjahrzehnt, nunmehr schon das achte, beginnen. Mit nur 6 Tagen Abstand sind Sie dann auch in das fünfte Jahrzehnt Ihrer Ehe mit Frau Apothekerin Inge Oelschläger, geb. Lapp, eingetreten. Für beide „Jubiläen" wünschen meine Frau und ich Ihnen und Ihrer Gattin herzlich „Alles Gute"!

Ihr Gerwalt Zinner

(Prof. Dr. Herbert Oelschläger, Institut für Pharmazeutische Chemie, Georg-Voigt-Straße 14, 6000 Frankfurt 1)

Anlage 2 Laudatio für Prof. Schneider[U12]

Geduld
Ernsthaftigkeit
Ordnung
Ratio
Geradlinigkeit

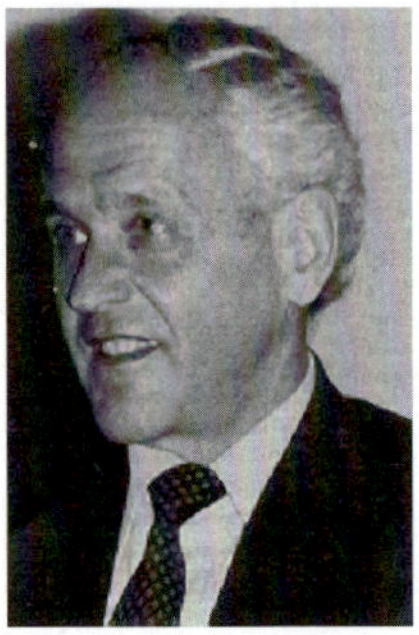

Standhaftigkeit
Common sense
Hilfsbereitschaft
Noblesse
Energie
Idee
Durchhaltevermögen
Effizienz
Redlichkeit

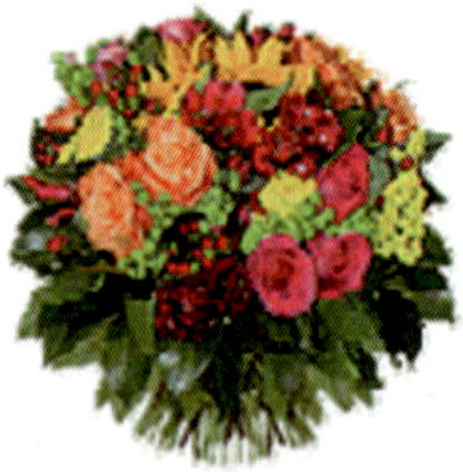

Zur Emeritierung von Prof. Dr. Georg Schneider am 6. Dezember 1991

von Prof. Dr. Dr. E. Mutschler

An diesem schönen Spätherbst- oder soll ich lieber sagen Frühwintertag? – möchte ich Sie höflich einladen, mit mir auf Exkursion zu gehen, auf eine Bergwanderung, wie sie Prof. Schneider so gerne unternimmt, um mit Ihnen gemeinsam zu versuchen, obwohl ich mich wegen mangelnder botanischer Kenntnisse dafür wahrlich nicht besonders gut eigne, einige interessante Pflanzen zu sammeln und sie dann – zum Strauß gebunden – am Ende der Exkursion Georg Schneider zu überreichen.

Die erste Blume, nach der wir Ausschau halten wollen, ist die ***Geduld****. Sie bevorzugt schattige Standorte, meist etwas vom Weg entfernt und ein wenig verborgen, auch ist sie nicht gerade häufig anzutreffen und beim ersten, noch ungenauen Betrachten eher unscheinbar. Ihr wahrer Wert erschließt sich erst, wenn man sich Zeit lässt, Wichtiges vom weniger Wichtigen zu unterscheiden, dem oder den anderen zuzuhören. Geduld heißt also, mit sich selbst im Reinen zu sein.*

Nicht selten in der Nähe der Geduld, in einem gemeinsamen Biotop gleichermaßen, kann man häufig eine zweite interessante Pflanze, die ***Ernsthaftigkeit****, finden. Ernst und Ernsthaftigkeit, zwei nahe Verwandte, gehören, glaubt man den Medien, wie die Geduld zu den wenig gefragten Pflanzenarten. Aber gerade darum haben sie ihren Reiz. Ernst als eine* *durch Sachlichkeit, Nachdenklichkeit und Gemessenheit gekennzeichnete Grundhaltung – so steht es als Definition im Universallexikon – ist die notwendige Ergänzung, der Kontrapunkt gleichsam zur Heiterkeit, und diese ja wiederum ist ja wohl als Ziel unumstritten. Doch wie dem auch sei, auf alle Fälle passt die Ernsthaftigkeit mit ihrer eher dunkleren Farbschattierung gut zur Geduld.*

Unser Weg, bisher noch weitgehend eben, führt uns jetzt deutlich bergan und auf einer Lichtung, so hoffe ich, sollten wir an einer besonders schönen Stelle ein Exemplar der Art ***Ordnung*** *antreffen. Ordnung gilt von Alters her genau wie die Subspezies Ordnungsliebe als besonders erstrebenswert, man möchte sie gerne besitzen, nur will diese Bemühung,, zumindest bei einer ganzen Reihe von uns, nicht immer so recht gelingen. Um so mehr verdienen gut geordnete Schreibtische und fehlende Zeitschriften- und Bücherstapel an den verschiedenen Stellen eines Ordinarien-Dienstzimmers Beachtung und Anerkennung. Doch darf in diesem Zusammenhang nicht unerwähnt bleiben, dass es neben dieser äußeren noch eine innere Ordnung gibt und diese vielleicht noch seltener und daher noch wertvoller ist.*

Zu dieser Gattung der inneren Ordnung gehört fraglos – und damit sind wir bei der vierten Pflanze, die gesucht werden soll – die ***Ratio****, der schlussfolgernde logische Verstand, oder kürzer ausgedrückt, die Vernunft. Wie schön wäre es, wenn sie, die Vernunft, weiter verbreitet wäre oder wenn wir sie in großem Umfang kultivieren und damit für jeden zugänglich machen könnten. Schaut man sich indes in der näheren und weiteren Umgebung und insbesondere in weiten Bereichen der Weltpolitik um, so wird man den Eindruck nicht los, dass sie zu den bedrohten Arten gehört, und deshalb schleunigst in den Katalog der zu schützenden Pflanzen aufgenommen werden sollte.*

Ob es der ***Geradlinigkeit****, der nächsten Spezies, die wir finden wollen, besser aussieht, muss erst noch näher untersucht werden. Sie auf unserem Weg anzutreffen, gibt es jedoch nach den Angaben des Wanderführers gute Chancen. Das ist nicht selbstverständlich, auch wenn wir in der Mathematik gelernt haben, dass die Gerade die kürzeste Verbindung zwischen zwei Punkten ist, und man deshalb annehmen sollte, dass es lohnend sei, sich geradlinig von einer Stelle zur anderen zu bewegen. Leider ist aber, wer wollte es bestreiten, der krumme Pfad der häufigere und um so mehr freut man sich, wenn man einem geradlinigen Menschen begegnet.*

Damit haben wir, wie ich meine, den ersten Teil unserer Exkursion erfolgreich abgeschlossen, und können uns eine kurze Rast gönnen. Die Matten liegen hinter uns, die ersten Steigungen ebenfalls, was lockt, ist der Gipfel. Bevor wir ihn erreichen, wäre es schön, wenn wir unserem Strauß eine weitere schöne Blüte in Form der ***Standhaftigkeit*** *hinzufügen könnten. Um standhaft zu sein, bedarf es guter Wurzeln, die festen Halt verleihen und einer guten Portion Mut, um die Fahne nicht in den Wind zu drehen. Nur wer einen Standort hat, wird auch Standhaftigkeit besitzen.*

Von ganz anderer Art, aber nicht minder attraktiv, ist unser nächstes Objekt, das wir ansteuern, der ***Common sense****, oder auf deutsch der gesunde Menschenverstand. Kennen Sie ihn und wenn ja, kennen Sie die verschiedenen Spielarten? Und was bedeutet, so ist weiter zu fragen, in diesem Zusammenhang gesund? Wir sollten oder können zumindest im Weitergehen darüber nachdenken.*

*Und dabei werden wir – wahrscheinlich unmittelbar nach einer Biegung, wobei sich der Blick weiter – auf eine besonders reizvolle, eine weithin leuchtende Pflanze, die **Hilfsbereitschaft**, stoßen. Sie kennen wir nun wirklich alle, haben sie immer wieder dankbar erlebt und uns an ihr erfreut. Interessanterweise findet man sie unabhängig von sozialem Status oder Hautfarbe. Das ist wohl etwas wie ein Prinzip Hoffnung.*

*Zu den im Führer mit dem Hinweis „selten" gekennzeichneten Arten und daher nur schwer zu entdecken, zählt die **Noblesse**. Im Duden habe ich als Erklärung für nobel die folgenden Angaben gefunden: In bewundernswerter Weise großmütig, edel gesinnt, menschlich vornehm. Kein Wunder, dass so etwas– wie gerade erwähnt – selten zu finden ist. Gerade deswegen wollen wir uns bemühen, diese köstliche Blüte in unseren Strauß einzubinden. Dies um so mehr, als wir es mit der nächsten, der **Energie**, wieder leichter haben. Sie kommt bekanntlich ubiquitär, in zahlreichen Spielarten und je nach Standort in mehr oder weniger kräftiger Ausprägung vor. Energeia, finden Sie nicht, dass diesem Wort eine besondere Sprachmelodie innewohnt, dass es etwas von dem ahnen lässt, zu dem Energie befähigt?*

*Von geistiger oder vergeistigter Energie kann man – ich glaube es wenigstens – bei der Nummer zehn unseres Straußes sprechen, bei der es sich, wie Sie rasch erkennen werden, um die **Idee** handelt. Ideen im Leben eines Hochschullehrers sind nicht alles, aber ohne Ideen ist alles nichts. Und es sollte vielleicht noch hinzugefügt werden, dass die Idee eine nahe Verwandte hat, die man ebenfalls jedem Forscher wünscht. Sie haben es längst erraten: Es ist die Intuition*

*Doch halt, ich merke, Sie werden müde. Geht es noch lange so weiter? Nein, seien Sie unbesorgt, nicht mehr lange, nur noch ganz kurz. Auch trifft es sich gut, dass wir mit großer Wahrscheinlichkeit gerade jetzt zu unserer nächsten Planta pulchra, dem **Durchhaltevermögen**, gelangen. Das ist wieder so eine Spezies, von der man wünschen möchte, dass sie viel häufiger wäre, von der viel gebraucht werden könnte. Denn wie viele Mitmenschen – nur Mitmenschen? – gibt es, die etwas anfangen, es aber nicht konsequent zu Ende führen.*

*Letzteres hat, so schließt sich langsam der Kreis, direkt etwas mit der vorletzten Pflanze in unserem Strauß, der **Effizienz** zu tun. Diese braucht man nicht zu erklären, es genügt, sie anzuschauen.*

*Und das gilt auch für das letzte Exemplar, die **Redlichkeit.** Kann man einem Menschen, eine größere Anerkennung zuteil werden lassen, als wenn man von ihm sagt, dass er integer sei?*

*Unsere Wanderung geht zu Ende, der **Strauß ist gebunden**. Und Sie wissen auch schon seit geraumer Zeit, dass ich versucht habe, für diesen Strauß die Eigenschaften von **Georg Schneider** anhand der Buchstaben seines Namens zusammenzustellen. Eine wichtige Eigenschaft fehlt aber noch, und diese kann ich nicht seinem Namen, wohl aber seiner Geburtsstadt, der Stadt Halberstadt, entnehmen. Es ist die **Bescheidenheit.** Trotz Ihrer Stellung, Ihrer Ämter, Ihrer Erfolge sind Sie, lieber Herr Schneider, bescheiden geblieben.*

Was mir am Ende dieser wohl mehr indirekten als direkten Laudatio zu tun noch übrig bleibt, ist Ihnen sehr herzlich für viele Jahre echter Kollegialität, für eine gemeinsame Wegstrecke zu danken, die von all dem, was ich versuchte auszudrücken, geprägt war. Und ich möchte in diesen Dank Ihre verehrte Gattin einschließen, die mit Ihnen Ihren Lebensweg in so vorbildlicher Weise teilt. Ich erinnere mich an eine Passage aus dem Buch von Heinz

Zahrnt, und ich bin der Überzeugung, dass diese Sätze gerade auch für Sie in hohem Maße gelten: „Das Alter ist nicht die Zeit der Ausweitung, sondern der Einkehr und der Sammlung, nicht der Planung und Aktion, sondern der Erinnerung und Vertiefung, alles in allem der Sichtung, Verarbeitung und Weitergabe von Erfahrung. Man kommt zwar aus den Teilen nicht heraus, aber dem Ganzen doch näher. Und das ist wohl, was man im Unterschied zum Wissen Weisheit nennt.“

Anlage 3 Laudatio für Prof. Thoma

Professor Karl Thoma 60 Jahre[385]

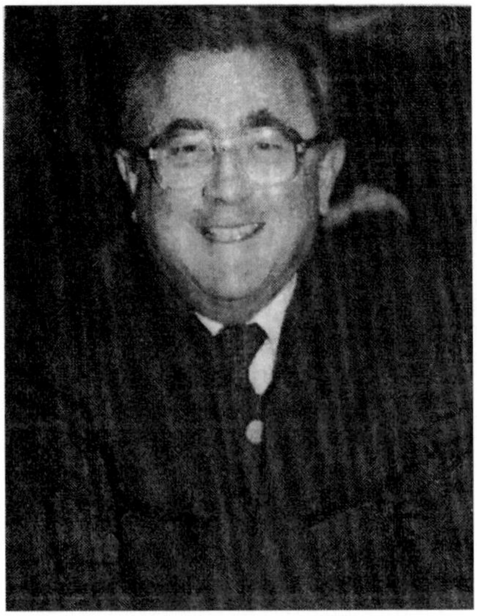

Prof. Dr. *Karl Thoma*

Am 6. Mai 1991 vollendet Dr. Karl Thoma, ordentlicher Professor und Inhaber des Lehrstuhles für Pharamzeutische Technologie sowie Vorstand des Instituts für Pharmazie und Lebensmittelchemie der Ludwig-Maximilians-Universität München, sein sechzigstes Lebensjahr. Dies gibt Anlass, auf sein bisheriges Wirken als Wissenschaftler, Doktorvater und engagierter Apotheker Rückschau zu halten.

Geboren und aufgewachsen in Rehau in Bayern, studierte er Pharmazie in München, wo er 1955 das pharmazeutische Staatsexamen ablegte. Die Promotion zum Dr. rer. nat. erfolgte 1959 ebenfalls in München unter Leitung von Professor Dr. Elsa Ullmann. Nach der Habilitation im Jahre 1964 erfolgte 1965 die Ernennung zum Privatdozenten, 1966 zum wissenschaftlichen Rat. 1966/67 berief man den 35jährigen auf den Lehrstuhl für Galenische Pharmazie der Universität Frankfurt am Main.

Nach drei Jahren erfolgreicher Arbeit wurde Prof. Thoma zum Direktor des Instituts für galenische Pharmazie der Johann Wolfgang Goethe-Universität bestellt. Berufungen auf die pharmazeutisch-technologischen Lehrstühle der Universität Braunschweig (1969), Ankara (1970) sowie Regensburg (1976) lehnte er ab, um sich ganz dem Aufbau des Frankfurter Instituts zu widmen.

1980 nahm Prof. Thoma den Ruf auf den damals erst errichteten Lehrstuhl für Pharmazeutische Technologie der Ludwig-Maximilians-Universität München an und kehrte so an die Stätte seines akademischen Ursprungs zurück.

Wissenschaftliche Arbeit

Karl Thoma wählte sich bei Privatdozentin Dr. Elsa Ullmann 1956 sein Dissertationsthema „Über das Verhalten kationenaktiver Antiseptika in Unguentum emulsificans aquosum“ selbst aus. Den Arbeitsplan hierfür musste er damals noch dem Institutsdirektor vorlegen. Aus solchen biopharmazeutischen Fragestellungen der Verfügbarkeit von Arzneistoffen entwickelte sich nicht nur seine spätere Habilitationsschrift, sondern auch eine Reihe weiterer Dissertationsthemen. Er gehört zu der Generation von Galenikern, die zu dieser Zeit ohne greifbare Aussichten auf eine Hochschullaufbahn eine Habilitation für das Fach Pharmazeutische Technologie anstrebte.

Im Arbeitskreis von Prof. Ullmann arbeitete er während der 60er Jahre an Untersuchungen der physikalisch-chemischen Wechselwirkungen zwischen Wirk- und Hilfsstoffen bei verschiedenen Arzneiformen. Die Arbeiten am Frankfurter Lehrstuhl galten zunächst den kolloid-chemischen Eigenschaften von Arzneistoffen. Aus diesen physikalisch-chemischen Grundlagenforschungen konnten auch in Zusammenarbeit mit Toxikologen und Pharmakologen, Problemlösungen für die Praxis zur Verminderung der Toxizität, Verbesserung der Stabilität sowie der biologischen Verfügbarkeit assoziierender Wirkstoffe gefunden werden. Sie trugen wesentlich zur rasch wachsenden Reputation des jungen Frankfurter Lehrstuhls bei.

Weitere Schwerpunkte der Arbeiten in Frankfurt wurden später in München fortgeführt, so die Untersuchungen zur Retardierung von festen peroralen Darreichungsformen, insbesondere mit Hilfe von Diffusionspellets, Mikrotabletten und Mikrokapseln. Neuere Arbeiten befassen sich mit der Photostabilisierung von Arzneistoffen ohne Hilfe von Packmitteln.

Angeregt durch seine Tätigkeit in staatlichen und standeseigenen Kommissionen, in die er berufen wurde, bearbeitet er häufig galenische Themen zur Arzneimittelsicherheit. Hierzu zählen unter anderem die Aufklärung der Polymorphie von Hartfett in Suppositorien, die Untersuchungen der Langzeitstabilität magensaftresistenter Arzneiformen sowie die Verfügbarkeitsprobleme von Arzneistoffen aus Depotpräparaten. Zahlreiche Untersuchungen zum Beispiel der Stabilität von Corticosteroiden in Dermatika, von Konservierungsmitteln und Wirkstoffen in Augenarzneimitteln sowie von Drogenzubereitungen warten auf Veröffentlichung. Insgesamt sind bisher etwa 330 Arbeiten als Originalmitteilungen, Kongressbeiträge, Übersichtsarbeiten oder Bücher erschienen.

Wie nur wenige hat Prof. Thoma während der vergangenen 25 Jahre das Fach Pharmazeutische Technologie mitgestaltet und ihm sein Gepräge gegeben.

Mitarbeit in wissenschaftlichen Gesellschaften und Kommissionen

Innerhalb der Deutschen Pharmazeutischen Gesellschaft engagiert sich Prof. Thoma seit langem. In den 70er Jahren leitete er die Landesgruppe Hessen, zwischen 1986 und 1989 hat er für die Deutsche Pharmazeutische Gesellschaft die an Mitgliedern stärkste Fachgruppe „Pharmazeutische Technologie" aufgebaut. Seit den 60er Jahren nehmen er und zahlreiche seiner Schüler an der Arbeit der APV teil.

Seine Mitarbeit in der Fédération Internationale Pharmaceutique (FIP) sowie als „Temporary Adviser" für die Weltgesundheitsorganisation sind ebenso zu erwähnen wie die Mitherausgeberschaft namhafter wissenschaftlicher Zeitschriften. Aus dem Ausland erreichten ihn zahlreiche Einladungen zu wissenschaftlichen Vorträgen sowie ehrenvolle Auszeichnungen durch Universitäten und Fachgesellschaften.

Problemlösungen zur Arzneimittelsicherheit bearbeitet Prof. Thoma als Vertreter seines Faches in der Deutschen und Europäischen Arzneibuchkommission sowie als Mitglied von Sachverständigenkommissionen des Bundesgesundheitsamtes und Wissenschaftlicher Beirat der Apothekerschaft seit Anfang der 70er Jahre. So ist er Mitglied des Kuratoriums Verein Deutsches Arzneiprüfungsinstitut und gehört dem Kuratorium/Wissenschaftlichen Beirat des Zentrallaboratoriums Deutscher Apotheker seit dessen Bestehen an.

Zu erwähnen sind in diesem Zusammenhang sein Vorschlag zur Etablierung des Sicherheitssystems von Referenzapotheken zur Erfassung von Arzneimittelrisiken sowie sein Eintreten in die organoleptische Arzneimittelprüfung durch den Apotheker.

Engagement für die Ausbildung und Fortbildung

An der langwierigen Ausarbeitung der Approbationsordnungen für Apotheker von 1971 und 1989 war er beteiligt. Als Mitglied und Sprecher des Wissenschaftlichen Beirats der Bundesapothekerkammer befasst er sich mit der Fortbildung und Weiterbildung. Seit 30 Jahren hat er ungezählte Vorträge für die Deutsche Pharmazeutische Gesellschaft, Die APV, die FIP, für Apothekerkammern und medizinische Gesellschaften gehalten. Vielen Offizinapothekern sind seine Davoser Fortbildungspraktika in den „Katakomben" des Davoser Kongresshauses in Erinnerung, hohe Teilnehmerzahlen bezeugten immer wieder deren Anziehungskraft.

Seine Schüler

Generationen von Studierenden hat er seit 1965 in Vorlesungen, Seminaren und Praktika theoretisch und praxisorientiert ausgebildet. Dabei fordert er Leistung, findet Respekt und gilt als gerechter, manchmal sehr geduldiger Prüfer. Neue wissenschaftliche Erkenntnisse und Trends versteht er den Studierenden in interessanter und einprägsamer Form nahe zu bringen.

Er ist Lehrer aus Überzeugung, auch in seinem Engagement für die Fortbildung der Angehörigen aller pharmazeutischen Berufsgruppen.
Aus seinen Doktoranden möchte er „tüchtige Galeniker“ machen, und viele Industriekarrieren beweisen, dass ihm dies immer wieder gelingt. Fast alle erinnern sich an lange Abend- und Nachtsitzungen, in denen sie mit ihm an Dissertationen und Veröffentlichungen gearbeitet haben, und an ihr Erstaunen über die Energie des Doktorvaters, der bereits einen vollen Arbeitstag hinter sich hatte.

Von den bisher 41 wissenschaftlichen Mitarbeitern, die seit 1970 bei ihm promoviert haben, arbeiten heute 36 in der pharmazeutischen und kosmetischen Industrie, in pharmazeutischen Berufsverbänden oder an der Hochschule. Die Mehrzahl seiner ehemaligen Doktoranden ist inzwischen als Forschungs- und Entwicklungsleiter oder in anderen leitenden Positionen der Pharmaindustrie beziehungsweise auch an der Universität als Lehrstuhlinhaber tätig.

Familiäres

In seinem beruflich durchsetzten Privatleben begleitet ihn, wann immer möglich, seine Frau Krista, ebenfalls Apothekerin, auf Vortragsreisen und teilt mit ihm die Freude an Musik und Kunstgeschichte. Eng ist der Kontakt zu den erwachsenen Kindern, die sich der Medizin verschrieben haben; die Tochter der Dermatologie, der Sohn der Zahnmedizin.

Wir wünschen Herrn Prof. Thoma eine schöne Geburtstagsfeier im Kreise seiner Familie, seiner Schüler und Kollegen. Mögen ihm Gesundheit und Tatendrang weiterhin erhalten bleiben, möge er weiterhin Erfolg und Befriedigung aus seinem Beruf als Hochschullehrer ziehen!

Ad multos annos!
Thomas Zimmer, Ingelheim
Otto Ernst Schubert, Basel

Anlage 4 Laudatio für Prof. Mutschler

Prof. Mutschler feierlich verabschiedet[386]

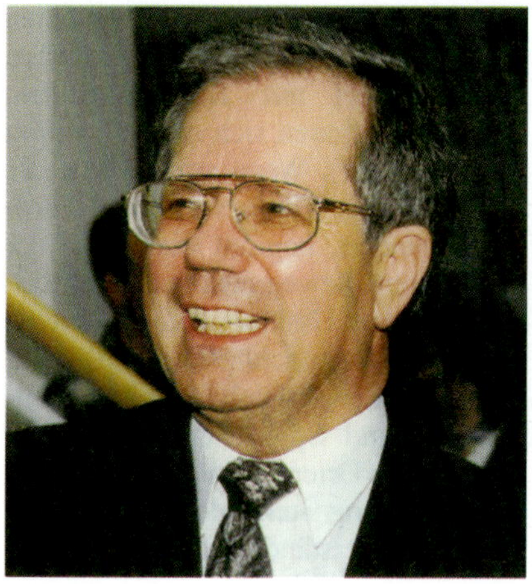

„Man muss gehen, solange es noch alle bedauern", sagte Prof. Dr. Dr. Ernst Mutschler. Und diesen Zeitpunkt scheint er auf den Punkt genau getroffen zu haben – gemessen an der Zahl derer, die am vergangenen Freitag den Weg ins Niederurseler Biozentrum gefunden haben, um Mutschler anlässlich seiner Emeritierung mit einer akademischen Feier zu verabschieden. Der große Hörsaal platzte aus allen Nähten. Genauso wie der Parkplatz vor dem Unigelände. Die Parksituation erinnerte doch schwer an die, die auch während des Semesters montags zwischen 10 und 12 Uhr eintrat: Da liest, nein las, Mutschler Pharmakologie. Wer zu spät kam, dem blieb für sein Auto nur noch der Platz auf den benachbarten Feldern.

Feierliche Geschäftigkeit, humorvolle Vorträge mit Niveau, ein Festvortrag mit philosophischem Charakter, eine etwas andere Dankesrede und stimmungsvolles Kerzenlicht. Die Feier hatte von allem etwas zu bieten. Den Anfang der Rednerriege machte Prof. Dr. Christian Noe, Dekan des Fachbereichs Biochemie, Pharmazie und Lebensmittelchemie „In einer Zeit, in der das Wort Globalisierung zum Kürzel für soziale Kälte wird, in der gigantische Transaktionen den Umsatz von Pharmafirmen in die Höhe treiben und in der eine solide akademische Ausbildung kein Garant mehr für eine sichere berufliche Zukunft ist, hat man da nichts besseres zu tun, als einer Emeritierung einen festlichen Rahmen zu geben?"

Zur Beantwortung der Frage machte Noe gedankliche Ausflüge zu den Humboldtschen Universitätsvorstellungen, Humboldts Grundsatz „Charakter durch Wissenschaft" interpretierte Noe als zeitlose Richtschnur für individuelle Entwicklung eines zielerfüllten Lebensgefühls. Diejenigen, die dies als Fiktion abtun und die Humboldt-Universität für tot erklären, verkünden nach den Worten Noes auch eine gewisse Orientierungslosigkeit der Universität. Dabei bedeute der Humboldtsche Universitätsgedanke, dass unablässig Stein um Stein am Aufbau des Sozialwissens gearbeitet werde. Nur dadurch entwickle sich die Menschheit gesellschaftspolitisch weiter.

Bei Humboldt galten die Professoren als Architekten eines großen Werkes. Noe: „Heute, wo alle Fortschrittgläubigkeit begraben ist, glaubt uns keiner mehr, dass unser Tun zwangsläufig nützlich ist." Noe bezeichnete Mutschler als einen, der erkannt habe, dass universitäre Forschung ein Stück Freiheit bedeute. Als Künstler seines Faches und als Künstler im Umgang mit Menschen habe er dazu beigetragen, dass sich die am Biozentrum Beschäftigten in einem „sehr gesunden Teil des Unilebens" wiederfinden. Sein sachlicher Stil und seine Seriosität haben ihn zum „Goldstandard" bei pharmazeutischen Beurteilungen gemacht.

Einen herzlichen Dank richtete Noe an Mutschlers Ehefrau Heide, die „unseren Emeritus so gut in Form hält". Ein Blumenstrauß könne nur ein dürrer Dank sein für eine Frau „die an der Seite eines Mannes ausharrt, der ein Leben lang träumt".

Gibt es spezielle Mutschler-Gene?

Nach den Worten Prof. Dr. Werner Meißners, Präsident der Johann Wolfgang Goethe-Universität, gibt es Bestseller, die in der Spiegel-Hitliste nicht auftauchen: die Arzneimittelwirkungen von Ernst Mutschler zum Beispiel. Einen Klassiker herauszugeben, dazu bedarf es schon besonderer Eigenschaften. Vielleicht liege es an speziellen Mutschler-Genen, mutmaßte Meißner. In seiner Familie wurden die Söhne abwechselnd Arzt oder Apotheker. Mutschler wurde kurzerhand beides.

Mutschler vereinige in bewundernswerter Weise den zweifelnden Forscherdrang eines Naturwissenschaftlers mit dem schnell entschlossenen Handeln eines Arztes. „Er schöpft viel Ruhe aus geordneter Tatkraft". Er habe allerdings auch das Potential, aus dem sich zu schöpfen lohnt. Besonders hervorzuheben sei Mutschlers rhetorische Fähigkeit. Dazu erzählte Meißner ein kleines Anekdötchen: Des öfteren sei Mutschler auf Vortragsveranstaltungen vorsorglich gebeten worden, kurz und verständlich zu referieren. Mutschlers lakonische Antwort: „Jaja, ich weiß schon, wie man das macht".

Effektive Institutsführung

Im Namen der Kollegen des Fachbereichs skizzierte Professor Dr. Theodor Dingermann vom Institut für Pharmazeutische Biologie die wichtigsten Lebensstationen und taktischen Winkelzüge Mutschlers nach, untermalt von Dias mit karikaturistischem Touch. Dingermann hob die kluge Gestaltung hervor, mit der Mutschler sein Institut organisierte. So ließ Mutschler die gesamte Breite des Faches Pharmakologie wissenschaftlich bearbeiten, indem er jede Teildisziplin (Pharmakodynamik, -kinetik und Molekularpharmakologie) mit einem Experten besetzte. Nach den Ausführungen Dingermanns war Mutschler aber immer der spiritus rector, er stellte die Weichen, und er war über alles im Detail informiert.

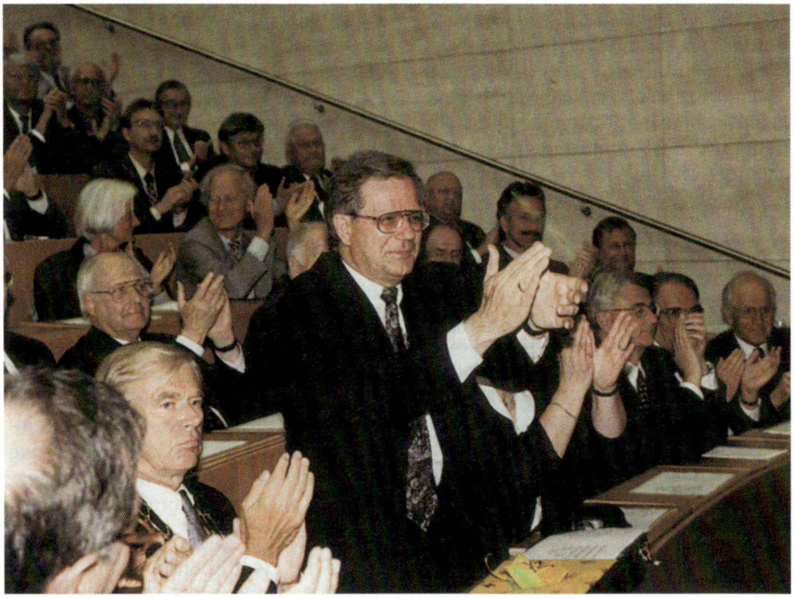

Prof. Dr. Dr. *Ernst Mutschler* freute sich über die vielen gelungenen Festreden

„Wir sagen Auf Wiedersehen und wir meinen auch auf Wiedersehen und zwar so oft wie möglich“, ermahnte Dingermann den Emeritus. Das wünscht sich auch der Nachfolger im Amt des Direktors des Pharmakologischen Instituts für Naturwissenschaftler, Professor Dr. Walter E. Müller, der hofft, noch lange auf Mutschlers Wissen und Erfahrung zurückgreifen zu können. In der kurzen Zeit, in der er in Frankfurt sei, habe er schon von „diesem preußischen Pflichtbewusstsein mit schwäbischer Ausprägung profitieren können“. Trotz der Präsenz, die Mutschler durch seine vielen Ämter nach außen hatte, war er doch integer nach innen. Der warmherzige, familiäre Umgang mit seinen Mitarbeitern macht ihn zu einer Persönlichkeit.

In seiner Laudatio wies Prof. Dr. Dres. h. c. H. Oelschläger, Pharmazeutisches Institut Jena, Mutschler darauf hin, dass auch ein Emeritus Pflichten habe: „Sie sind auch als Emeritus gefordert, der Pharmazie weiter zu dienen. Für Ihr Buch gibt es keine Alternative!“ Viele Lehrbücher haben den Sprung in die nächste Generation nicht geschafft, das dürfte den „Arzneimittelwirkungen“ nicht passieren. Nur durch möglichst rasche Neuauflagen, die den jeweiligen Kenntnisstand aufzeigen, könne man dem Bedürfnis des Nutzers entsprechen. Oelschläger würdigte die „unglaubliche Leistung“ innerhalb von 25 Jahren ein derart umfangreiches Werk gleich siebenmal neu herauszugeben. Das könne man nur bewältigen, wenn man ein so disziplinierter und organisatorisch mustergültiger Wissenschaftler wie Mutschler sei.

Die wichtigste wissenschaftspolitische Leistung ist nach Oelschläger die Wiedervereinigung der Deutschen Pharmazeutischen Gesellschaft von Ost und West gewesen, die er in „eleganter Form" vorangetrieben hätte. Bei all dem Tatendrang, den über 600 wissenschaftlichen Publikationen, den pharmakologischen Kommentaren zum DAB 9 und 10, dem Engagement in allen einschlägigen pharmazeutischen Institutionen, den Lehrbüchern, ...ist doch eines nach Oelschläger auffällig:

„Vor uns sitzt ein kerngesunder, von der Last der Arbeit nicht gebeugter, ja noch nicht einmal ergrauter Emeritus!", Da stelle sich die Frage: „Was ist das für ein Mensch?" Oelschläger zog die Astrologie zu Rate. Demnach haben Zwillinge ein lange jungenhaftes Aussehen. Sie bestechen durch feinfühliges Wesen und wachsen am Austausch mit anderen Menschen. Zwillinge haben einen Standpunkt, teilen aber diesen noch lange nicht mit. Sie sind um die wertneutrale Nachricht bemüht. Der emotionale Kommentar sei nicht ihr Ding. Sie haben den Drang, die Dinge zu umkreisen, zu spalten und zu enttarnen. Dies erreichen sie mit ihrem Intellekt, der Sprache mit dem Brückenschlag zu anderen Menschen.

Tendenz zum Reduktionismus der Ganzheitsmedizin vorziehen

Im Festvortrag philosophierte Prof. Dr. Dr. h. c. Wolfgang Gerok von der Medizinischen Klinik, Universität Freiburg, über mögliche Perspektiven einer künftigen Medizin. Dazu extrapolierte er eigene Erfahrungen, die er mit der Wissenschaft und dem ärztlichen Handeln gemacht hatte, in die nahe Zukunft. Erfolge in den letzten Jahrzehnten beruhten nach Geroks Worten auf der Tendenz der medizinischen Forschung zum Reduktionismus. Dabei wird ein komplexes System auf ein einfaches zurückgeführt, und zwar mit dem Bewusstsein, dass es nicht mit der Realität identisch ist. Die Ganzheit ist immer mehr als die Summe der Teile. Beispiele aus der Physik: Newton'sches Gravitationsgesetz oder die Gesetze des freien Falls von Galilei.

In Zeiten, in der alle Welt von Ganzheitsmedizin spricht, propagierte Gerok dennoch die Tendenz zum Reduktionismus. Es gebe immer eine Kluft zwischen dem, was wir erkennen, und dem, was die Welt als Ganzes ist. Die Realität habe immer einen Vorsprung vor unserer Erkenntnis. Außerdem greife das Argument, alles hänge mit allem zusammen, in der medizinischen Forschung nicht. Bei der Suche nach Erkenntnis ist es Aufgabe des Forschers, äußere und innere Einflüsse herauszufinden. Gerok ist entschieden dagegen, den Holismus moralisch dem Reduktionismus vorzuziehen. Vielmehr müsse der Reduktionismus, einem nachträglichen Holismus vorausgehen, indem Teilaspekte in ein System eingefügt werden.

Für Gerok ist wissenschaftliches Denken unabdingbare Grundlage ärztlichen Handelns, es ist aber allein nicht ausreichend. Die wissenschaftliche Durchdringung der Medizin habe Nachteile. Sie führe zur Spezialisierung, Technisierung und

Jurifizierung. Gerade der Spezialisierung werde sich die Medizin in Zukunft stellen müssen, schaute Gerok in die Zukunft. So müsse es einen Arzt geben, der die Befunde der einzelnen Spezialisten für den Patienten zum Ganzen zusammensetzt.

Der Arzt muss seine Entscheidungen immer auf zwei Ebenen fällen, weil es neben der wissenschaftlichen Erfahrung, der instrumentellen Vernunft immer noch eine zweite Erkenntnisebene gibt. Dies ist die Ebene der praktischen Vernunft, der Ethik. Hier stünde der Arzt dem Patienten beratend zur Seite. Gerok prophezeite, dass wir auch in der zukünftigen Medizin in einem Spannungsfeld von Wissen und Werten, von Allgemeingültigem und Personengebundenem, von Objektivierbarem und Subjektivem und von Abstraktem und Konkretem leben werden.

Anstelle der Dank- und Abschiedsrede hat sich Mutschler etwas besonderes einfallen lassen. Es ergab sich eine stimmungsvolle Atmosphäre, als Folien mit sehr persönlichen Worten Mutschlers an die Wand projiziert wurden, musikalisch untermalt vom Quartett D-Dur, KV 285, von Wolfgang Amadeus Mozart, für Flöte, Violine, Viola und Violoncello. Die Ausführenden waren Günter Voglmayr, Ester Haffner, Günter Seifert und Franz Bartolomey von den Wiener Philharmonikern. Mutschler bedankte sich bei seiner wissenschaftlichen Familie und allen, die mit ihm seine persönliche und wissenschaftliche Karriereschleife gezogen haben: „Der Dank an die Wegbegleiter ist das zentrale, mich heute erfüllende Gefühl".

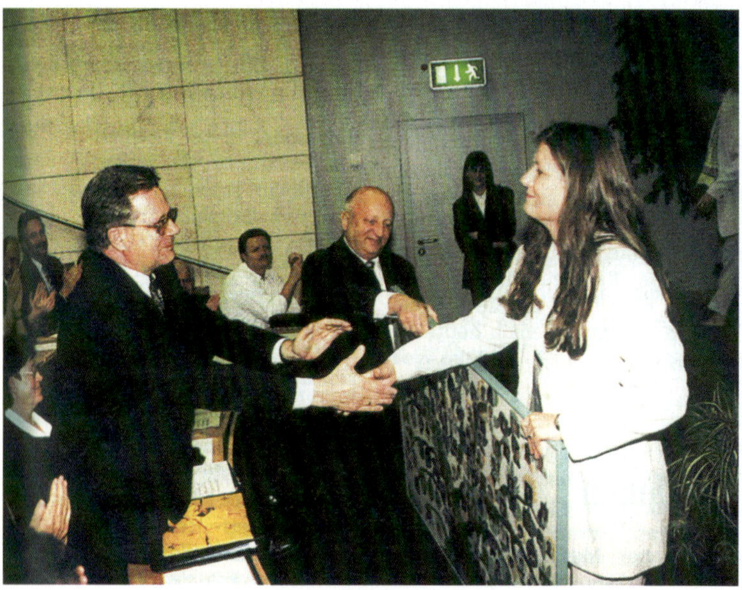

Der erste Doktorand und die bisher letzte Doktorandin überreichten ihrem Doktorvater ein ganz spezielles Präsent: Der „Mutschler-Arbeitsgruppen-Stammbaum" mit 115 Doktoranden.

Anlage 5 Liste der wissenschaftlichen Mitarbeiter der Pharmazeutischen Institute seit 1965

Abdel-Tawab, Mona
Abu-Khurmah, Mohammad
Adler, Peter
Ahn, Ji-Won
Al Shaik, Mohammed
Albert, Dana
Albert, Karsten
Altmann, Anja
Amon, Michael
Andrè, Marianne
Arning, Manfred
Arnold, Christina
Aschrafi, Angelique
Atmaca, Serap
Aufmuth, Claus-Peter
Back, Wilfried
Bahr, Ute
Balk, Monika
Bankmann,Yvonne
Bastian, Hans
Bauer, Andrea H
Beck, Peter
Beck, Petra
Becker, Cornelia
Becker, Jürgen
Becker, Ulla
Bergmann, Martina
Berner, Bettina
Blecken-Soldner, Andrea
Blöcher, Elisabeth
Blüml, Klaus
Blume, Henning
Bockhard, Heike
Bodora, Stefan
Böhm, Karola
Bonert, Astrid
Borchard, Gerrit
Bräunig, Bernhard
Brehm, Oliver
Bremer, Uwe
Bresink, Iris

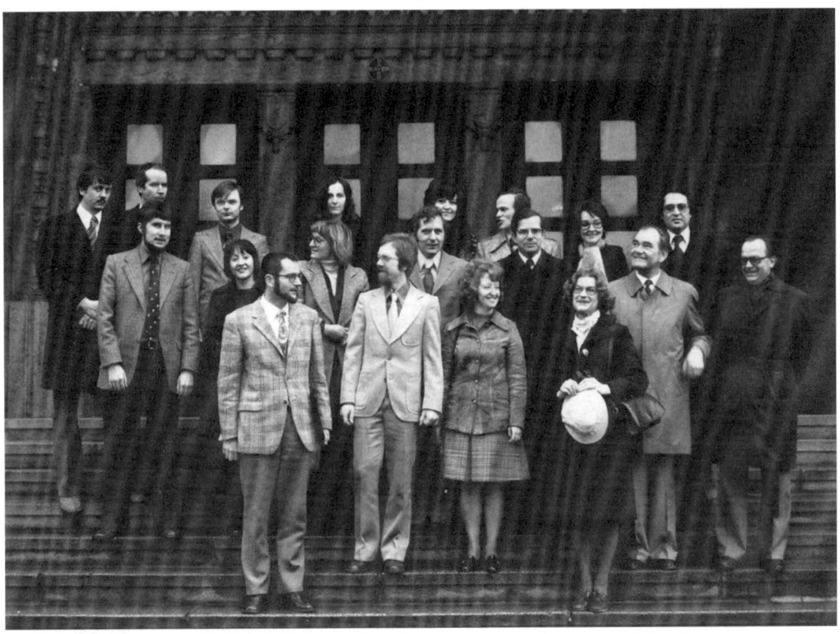

Exkursion der wissenschaftlichen Mitarbeiter des Instituts für Pharmazeutische Chemie und des Pharmakologischen Instituts zur Fa. Bayer Leverkusen 1975 (2. Reihe links Prof. *Temple*, später University of Cork)

Briehl, Hannelore
Brunar, Helmut
Brungs, Martina
Buchheit, Karl-Heinz
Buchstaller, H.-P.
Buhl, Thomas
Bukenberger, Monika
Bungardt, Edwin
Bunge, Knut
Burkartsmaier, Axel
Bürkert, Eva
Bursen, Adelheid
Busch, Andreas Eugen
Busch, Thomas
Büschges, Ralf
Caesar, Friedrich
Canenbley, Rainer
Cappel, Markus
Chantraine, Ernst
Chung, Tanh
Coester, Conrad jun.
Coester, Conrad sen.
Corvey, Carsten
Csech, Manfred
Czasch, Hans-Jürgen
Czeche, Sittah
Czirwitzky, Cornelia
Dahms, Monika
Dallwig, Stefanie
Damer, Susanne
Dannat, Karola
Diefenbach, Hans-Rudolf
Diepold, Robert
Dietrich, Anette
Dols, Stephan
Dörje, Frank
Draisbach, Ruth
Druckrey, Frauke
Duda, Angela
Dumont, Hans
Dünges, Wolfgng
Duran, Adil
Eberwein, Thomas
Eckert, Gunter P.
Edling, Christa
Egerer, Hansjörg
Ehlers, Eberhard
Eichele, Annette
Eichele, Otto
El-Agami, Mohammed
El-Bairi, Adib
Elgert, Michael
El-Hossny,Takiuddin
Emmerich, Albrecht
Ewald, Heinz-Werner
Ewert, Marten
Faber, Sabine
Fehlinger, Fritz Gernot
Fehske, Christian

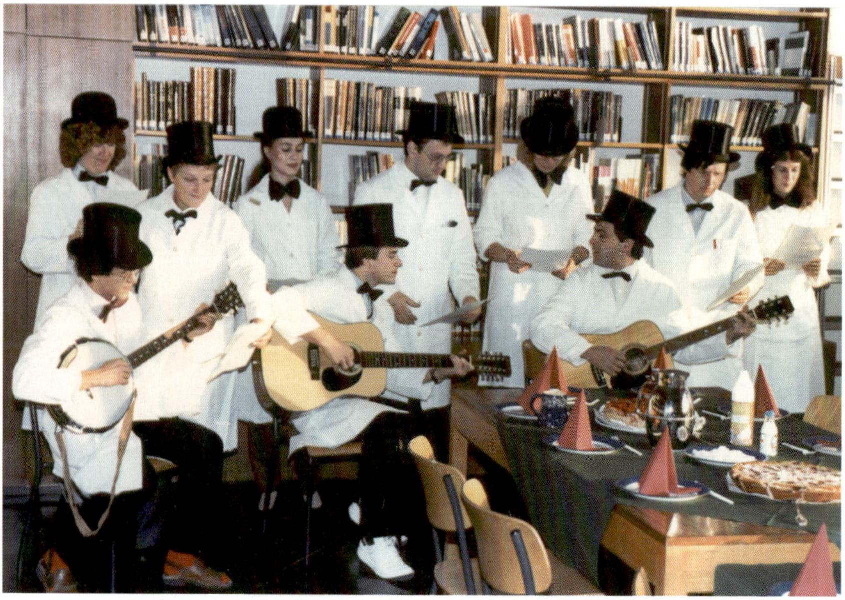

Doktorfeier von *Michael Ihrig,* Institut für Pharmazeutische Biologie, 1983

Feifel, Roland
Fendt, Rainer
Finke, Manfred
Finke, Martin
Firla, Beate
Firmenich, Herbert
Fischbach, Matthias
Fischer, Lutz
Flassig, Gaby
Frank, Ina
Frank, Ulrich
Franke, Cornelia
Franke,
Hanshermann
Freissmuth, J.
Frey, Claudia
Fricke, Johann
Friderichs, Elmar
Friebe, Thomas P.
Friedmann, Werner
Friese, Anke
Fritsch, Helmut
Fröstl, Bettina
Fuchs, Bettina
Ganso, Matthias
Gaubatz, Thomas
Gaußmann, Anne
Gebhardt, Steffen
Geider, Marlene
Geisert, Manfred
Geppert, Vera
Gido, Christina
Giebenhein, Gerhard
Gilbert, Matthias
Glassl, Peter
Gothier, Klaus-Dieter
Gräfe Kerstin
Gräfe-Bub,
Ann-Katrin
Grebian-Krolop,
Birgit
Greve, Helmut
Griffin, Perry
Grimm, Hans W.
Grimm, Ulrike
Gröning, Rüdiger
Gross, Jan
Gründwidl, Jürgen
Gubitz, Christian
Haberhauer, Georg
Hackling, Anneke
Hädrich, Ines
Hainka, Ingeborg
Hamel, Daisy
Hammer, Wolfram
Hampel, Martin
Hanstein, Ulrich
Harder, Hans
Härle, Damaris
Harsche, Christian
Hartung, Ursula
Haubenreisser,
Sabine
Hauptmann, Susanne
Heckenmüller,
Harald
Hehner, Christel
Heidl, Annegret
Heim, Wolfgang
Hellwich, Karl-Heinz
Helmecke, Dorothee
Helmessen,
Wolfgang
Helmich,
Marie-Luise
Henke, Dorit
Henke, Erich
Henke, Susann
Hense, Monika
Henseler, Margarete
Hentschel, Ulrich
Herber, Bernd
Herkner, Reiner
Hermening, Andreas
Hermening, Petra
Herrmann,
Ernst-Georg
Herrmann,
Hans-Dieter
Herzfeldt,
Claus-Dieter
Hilz, Winfried
Hoang, Tri
Höfling, Georg
Hofmann, Sandra
Hofner, Anja
Holoubek, Gisela
Hönig, Jürgen
Horn, Jens
Horne, Cornelia
Hörnig, Michael
Hörter, Dirk
Houshfar, Gholamali
Hösch, Gabriele
Howitz, Antje
Hultzsch, K.
Hunger, Corina
Ihrig, Michael
Immel, Dieter
Immel-Sehr, Annette
Jacobi, Silvia
Jahn-Humberg, Petra
Jahnke, Richard
Janßen-Timmen,
Uwe
Jansson, Klaus
Jaskolla, Thorsten
Jennes, Ingo
Jörs, Hans Joachim
Junghans, Monika
Kämmerer, Wolfgang
Kammerl, Erich
Kasper, Frank Rudolf
Kasper, Lisa
Kaufhold, Lucius
Kaunzinger, Astrid

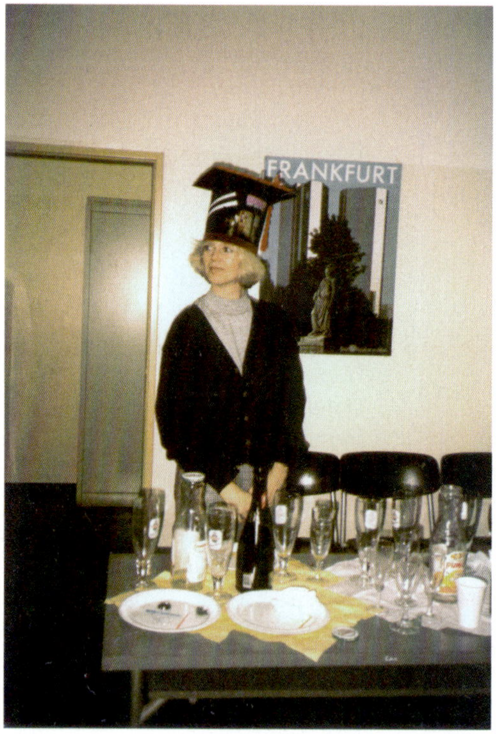

Doktorfeier von *Telsche Muhl,* Institut für Pharmazeutische Chemie, 1989

Keil, Uta
Keim, Christine
Kiefer, Werner
Kiehm, Kevin
Kirsch, Christopher
Kiesel-Klaus, Karin
Klan, Niko
Klein, Christian
Klein, Sandra
Klein, W.
Kleinek, Reinhard
Kleinert, Winfried
Kleinsorge, Doris
Klimek, Rainhardt
Klopp, Thomas
Kneisel, Antje
Knöll, Antje Sabine
Kober, Martin
Kober, Susan
Koch, Klaus
Kock, Michael
Kofahl, Birgit
Kohl, Christopher
Kohl, Thorsten
Köhler, Michael
Kohnhäuser-Burkl, Jürgen
Kolbeck, Ingrid
Koller, Elke
Koller, Franz
Kraft, Helga
Krämer, Norbert
Kramm, Holger
Kreher, Mareta
Kressmann, Sabine
Kreutzmann, Kai
Krüger, Ralf
Krumholz, Bernd
Kruse, Jens
Kruskopf, Jürgen
Kubas, Holger
Künstler, Burkard
Kummer, Michael
Kurek, Erika
Kurz, Andreas
Kuschnick, Christine
Lachmann, Bodo
Lachner, Irene

Lambrecht, Günter
Lang, Jürgen
Lang, Peter
Lang, Ulrich
Langer, Klaus
Langguth, Peter
Lassig, Renate
Laufer, Stefan
Laux, Rainer
Lechtken, Adriane
Leillich, Gerhard
Leiner, Thomas
Leuner, Christian
Leutner, Silke
Leutz, Steffen
Li, Ziyu
Lieb, Herbert
Liebeler, Hildegard
Liebmann-Gülicher, Bettina
Lim, Giok Tjeng
Lindenberg, Marc
Linz, Birgit
Lipka, Elke
Löbenberg, Ernst
Löbenberg, Raimar
Lohse, Karsten
Losekamm, Anja
Lumbantoruan, Sahat
Lyssy, Ralf
Mach, Ulrich
Magsam, Birgit
Mann, Norbert
Marburger, Cornelia
Martens, Frauke
Martienssen, Doris
Martin, Eric
Masree, Mohammed
Matheus, Jochen
Matthiesen, Uwe
May, Sibylle
Mayer, Sascha
Mehrling, Thomas
Meindl, Nadine
Menke, Kirsten
Menth, Marion
Meusert, Bettina-Kira
Meyer, Björn
Meyer, Claus
Meyer, Ernst
Michaelis, Martin
Michel, Angela
Miculka, Christian
Mielke, Barbara
Möbus, Walter
Modrack, Gotelinde
Modrack, Herfried
Möhrke, Werner
Möllenbeck, Sven
Moritz, Sven
Morunga, Ralf
Moser, Ulrich
Moussa, Ahmed Oussama
Muhl, Telsche
Müller, Herbert
Müller, Manfred
Nachev, Paissy K.
Netzer, Tilo
Neubeck, Monika
Nicke, Annette
Niebuhr, Jens
Nikolajewski, Petra S.
Oehm, Clarissa
Oehr, Hans-Peter
Oei, Han Tiok
Ogorka, Jörg
Omür Demirezer, Lttiye
Paradeiser, Bernhard
Paulke, Alexander
Pelster, Jürgen
Peters, Hermann Josef
Peters, Imke
Pfaff, Günther
Pfaff, Otmar
Pies, Andreas
Pirker, Stefan
Pooth, Rainer
Priewer, Helmut
Prinoth, Monika
Prodohl, P.
Quinke, Sibyl
Rachor, Sven
Räder, Kurt
Rais, Isam
Rancke, Angela
Rath, Susanne
Rau, Oliver
Reh, Klaus
Reiz, Markus
Rettenmayr, Nikola
Richter, Johanna
Richter, Peter
Richter, Wolfgang
Riotte, Joachim
Röder, Kuno
Rohmann, Anke
Rössler, Berthold
Rothenberger, Rainer
Rothley, Dietrich
Röttger, Eberhard
Rudolph, Markus
Ruland, Anke
Rummel, Manfred
Rupp, Andreas
Ruß, Hagen
Sachse, Hans-Herbert
Sasse, Britta
Saur, Oliver
Schäfer-Korting, Monika
Schaffer, Sebastian
Schaffnit, Karl
Scharf, Sebastian
Scharfenberger, Elvira
Schatton, Wolfgang

Schaub, Ulrike
Scherer, Dieter
Scherer, U.
Scherping, Isabel
Schiefer, Gerhard
Schindowski, Katharina
Schmersahl, Hein Uwe
Schmidt, Andrea
Schmidt, Heidrun
Schmidt, Wolfgang
Schmidt-Dietz, Anja
Schmitt-Schillig, Stephanie
Schnabel, Holger
Schnabel, Rainer
Schneider, Björn
Schneider, J.
Schraets, Dorothe
Schröder, Heinz-Helmut
Schuchmann, Horst
Schuldes, Helmut
Schuldes, Rosemarie
Schulz, Eric
Schulz, Kathrin
Schumacher-Eul, Annette
Schumann, Dietlind
Schüssel, Kathrin
Schweiger, Johannes
Schwell, Bettina
Seedorf, D.
Seegmüller, Eva
Seeling, Andreas
Selmer, Jörg
Selzer, Torsten
Seuter, Sabine
Sgoff, Heidi
Siebert, Carsten
Siemer, Elisabeth
Sigler, Anette
Simon, Herbert
Singer, Andrea
Siol, Oliver
Smietana, Sabine
Sobel, Markus
Sommer, Andrea
Sorg, Bernd
Sörgel, Fritz
Spahn-Langguth, Hildegard
Spohn, Rainer
Staab, Alexander
Stahl, Elke
Stanek, Marlene
Stanek, Thomas
Stein, Peter
Steinbach, Dieter
Steiner, Ute
Steiniger, Sebastian
Steinmetz, Ralf
Steiper, Martina
Steube, Sebastian
Stieneker, Frank
Stobbe, Birgit
Stoffers, Kirsten
Strack, Eberhard
Struwe, Werner
Stüber, Wolfgang
Stumpf, Heinz
Sudarsono, W.
Syha, Yvonne
Szendey, Georg L.
Tan, Sien H.
Temple, Cherrill F.
Thiele, Klaus-Dieter
Tiebel, Renate
Tietz, Harald
Tillner, Joachim
Tintelnot, Marina
Toporski, Christa
Toporski, Werner

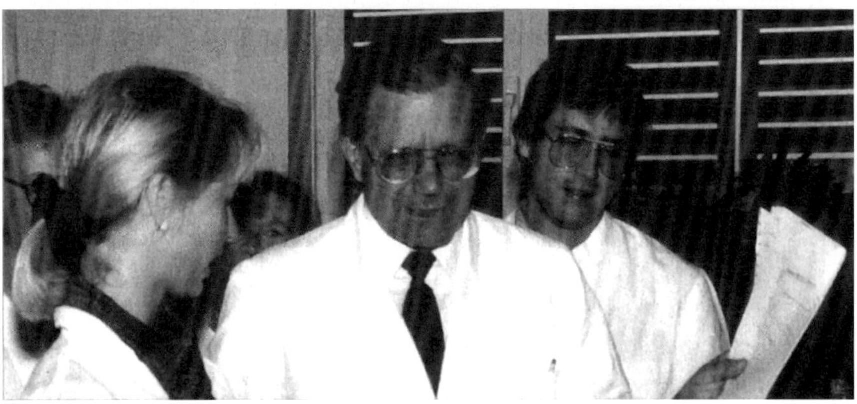

Prof. *Mutschler* mit einigen Doktoranden 1993

Treiber, Kristina
Tretiakova, Irina
Tröster, Sabine
Ueberall, Sieglinde
Uhl, Johannes
Ullrich, Frank
Unkrich, Gisela
Vasters, Eberhard
Veith, Jörg
Vetter, Michael
Voege, Herbert
Vogel, Gisela
Voith, Barbara
Voith, Guido
Volk, Wolfgang
Vollmer, Gerald
von Bruchhausen, Volkmar
Wagner, Ingrid
Wagner, Michael
Walter, Jochen
Walter, Martin
Walther, Michael
Warlich, Rüdiger
Weber, Claudia C.
Weber-Grandke, Heidrun
Wehrle, Jahn
Weidlich, Markus
Weigand, Antje
Weihs, Hubert
Weiser, Martin M.
Weißer, Karin
Werner, Doris
Werz, Oliver
Westerhoff, Kerstin
Will, Klaus
Willems, Michael
Winckler, Thomas
Windisch, H.
Winkler, Werner
Windscheif, Ursula
Wölffling, Dieter
Wolf, Hans-Thomas
Wolf, Erwin
Wolf-Pflugmann, O.
Woltersdorf, H. J.
Wonnemann, Meinolf
Woog, Heinrich
Wunderlich, Stefan
Wurglics, Mario
Würschmidt, Joachim
Zech, Jürgen
Zeller, Andreas
Zimmer, Andreas
Zimmer, Markus
Zimmer, Thomas
Ziyal, Ragip
Zobel, Hans-Peter
Zündorf, Ilse
Zunker, Peter

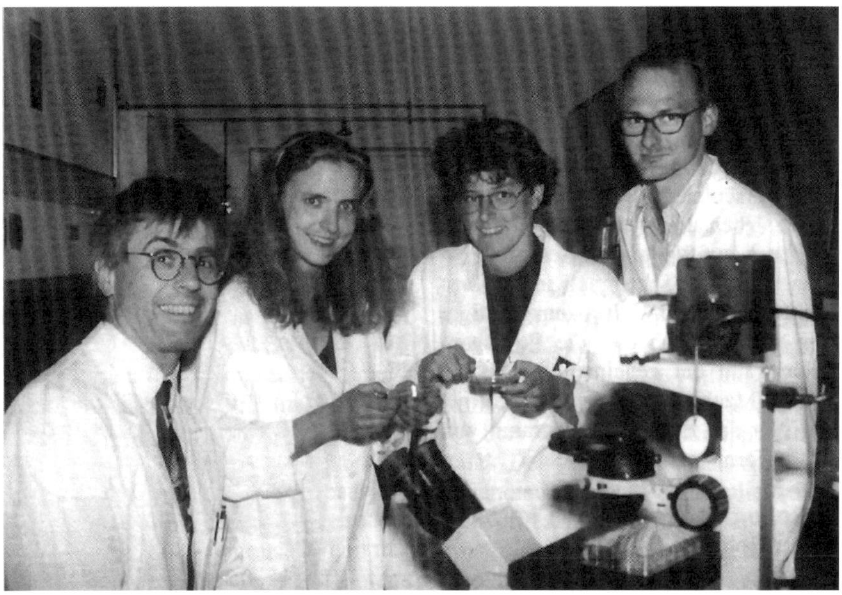

Prof. *Dingermann* mit einigen Mitarbeitern 1993

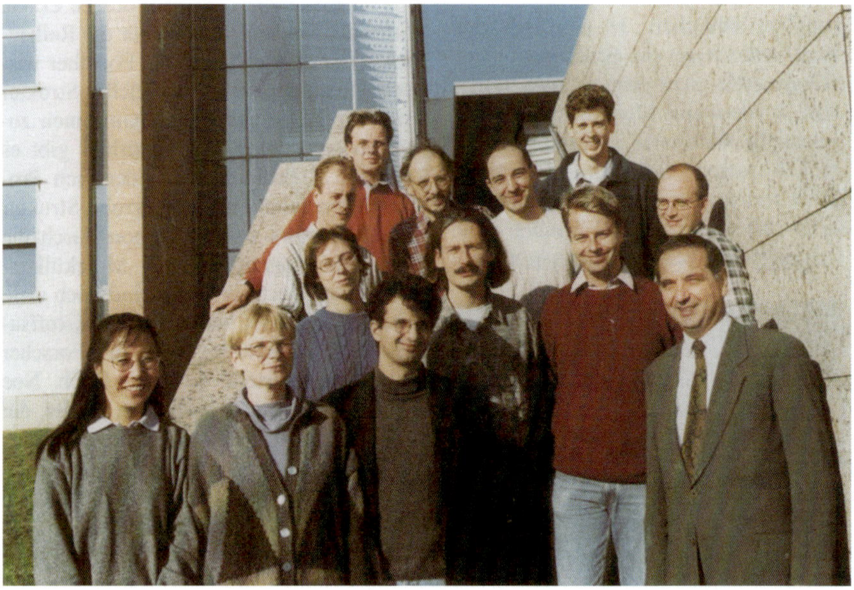

Prof. *Noe* mit seinen Frankfurter Doktoranden 1998

Anlage 6 Liste der Hochschulabsolventen im Fach Pharmazie von Herbst 1949 bis Herbst 2004

Herbst 1949
Fürst, Eugenie
Gretscher, Charlotte
Hammann, Ernst
Köhler, Hans
Lang, Brigitte
Osthelder, Irmgard
Pawluk, Alla
Peters, Ingeborg
Rüdiger, Helmut
Schiering, Gerda
Schumcj, Lubor
Tilts, Daila
Uliczka, Karl-Heinz

Frühjahr 1950
Behmisch, Gerda
Fuchs, Ewald
Krauß, Gertrud
Mittendorf, Hildegard
Rave, Ernst-Wolfgang
Volkers, Magdalena

Herbst 1950
Benne, Horst
Deus, Elfriede
Eckert, Theobald
Faber, Katharina
Manns, Wilfried
Thonhausen, Ursula

Frühjahr 1951
Balsam, Günter
Barth, Werner
Born, Paul
Ernst, Günther
Espenschied, Hildegard
Gerlach, Elisabeth
Gunder, Karlheinz
Häbler, Gerhard
Häuser, Gisela
Heusser, Dietrich
Hiller, Dietrich
Hochstadt, Dorothea
Körbs, Gertraude
Koser, Karl
Meurer, Margret
Nickel, Irmgard
Pfeiffer, Hans
Schäfer, Ulrike
Schneider, Hans
Schuchmann, Rolf
Stihl, Liselotte
Wuth, Hermann

Herbst 1951
Beck, Dieter
Dahmer, Karl
Fink.Karl
Freitag, Elisabeth
Gerber, Josef
Helmstaedter, Gerhard
Herrmann, Horst-Günter
Herz, Fred
Hilgendorf, Horst-Erich
Jacoby, Otto-Horst
Michel, Hans
Müller, Karl-Hans
Schlarb, Arnold
Weyland, Hans Helmut
Worringen, Ilse

Frühjahr 1952
Ansorge, Leonore
Becker, Felix
Bolte, Heinz
Bücking, Hugo
Flögel, Günter
Frank, Adelgund
Frank, Peter
Gourgé, Erich
Hartmann, Klara
Heil, Günther
Heiligenthal, Adolph
Kleinschrot, Gerhart
Laube, Gottfried
Meier zu Eissen, Dietrich
Michel, Klaus
Pollakowsky, Frank
Remy, Elinor
Roye, Renate
Scholz, Günter
Schweitzer, Benno
Stroschein, Günter
Wischnewski, Martin

Herbst 1952
Bauer, Wolfgang
Beck, Gretel,
Blomenkamp, Marie-Luise
Braun, Wolfgang
Bubel, Karl-Heinz
Busch, Helmut-Otto
Fries, Theodor
Führer, Claus
Gebhardt, Dieter
Geist, Edgar
Haase, Gretel
Heinzerling-Knoche, Lucie
Hellmann, Kurt
Henkel, Hans
Hennig, Werner
Herrmann, Arnold
Horst, Rudolf

Kremer, Maria
Leonhäuser, Charlotte
Maury, Rolf
Mengel, Irmgard
Menkens, Lilo
Müller, Herbert
Paulus, Luitgard
Plümer, Wolfgang
Pohlmann, Bernhard
Reiche, Rudolf
Schmidt, Renate
Schorhemmer, Hans-Walter
Schulz, Heinz
Schütz, Rudolf
Senft, Günther
Uhl, Josef
Ungeheuer, Hans
Völp, Reiner
Werr, Arno

Frühjahr 1953
Bacher, Walter
Becker, Heinz
Broll, Anneliese
Bürger, Wolfgang
Frener, Hans-Georg
Freytag, Gerda
Geiß, Toni
Heimpel, Walter
Hoffmann, Hilde
Idstein, Lucie
Lehmann, Günther
Mahler, Horst Helmut
Montag, Werner
Pestalozza, Almut, Gräfin v.
Reimer, Hans-Joachim
Renzing, Gisela
Ries, Werner
Rossel, Karl-Heinz
Rüttgers, Adelgund
Schweitzer, Hans-Joachim
Wuth, Gretel

Herbst 1953
Badel, Karl-Ludwig
Binsack, Hans-Kurt
Dahlhausen, Gebhard
Eckert, Hilde
Grams, Eveline
Howitz, Heinz
Kaiser, Heinz
Kinast, Annelies
Kuhne, Karl
Loeb, Karl-Heinz
Meisel, Diether
Puschmann, Werner
Reisen, Paul
Rudolph, Gabriele
Schenck, Rolf
Schennert, Gudrun
Schilling, Günther
Schohe, Heinrich
Schüßler, Edeltraud
Streckert, Ruthild
Sydow, Werner
Tolles, Ingeborg
Weiß, Eva-Maria
Wildermuth, Anneliese, Dr.

Frühjahr 1954
Braune, Heide
Bromig, Georg, Dr.
Fisseler, Margarete
Kreis, Rudolf
Manns, Alfred
Maury, Christel
Osswald, Helmut
Poepperling, Anneliese
Roesrath, Ferdinand
Schlichenmaier, Gerhard
Schwiermann, Inge
Türk Wolfgang
Uhwald, Helmut
Weisenburger, Heinz
Ziegler, Siegfried

Herbst 1954
Fink, Ludwig
Flach, Hildegard
Graumann, Werner
Haubner, Walter
Holde, Irmgard
Hunn, Lieselotte
Klingner, Hans-Joachim
Kneissel, Liesel
Löbenberg, Ernst
Prügner, Erika
Schilly, Waldemar
Schneider, Gertrude
Schultz, Waldemar
Stehling, Anneliese
Steller, Otto
Völker, Werner
Vonderbank, Hermann, Dr.
Vorwinkel, Erich
Weißenberg, Lotte, Dr.

Frühjahr 1955
Baumann, Rosemarie
Bracker, Karl-Heinrich
Curtaz, Annemarie
Flach, Josef
Harnischfeger, Herta
Henrici, Ewald
Hoffmann, Eva
Hoffmann, Friedel
Lau, Helmtrud
Prenschoff, Gisela
Reß, Willi
Schaeff, Erika
Stork, Marianne

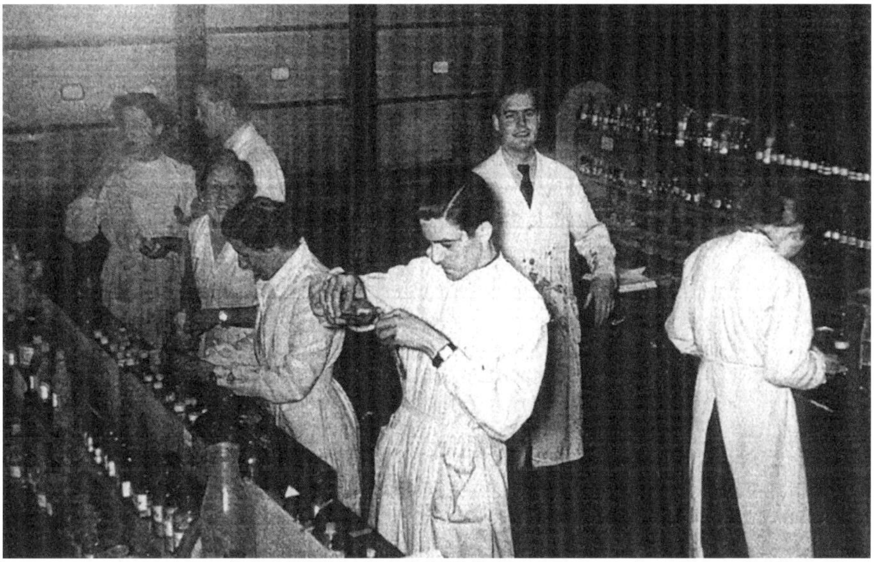

Studierende im Praktikum 1956

Ule, Gisela
Wiesinger, Horst
Witt, Margret

Herbst 1955
Arnold, Hildegard
Arthen, Heinz
Beschar, Ruth
Bräuer, Dieter
Doege, Günther
Donovang, Charlotte
Ebel, Erich
Eßes, Ruth
Föcking, Otto
Frank, Dieter
Greiner, Käthe
Hahn, Anneliese, v.
Hampel, Werner
Hassencamp, Lothar
Hentschel, Gerhard
Nehrlich, Rolf
Peisker, Anitena
Risse, Hiltrud
Schulz-Isenbeck, Dieter
Sebald, Kurt
Weigel, Peter
Wiechert, Jochen
Wissenbach, Lotte

Frühjahr 1956
Baucke, Ingrid
Elberth, Erika
Engler, Ruth
Glenn, Margarete
Haak, Liselotte
Hahn, Gisela
Hartmann, Frauke
Hiller, Edith
Kohlstaedt, Otto
Lenck, Sigrid
Lenz, Wolfgang
Lochmann, Sigrid
Melcher, Sigrid
Nieß, Waltraud
Nötzel, Ilse
Oswald, Gisela
Schörnig, Eva
Schulz-Isenbeck, Horst
Vogt, Gudrun
Wickschrath, Eugen
Witek, Gerald
Wenzke, Sieghard

Herbst 1956
Bachmann, Lilo
Bärtsch, Günther
Braun, Ingeborg
Dieckmann Traute
Freisfeld, Ilse
Gagel, Erich
Heinecke, Martin
Hörath, Ingeborg
Kehr, Wolfgang

Kilichowski, Günther
Koch, Rolf Karl
Lang, Fritz
Leiblein, Elfi
Löhr, Horst
Müller, Wilhelm
Neubronner Kurt-Heinz
Osenberg Ruth
Probst, Franz
Röth, Werner
Schulz, Wolfgang
Staat, Rainer
Werner Karl-Heinz

Frühjahr 1957
Achenbach, Johannes
Arnswaldt, Gudula, v.
Ballmaier, Helmut
Effmert, Alfons
Fröbius, Jutta
Gossel, Barbara
Hanke, Irmgard
Hentschel, Horst
Hoewert, Claus
Hoffmann, Hermann
Kilb, Egon
Knieps, Aloys
Oswald, Annemarie
Robeck, Helga
Schott, Erika
Schuster, Lore
Sippel, Hans-Joachim
Ströll, Helga
Voigt, Ilse
Weiermann, Sigrid

Herbst 1957
Böger, Herbert
Bosse, Karl
Gasser, Irmgard
Grimm, Roselies
Haas, Walter
Kerstan, Reinhold
Knüß, Günther
Krämer, Ingrid
Lachnit, Ilse
Linke, Karl-Heinz
Müller, Erwin
Müller, Gertrud
Mumdey, Helga
Obert, Margarete-Elisabeth
Petri, Eva-Maria
Reichert, Hannelore
Reinhardt, Elfriede
Schwandt, Horst
Suntheim, Horst
Walter, Ellen
Wasserfuhr, Hildegard
Weinmann, Otto
Weise, Adelheid
Wieber, Heide
Witt, Helmut

Frühjahr 1958
Berg, Christa
Bohle, Ludwig
Danco, Helga
Delp, Klaus
Feldhofen, Eduard
Fülbert, Georg Werner
Liese, Hedwig
Mattheus, Grimilde
Moseberg, Johannes
Pindur, Hans Peter
Rahmsdorf, Christa
Reitberger, Hermann
Sattler, Käte
Schmid, Siegfried
Schmidt, Ulrich

Herbst 1958
Batur, Can
Creuzburg, Dietrich
Geister, Klaus
Hafke, Hannelore
Jaeger, Hildegard
Kester, Waltraut
Klöber, Else
Knabenschuh, Ingrid
Krauter, Theodora
Krumbiegel, Evamaria
Langer, Bernhard
Müller, Ursula
Prein, Eva-Maria
Rau, Lore
Rittershausen, Ingrid
Schuppe, Hans Wolfgang
Springer, Gerhart
Stein, Lotte
Theobald, Getlinde
Vögele, Hermann
Wohlrab, Walter

Frühjahr 1959
Bialonski, Marianne
Biermann, Elisabeth, Dr.
Bopp, Anna-Hedwig
Egner, Erika
Etzbach, Rosemarie
Färber, Marlis
Fleiner, Christel
Friedrich, Rosemarie
Gock, Marianne
Helfrich, Marietta
Hense, Lothar
Hickel, Erika
Hörath, Helmut
Keil, Ellen
Köhler, Hans Otto
Krake, Lieselotte
Krüger, Christa
Leister, Otmar
Müller, Hella
Pinn, Marlies

Ruttkowski, Gisela
Schilling, Ernesto
Schott, Ilse
Seitz, Walter
Sigmund, Wilma
Thiede, Walther
Traffehn, Charlotte
Weisser, Willi
Worch, Gertrud
Wuthe, Gisela

Herbst 1959
Amann, Elfriede
Blum, Konrad
Bogen, Siglinde
Boie, Dieter
Bräutigam, Margot
Brendel, Rüdiger
Damm, Brigitte
Fahrig, Dieter
Glaser, Doris
Gobes, Sigrid
Haubner, Hedwig
Hentschel, Elisabeth
Justen, Marlis
Kaiser, Adolf
Krauß, Alexander
Lademann, Friedrich,
Ludwig, Irmtraud
Lutsch, Peter
Oestreicher, Werner
Osthoff, Dieter
Raabe, Paul Edmund
Rakobrandt, Ingrid
Rathert, Elke
Richter, Isa
Schmidt, Renate
Seidlitz, Werner
Wagner, Maria
Wenke, Herm
Wolf, Maria
Wörner, Ute

Frühjahr 1960
Alver, Seyfullah
Benß, Almuth
Bertaloth, Hans Christian
Blaesy, Lore
Buddruß, Hanna
Deisig, Renate
Deynet, Odilia
Engelhardt, Ingeborg
Grießhaber, Gerlinde
Gröbner, Renate
Heydeman, Gertraud
Jaeger, Christa
Kempfer, Armin
Klink, Gudrun
Koch, Wilhelm
Krause, Margarete
Kurpjun, Ludwig
Marsse, Sigrid
Mertig, Margot
Michel, Ortrud
Neithardt, Ingeborg
Piechulla, Klaus
Pleier, Irmi, Dr.
Plotz, Hansgeorg
Reichel, Ingrid
Roye, Lebarakt
Rühl, Mechthild
Schäfer, Werner
Schmidt, Martin
Schröder, Irmtraut
Schwarte, Christa
Sell, Gisela
Steger.Vera
Trobisch, Peter
Türck, Gisela
Unger, Richard
Wollny, Maria

Herbst 1960
Achard, Gertrud
Anderlohr, Anna-Maria
Arens, Herbert
Benirschke, Margarete
Büttner, Elisabeth Maria
Dentsch, Helga
Diefenbach, Christa
Eichhorn, Klaus
Einicke, Jutta
Fuhr, Ingeborg
Gagel, Maria-Luise
Gräf, Anneliese
Grimm, Karl Heinz
Hein, Karin
Heinrich, Elisabeth
Held, Hannelore
Kalbfleisch, Dagmar-Ute
Kallweit, Irmthrut
Knöbl, Hilda
Koppenhöfer, Herta
Krämer, Gisela
Laux, Hans-Dieter
Limmermann, Liesel
Lübeck, Helga
Marquardt, Gudrun
Möbs, Günter
Muthray, Marianne
Roth, Eleonore
Rudolph, Ilse
Russmann, Horst
Thomé, Barbara
Weidner, Barbara
Wittern, Annegret
Zedler, Margot

Frühjahr 1961
Becker, Heinrich
Behrends, Helke
Bethke, Renate
Beysel, Waltraud
Bolling, Arnulf
Dorner, Gerlind
Eberhardt, Krista
Eysenbach, Karl

Geiger, Günter
Grüneberg, Hanns-Gerolf
Hermening, Fritz
Herms, Klaus
Hofmann, Peter
Hufeld, Christa
Kochwesser, Annemarie
Kottsieper, Jürgen
Kranold, Jutta
Krick, Ingeborg
Link, Renate
Meyer, Wolfgang
Otterbein, Brigitta
Remsperger, Helene
Schaffner, Margarete
Schaffnit, Karl
Schambach, Hannelore
Schmenderer, Eberhard
Schneider, Ursula
Schneider, Ute
Völger, Karl-Dieter
Weber, Horst
Werneburg, Rosemarie
Zimmermann, Irmgard

Herbst 1961
Allendorf, Hanspeter
Bansch, Marie-Luise
Berthold, Winfried
Brix, Olga
Bruchhausen, Volkmar, v.
Czastek, Gerti
Dettke, Peter
Elighausen, Jutta
Enes, Karl-Friedrich
Fleiner, Renate
Gindi, Ezzat Zaki
Griesheimer, Hilde-Helena
Güttler, Helga
Heitmann, Manfred
Hildebrand, Helga
Holz, Eva
Hornef, Annegrit
Kaiser, Wilhelm
Kärcher, Karl
Kilb, Gertrud
Klotz, Hilde
Kraft, Sofia
Kudozus, Gisela-Brigitte
Lommatzsch, Maria Ludmilla
Mennig, Hans-Karl
Michel, Marianne
Müller, Hildegard
Müller, Wolfgang
Otto, Vera
Parsia Parsi, Huschang
Ripperger, Hans-Joachim
Scheuermann, Dorothea
Scholz, Helga
Spiegelberger, Ingeborg
Teichmann, Sigrid
Völker, Ilse
Vollgärtner, Helga
Weber, Friedrich
Weishaar, Jutta
Wilhelm, Gisela
Wirmer, Verena
Wölfing, Erwin
Wunsch, Günter
Zeiger, Klaus
Ziener, Irma
Zolper, Anneliese

Frühjahr 1962
Arndt, Erika
Becker, Arnulf
Behnke, Margot
Glenwitz, Ingrid
Holzapfel, Ingrid
Hornemann, Claus
Kamp, Helmut
Klingebiel, Rita
Kordelle, Horst Dietrich
Korff, Renate
Lätsch, Irene
Lefftz, Annelore
Lehr, Brigitta
Machers, Stephan
Meyer, Marianne
Möbus, Walther
Presser, Norbert
Raykowski, Ursula
Richter, Johanna
Schlögel, Karl Berthold
Schrader, Renate
Schweitzer, Helga
Spier, Roswitha
Strieder, Margarete
Thomae, Hans-Reiner
Volz, Walter
Wachtel, Erhard
Waltermann, Heinrich
Weber, Annemarie
Wildeshans, Margot
Worch, Dietrich
Ziegler, Waltraut

Herbst 1962
Abbé, Hermann
Baumann, Margitta
Becker, Inge
Blumrich, Bärbel
Bode, Hella
Bohle, Karin
Eisenbarth, Ursula
El Agamy, Mohammed
Feyerherd, Sybille
Hannoudi, Dawlet
Hofmann, Martin
Kerl, Katharina
Koch, Werner

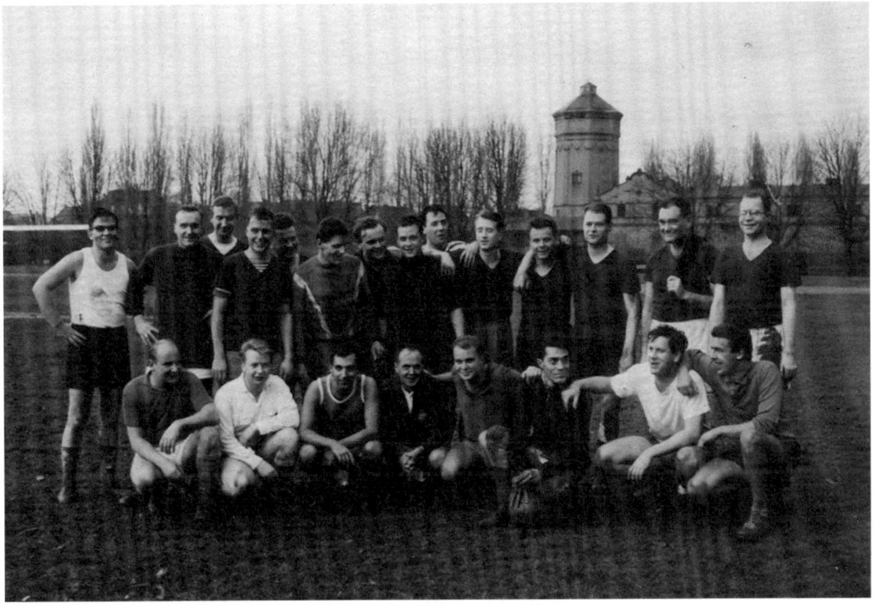

Fußballturnier der Pharmaziestudenten mit Prof. *Oelschläger* (1963)

Köppen, Christa
Krönke, Carsten
Kühl, Inge
Leonhardt, Helene
Lisso, Inge
Mosch, Helena
Münter, Maren
Noeßke, Wulf
Otto, Gisela
Pichura, Irene
Rühl, Maren
Sahm, Christina
Schäfer, Brigitta
Schäfer, Margot
Schmitt-Planck, Ernst
Schulz, Eva
Sill, Renate
Trebitz, Elfriede
Ulrich, Christel
Vogt, Johanna
Werder, Brigitte, v.
Widmayer, Hannelore
Wollbold, Ulrike

Frühjahr 1963
Alavi, Maryam
Bachmann, Gabriele
Bausch, Gisela
Bier, Waltraud
Bosse, Rosemarie
Braun, Renate
Brenner, Germania
Broßler, Ingrid
Brüheim, Renate
Eberts, Joachim
Gagel, Renate
Gerharz, Ute
Grosch, Ingrid
Gutzmann, Dorothea
Hammer, Gerda
Helfrich, Karin
Holtz, Susanne
Kröckel, Gertraud
Krüger, Gabriele
Lassig, Renate
Lehmann, Brigitta
Liesen, Käthe
Maas, Ute
Martin, Horst
März, Helga
Möbus, Margurd
Müller, Herbert
Müller-Marschhausen, Ingrid

Ort, Gisela
Pasch, Gertrud
Rausch, Liselotte
Rhaese, Gertraut
Schweizer, Ilse Maria
Stamm, Klaus
Steghaus, Marlis
Uhl, Erika
Wernicke, Ute
Wobst, Hilde

Herbst 1963
Bauer, Angela
Becker, Doris
Bergen, Dorothea, v.
Brösel, Adelheid
Dünnhaupt, Jutta
Hader, Gunther
Hartung, Ingrid
Herrmann, Gisela
Hoffmann, Mechthild
Holler, Ernst
Hüther, Maria
Immel, Dieter
Jeneck, Gerhard
Kabelitz, Christa
Krusche, Erika
Kutscher, Inge
Miserre, Karl-Ludwig
Modrack, Herfried
Müller, Ursula
Nachtwey, Günter
Nicodemus, Inge
Rapprich, Herta
Schall, Liselotte
Schirmer, Herta
Schott, Helmut
Tamm, Elisabeth
Trautwein, Renate
Vogt, Ursula
Volz, Heidi
Weihert, Gisela
Woycke, Marianne

Frühjahr 1964
Allendorf, Inge
Becker, Jürgen-Dieter
Bertram, David
Bröker, Paul
Büch, Bärbel
Dalheimer, Hannelore
Deneke, Sabine
Ermel, Klaus
Eyer, Christel
Fickler, Christel
Frank, Ulrich
Gruber, Ingeborg
Haftendorn, Christa
Heinen, Hildegard
Hronda, Eva
Illert, Brigitta
Jonaschat, Ursula
Jost, Dietrich
Kirnberger, Hannelore
Klostermann, Helga
Knück, Peter
Koblischke, Senta
Krause, Ingrid
Lehmann, Sigrid
Mänz, Sigrid
Mohrbufter, Klaus-Peter
Morweiser, Edwin
Niederstraß, Irene-Erika
Petri, Brigitte
Plötz, Renate
Porstein, Rosemarie
Raum, Anne-Grete
Reiter, Ursula
Rohde, Kirsten
Royer-Hoffmann, Renate
Rühl, Heide
Schellenberg, Marita
Schmidt, Hildegard
Schmidt-Wyk, Hanne
Schön, Ellen
Schönheit, Irmgard
Schorre, Gotelinde
Schrader, Karin
Schubert, Evelotte
Selmer, Jörg
Semmer, Ingeborg
Slawik, Anneliese
Stehling, Sigrid
Stein, Edda
Stein, Hannelore
Struckmann, Ilse
Tries, Ursula
Ullrich, Ingeborg
Wagner, Ursula
Wöldecke, Klaus

Herbst 1964
Baehr, Helga
Bartlog, Susanne
Baumann, Monika
Brösamle, Ursula
Dröschmeister, Ulrike
Ebmeyer, Renate
Fink, Inge
Geissel, Annelies
Göring, Arnhild
Haack, Monika
Hahn, Waldtraut
Harnischfeger, Götz
Heinz, Volkmar
Hintz, Ingeborg
Hohe, Alfred
Kalitzsch, Christel
Kanow, Corinna
Kaufhold, Enke
Kemmler, Ilse
Korner, Edeltraud
Madre, Hildburg
Nissen, Barbara
Oei, Tiok
Olt, Ilse

Opper, Gudrun
Osser, Carmen
Reimann, Ingrid
Schaff, Doris
Schätzer, Erika-Maria
Schiebelung, Heide
Schilling, Beatrice
Schu, Ingeborg
Schüller, Karlheinz
Schulte-Mattler, Hildegard
Serocka, Lore
Sichert, Erika
Sohn, Ingeborg
Solm, Manfred
Spiller, Heidrun
Stamminger, Erika
Stender, Wilfried
Strauß, Renate
Strehl, Renate
Styllan, Efthymia
Tennigkeit, Jutta
Trippler, Ute
Wölbert, Maria-Therese
Wolff, Helga
Zweißel, Edith

Frühjahr 1965
Ahrens, Dagmar
Arnold, Ingrid
Bergemann, Brigitte
Blum, Hannelotte
Böger, Norbert
Bojunga, Jens
Dowe, Hiltrud
Flutschka, Margit
Fuchs, Klaus
Galle, Karin
Glöckler, Erika Helga
Göbbeler, Karl-Heinz
Gravelius, Erhard
Hallermann, Heide
Hamel, Daisy
Heinz, Ursula
Herdt, Erika
Hobler, Hiltrud
Hofmann, Marianne
Jeck, Reinhard
Justus, Renate
Kaufhold, Maria-Gabriele
Kessels, Gisela
Krehut, Inge
Krommes, Walter
Lietz, Knut
Lindt, Gerhard
Markefka, Ingrid
Müller, Annegret
Niemann, Barbara
Ottermann, Roland
Popp, Karl-Hubert
Rensch, Anke
Sartorius, Dieter
Schäfer, Ulrich
Schneider, Heidi
Schulz, Ingrid
Schuster, Ingolde
Schweizer, Helmut
Seeger, Wiltrut
Seubert, Rosemarie
Sichert, Horst
Wachsmuth, Hannelore
Wendler, Anita
Wiederholt, Hildegard
Wuth, Ursula

Herbst 1965
Baist, Marianne
Balkow, Sibylle
Berg, Ingrid
Bremer, Uwe
Brömmelmeier, Almut
Daume, Heribert
Funcke, Hans-Jürgen
Göhner, Ingetraut
Grohganz, Felicitas
Hasse, Ute
Heine, Ilse
Heißl, Gerda
Herzog, Helga
Hoffmann, Ute
Kammandel, Ilse
Keszler, Ferdinand
Krätzig, Ursula-Ruth
Küch, Edda
Küchle, Heidrun
Mackenthun, Ingrid
Maisch, Rosemarie
Martin, Gisela
Melzer, Horst
Mias, Vera
Müller, Rainer
Reich, Karl-Otto
Reinshagen, Helga
Schäfer, Helmi
Schmitt, Elisabeth Charlotte
Schneider, Hildegard
Seyfarth, Dagmar
Waechter, Regina
Wicke, Maria-Luise
Wolff, Bärbel
Württemberger, Herta
Zemke, Christa

Frühjahr 1966
Alterogge, Ingrid
Berkey, Brigitte
Berndt, Adelheid
Böhm, Gisela
Ernst, Elmar
Garthe, Annerose
Geiß, Toni
Großpietzsch, Karin
Hanke, Rita
Heipe, Gisela

Herich, Renate
Hoyer, Irmgard
Ihrig, Edith
Jürgens, Regina
Kamprath, Regine
Kinzel, Sibylle
Kramer, Ursula
Lang, Gisela
Lehmann, Barbara
Lohans, Emmy
Lübbers, Rita
Lucas, Elisabeth
Lucht, Gisela
Mohn, Sigrid
Neidhardt, Karin
Niebuhr, Ragenhild
Nobbers, Ilselotte
Nucherpfennig, Ingrid
Orlovius, Hans-Detlef
Petri, Peter
Philippi, Thomas
Reinbacher, Doris
Richter, Traute
Rummel, Mechthild
Schmudlach, Jutta
Schneider, Hannelore
Schneider, Klaus
Schnell, Marianne
Schröder, Heinz Helmut
Schwarz, Gisela
Seyfferth, Martin
Siebert, Helga
Stölling, Eva Maria
Thiele, Klaus
Tietze, Irmelinde
Wedler, Sigrid
Westerheide, Klaus
Wolter, Dorothee

Herbst 1966
Astheimer, Ingrid
Bathe, Doris
Böhnisch, Ingrid
Brödel, Lieselotte
Clauhsen, Ingeborg
Dietz, Rolf-Dieter
Drape, Marianne
Euler, Erika
Friebel, Burkhard
Grimme, Elfriede
Hortmann, Peter
Hunger, Gisela
Jacob, Birgit
Jung, Margot
Karras, Gisela
Kohl, Christa
Mauritz, Veronika
Möller, Hildegard
Morgenstern, Inge
Müller, Helga
Oswald, Anneliese
Preiß, Wolfgang
Rethfeld, Jürgen
Rühle, Ingrid
Schafhausen, Wolf-Axel
Schmitt, Ute
Schreiber, Adolf
Seller, Gisela
Theis, Merve
Tjiol, Tjwan Oeu
Triebel, Ursula
Uhlig, Heide
Werz, Christa
Winneberger, Christa
Wolter, Karin

Frühjahr 1967
Adler, Barbara
Albers, Heike
Alhom, Anna
Appel, Ricarda
Berenbrok, Ursula
Borchers, Christel
Büches, Gundula
Cornelius, Peter
Croissant, Günter
Dintes, Ina
Dunst, Reinhard
Fehren, Waltraud
Feldberg, Marianne
Fischer, Gerhard
Fischer, Karl-Friedrich
Fowelin, Ute
Geiß, Ursula
Glückmann, Gisela
Grögler, Winfried
Groll, Heino
Gudjous, Britta
Gütlich, Mechthild
Hartmann, Hans-Valentin
Heinz, Norbert
Hinkel, Heiko
Janshen, Ruth-Christl
Kienzler, Gertraut
Kinter, Barbara
Kloeß, Ursula
Koch, Ernst-Ulrich
Köster, Inge
Lang, Dieter
Lindenau, Joachim
Lindt, Jutta
Lippmann, Barbara
Lohmann, Edgar
Lückes, Reinhild
Maaßen, Eveline
Maier, Ingeborg
Martens, Birgit
Meilinger, Elke
Merhof, Marlene
Möller, Ursula
Oehr, Hans-Peter
Paefgin, Birgit
Pflugmann, Ingrid
Possner, Irene
Schambacher, Helmut

Schmidla, Brigitte
Schmitt, Günter
Schulte, Karin
Schulz, Hans-Joachim
Sickmeier, Edda
Siebenpfeiffer, Gisela
Spang, Rolf
Springot, Ulrich
Staab, Clemens
Theissing, Christa
Theopold, Freya
Uffelmann, Bernd
Unger, Kurt
Voß, Ingrid
Weishut, Ingeborg

Herbst 1967
Bening, Christel
Berckhoff, Annette
Binhold, Ingrid
Blaser, Uta
Blume, Ilse
Brandt, Manfred
Cohn, Christel
Flecken, Marion
Grimrath, Ute
Hahn, Uta
Hilgendorf, Volker-Dietmar
Höfling, Peter
Holthausen, Rainer
Janson, Gerhild
Klare, Ilse
Köneke, Bärbel
Krüger, Ilse
Lendrian, Maike
Linthenses, Barbara
Lorenz, Lothar
Mester, Christa
Müller, Elke
Pölert, Erika
Post, Friedhelm
Rackwitz, Heinrich
Ripplinger, Theo
Schaller, Gisela
Schimpke, Helga
Schirmer, Sibylle
Schrader, Ulrich
Schütz, Gunhild
Siemon, Inge
Spindler, Heidemarie
Stange, Karin
Stauff, Ute
Theimer, Dagmar
Uenzelmann, Gunda
Uhr, Gisela
Vasters, Eberhard
Wachsmuth, Hans-Rainer

Frühjahr 1968
Arning, Manfred
Beck, Heinz-Günter
Blümmel, Lydia
Caspary, Brigitte
Dehler, Lieselotte
Ewert, Marten
Faust, Gerlinde
Fischer, Sigrid
Habicht, Christina
Heers, Bärbel
Heininger, Bernd-Jürgen
Herrbruch, Marlis-Brigitte
Huhle, Iris
Hunold, Heidi
Jung, Klaus
Kellner, Klaus-Dieter
Krauß, Christa
Kudera, Dietlind
Lenz, Erika
Marburger, Marianne
Monritzen, Mechthild
Müller, Susanne
Neudörfer, Ingrid
Nied, Ursula
Pabst, Petra
Peter, Gisela
Reiche, Waltraud
Schäfer, Wolfram
Scherer, Heinz-Otto
Schlöhr, Fritz Rüdiger
Schmachtel, Gerda
Schörnig, Sabine
Steinmann, Hannelore
Stingl, Edith
Weisert, Antje

Herbst 1968
Bachmann, Gisela
Bade, Hannelore
Birk, Emma
Brandl, Heinz-Herbert
Brandt, Margit
Brumme, Dörte
Bruning, Hans
Buchmann, Gisela
Bühle, Klaus
Drescher, Karin
El Said, Adel Ali
Embacher, Ute
Erben, Karin
Frank, Hanneli
Funk, Krista
Ghanem, Ali
Grundmann, Edith
Gruse, Elke
Hehner, Christel
Hein, Christiane
Hennig, Maria
Hesekamp, Ilse
Hirsch, Susanne
Höfling, Christiane
Jahn, Annelore
Jochmann, Gisa
Jörs, Lise

Kamm, Walther
Kessler, Kai
Klimek, Marielies
Klingelhöfer, Hartmut
Körbel, Hanns
Krug, Eva-Maria
Landwehrs, Christel
Lauschke, Ute
Martin, Volker
Merkel, Ingeborg
Müller, Irene
Neumann, Georg
Oei, Han Liang
Parsanejad, Margot
Pfeiffer, Maria-Elisabeth
Pinter, Ursula
Plampes, Rainer
Schäg, Renate
Schilling, Irmela
Schmause, Bärbel
Schmidt, Anneliese
Schul, Manfred
Schwarz, Nora
Seibert, Ursula
Sigle, Hans
Tan, Ilian Lien
Thomas, Herbert
Vetter, Ulrike
Wandt, Bernhard
Weber, Doris
Werl, Ursula
Wernet, Peter
Wessling, Christa
Wilmanns, Heide
Yastas, Réda

Frühjahr 1969
Al Shaik, Mohammed
Auerbach, Inge
Apetz, Brunhilde
Bergheim, Helga
Boehncke, Ulrike-Christine
Brass, Elke
Brechwoldt, Wolfgang
Bunge, Knut
Czasch, Hans-Jürgen
Czasch, Iris
Demisch, Lothar
Dittrich, Wolfgang
Dreblow, Barbara
Duncker, Dieter
Eberle, Inge
Fischer, Christel
Gölz, Gunter
Grabowski, Adelheid
Gröning, Rüdiger
Grünebach, Adelheid
Haarmann, Brigitte
Himmelsbach, Bernhard
Idolsky, Gerhard
Karser, Rita
Kohlmann, Margrit
Korsatz, Christa
Krane, Renate
Leps, Halmut
Mamil, Irmgard
Meissner, Ulrike
Merz, Eva
Meister, Walther
Mischer, Renate
Morche, Helge
Peßler, Ingrid
Peter, Karin
Pfeiffer, Heike
Renz, Falk
Röder, Kuno
Sarhan, Shakio
Saydalyl, Wadye
Schlooss, Carsten
Schmitt, Wolfgang
Schnabel, Rainer
Schulte-Sienbeck, Maria
Schulz, Horst-Dieter
Sieke, Peter
Stadelmaier, Matthias
Stolze, Franziska
Tiemann, Gunther
Volk, Karl-Ernst
Voß, Ingeborg
Wihelm, Alfred
Wille, Barbara
Wischnopp, Gernot
Wolf, Axel
Zuthes, Christian
Zweifel, Stefanie

Herbst 1969
Becker, Gabriele
Beyrich, Peter
Braun, Elke
Chabarek, Mohamed Ziad
Dinkel, Eva
El Said, Adel Ali
Evers, Ingrun
Ewers, Ingrid
Förster, Barbara
Hennig, Ilse
Hobler, Friedrich
Holthausen, Edda
Hoppenz, Heike
Horlitz, Jutta
Irps, Eike
Jech, Isrun
Kander, Helga
Kehl, Karl Erich
Kehren, Renate
Kerst, Birgit
Klein, Dieter
Kochan, Helene
Lambert, Gudrun
Lemke, Barbara
Lietz, Peter-Michael
Mahl, Ingrid

Michel, Christel
Müller, Elke
Nebel, Dörte
Neuert, Günter
Niebuhr, Jens
Ortlepp, Hanns
Peter, Brigitte
Peters, Barbara
Pfaff, Günther
Pinkl, Sylvia
Rind, Inge
Schaffner, Brigitte
Schmunck, Christa
Schneider, Inge
Schröder, Helmut
Schulte, Irmela
Schwarz, Brigitte
Schwarz, Werner
Strumpf, Eberhard
Trinkaus, Irmgard
Verheyen, Peter
Wentz, Ulrike
Willner, Sigrun
Yastas, Reda
Zellentin, Margarete

Frühjahr 1970
Bäurle, Kurt
Berges, Paul
Bergheim, Peter
Büttner, Klaus-Dieter
Denninghoff, Sibylle
Dieckvoß, Gerd
Dudek, Christian
Eisenkrämer, Ulrike
Ernst, Elisabeth
Faulenbach, Bernhard
Fick, Fritz-Georg
Friedrich-Sander, Gertraud
Griepenburg, Rika
Hatzinger, Walter
Hemstedt, Jochen
Herrmann, Ulrike
Hidas, Elisabeth
Jendis, Mareike
Kaufhold, Wolfgang
Klingelhöfer, Almuth
Komp, Gundula
Krause, Ulrich
Langmaack, Hans-Jürgen
Leber, Rolf
Lechtape-Goulis, Karin
Linke, Ursel
Luhn, Petra
Neuhaus, Alfrid
Papsdorf, Detlef
Parmenties, Wolfgang
Pleßmann, Jürgen
Randl, Eva Margarete
Renz, Hartmut
Rihani, Abdul Azisi
Rodenroth, Ute
Schetelig, Inamaria
Schmidt, Klaus
Schneider, Bernd
Schrader, Gesine
Schürmann, Christa
Siebert, Renate
Sinner, Eduard
Staiger, Ulf
Stotz, Ingo
Stuven, Christa
Wachsen, Eberhard
Walter, Paul
Wendel, Gudrun
Zeyni, Abdul Rahman

Herbst 1970
Baiger, Dagmar
Burkhardt, Hans-Axel
Diehl, Uwe
Eichentopf, Bertram
Fischer, Brigitte
Gerber, Ingrid
Gock, Klaus-Peter
Herzfeldt, Claus-Dieter
Huber, Lore
Keitz, Barbara, v.
König, Frauke-Christine
Küpper, Dorothee
Laubscher, Heidi
Leber, Bernd
Lührmann, Christina
Mehmel, Roswitha
Michel, Dieter
Mielke, Barbara
Mühlenhardt, Bärbel
Paschek, Wolfgang
Perkons, Iuris
Peter, Sabine
Planz, Roswitha
Schäfer, Ulrich
Schmitt, Helga
Schmitt, Walter
Schnapka, Gabriele
Schulte, Helga
Spoerle, Ingrid
Ueberall, Sieglinde
Weisert, Ulf
Wiederhold, Volker

Frühjahr 1971
Aufmuth, Klaus-Peter
Baumbach, Ursula
Blume, Henning
Brocke, Berndt
Degen, Ruth
Fölsche, Alke
Gerlach, Annette
Gescher, Andreas
Giebel, Susanne
Grimm, Elisabeth
Haase, Halgard
Herrmann, Heidi

Kellner, Bernd
König, Angelika
Küppers, Walter
Lipp, Hans-Dieter
Maier, Petra
Obst, Eva-Maria
Pelster, Hans-Jürgen
Reiche, Dagmar
Schlig, Rolf
Sommer, Brigitte
Stenger, Helmuth
Teichmann, Folker
Tiebel, Renate
Wrede, Jutta
Zehnder, Cornelia

Herbst 1971
Arns, Cordula
Böhnke, Lutz
Chabarek, U. Faruk
Czriwitzky, Cornelia
Eichler, Richard
Everts, Bodo
Fackler, Annemarie
Freiberger, Siegfried
Geier, Jutta
Geppert, Vera
Gruber, Helga
Hoheisel, Hans-Jürgen
Krög, Werner
Krug, Liselotte
Lucke, Ehrenfried
Merzhäuser, Jutta
Müller, Walter E.
Munter, Harriet
Rauwald, Hans-Willi
Rothley, Dietrich
Rudolph, Helgo
Sann, Reinhard
Schäfer, Michael
Schneemann, Hannelore
Schulz, Wolfgang
Soll, Ursula
Spiller, Günter
Wachsen, Anke
Wellmann, Hubertus
Windhausen, Dietrich
Würschmidt, Joachim
Zehelein, Ernst-Jörg

Frühjahr 1972
Alt, Renate
Babacan, Salda
Baertz, Peter
Banz, Christian
Beck, Michael
Becker, Christian
Behling, Erich
Benecke, Wilhelm
Busch, Willi
El Hossny, Takiuddin
Emmerich, Albrecht
Encker, Doris
Fischer, Renate
Grofe, Gerhard
Halama, Barbara
Herdrin, Wiebke
Hortmann, Michael
Johannsen, Silke
Kirsch, Walther
Knoop, Erika
Koch, Jutta
König, Udo
Krauß, Wolfgang
Lemler, Helena
Lipp, Sylvia
Meinders, Klaus
Müller, Bärbel
Oberschelp, Gabriele
Pelster, Barabara
Reisdorf, Daphne
Roth, Friedrich Wilhelm
Rücker, Rainer, v.
Schlicht, Ingrid
Schneider, Birgit
Thomm, Christel
Vetter, Waltraud
Vogel, Gisela
Weißbach, Steffen

Herbst 1972
Aktories, Klaus
Albers, Klaus
Becke, Ulrich
Böhmer, Heinrich Karl
Born, Britta
Echinger, Margit
Fischer, Gerhard
Franz, Norbert
Freis, Johann
Fuchs, Reinhard
Gassmann, Meinhard
Gerlach, Robert
Greb, Dagmar
Grebian, Birgit
Grewe, Doris
Guse, Peter
Hahn, Gudrun
Hahn, Helmut
Heise, Dietrich
Hertwig, Christa
Imbescheidt, Ingrid
Kleinert, Wolfgang
Kögler, Johanna
Kolb, Doris
König, Albert
Krolop, Franz-Willi
Kruskopf, Jürgen
Kuhn, Petra
Matheus, Jochen
Matheus, Mechthild
Narath, Sabine
Neidlinger, Elisabeth
Nersim-Girgis, Hanna, Dr.
Peter, Ingrid

Rade, Brigitte
Ravati, Bergher
Rhensius, Fanny
Schäfer, Klaus
Schäfer, Marianne
Seichter, Gerhard
Spohn, Rainer
Stegmann, Lutz
Stephan, Klaus-Michael
Sucic, Neda
Tawakholan, Mohammed
Teuber, Hans-Hermann
Völler, Rudolf
Wiegand, Barbara
Zacker, Joachim

Frühjahr 1973
Ahnert, Reinhard
Binkhoff, Barbara
Blank, Sabine
Boncke, Christiane
Borkowsky, Thomas
Breither, Wolfgang
Demmerzen, Dietrich
Dietz, Jutta
Eilmes, Hans-Georg
Fock, Lieselotte
Frank, Roland
Gunawan, Bernard
Hackenberg, Brigitta
Hartmann, Jürgen
Haupt, Werner
Hillebrand, Ilse
Hoeft, Joachim
Houschfar, Gholamali
Jourdan, Gertrud
Katta, Ahmad Imad
Klostermann, Petra
Kniefert, Ursula
Konrad, Christina
Kraßik, Hannelore
Kremer, Gerd
Lang, Jürgen
Mannhold, Raimund
Marks, Gerlinde
Marks, Wolfgang
Matt, Barbara
Möhrke, Werner
Muche, Wolfgang
Müller, Wolfgang
Quante, Josef
Rahn, Cornelia
Rodenkuchen, Ralph
Sachweh, Sigrid
Sambeth, Klaus
Sambeth, Monika
Schäfer, Klaus
Schmitz, Petra
Sonnekalb, Gerd
Standigl, Dieter
Sugiavna, Paul
Tietze, Maria
Wiefels, Hermann
Winter, Sigrun
Wölfer, Anneliese

Herbst 1973
Bartelt, Angelika
Bauer, Esther
Baumbach, Ursula
Bödeker, Erika
Breunhausen, Beate
Burgmann, Armin
Dechardt, Günter
Diefenbach, Hans Rudolf
Dudek, Michael
Flur, Reinhard
Friedmann, Werner
Hentz, Peter
Hims, Else
Hoffmann, Annegret
Kalafer, Eva
Kasper, Cornelia
Kasper, Frank
Komp, Bernd
Körbel, Monika
Kramer, Manfred
Kribben, Monika
Kronilius, Gabriele
Liebeknecht, Helmut
Machytka, Brigitte
Riether, Wolfram
Sanwald, Dieter
Schatton, Wolfgang
Schmidt, Gabriele
Scholz, Sabine
Schröder, Karin-Angelika
Schultz, Klaus-Dieter
Schwiddesen, Franz
Siedenhans, Alfons
Streck, Reinhard
Suharto, Andy
Uihlein, Marianne
Utsdrig, Rainer
Wanderott, Thomas
Wellbrock, Werner
Zimmer, Gabriele

Frühjahr 1974
Ammann, Arntraud
Becker, Klaus
Bettner, Monika
Bippert, Horst
Borosch, Gerd-Peter
Brosius, Jürgen
Büttner, Gerhard
Cammiann, Ute
Cegla, Ruth
Dagner, Adel
Djafari, Djafar
Faust, Ulrich
Freisleben, Hans-Joachim
Freisleben, Irmgard

Gödde, Brigitte
Haase, Helmut
Hagemes, Michael
Harder, Hans-Joachim
Harfensteller, Dieter
Heilmann, Petra
Heller, Gabriele
Hessel, Petra
Klemme, Hans Hermann
Köber, Bernd
König, Ebehard
Kubetz, Marianne
Langenberg, Marlene
Moeljadi, Soetapo
Paesler, Helmut
Pührusgern, Waltraud
Rückbeil, Christian
Schulte, Anita
Stöber, Helmut
Stulpnagel, Ute
Theisen, Rudolf
Trainer, Ulrike
Wickschrath, Doris
Wiederhold, Karl
Zábori, Sandor

Herbst 1974
Adler, Eva-Maria
Böhm, Doris
Breier,Udo
Brückner, Klaus
Dederschech, Detlef
Fischer, Christine
Haas, Hans-Jörg
Harnack, Bodo
Hartmann, Wolfgang
Helms, Brigitte
Krullikowski, Vera
Kurda, Dieter
Lanse, Gisela
Lippert, Stefanie
Muth, Werner, Dr.
Neubauer, Bettina
Pauly, Klaus
Post, Hans-Josef
Reuter, Hermann
Rosenthal, Günther
Ruppenkamp, Ellen
Steffen, Hans-Joachim
Stein, Brigitte
Sugiarner, Lily
Suharto, Setiawati
Treichel, Udo
Willems, Michael

Frühjahr 1975
Bergmann, Günter
Dolezil, Wolfgang
Franz, Peter
Heup, Martin
Iker, Beria
Junge, Hansjürgen
Keßler, Gunter
Kondor-Koch, Claudia
Krüger, Manfred, Dr.
Liebing, Horst
Löbig, Bruno
Mahnert, Wolfgang
Möller, Helga
Panten, Gottfried
Rothe, Wolfgang, Dr.
Schad, Gisela
Schäfer, Monika
Schmutz, Hermann, Dr.
Schwarz, Heinz
Seiberth, Volker
Silomon-Pflug, Peter
Sörgel, Fritz
Spengler, Reinhard
Stammer, Dieter
Stegers, Edith
Theißen, Sibyl
Wüller, Juliane

Herbst 1975
Albert, Karsten
Bähr, Bernd
Balser-Borchert, Ursula
Bathe, Klaus
Bayer, Michaela
Bergmann, Günter
Bickelhaupt, Gerhard
Breitwieser, Regina
Christ, Wolfgang
Cornelius, Waltraud
Diehl, Annemarie
Egenberger, Karl Georg
Erle, Jutta
Fabian, Monika
Frontini, Claudia
Gerling, Annegret
Gondermann, Rolf
Goos, Christine
Govitzka, Ingrid
Heup, Friederike
Hubert, Karin
Hug, Angela
Keilmann, Jürgen
Keilmann, Karin
Kirchgässner, Stefanie
Knippschild, Holger
Krock, Peter
Kummer, Sabine
Küpper, Bernd
Lang, Paul-Helmut
Lieser, Paul
Naucke, Frank
Neuhaus, Maria
Nines, Peter
Nuß, Paul
Ocholein, Ursula
Reis, Agnes
Rünger, Peter
Schmidt, Barbara
Schmoich, Lothar
Schneider, Gloria

Schulz, Detlef
Schumacher, Marlis
Seetmüller, Roland
Seichter, Friederich
Steinbach, Wolfgang
Steinert, Renate
Stiehler, Gisela
Strittmalter, Thomas
Trebbien, Hans-Georg
Wangenhein, Angelika, v.
Weber, Ute
Zinnser, Thomas

Frühjahr 1976
Apfelbreck, Renate
Aurich, Gisela
Bauer, Gertrud
Becker, Joachim
Boppert, Wilhelm
Brassat, Rolf
Deitermann, Hartwig
Dietz, Manfred
Drzensky, Dieter
Fey, Heidi
Fischer, Günther
Hahnel, Lotte
Hamberger, Georg
Hartung, Ursula
Hawickenbrand, Hans-Ulrich
Heckenmüller, Harald
Held, Roswitha
Herting, Claudia
Holthaus, Winfried
Huslik, Angelika
Jonas, Walter
Kaiser, Harald
Kannengießer, Bernd
Keller, Walter
Klöppel, Willi
Köthe, Ulrich
Kraus, Anneliese
Leistner, Reinhard
Lieb, Herbert
Löhr, Elisabeth
Markert, Heinz
Müller, Manfred
Reineck, Anette
Reimann, Helmut
Rübesam-Nurach, Sinta
Sauer, Peter
Sautter, Reinhold
Schad, Klaus
Schumacher, Anette
Schwerck, Hellmut
Sobel, Markus
Srock, Gabriele
Vollmer, Gerald
Wacker, Klaus
Weiß, Jutta
Wolf, Erwin

Herbst 1976
Allewelt, Annette
Andel, Hannelore
Baatz, Iris
Bethe, Irmgard
Brox, Werner
Bufé, Petra
Buls, Monika
Colin, Günter
Diefenthaler, Beate
Döring, Gerhard
Ehrhardt, Elisabeth
Fink, Joachim
Firmenich, Herbert
Friedrich, Jutta
Friedrich, Werner
Gast-Kudicke, Erika
Göggelmann, Bettina
Hanstein, Ullrich
Hengstler, Hans-Otto
Heuser, Robert
Hilke, Rosemarie
Klaus, Uwe
Kleist, Brigitte
Krug, Brigitte
Kunisch, Herbert
Lawandovski, Jutta
Lutz, Mathilde
Merkle, Barbara
Micksch, Hans-Jürgen
Mohr, Angelika
Müller, Regina
Pflüger, Horst
Plankenbühler, Doris
Reis, Agnes
Rostaing, Detlef
Sankowski, Nils
Schindler, Ulrike
Schreck, Lothar
Speckhardt, Erika
Tichy, Ekkehard
Ulrich, Annette
Voß, Peter, Dr.
Wiegmann, Gerda

Frühjahr 1977
Best, Christiane
Bosch, Brigitte
Czagula, Eckhard
Demeter, Nikolaus
Eurich, Ellen
Frommeyer, Jutta
Geitner, Christian
Heyen, Regina
Hof, Ulrich
Karbel, Bido
Keppler, Karl
Kiesel, Karin
Kroschner, Doris
Knecht-Lorenzen, Ingrid
Kremer, Claudia
Pfaff, Jürgen
Pritz, Norbert

Pulfer, Barbara
Raida, Reinhild
Randerath, Martha
Reschke, Bernd
Richards, Angelika
Roßmann, Georg
Schindler, Ulrike
Schneider, Edgar
Seifert, Franz Detlef
Seipelt, Therese
Spahn, Hildegard
Sparmann, Ulrike
Spürkel, Elke
Waitz, Angela
Walzel, Monika
Weiss, Nives
Wunderlich, Rosemarie
Zonfal, Gabriele

Herbst 1977
Breves, Gunther
Canenbley, Rainer
Dinter, Wolfgang
Doll, Franz-Josef
Gabelmann, Jutta
Gaubatz, Thomas
Geerling, Yvonne
Grasmeyer, Klaus-Peter
Hillen, Ulrike
Hopt, Annelie
Hüfner, Ursula
Kraft, Helga
Lenhart, Norbert
Meißl, Jutta
Messov, Christa
Oklmann, Norbert
Paschedag, Marion
Reineking, Margret
Röder, Klaus-Ulrich
Rose, Gabriele
Rüblinger, Hans-Joachim
Schlosser, Andreas
Schuldes, Helmut
Strathmann, Ute
Trapp, Hanna
Vittori-Florian, Barbara
Wagner, Gerhard
Weiler, Wolfgang

Frühjahr 1978
Appenzeller, Udo
Bangert, Ulrike
Böckmann, Wolfgang
Brass, Christiane
Buchheit, Karl-Heinz
Burkardt, Ruth
Carls, Anita
Eckes, Ulrika
Engelstaedter, Rita
Fasel, Gerd-Alfons
Friedrichs, Hans
Fritz, Mechthild
Fuchs, Reinhold
Gerdes, Friedhelm
Graenz, Barbara
Haselbach, Ursula
Hellwig, Elke
Hild, Rüdiger
Holtzmann, Konstanze
Hotz, Wolfgang
Ihrig, Michael
Kapetanopoulis, Georgios
Katzenmeier, Annegret
Kern, Doris
Krauß, Dorit
Leippold, Gertrud
Magsaam, Ellen
Manz, Angelica
Müller, Evelyn
Oberländer, Peter
Ohm, Andreas
Ohmstede, Volker
Pauly, Bernhard
Pelz, Peter
Poßner, Christa-Maria
Reith, Carola
Reuter, Karola
Rickert, Lothar
Sahm, Klaus
Schneider, Evelin
Schnitzler, Herbert
Soddemann, Ingrid
Stockum, Edgar
Strathmann, Ernst-August
Stüber, Wolfgang
Tschöpe, Michael
Weber, Ute
Wenzel, Erni
Werner, Marion
Wolf, Jürgen
Woll, Frank
Wülbern, Sonja

Herbst 1978
Ahluwalia, Helga
Behling, Gabriele
Bender, Helmut
Brinkmann, Brigitte
Brocks, Andrea
Brück, Brigitte
Brunk, Srijati
Csech, Manfred
Daume, Hartmuth
Deissler, Gabriele
Ethé, Jutta
Gröne, Irmgard
Halim, Adrian
Hase, Helmut
Hellwig, Roswitha
Holl, Hans
Jacobe, Alberti
Keil, Jutta
Koermer, Manfred

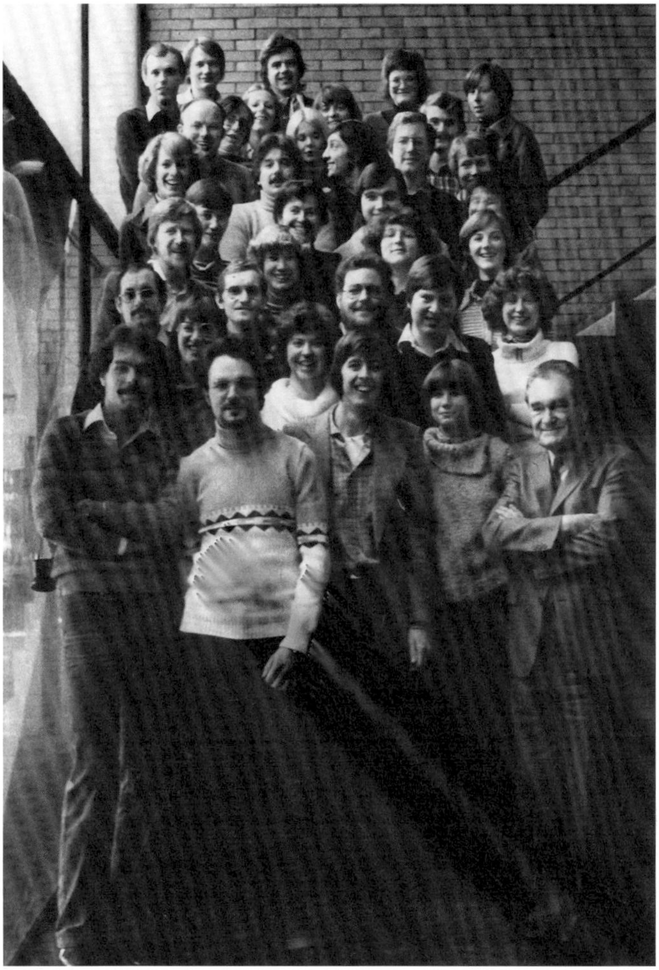

Examenssemester Frühjahr 1979 mit Prof. *Oelschläger*

Köhler, Hans-Ulrich
Kriege, Ulrich
Krüger, Horst
Kuth, Cäcilie
Landwehr, Heinrich
Laubinger-Jorks, Stephan
Lorenzkowski, Christiane
Lungwitz, Jörg
Mohr, Rolf
Morras-Gauskow, Ingrid
Müller, Karola
Plaha, Marie-Luise
Rehn, Klaus
Reiber, Manfred
Reiter, Elke
Ritgens, Franz-Josef
Sanader, Marijana
Sturmfels, Helga
Thieme, Manfred
Tröster, Horst
Vey, Marion
Weber, Heidrun
Winter, Sylvia

Frühjahr 1979
Bach, Norbert
Buhl, Thomas
Deuerling, Heinz
Diehl, Elisabeth
Elsen, Marita
Ewald, Heinz-Werner
Figge, Jürgen
Filipp, Irmgard
Föllinger, Brigitte
Gepperth, Hans Walter
Graumann, Simone
Gürcan, Hasan
Gutermuth, Roland
Herbert, Irmgard
Herkner, Reiner
Herskovits, Judith
Jokisch, Hildegard
Kämmerer, Wolfgang
Klein, Birgit
Krauß, Harald
Krebs, Inge
Kroemer, Norma, Dr.
Kuhnert, Regina
Laudenbach, Petra
Liese, Britta
Lindauer, Horst
Linder, Ingeborg
Martin, Rosemarie
Meyer, Wilfried
Müller, Heinz-Hermann
Ochsenreither, Christina
Rasbach, Ursula
Raute, Gudrun
Reh, Klaus
Rehbein, Ulrike
Rösinger, Almut
Siegert, Joachim
Tillmann, Regine
Tschirner, Thomas
Werner, Wolfgang
Wien, Ilse
Wimmer, Thomas
Zagermann, Petra
Zibulak, Gerhard

Herbst 1979
Asskali, Fatima
Buhse, Wolfgang
Eickmeier, Heinz-Jürgen
Gönewein, Elke
Grün, Annemarie
Gunkel, Rainer
Hartl, Carola
Hechler, Ingrid
Kiehl, Rainer
Knierim, Herta
Kowalski, Peter
Kullmann, Gerda
Kupferberg, Oliver
Langnickel, Peter
Lehanawati, Florentia
Nostheide, Christine
Odenkirchen, Angelika
Offeringa, Edmund
Oschmann, Rainer
Priewer, Helmut
Reinhardt, Roswitha
Ritsert, Daniela
Roder, Angelika
Scheibert, Katharina
Schulz, Christa-Renate
Schusser, Valentin
Seidelmann, Gabriele
Vaterodt, Ute
Veith, Jörg
Vreden, Gabriele
Weber, Ursula
Weismantel, Karin
Werner, Barbara

Frühjahr 1980
Althoff, Fritz
Beck, Thomas
Becker, Helga
Boening-Mellinghaus, Birgit
Brezina, Gisela
Christ, Rainer
Dang, Hoang Yen
Diehl, Elke
Hegerbekermeier, Ursula
Keitl, Petra
Kottenhahn, Birgit
Kräuter, Wolfgang
Kreissl, Hans-Jürgen
Laenger, Karin
Langheinrich, Klaus
Lengyel, Karl
Lindenborn, Rudolf
Lochmann, Ulrich
Manger, Erich
Metz, Elke
Müller, Jutta
Negwer, Michael
Nyhofen, Hans
Petri, Luci
Pfeifer, Gerd
Pfisterer, Thomas
Redlich, Karin
Reinhardt, Silvia
Scheikl, Christa
Schmidt, Irmtraud
Schnaith, Friedrich
Speiser, Bärbel
Trommer, Wilhelm
Troschke, Angelika
Weber, Susanne

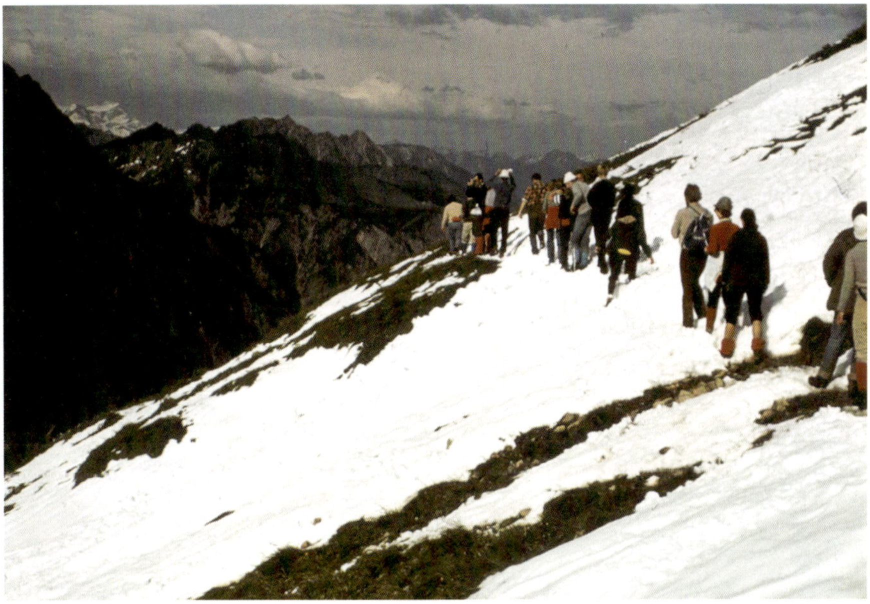

Botanische Excursion mit Prof. *Schneider* Juli 1981

Wiesener, Angelika

Herbst 1980
Bechtold, Petra
Böhm, Undine
Busch, Ralf
Fredebold, Karin
Fuchs, Jürgen
Görte, Christiane
Groos, Patricia
Hartmann, Judith
Hermann, Elke
Hofmann, Theodor
Jacobi, Sylvia
Kern, Rudolf
Kinzl, Andrea
Lehmann, Sabine
Lubliner, Andrea
Mann, Helmut
Marheine, Ellen
Möller, Annette
Mollière, Michael
Neu, Brigitte
Pflugmann, Gabriele
Prinoth, Monika
Röbert, Dagmar
Schaller, Olga
Schartmann, Doris
Schmitt, Gisela
Scheler, Günther
Scherm, Peter
Schnabel, Holger
Schultz, Bernd
Seitz, Ingrid
Siewert, Martin
Simdorn, Ulrike
Soder, Helmut
Stobbe, Birgit
Stoll, Michael-Peter
Ullrich, Frank
Wehlan, Wilma
Wiegand, Werner
Wighardt, Thomas

Frühjahr 1981
Bernhardt, Dieter
Gabriel, Christel
Henzler, Peter
Hofferberth, Sabine
Kappes, Ursula
Keller, Sigrid
Klein, Martina
Krämer, Anne-Dore
Morunga, Ralf
Nikolajewski, Petra
Prondzinski,
Cornelia, v.
Röhrig, Gabriele
Rosenbaum, Eva
Schollmeier, Stephan

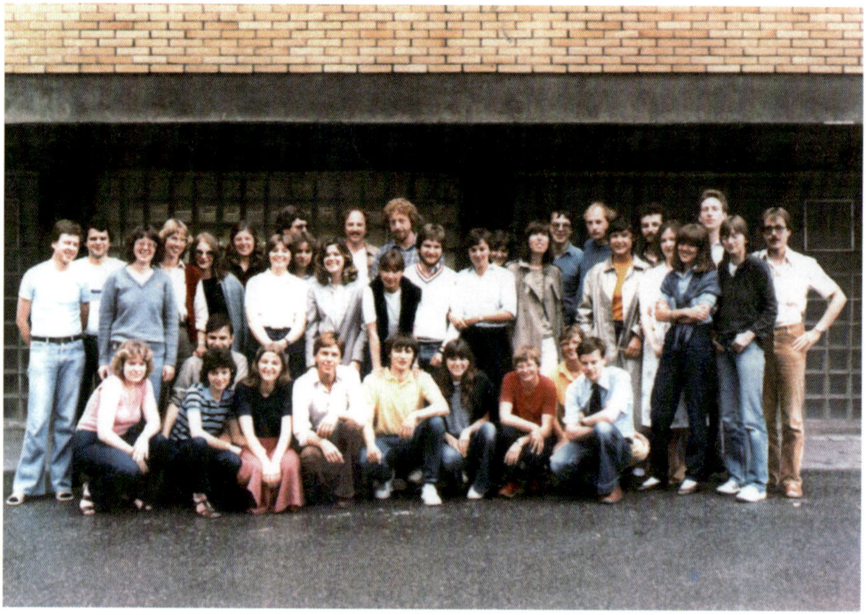

Abschlussfeier des Examenssemester SS 1981

Schuld, Birgit
Schürmann, Marianne
Schwinn, Bärbel
Vögler, Christel
Vongries, Magdalene
Waas, Ulrich
Wess, Jürgen
Wiebrauk, Hella

Herbst 1981

Albrecht, Sabine
Alles, Thorsten
Bauer, Karl
Belotti, Gabriele
Beutler, Sabine
Bresch, Cornelia
Bretzke, Marion
Eck, Norbert
Eiermann, Sebastian
Fehlinger, Fritz-Gernot
Fessler, Ortrud
Fischer, Gudrun
Friedrich, Klaus
Fritsch, Helmut
Fuchs, Ursel
Gentschew, Gabriele
Hartmann, Barbara
Hensen, Veronika
Herling, Christine
Huber, Georg-Nikolaus
Hübner, Sabine
Huppert, Sabine
Huss, Gerhard
Kleemann, Christoph
Körner, Sigrid
Krumholz, Bernd
Lang, Peter
Lehmann, Jürgen
Leiner, Thomas
Löhner, Thomas
Maucher, Michael
Mengelkoch, Maria-Magd.
Mentzen, Ursula
Möller, Elisabeth
Neubronner, Peter
Paradeiser, Bernhard
Preuß, Cornelia
Ried, Walter
Riedl, Werner
Ries-Wegener, Evelyn
Riotte, Joachim
Sandritter, Hildegard
Schaarschmidt, Barbara
Schmidt, Silvia
Schneider, Sigrid
Schulze, Claudia

Stanek, Thomas
Volz, Heike
Walluf, Dagmar
Wiesner, Thomas
Will, Dagmar
Wollstadt, Eva-Maria
Zebisch, Elke

Frühjahr 1982
Assen, Marion, v.d.
Bastian, Ulrike
Cohn, Francisca
Dietel, Annegrete
Dillenburg, Stephan
Dreier, Gabriele
Eisold, Barbara
Erbert, Matthias
Gerich, Ida
Günther, Hansi
Haertel, Sabine
Hatzky, Zsuzsanna
Heun, Georg
Kriege, Hiltrud
Lorke, Thomas
Lust, Dagmar
Massion, Renate
Mattern, Elisabeth
Merle, Elke
Michels, Rainer
Rose, Bernd Uwe
Schneider, Paul Bruno
Sheel, David
Walter, Karin
Zimmermann, Michael

Herbst 1982
Abt, Karin
Breithecker, Christel Marg.
Crhak, Fatma
Dallmeyer, Uwe
Degenhardt, Martina
Deters, Norbert
Engert, Vera
Frieb, Norbert
Gietl, Yvonne
Heller, Angelika
Hendel, Jutta
Herz, Alexander
Hofmann, Martin
Houpert, Jean-M.
Huber, Gabriele
July, Ursula
Knapp, Peter
Köhler, Susanne
Kolbeck, Ingrid
Langguth, Peter
Mayer, Hartmann
Michaelis, Maria
Moosmann, Michael
Muhl, Telsche
Müller, Heinz-Jürgen
Müller, Sabine
Nahser, Ulrike
Perinotto, Ralf
Perschbacher, Harald
Pilz, Sigrid
Reitz, Marcella
Resch, Birgit
Rindt, Ulrich
Rühl, Hannelore
Ruhr, Martina
Schneider, Christel
Schusta, Meike
Schwarz, Judith
Schweitzer, Cornelia
Senger, Maria
Sipos, Gudrun
Stammnitz, Barbara
Stirnat, Elfriede
Stirnat, Nikolaus
Wangsadinata, Wahjudin
Weihrauch, Peter
Wieduwilt, Heidi

Frühjahr 1983
Amman, Helga
Augustynowicz, Birgitta
Berger, Wolfgang
Bockhard, Heike
Bourier, Andrea
Brüggmann, Jörg
Bürgel, Wolfgang
Capellen, Till
Diener, Gerd
Diepold, Robert
Doersam, Monika
Engel, Georg
Hancken, Frauke
Heindel, Ruth
Hetz, Liselotte
Kachler, Gaby
Kittler, Gerot
Klauer-Dieckmann, Brigitte
Kramm, Lore
Kuipers, Beate
Leinweber, Angelika
Lenhart, Roland
Meissner, Charlotte
Meißner, Kriemhild
Müller, Rosemarie
Müller, Sabine
Neumann, Beate
Persch, Paul
Pierschala, Ortrud
Plünnecke, Susanne
Reichmann, Birgit
Rundensteiner, Anita
Scheidel, Bernhard
Schlegel, Ingeborg
Schleucher, Ute
Schlörb, Christina
Schlusche, Sybille
Schmidt, Bärbel
Schmidt, Ulrike
Stephany, Renate

Strack, Dorothee
Warlich, Rüdiger
Weiß, Gabriele
Weiss, Rosemarie
Wolf, Ursula
Zeller, Andreas
Zimmermann, Matthias

Herbst 1983
Baierl, Margret
Brux, Heidrun
Czwalinna, Beate
Draisbach, Ruth
Eiber, Birgit
Eichler, Michael
Fendt, Rainer
Fenkl, Angelika
Fritsch, Ulrike
Fuhry, Ursula
Gernhard, Brigitte
Harden, Dörte
Härtl, Ronald
Helmich, Meike
Janske, Udo
Kietz, Gabriele
Kleinsorge, Doris
Klenke, Carsten
Krautheimer, Karin
Krebs, Karl Ludwig
Mehrling, Birgit
Mehrling, Thomas
Müller, Beate
Nold, Klaus
Reh, Ines
Schuster, Christine
Sadtler, Christoph
Schüttler, Elvira
Sprenger, Michael
Streese, Kerstin
Unger, Reinhold
Veit, Markus
Vesely, Liselotte
Walter, Eberhard
Weiss, Wolfgang
Westerhove, Alexander

Frühjahr 1984
Arthen, Christian
Baumartz, Petra
Benne, Gitta
Brunnengräber, Rita
Dietz, Andrea
Dumitriu, Helene
Dworschak, Christiane
Eiber, Maximilian
Epping, Monika
Fix, Frank Ulrich
Götz, Karin
Jancke, Uta
Keller, Andrea
Kipper, Andrea
Koch, Barbara
Kohl, Christopher
Lang, Antje
Lang, Ulrich
Lentze, Claudia
Maldaner, Inge
Meyer, Ernst
Motzel, Walter
Münsterer, Gabriele
Pilger, Jutta
Schaefer, Rainer
Schommer, Walter
Spies, Margita
Stephan, Oliver
Stock, Edith
Thiess, Günter
van Daal, Marion
Walter, Michael
Zimmer, Markus

Herbst 1984
Bagus, Ina
Baumann, Dorothea
Bergmann, Edith
Bolender, Hildegard
Breckheimer, Ellen
Brück, Ulrich
Bulla, Harald
Cappel, Markus
Dastrange, Zolfaghar
Feuerbach, Bettina
Fritz, Ardo
Hanstein, Sabine
Heumann, Andrea
Kener, Henryk
Lampert, Marion
Liebmann, Bettina
Marwitz, Christiane
Michalczyk, Reinhard
Pflug, Christiane
Sattler, Peter
Schellenberger, Gernot
Schiebler, Gisela
Schmidt, Wolfgang
Spielmann, Silvia
Staudt, Michael
Stein, Lothar
Treusch, Birgit
Vetter, Ida
Walter, Michael
Weigand, Hermann Josef
Werner, Beate
Wirtz, Renate
Wohlfahrt, Claudia

Frühjahr 1985
Arlt, Uwe
Ball, Wolfgang
Beck, Petra
Bodesheimer, Rita
Braun, Barbara
Brucklacher, Maria
Debring, Klaus
Eitelbach, Silvia
Everding, Barbara

Harsche, Christian
Hartmann, Claudia
Hein, Michael
Idstein, Christoph
Jahnel, Annette
Jennemann, Ulrike
Johann, Reimer
Khiami, Salam
Köberlin, Annette
Krämer, Norbert
Kübel, Krista
Mackert, Gerhard
Maier, Sigrid
Manfras, Astrid
Manger, Gabriele
Martin, Gerhard
Meurer, Rolf
Müller, Regina
Ottes, Thomas
Perl, Gabor
Roßmanith, Jutta
Scharmann, Brigitte
Schaub, Ulrike
Scheerle, Annette
Schmidtke, Silvia
Schnitzer, Eva
Seeling, Andreas
Speckhardt, Heike
Spörl, Marlies
Stahl, Elke
Steier, Bernhard
Strempel, Ingrid
Vonderheid, Rita
Wörner, Wolfgang
Zamankhan, Farideh

Herbst 1985
Ahlers, Sabine Uta
Basch, Bonifatia
Bock, Andrea
Böttinger, Carsten
Burkhardt, Birgit-Kerstin
Dootz, Hildegard
Fladerer, Birgit
Freiermuth, Corinna
Gabelmann, Sylvia
Genz, Wolfgang. Dr.
Glassl, Alice
Graf, Richard
Groß, Micaela
Hancken, Anne-Katrin
Hanssig, Jutta Renate
Heller, Jutta
Huber, Gisela
Janku, Uwe
Jokisch, Rainer
Kalbfleisch, Karin
Kleine-Beek, Ilse
Kullmann, Susanne
Möhn, Gerhard
Neeb, Corinna
Paschen, Britta
Reutter, Jochen
Schmitz, Christoph
Schön, Sabine
Schweb, Waltraud
Schwidtal, Birgit
Steingass, Heinrich
Steiper, Martina
Stilz, Annette
Stobbe, Friederike
Stockhausen, Annette
Werner, Bettina
Wilhelm, Stefanie

Frühjahr 1986
Bauer, Gerhard
Baumgärtner, Sylvia
Becker, Christine
Bittes, Carl-Erich
Blei, Annette
Burcea, Marion
Dietz, Michèle
Dillmann, Elke
Ewald, Elke
Feifel, Roland
Feigk, Ulrike
Fingerl, Bernhard
Friehs, Susanne
Giehl, Oliver
Glassl, Peter
Gnädig, Sigrid
Götzel, Martin
Haubenreißer, Sabine
Jentges, Barbara
Knoll, Kerstin
Kohnhäuser-Burkl, Jürgen
Künstler, Burkhard
Küppermann, Reinhold
Magin, Petra
Martienssen, Doris
Nisastaci, Özden
Opeskin, Rita
Otterbein, Ulrike
Richert, Christina
Rosenfeld, Sybille
Schreiber, Wolfgang
Schütt, Dagmar
Schweizer, Hans-Jürgen
Schwind, Peter
Soffel, Birgit
Spahn, Andrea
Stadler, Martha
Staehler, Gerhard
Stieneker, Frank
Strobel, Cornelia
Stumpf, Claudia
Szendey, Katharina
Tröster, Sabine
Uckmann, Astrid
Viplel, Sylvia
Wald, Joachim
Wenner, Thorsten
Werren, Eva

Herbst 1986
Bäuerle-Keßler, Siegfried
Busch, Andreas
Clausius, Sabine
Ditzinger, Günter
Ehmann, Birgit
Froitzheim, Karin
Fürst, Gisela
Gilfert, Renate
Heim, Claudia
Heim, Wolfgang
Henrichs, Michael
Kaul, Marcus
Kischporski, Thomas
Kofahl, Birgit
Kuhn, Klaus-Peter
Lange, Petra
Loeser, Heribert
Losert, Ida
Mergener, Marion
Mirmortazavi, Mohammed
Möllmann, Claudia
Morawietz, Karin
Paschen, Claudia
Preuß, Iris
Purmann, Thomas
Reimann, Dieter
Schatz, Ida
Scherer, Dieter
Schuchmann, Horst
Seegmüller, Eva
Spieker, Barbara
Spohrer, Barbara
Tietz, Harald
Ullrich, Bettina
Vetter, Barbara
Weidlich, Helene
Weißer, Karin
Winter, Ute
Zeiße, Christine
Zoellmer, Soonhi

Frühjahr 1987
Albers, Thomas-Georg
Arens, Hans-Jürgen
Becela, Christine
Ben Akka, Marija
Binder, Heidi
Christ, Petra
Clau, Peter
Dietrich, Cornelia
Drouven, Anke
Duch, Peter
Euring, Andrea Stephanie
Fendt, Christine
Fischer, Ingrid
Fisel, Monika
Förster, Heidrun
Gessner, Arne
Geyer, Wolf
Göckert, Kerrin
Godau, Peter
Gothier, Klaus-Dieter
Haake, Gesine
Henz, Hans-Albert
Hertrich, Ursula
Immel, Annette
Jost, Wolfgang
Klinger, Christel
Koch, Sieglinde
Kopp, Carmen
Krämer, Johannes
Krohne, Achim
Kümmel, Torsten
Küppermann, Claudia
Lambert, Petra
Lehner, Ulrike
Luhn, Martina
Mayer, Sascha
Moser, Jochen
Nonnenmacher, Gerhard
Paradeiser, Gisela
Pfitzner, Siegmar
Pollok, Claudia
Pretzsch, Wolfgang
Roether, Ute
Roth, Annette
Russ, Hagen
Schäffler, Achim
Schneider, Georg
Schulte-Langforth, Bernd
Schwab, Eva
Schwake, Beatrix
Staab, Alfred
Stein, Karola
Ungeheuer, Hannelore
Volk, Wolfgang
Walter, Rita
Weihs, Hubert
Wellmann, Klaus
Wissing, Jutta
Zipfel, Thomas
Zügel, Ulrike

Herbst 1987
Alkhatib, Fayez
Baranowski, Petra
Bellersheim, Petra
Bender, Ulrike
Blüm, Jutta
Burakowski, Monika
Eggert, Felix
Eichinger, Thomas
Eid, Ghamal
Fahrig, Anke
Geier, Christa
Graffe, Thomas
Henrich, Christa
Herrmann, Pia
Hey, Thomas
Janeschik, Johanna
Kadkhodai, Nasser

Kober, Martin
Köhler, Barbara
Krüger, Carmen
Lenz, Jan
Loch, Gabriele
Lorenz, Birgit
Magiera, Lydia
Millard, Annegret
Mundil, Hana
Neradt, Sabine
Oster, Matthias
Pohl, Sabine
Pohl, Susanne
Posegga-Stärz, Karin
Queisser, Sybille
Reichert, Sonja
Reimann, Erich
Runk, Gabriele
Sczechowski, Sabine
Simon, Ingrid
Spielmann, Margarita
Studener, Gabriele
Trageser, Matthias
Treeger, Daniela
Uhrich, Simone
Weindorf, Herbert
Zimmer, Andreas
Zinke, Ulrike

Frühjahr 1988
Anderka, Ursula
Becker, Cornelia
Beil, Anette
Benz, Uwe
Block, Rudolf
Böttcher, Birgit
Brehm, Oliver
Bungardt, Edwin
Ebeling, Andrea
Eberwein, Thomas
Eidt, Achim
Endreß, Susanne
Feiler, Claudia
Fritsch, Kirsten
Gründer-Falk, Jaqueline
Grünebaum, Andreas
Grünwidl, Jürgen
Hermening, Petra
Hofferberth, Katrin
Jokisch, Christa
Katernberg, Bärbel
Kemper, Annemarie
Körbler, Christiane
Kunkel, Susanne
Lenhardt, Astrid
Linzmaier, Elisabeth
Lyschik, Cäcilie
Michel, Christoph
Neubeck, Monika
Petermann, Gabriele
Pies, Andreas
Popper, Constanze
Ries, Peter
Rosenmund, Christian
Rössler, Berthold
Rühl, Elke
Sattler, Angelika
Schäfer, Volker
Schindling, Ursula
Schönewald, Kerstin
Schreiber, Silvia
Spreter, Konstanze
Vock, Ute
Vogel, Stephan
Westmeyer, Jutta

Herbst 1988
Berner, Bettina
Binder, Ursula
Bleibdrey, Jin Wall
Buckard, Heike
Chang, Soog Hee
Deppert, Susanne
Dettki, Andreas
Dillmann, Daniela
Döppenschmidt, Jutta
Egerer, Hans-Jörg
Elsen, Monika
Falch, Bestrix
Fickel, Gunther
Findeisen, Peter
Fleck, Thomas
Friebe, Thomas
Giebel, Corinna
Gminsky, Susanne
Greb, Marion
Haag, Maria
Hartmann, Petra
Herbst, Ursula
Hettiger, Peter
Hofmann, Walter
Hüsemann, Annette
Isele, Ute
Köhler, Michael
Kopp, Petra
Kratz, Sabine
Langer, Ludger
Mandel, Andrea
Mangesius-Sasu, Roswitha
Niggl, Friederike
Pachonik, Angelika
Reifschneider, Beate
Richter, Brigitte
Sänger, Ursula
Sautermeister, Brigitta
Schenk, Anette
Schnecko, Anke
Schulz-Isenbeck, Rainer
Theissen, Birgit
Willhardt, Ursula
Wyrobnik, Reina

Frühjahr 1989
Aman, Mohammad
Ardini, Elke Irene

Bastani, Fariba
Betz, Rita
Böcher, Wolfgang
Böhme, Lieselotte
Bracker, Wolfgang
Bulling, Stefan
Engering, Bernhard
Frick, Ukrich
Fuchs, Birgit
Gottaut, Ute
Griesfeller, Petra
Gunkel, Gabriele
Hein, Christoph
Heinze, Michael
Jahn, Petra
Köhler, Rolf Frank
Leibrock, Hanno
Lindenthal, Birgit
Marburger, Claudia
Michel, Dorothee
Möllmann, Annette
Münch, Michael
Ochs, Ulrike
Pecar, Alenca
Pfeiffer, Heike
Pfeiffer, Margot
Plenert, Beate Regina
Poganiuch, Petra
Rademacher, Elke
Rhaese, Angelika
Rühlemann, Beate
Schmidt, Marc
Schmidt, Matthias
Schmidtke, Ronald
Schnabel, Ida
Schuster, Birgit
Ulm, Cornelia
Vockert, Elisabeth
Wagner, Claudia
Wagner, Regina
Wende, Ralf, Dirk
Wiesenthal, Jürgen
Zimmermann, Karin

Herbst 1989
Bauer, Andrea
Bleichner, Holger
Blinstein, Elena
Böhm, Roger
Borchard, Gerrit
Büschges, Ralf
Denfeld, Sigrid
Dodt, Agnes
Fleissner, Christiane
Habicht, Bettina
Hänsel, Johanna
Harsche, Elisabeth
Howitz, Jürgen
Kämmerer, Sigrid
Kittel, Karin
Kleemann, Sibylle
Krasnitzky, Tanja
Kupp, Kathrin
Macholdt, Karin
Mangels, Reintraut
Marburger, Cornelia
Müller, Carmen
Nett, Claudia
Nguyen, Thi Nga
Oelmeyer, Martina
Paschke, Astrid
Pfaff, Otmar
Reimann, Andreas
Reinhard, Anette
Schmidt, Beate
Schmitt, Uwe Andreas
Schoesau, Michael
Schulte, Alexandra
Schulz, Angela
Schütz, Susanne
Stahler, Karin

Frühjahr 1990
Berger, Dagmar
Berscht, Petra
Buttgereit, Beate
Cimbollek, Monika
El Gibali, Osama
Fischer, Georg
Groß, Almut
Heinrich, Anette
Hoch, Helmut
Hoffschlag, Doris
Holler, Romy
Huels, Anette
Klein, Monika
Koneberg, Regina
Krech, Ingo
Lipka, Elke
Magheti, Monika
Mirtsching, Michael
Nienhaus, Mechtild
Parison, Edelgard
Phan, Thi Lap
Platt, Christian
Sarli, Fatemeh
Schäfer, Petra
Schäpermeier, Nikola
Schütz, Christine
Voith, Guido
Wörner, Gudrun

Herbst 1990
Behrouzi, Rasoul
Bernhardt, Brigitte
Bolz, Regina
Broecker, Adriane
Dörr, Helmut
Dorsch, Ulrike
Eichhorn, Oliver
Euchner, Melanie
Ferchland, Iris
Gottschalk, Claudia
Goworek, Andrea
Grunthal, Sabine

Heyl zu Herrnsheim, M.,v.
Hill, Christine
Hitzler, Thomas
Huppert, Juliane
Howitz, Christoph
Krollik, Joachim
Kühner, Christiane
Langer, Klaus
Lutz, Ursula
Mehlig, Claudia
Müller, Petra
Niemz, Cordula
Ochs, Christine
Padberg, Claudia
Reher, Markus
Resch, Annette
Schäfer, Renate
Schlitt, Barbara
Schoepp, Alexandra
Schwab, Susanne
Seyfarth, Holger
Sundermann, Nicola
Tischlich, Anja
Trautwein, Sabine
Trummer, Simone
Urban, Silke
Voss, Antje
Weller, Stefan
Wetterich, Ulrike
Wilhelm, Konrad
Witt, Hella

Frühjahr 1991
Ball, Catrin
Bresink, Iris
El Shamsy-el-Banna, Nawal
Gruchalla Wesierski, M.,v.
Haag, Ulrike
Hoffmann, Armin
Ketzel, Torsten
Klug, Martina
Kraenkl, Ursula
Lambert, Klaus Peter
Mack, Helen
Menz, Werner
Montigel, Adelheid
Müller, Eva-Maria
Sauerland, Sabine
Wagner, Sabine
Ziyal, Mehmet

Herbst 1991
Berendes, Ulrike
Bossong, Dagmar
Burgmer, Ulrike
Cordes, Dirk
Danka, Erika
Dittrich, Detlef
Dreher, Robert
Dreschel, Aline
Fingerle, Martina
Fischer, Beatrix
Geider, Marlene
Grundel, Angelika
Grünewaldt, Cordula
Gütle, Ursula
Hann, Ji Heon
Hanses, Antje
Heil, Barbara
Heimrich, Maria
Himmelein, Dagmar
Hoell, Sabine
Jurisch, Esther
Keese, Hans Joachim
Kriener, Thomas
Maksay, Carmen
Menkens, Cora
Müller, Gabriele
Nematollahi Bonab, Haideh
Pape, Susanne
Pauluhn, Katja
Peppel, Jürgen
Philipps, Barbara
Pospischil, Andreas
Ritter, Barbara
Rückert, Heike
Schulze, Wolfram
Schweizer, Karin
Sonnabend, Ulrike
Thannheimer, Simone
Thomas, Ute
Wehrle, Jahn
Weichel, Jutta
Weidmann, Anne
Zilch, Barbara

Frühjahr 1992
Albrecht, Susanne
Anek Otto, Doris
Atmaca, Serap
Bender, Andreas
Bergmann, Ulla-Britt
Berner, Marlis
Blochowitz, Barbara
Bruckmann, Maria
Bruenjes, Christiane
Diepen-Engisch, Maike
Döppenschmitt, Stephan
Freitag, Anke
Freund, Nina
Frowein, Ute
Fülbert, Renate
Gehard, Carmen
Gerling, Karl Heinz
Graf, Annette
Heck, Ulrike
Heidenreich, Annett
Hilscher, Sabine
Janssen, Ulf
Jenne, Uta
John, Regina
Kaufhold, Lucius

Kemm, Kai Rudi
Kolbe, Carola
Kopietz, Barbara
Mackert, Kathrin
Marianek, Claudia
Martens, Almut
Meissner, Bärbel
Muthig, Ines
Novy, Rosemarie
Pradel, Rainer
Raschka, Mathias
Romahn, Ute
Schlag, Astrid
Schnitzler, Bettina
Schulze, Gerhild
Schürmann, Anke
Siebert, Heike
Spiller, Dagmar
Tillner, Joachim
Tran, Thi Thanh Tam
Weber, Sabine
Wels, Ingeborg
Wermes. Rainer
Zenker, Martina
Zimmer, Ursula
Zöller, Bettina

Herbst 1992
Berthold, Achim
Binckebanck, Ute
Dölger, Iris
Dosten, Jürgen
Dressler, Sabine
Erben, Antje
Fastnacht, Stefanie
Ganssmann, Beate
Gleixner, Britta
Glückmann, Susanne
Gündisch, Brigitte
Hadaschik, Yvonne
Hemberger, Susanne
Hoffmann, Frank
Hohberger, Corinna
Hösch, Gabriele
Hunathey, Stefanie
Iske, Cordula
Kampfhenkel, Jutta
Kohl, Stefanie
Krekler, Simona
Krieg, Cornelia
Krippner, Mechtilde
Kuhn, Andrea
Langguth, Sabine
Lerch, Frank
Marburger, Christine
Meinl, Britta
Meretz, Ute
Neier, Anke
Nicolai, Christine
Noack, Sandra
Oestreich, Anja
Pöschl, Heike
Reiner, Elke
Rohde, Monika
Sack, Felix
Schindler, Kurt
Schneider, Frank
Starke, Heike
Stern, Heike
Teichmann, Judith
Unterberg, Ilka
Walter, Sabine
Weerepas, Christiane
Wehner, Birgit
Weissenberger, Anette
Wengel, Ina
Wenzel, Elke
Wiegand, Christina

Frühjahr 1993
Bettermann, Julia
Braun, Wilfried
Budde, Volker
Bulheller, Klaus-Dieter
Büsselmann, Britta
Dietz, Stefan
Djalili Parsa, Gholamreza
Easson, James
Feleky, Ingrid
Fuchs, Petra
Giese, Heidrun
Gräfe, Kerstin
Grünschlag, Corinna
Hain, Annette
Henning, Katharina
Hermening, Andreas
Hess, Andreas
Hohe-Hey, Helene
Holzwarth, Dorothea
Höppe, Silvia
Jaksche, Alexander
Janku, Sabine
Jennewein, Birgit
Junker, Annette
Kober, Susan
Kohm, Ursula
Krämer, Claudia
Krishnan, Hari Sven
Kuczka, Barbara
Langeneckert, Anja
Leischner, Klemens
Lenz, Alexandra
Lott, Anja
Maas, Edith, Dr.
Mittelstädt, Frank
Müller, Angelika
Napp-Saarbourg, Christoph-Ferdinand
Özel, Ismail
Padberg, Mechthild
Paulsen, Harald
Pfefferle, Hans-Joachim
Philipps, Christiane
Pierschala, Heidrun
Pricken, Joachim

Reichwein, Sabine
Reineck, Joachim
Rennekampff, Jeanette
Sauer, Heiko
Schindler, Kurt
Schlicker, Alexandra
Schneider, Ute
Schöttler, Antje
Sedlatschek, Jutta
Spang, Britta
Stein, Jörg Peter
Süssenbach, Sigrid
Tamimi, Nadja
Trost, Gabriele
Trötsch, Ursula
Veigel, Katja
Wagner, Claudia
Weber, Gerlinde
Welker, Susanne
Wingerning, Martina
Wissel, Lothar

Herbst 1993
Adam, Christine
Ahrens, Claudia
Arashloozadeh, Mohammad
Aufmuth, Erika
Bauer, Heike
Baumann, Claudia
Beck, Beate
Buth, Martina
Cancicek, Canan
Cancicek, Candan
Conradi, Stephan
Czerwionka, Ulrike
Dietrich, Christine
Dreher, Kübra
Egen-Goedde, Adelheid
Fabian, Thomas
Feichtl, Silke
Franz, Andreas
Frick, Annke
Galia, Sven Erik
Grünberg, Anja
Haberkern, Bettina
Hopp, Anke-Astrid
Jafariparastkhameneh, Nasrin
Jannaber, Birgit
Kornelson, Ingrid
Kronemann, Nicola
Kuhl, Brigitte
Kuschnick, Christine
Lorbacher, Louisa
Lyssy, Ralf
Manglkrammer-Weiss, Jutta
Mannel, Beatrix
Nicke, Annette
Notsch, Georg
Plümer, Silvia
Preiss, Birgit
Schlarb, Hanswalter
Schliemer, Rita
Schmidt, Helmut
Schneider, Dagmar
Schweinfurth, Birgit
Ulbrich, Holger
Ullmann, Ursula
Ünlü, Ayse
Wilhelm, Sabine

Frühjahr 1994
Adams, Martina
Constantinescu, Daniela
Denkinger, Beate
Friese, Andreas
Garleb, Cornelia
Helfrich, Esther
Helmich, Marie-Luise
Hofer, Nikola
Iizuka, Renate
Jabs, Gerhard
Kohlmeyer, Inga
Kohnen, Rita
Koo, Hea-Kyoung
Landgraf, Cordula
Lieder, Andrea
Miserre, Eva-Maria
Reinel, Ute, Dr.
Roehl, Kirsten
Roemer, Tina
Rüeck, Dorothea
Saatian, Mohammad-Nader
Scherer, Helga, Dr.
Schindler von Wallenstein, Clementine
Schlarb, Christopher
Steinert, Nadja
Steup, Christian
Uhde, Babette
Weigerstorfer, Elke
Wind, Petra
Wirths, Marion
Wolf, Elke
Woletz, Verena

Herbst 1994
Beutel, Judith
Blumenstein-Behl, Steffi
Cöppicus, Barbara
Dvorak, Jutta
Dittmar, Silke
Flechtner, Silke
Flemmer, Linda
Füssel, Annette
Gernhardt, Grit
Harter, Angelika
Heidrich, Ulrike
Hentschel, Ulrich
Herkert, Olaf
Hilgendorf, Constanze
Hoffmann, Jutta
Hornfeck, Marina

Hultzsch, Karen
Jerzembek, Kerstin
Jung, Kerstin
Karbe, Beate
Koo, Hea-Kyoung
Lachmann, Bodo
Lebert, Ingrid
Legarth, Dirk
Lindstädt, Christine
Magin, Christine
Michel, Ulrike
Mitzel, Peter
Noushinfar, Rouzbeh
Oleschko, Gabriele
Ramezani, Leyli
Regel, Anka
Rezvani, Narges
Rhiel, Ute
Rüll, Nicola
Rummel, Eva
Schellhammer, Sylvia
Schneidmüller, Tina
Seebald, Marion
Storch, Nicola
Svat, Peter
Theobald, Ute
Thomae, Patricia
Vogt, Christiane
Wacker, Sylvia
Walter, Petra
Wenke, Kai-Uwe

Frühjahr 1995
Arndt, Marcus
Davids, Kirsten
Dedina, Eva
Desch, Sabine
Dietrich, Daniela
Eickermann, Susanne
Engemann, Martina
Fahrig, Gesa
Hannoudi, Nadya
Hansen, Christina
Höhna, Beate
Holzschneider, Andrea
Jakob, Beate
Keupp, Claudia
Kimpel, Angela
Klein, Thorsten
Klüsener, Sylvia
Kramm, Holger
Lang, Carsten
Laubenstein, Heidi
Löffler, Ilona
Lorenz, Sabine
Löwer, Cornelia
Marini, Claudia
Matthiesen, Jutta
Meilinger, Holger
Mester, Klaus
Müller, Jochen
Nguyen, Ly Huong
Nikzadeh-Dam, Tam
Nowbakht, Amir
Oftring, Annette
Queckenburg, Manuela
Sanitz, Sabine
Schade, Stefka
Schlapp, Monika
Schmitt, Marcus
Schneider, Cordula
Schoch, Regina
Schütte, Christoph
Steinmetz, Ralf
Tayefi, Massoud
Thau, Jörg
Trütschel, Monika

Herbst 1995
Behnsen, Katja
Bittenbinder, Ines
Borgelt, Kirsten
Büttner, Cora
Droste, Angela
Edling, Christa
Eifler-Bollen, Rosemarie
Engel, Karen
Geiß, Uwe
Glöckner, Anja
Hatzsch, Andre
Heinrich, Heike
Hengst, Alexander
Knauf, Bettina
Lautenschläger, Nicole
Leonhardt, Martina
Linz, Birgit
Meier, Natalia
Müller, Dorothea
Noack Britta
Oppermann, Heike
Oster, Miriam
Plagens, Brigitte
Pourmehdi, Taleai Hamid
Pues, Maria
Puth, Ulrike
Schüler, Rainer
Seitz, Cordula
Selig, Christiane
Teuscher, Angelika
Van-Phung, Tu
Vilter, Karsten
Wolff, Dorothee
Zöllner, Antje

Frühjahr 1996
Appelmann, Silke
Bär, Birger
Bender, Anne-Dorthe
Born, Bettina
Braun, Anja
Dallwig, Stefanie
Fischer-Beller, Anja, Dr.
Henrich, Barbara
Hofmann, Andrea
Höra, Dagmar

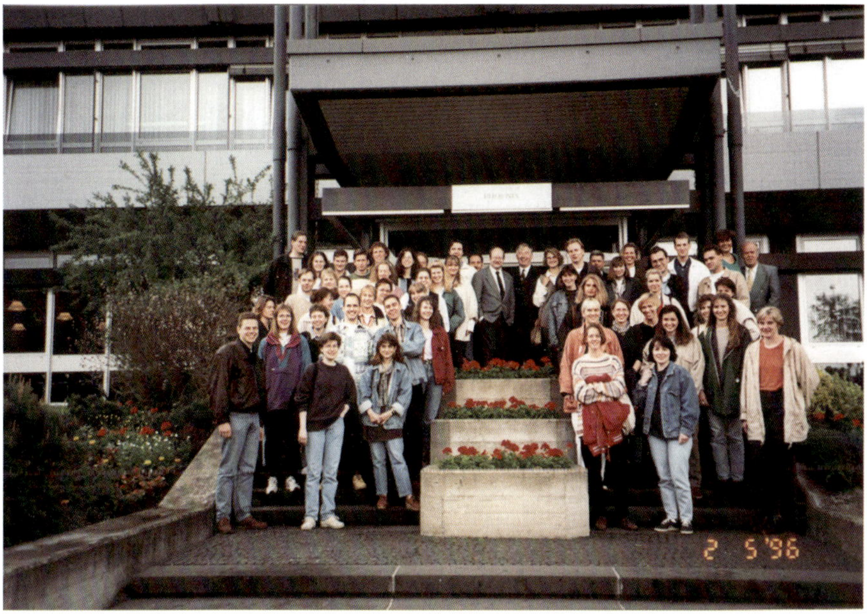

Seminarreihe des 6. Semesters bei Phoenix Pharma mit Prof. *Kreuter* (1996)

Jakoby, Marianne
Jocham, Elke
Kalb, Anna Karoline
Kalinowski, Stefanie
Kempfer, Cornelius
Klein, Susanne
König, Ulrike
Lahm, Katja
Liese, Carola
Lindner, Nicola
Loris, Monika
Lubczyk, Veronika
Meiss, Simone
Müller, Michael
Nicolai, Kirstin
Olewski, Manuela
Paul, Claudia
Pelster, Mareen
Retiene, Ulrike
Richter, Silke
Schosland, Mike
Shatat, Manal
Siebert, Barbara
Solomonidou, Despina
Sommer, Klaus-Dieter
Thaler, Michael
Tiggelbeck, Stefanie
Völker, Ursula
Wöll, Gabriele

Herbst 1996
Bär, Christine
Bätz, Jochen
Boesen, Carmen
Böhm, Dorothea
Coester, Conrad
Eich, Elke
Erkenbrecher, Christian
Freissmuth, Carmen
Görgen, Heike
Grigat, Martin
Gröber, Uwe
Heilmann, Stefanie
Hintzen, Anja
Ihmann, Christina
Jakob, Andrej
Karsazy, Siamak
Klais, Anja
Klan, Niko
Klein, Norbert
Lenz, Sabine
Markutzik, Sibylle
Meermann, Michaela
Meier, Jutta
Methfessel Matthias
Nyama, Leopold
Oklmann, Marie-Luise
Peikert, Franz-Michael
Pfaffenrot, Olga
Rübeck, Tanja

Schmidt, Uta
Schuhl, Carsten
Sessler, Christine
Tietze, Barbara
Titze, Susanne
Tolle, Sanna
Weigandt, Markus
Wurbs, Michael

Frühjahr 1997
Abrahamczik, Katrin
Albrecht, Anja
Asoklis, Ruta
Assmann, Ute
Balthasar, Sabine
Beck, Angelika, Dr.
Blaßkiewitz, Dorit
Breuer, Petra
Bültmann, Mark
Butz, Vera
Delseith, Meta
Dirksen-Müller, Rolf
Eichhorn, Maike
Fam, Karim
Gehm, Sabine
Göckert, Götz
Gronych, Monika
Haßdenteufel, Monika
Heinz, Annette
Hofmann, Ute
Kargetta, Stephanie
Keck, Katrin
Kircher, Nicole
Klemm, Jenny
Kreßmann, Sabine
Markutzik, Kathrin
Michaelis, Martin
Modrack, Erik
Peters, Frank
Reicks, Stephanie
Schmidtko, Achim
Seiler, Ute
Simmchen, Imke
Stegmann, Melanie,
Stich, Oliver
van Staa, Birte

Herbst 1997
Alfke, Katrin
Becht, Claudia
Beck, Peter
Beer, Markus
Bock, Claudia
Brandes, Antje
Fitterer, Britta
Flür, Gabriele
Garcia, Marco
Gaschott, Tanja
Hartmann-Palmieri, Angela
Hasenberg, Susann
Hecht, Tilman
Höhler, Dirk
Jestädt, Esther
Kartzinski, Natascha
Klein, Sabine
Leuner, Christian
Lindemann, Martina
Lorke, Michael
Lurz, Peter
May, Henrik
Mennigmann, Claudia
Nehls, Yvonne
Neugebauer, Anke
Normann, Gisela
Oskierski, Kathrin
Paetz, Michael
Polok, Yvonne
Preusser-Ohl, Anne
Roth, Anita
Rouhani, Fariba
Rudolph, Katja
Rudolph, Markus
Schauz, Astrid
Sebastian, Verena
Stingl, Andrea
Wagenhöfere, Christiane
Weiß, Corinna
Werner, Karin
Wiese, Bettina

Frühjahr 1998
Altmann, Anja
Arabmotlagh, Hedieh
Beck, Susanne
Behmenburg, Petra
Behrens, Silke
Bergander, Beate
Berz, Ulrike
Biemer, Michaela
Börner, Stephan
Brill, Christiane
Brinkmann, Ilka
Dähne, Silke
Decher, Nils
Eggers, Ulrike
Enders, Nicole
Finck, Christine
Fricke, Stefanie
Fröstl, Bettina
Gehrmann, Alexandra
Gierling, Ulrike
Graf, Tanja
Heim, Saskia
Heß, Gabriele
Hirnet, Daniela
Holoubek, Gisela
Jordan, Natalie
Kleeberg, Miriam
Krause, Gudrun
Kreutzmann, Kai
Kußel, Klaus
Matzke, Barbara
Menning, Karen
Michaelis, Ruth
Müller, Christina

Müller, Stefanie
Nguyen, Thi Hong Van
Prescher, Karen
Raabe, Carsten
Reiss, Stefanie
Sandleben, Heike
Sasse, Claudia
Schraets, Dorothe
Seuter, Sabine
Stautz, Jutta
von Stallenberg, Ulrike
Walter, Angela
Westerhoff, Kerstin
Winter, Julia
Zepuntke, Dieter
Zilch, Marion
Zumloh, Florian

Herbst 1998
Althaus, Ingrid
Althaus, Ute
Berkenstäter, Inge
Boving, Jens
Brinker, Markus
Chartabian, Katayon
Deselaers, Frank
Elzer, Eva
Franzen, Rochus
Fuchsius, Andrea
Grünbauer, Rudolf
Hattenberger, Almut
Heckmann, Jutta
Heinelt, Annegret
Hermann, Stefanie
Holtz, Irene
Hummel, Claudia, Dr.
Hüls, Catharina
Kaps, Christine
Kirsch, Christopher
Krill, Jochen, Dr.
Lamping, Sebastian
Latsch, Holger
Lochmann, Dirk
Lorenz, Patricia
Mohammadzadeh, Ch.K.
Moß, Michael
Müller, Stefanie
Murjahn, Anika
Orthen, Olaf
Pauls, Christian
Peschke, Markus
Plotz, Jost
Pollex, Karen
Rümpker, Ines
Schäfer, Petra
Scherer, Katharina
Schleyer, Rolf
Schmitz, Stefanie
Schnettler, Gabriele
Schulte gen. Löbbert, Stefanie
Schulze, Silvia
Sertel, Vera
Seyffert, Stefanie
Siefert, Susanne
Stroh, Christopher

Frühjahr 1999
Aktas, Arzu
Albert, Dana
Baumann, Arndt
Elsner, Olaf, Dr.
Endelmann, Sonka
Fredebeil, Rita
Fritsch, Heike
Funke, Bettina
Fürst, Thomas
Grundmann, Andreas
Haist, Susanne
Hoth, Carola
Klein, Sandra
Krahnke, Susanne
Kreusch, Sabine
Kreyling, Kristina
Krumpholz, Jürgen
Künnen, Nicole
Leibold, Ines
Meindl, Nadine
Mohr, Ulrike
Noeske, Anita
Rack, Monika, Dr.
Ruhl, Birgit
Sasse, Britta
Schulte, Rainer
Schütt, Ulf Peter
Stein, Simone
Wartlick, Heidrun
Wolf, Michaela
Wunderlich, Martin

Herbst 1999
Allgeier, Dirk
Bockler, Guido
Ehmann, Nicole
Eichhorn, Carolin
Fehr, Anja
Güresir, Icten Özgur
Hakimi-Fard, Azar
Huskamp, Christoph
Kamphues, Jan-Erik
Kaufhold, Irena
Kempf, Olivier
Ketabi, Nahal
Meisert, Ute
Mikisch, Heike
Müller, Sabine
Nekoobakht Azad, Hossein
Pracher, Melanie
Renz, Jessica
Rotgans, Irina
Roth, Sabine
Rudolph, Katrin
Schwaben, Susanne
Wagner, Uwe

Frühjahr 2000
Büscher, Jochen
Deml, Andreas
Friedrich, Silke
Geiger, Katharina
Jennes, Ingo
Köhl, Nicole
Krzenciesa, Eva Maria
Küster, Christoph
Lang, Alexander
Lieneweg, Dinah
Löllgen, Markus
Nguyen, Truong Thuy Trang
Omer-Adam, Mahm.-Abob
Phan, Thang C.H.
Pietschmann, Rainer, Dr.
Prada Bautista, Alonso
Preissmann, Martin
Schmutz, Kristina
Söderberg, Claudia
Sticha, Dirk
Strobl, Alexandra
Uihlein, Sabine, Dr.
Wingerter, Oliver
Zummersch, Maren

Herbst 2000
Bootz, Alexander
Cramer, Ricarda
Fischer, Lutz
Greve, Ann-Kathrin
Groß, Juliette
Hanselmann, Katja
Hebenbrock, Kirstin
Hertel, Anita
Heuger, Anja Kristin
Horstmann, Sabine
Kabs, Bernd
Kalbfleisch, Monika
Kapetanovic, Sanela
Kokkinojoulis, Nikolas
König, Annette
Krause, Stephan
Kruse, Guido
Lang, Christine
Lieske, Barbara
May, Alexandra
Merten, Beate
Mikoteit, Kerstin
Modric, Simona
Narr, Daniela
Pertek, Frank
Resch, Kerstin
Rockenfelt, Ute
Rothenberger, Matthias
Schmidt, Renate
Schneider, Simone
Schnur, Nicole
Schwarz, Konrad
Soum-Chik, Mana
Stellbrink, Tilman
von Wichtingen, Maya
Weber, Christine
Weber, Claudia-Carolin
Weißbrodt, Jana

Frühjahr 2001
Baumgart, Thomas
Beck, Christian
Becker, Ulrich
Chau, Michelle
Cramer, Claudia
Duffner, Sandra
Feller, Kerstin
Geiger, Kathrin
Georgens, Christiane
Gieger, Simone
Hanisch, Marcus
Hartmann, Christian
Heindl, Michael
Heintze, Elke
Heydenreich, Kerstin
Hischebeth, Xenia
Hof, Deborah
Kalipcioglu, Necdet
Karstens, Astrid
Kipfmüller, Caroline
Kleinert, Dorothea
Kremer, Larissa
Lindenberg, Marc
Lorenz, Dorit
Messmer, Marco
Mimou, Elena
Mühlschwein, Annika
Nehen, Stephan
Ngo, Thi Noc Bich
Pawlitke, Kerstin
Polizzetto, Guiseppe
Pomplun, Susanne
Preiß, Claudia
Sanlier, Fazilet
Schillbach, Ilka
Schleier, Sandra
Schlick, Caroline
Schlimme, Sonja
Schumacher, Pia
Schwaderer, Bettina
Schwarz, Gunter
Sparfeld, Petra
Stöck, Michael
van Treeck, Andrea
Wagner, Claudia
Wallrauch, Tobias
Zeiger, Jens

Herbst 2001
Adamek, Ursula
Afiat, Babak
Anhorn, Marion
Appelt, Franziska
Arnold, Christina
Artoonians, Salmasi
Bade, Kathrin
Barkh, Jamileh

Becker, Petra
Becker, Silke
Beller, Bernadete
Blecking, Petra
Böning, Ursula
Böningk, Katinka
Brand, Christian
Brunklaus, Jeanette
Bubeck, Alexandra
Cherdron, Simone
Choi, Ji-Huyn
Doan, Minh Dao
Dosi, Lefkothea
Erberich, Katja
Farzan, Tila
Fehl, Silke
Feißt, Christian
Frembs, Birgit
Geißler, Michael
Gerhard, Justus
Greve, Annekathrin
Habib, Muhib
Hanses, Alexandra
Hohmann, Ulrike
Hörnig, Michael
Hourfar, Kai
Jureczko, Agnes
Kalantidis, Hralambos
Käufer, Svenja
Kirsch, Alexander
Kreutz, Susanne
Kröner, Gesa
Lauth, Christian
Lehr, Thorsten
Lohmann, Monika
Loitz, Dominik
Löwenstein, Melanie
Lynen, Sonja
Mani, Helen
Manninger, Volker
Marbaise, Marcel
Noeske, Alexander
Pfaff, Ildiko
Range, Charlotte
Rübsam, Christina
Scherrmann, Dieter
Schmidt, Erik
Schmidt, Sören
Schulz, Michaela
Schwarz, Oliver
Siemann, Katrin
Siemon, Silke
Soffel, Sigrid
Sommer, Olaf
Steinfartz, Katrin
Storck, Katharina
Tretiakova, Irina
Trösken, Eva-Regina
Wolter, Helene

Frühjahr 2002

Fix, Claudia
Giehl, Dorothea
Grotepaß, Kirsten
Heinze, Liane
Hergenröther, Andrea
Hoffmann, Kirstin
Hülsmann, Brigitte
Jahn, Matthias
Jung, Susanne
Krug, Gregor
Moder, Sandra
Muchow, Marc
Mund, Sonja
Oertel, Bruno
Pfisterer, Petra
Rabe, Peggy
Reinartz, Almut
Richelmann, Katja
Ruepp, Christian
Schad, Martin
Schwieters, Andreas
Seitz, Susanne
Shoja Bazargani, Maryam
Steinkopf, Carsten
Stowasser, Sandra
Wössner, Christina
Wünst, Annegret

Herbst 2002

Ahmad, Iyad
Bayer, Michael
Belotti, Susanne
Biebinger, Anja
Breer, Nicole
Buchalska, Joanna
Büttner, Carolin
Dannenberg, Frank
Dörre, Linda
Evers, Stefanie
Fink, Patricia
Frahm, Meike
Frank, Stefanie
Frühauf, Yvonne
Gerbaulet, Alexander
Hecker, Christina
Jost, Kathrin
Kahlert, Simone
Kalaitzidou, Katerine
Kapferer, Angela
Kramer, Frank
Kramer, Petja
Kubas, Holger
Langer, Christian
Lücker, Gerhard
Mashi, Karin
Paulke, Alexander
Rau, Oliver
Reckman, Astrid
Roth, Claudia
Roth, Sandra
Rozok, Stephanie
Salzer, Dorothee
Schlosser, Alexandra

Schwartz, Ingrid
Sobhani, Mohammad
Sprenger, Ellen
Stöber, Moritz
Stoffers, Kirsten
Surberg, Wibke
Vinkovic, Anita
Warnke, Andre
Wenzel, Jochen
Wessels, Maren
Wessely, Petra
Wiggers, Katja
Wischermann, Jens
Wölfle, Katja
Zielke, Kristin

Frühjahr 2003
Al-Khatib, Noura
Barthel, Susann
Bauer, Stephanie
Bekhiet, Nadia
Blumenthal, Markus
Boni, Julia
Bröcker, Tabea
Eck, Catherina
Fagin, Anja
Fink, Thomas
Glänzel, Kathrin
Gorski, Anna
Gritzmann, Anja
Hillebrecht, Alexander
Hollatz, Gabriele
Holzer, Melisande
Karwot, Roman
Kiehm, Kevin
List, Ulrike
Ludewigs, Heike
Moormann, Sonja
Müller, Jaqueline
Nollenberger, Kathrin
Rentmeister, Monika
Ruholl, Annika
Sadovski, Eva
Schwarzenberg, Jörg
Siegel, Franziska
Strauss, Ines
Strauß, Martin
Tauber, Melanie
Tausch, Lars
Vesely, Boris
Volk, Beate
Zulauf, Lars

Herbst 2003
Aghili, Haydeh
Altis, Kosta
Anagnostou, Maria
Appenzeller, Michaela
Asiaei, Farideh
Assmuth, Kathrin
Baliz, Juliane
Baltruschat, Sabrina
Bätz, Christel
Becker, Corina
Bido, Susanne
Blumenthal, Markus
Bornemann, Sandra
Brosi, Anne
Buch, Philipp
Burghardt, Bianca
Csorvasi, Stephanie
Danzmann, Kirsten
El Wakil, Dalia
Etzl, Ronny
Fella, Carolin
Fischer, Eva
Friemel, Christiane
Fucke, Katharina
Guse, Lilian
Gutsch, Agnes
Handwerk, Verena
Haupt, Sascha
Hoang, Dui-Tam
Hoang, Phuong Quynh
Hostermann, Mirja
Hufen, Anette
Hugo, Marc
Janßen, Niels
Koulouris, Joannis
Kramer, Birgit
Krebs, Anika
Kreienkamp, Carmen
Lieb, Sophie
Marks, Tina
Merten, Kristin
Milojkovic, Jelena
Nalaskowski, Christiane
Notheis, Christine
Obst, Benjamin
Parr, Petra
Ploutitski, Stanislav
Reichard, Timo
Rezai, Farnusch
Riemann, Cornelia
Rkini, Radouane
Rösler, Thomas
Ruider, Christine
Sander, Miriam
Sayed, Sahra
Schwab, Markus
Schweisel, Sandra
Sichler, Olaf
Spee, Monika
Steube, Sebastian
Tran, Hue
von Blanc, Ann-Marie
Wackerle, Claudia
Wilhelm, Jan
Wilmes, Ulrike
Wittkop, Catrin
Woltersdorf, Ronja
Zöller, Thomas

Frühjahr 2004
Ameluxen, Stefanie
Bögner, Sigurd

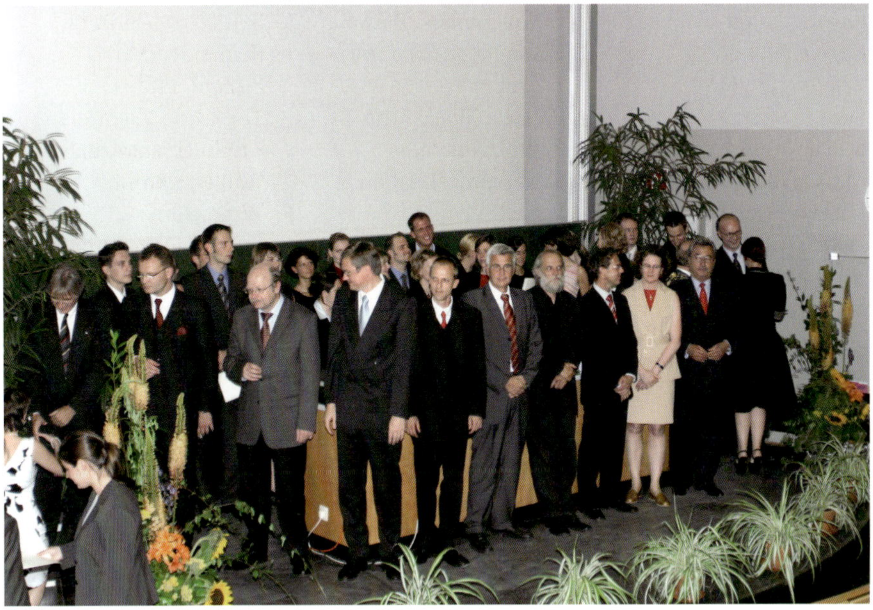

Staatsexamensfeier des Abschlusssemesters Frühjahr 2004, die Kandidaten mit den Hochschullehrern. Erste Reihe (von rechts): Arbeitgeberpräsident *Hundt*, Prof. *Dressman*, Dr. *Werz*, Prof. *Karas*, Prof. *Müller*, Prof. *Marschalek*, Dr. *Winckler*, Prof. *Kreuter*, Prof. *Schubert-Zsilavecz*, Prof. *Dingermann*

Brömser, Kerstin
Brust, Susanne
Cornelius, Carolin
Dannhardt, Ulrich
Danzmann, Kirsten
Dreher, Ulrike
Eigeldinger, Jutta
Ellinghaus, Anette
Horsch, Gwen-Franka
Hühner, Diana
Kellermann, Nicole
Kianifard, Saied
Knuspel, Clemens
Kulm, Arne
Lechner, Sonja
Leismann, Martina
Lemke, Veronika
Lipp, Michael
Matheis, Anneli
Mostaphaoui, Layla
Müller, Jan
Nowaczyk, Tina
Pabel, Ulrike
Parr, Petra
Polata, Simone
Pozeg, Gabriele
Rieckeheer, Eva
Sauer, Sarah
Schatton, Tobias
Steffan, Katharina
Weißgerber, Adele
Zordick, Sabine

Herbst 2004

Bätz, Arnd
Bischoff, Claus-Dieter
Bormuth, Sybille
Brack, Christine
Brand, Christian
Dartsch, Theresa
Feische, Rebekka
Ferstl, Barbara
Förster, Christina
Fricke, Sebastian
Fuhr, Holger
Gindele, Anja
Göbel, Alexandra
Hack, Theira
Hendricks, Melanie
Hofmann, Ilona
Hohenstein, Susanne
Homann, Stefanie
Horsch, Gwen-Franka
Horst, Alexander

Kägler, Britta
Kaiser, Stefanie
Kneitz, Sibylla
Kowalewitz, Monika
Lewin, Irene,
Lissy, Alice
Ludwig, Dörthe
Luh, Clara
Melencovici, Ana-Maria
Mirhashemi, Farshad
Papadopuolos, Pashalis
Pfannkuche, Matthias Simon
Piesche, Eva-Maria
Pufahl, Melanie
Reinwald, Christian
Riedel, Leonie
Riemer, Jürgen
Röcker, Isabelle
Sander, Kerstin
Schlutius, Christian
Schneider, Faina
Sthapit, Philos
Tomasino, Gabriele
Trinh, Hoang Oanh
Witew, Lena
Witte, Jörn
Yalzin, Deniz
Zahir, Sanae
Zeiger, Julia Ulrike

Anlage 7 Prüfungsfragen für die Aufnahme zum Studium der Pharmazie im SS 1970[U6]

42 Fragen für die Zulassungsprüfung
am 18.2.70

1) Nennen Sie die Elemente der 6.Hauptgruppe.

2) Nennen Sie die Elemente der 3. großen Periode.

3) Welcher Radius ist größer, der des Cl-Atoms oder der des Cl-Ions ?

4) Verändert sich bei chemischen Umsetzungen von Mischelementen das Mischungsverhältnis ?

5) Warum zerfällt das Ionengitter des NaCl so leicht beim Einbringen in Wasser ?

6) Nach welchem Kriterium erfolgt die Anordnung der Metalle zur Spannungsreihe ?

7) Nennen Sie wenigstens 4 Oxidationsmittel.

8) Wie reagiert eine wässrige Lösung von Natriumphenolat ?

9) Wie groß ist die Koordinationszahl des Al im $Li[AlH_4]$?

10) Was versteht man unter Elektrophorese ?

11) Wie werden S^{2-} und SO_4^{2-} nachgewiesen ?

12) Was geschieht beim Erhitzen von Harnstoff ?

13) Was verstehen Sie unter der temporären Härte des Wassers ?

14) Welche Funktion hat das Vitamin B_2 im Körper ?

15) Welche Verbindung stellt diese Strukturformel dar ?

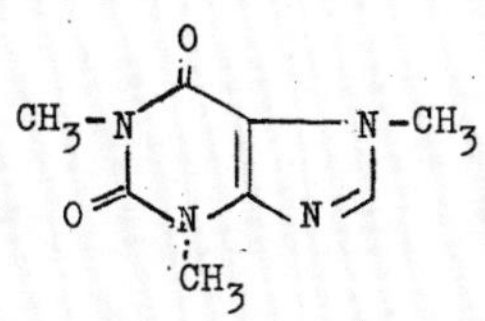

16) Welche Verbindung stellt diese Strukturformel dar ?

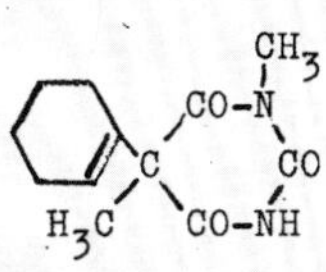

17) Welche Umsetzungen liegen der Liebenschen Jodoformreaktion zugrunde ?

- 2 -

18) Zeigen Sie formelmäßig die Keto-Enol-Tautomerie beim Acetessigester auf.

19) Nennen Sie ein Reagenz auf CO-Gruppen.

20) Was versteht man unter einer E-Reaktion ?

----

21) Welche Drogenform ist für Rad.Liquiritiae im DAB 7 zugelassen, die geschälte oder die ungeschälte Droge ?

22) Ist Radix Ratanhiae eine Gerbstoff-, Alkaloid- oder Glykosiddroge ?

23) Sind die Weißdornblüten, DAB 7, ein Husten-, Kreislauf- oder Magenmittel ?

24) Ist die Gewinnung des Oleum Anisi, DAB 7, aus Sternanis (Fructus Anisi stellati) zugelassen ?

25) Welche Aloe-Handelssorten läßt das DAB 7 zu ?

26) Für welche der folgenden DAB 7-Drogen wird der höchste Bitterwert gefordert ? Rad.Gentianae oder Herba Absinthii oder Cortes Chinae ?

27) In welcher Droge ist das Alkaloid Emetin enthalten ?

28) Für welche DAB 7-Droge stellt die sog. Rhapotikwurzel eine Verfälschung dar ?

29) Welchen Fruchttyp stellt die Droge Folliculi Sennae dar ?

30) Zu welcher Pflanzenfamilie gehört die Stammpflanze vom Tausendgüldenkraut, Centaurium minus bzw. Erythrea centaurium ?

31) Wie nennt man die Lebensgemeinschaft zwischen Wurzeln höherer Pflanzen und Pilzen ?

32) Formulieren Sie die Grundgleichung der Atmung.

----

33) Was sind Collyria ?

34) Wozu wird Saponium album in der Galenik verwendet ?

35) Welche Gewichtsabweichungen läßt das DAB 7 für Suppositorien zu ?

36) Welches Gleitmittel wird bei der Tablettenherstellung am häufigsten verwendet ?

37) Wie ist die chemische Zusammensetzung von Aerosil^{R} ?

38) Bei welcher Arzneiform sind Dosierungsangaben in mval anzutreffen ?

- 3 -

39) Was bedeutet die Bezeichnung "Mischbettverfahren" bei der Herstellung von demineralisiertem Wasser ?

40) Womit müssen nach DAB 7 Apomorphinhydrochloridlösungen für oralen Gebrauch stabilisiert werden ?

41) In welchem Verhältnis Droge zu Extraktionsmittel werden nach DAB 7 Tinkturen hergestellt, deren Ausgangsdrogen "Vorsichtig aufzubewahren" sind ?

42) Weshalb und womit erfolgt nach DAB 7 die Prüfung der Wasserbeständigkeit der inneren Oberfläche von Glasgefäßen ?

Anlage 8 Programm der Sommerschule 2004[383]

Samstag, 17. Juli 2004

19.00–22.00 Uhr	Organische Chemie	Prof. Schubert-Zsilavecz

Sonntag, 18. Juli 2004

8.00–12.00 Uhr	Allgemeine und Anorganische Chemie	Prof. Karas Yvonne Syha
15.00–18.00 Uhr	Biologie	Prof. Dingermann Dr. Ilse Zündorf
19.00–21.30 Uhr	Allgemeine und Anorganische Chemie	Prof. Karas Yvonne Syha

Montag, 19. Juli 2004

8.00–12.00 Uhr	Qualitative Anorganische Analyse	Prof. Schubert-Zsilavecz Dr. Mario Wurglics
13.00 Uhr	Raftingtour auf der Enns (fakultativ)	

Bekleidet mit Neoprenanzug, Jacke, Helm und Schwimmweste werden wir über Wellen und Walzen der Enns gleiten. Nach einer Sicherheitsschulung durch unsere Guides genießen wir in Booten für 6 bis 10 Personen die faszinierende Schönheit des Ennstales („Gesäuse“) und des Wassers.

20.00–22.00 Uhr	Qualitative Anorganische Analyse	Prof. Schubert-Zsilavecz Dr. Mario Wurglics

Dienstag, 20. Juli 2004

8.00–12.00 Uhr	Biologie	Dr. Ilse Zündorf Prof. Dingermann
15.00–18.00 Uhr	Biologie	Dr. Ilse Zündorf Prof. Dingermann

19.00 Uhr		Vortrag Prof. Mutschler

Grillparty – Einladung der „Mediziner"

Mittwoch, 21. Juli 2004

8.00–12.00 Uhr	Organische Chemie	Prof. Schubert-Zsilavecz Prof. Stark
14.00 Uhr	Stift Admont, Besuch der größten Kloster-Bibliothek der Welt (Führung durch Frater Winfried)	
16.00 Uhr	Botanikexkursion – Oberst-Klinke-Hütte	

Volleyball-Turnier

Donnerstag, 22. Juli 2004

8.00–11.00 Uhr	Quantitative Anorganische Analyse	Prof. Steinhilber
11.00–12.00 Uhr	Strategie-Training	Prof. Stark
13.00 Uhr	Besuch in Graz, Kulturhauptstadt Europas	

Freitag, 23. Juli 2004

8.00–9.00 Uhr	OC Analytik	Prof. Stark
9.00–12.00 Uhr	Quantitative Anorganische Analyse	Prof. Steinhilber
20.00 Uhr	Abschlussabend bei Toni „Ripperlessen"	

Änderungen vorbehalten!

Organisatorisches

Frühstück	7.30 Uhr	Mittagessen	12.00 Uhr
Abendessen	18.00 Uhr		

Anlage 9 Dekane der Naturwissenschaftlichen Fakultät und der nachfolgenden Fachbereiche, in die das Fach Pharmazie integriert worden ist[U2]

Dekane der Naturwissenschaftlichen Fakultät

1914/15 Prof. Schoenflies (Mathematik)
1915/16 Prof. Deckert (Geographie)
1916/17 Prof. Schumann (Psychologie)
1917/18 Prof. Möbius (Botanik)
1918/19 Prof. Freund (Chemie)
1919/20 Prof. Wachsmuth (Physik)
1920/21 Prof. Lorenz (Physikalische Chemie)
1921/22 Prof. von Strassen (Zoologie)
1922/23 Prof. Drevermann (Geologie)
1923/24 Prof. Dehn (Mathematik)
1924/25 Prof. Nacken (Mineralogie)
1925/26 Prof. Tillmanns (Nahrungsmittelchemie)
1926/27 Prof. Madelung (Physik)
1927/28 Prof. Hellinger (Mathematik)
1928/29 Prof. Linke (Geophysik)
1929/30 Prof. Behrman (Geographie)
1930/31 Prof. Meissner (Physik und Astrophysik)
1931/32 Prof. Dieterle (Pharmazeutische Chemie)
1932/33 Prof. Schwarz (Chemie)
1933/34 Prof. Schwarz (Chemie)
1934/35 Prof. Dieterle (Pharmazeutische Chemie)
1935/36 Prof. Leibach (Botanik)
1936/37 Prof. Richter (Geologie)
1937/38 Prof. Rajewsky (Biophysik)
1938/39 Prof. Schumacher (Physikalische Chemie)
1939/40 Prof. Schumacher (Physikalische Chemie)
1940/41 Prof. Nacken (Mineralogie)
1941/42 Prof. Nacken (Mineralogie)
1942/43 Prof. Nacken (Mineralogie)
1943/44 Prof. Nacken (Mineralogie)
1944/45 Prof. Schumacher (Physikalische Chemie)
1945/46 Prof. Madelung (Physik)
1946/47 Prof. Hartner (Geschichte der Naturwissenschaften)
1947/48 Prof. Hartner (Geschichte der Naturwissenschaften)

1948/49 Prof. Rajewsky (Biophysik)
1949/50 Prof. O'Daniel (Mineralogie)
1950/51 Prof. Franz (Mathematik)
1951/52 Prof. Diemair (Lebensmittelchemie)
1952/53 Prof. Hund (Theoretische Physik)
1953/54 Prof. Lehmann (Geographie)
1954/55 Prof. Hartner (Geschichte der Naturwissenschaften)
1955/56 Prof. Hartmann (Physikalische Chemie)
1956/57 Prof. Mügge (Meteorologie und Geophysik)
1957/58 Prof. Krejci-Graf (Geologie und Paleontologie)
1958/59 Frau Prof. Moufang (Mathematik)
1959/60 Prof. O'Daniel (Mineralogie)
1960/61 Prof. Schopper (Kernphysik)
1961/62 Prof. Egle (Botanik)
1962/63 Prof. Wieland (Chemie)
1963/64 Prof. Franz (Mathematik)
1964/65 Prof. Lehmann (Geographie)
1965/66 Prof. Staude (Physikalische Chemie)
1966/67 Prof. Stauff (Kolloidchemie und Physikalische Biochemie)
1967/68 Prof. Martienssen (Experimentalphysik)
1968/69 Prof. Berckhemer (Physik des Erdkörpers)
1969/70 Prof. Schneider (Pharmakognosie)
1970/71 Prof. Oelschläger (Pharmazeutische Chemie)

Dekane des Fachbereichs 15 „Biochemie, Pharmazie und Lebensmittelchemie“

1971/72 Prof. Fasold (Biochemie)
1972/73 Prof. Thoma (Pharmazeutische Technologie)
1973/74 Prof. Reske (Physikalische Chemie)
1974/75 Prof. Schneider (Pharmakognosie)
1975/76 Prof. Mutschler (Pharmakologie für Naturwissenschaftler)
1976/77 Prof. Linde (Pharmazeutische Chemie)
1977/78 Prof. Fasold (Biochemie)
1978/79 Prof. Hoffmann (Pharmazeutische Chemie)
1979/80 Prof. Schneider (Pharmazeutische Biologie)
1980/81 Prof. Niebergall (Lebensmittelchemie)
1981/82 Prof. Rüterjans (Biophysikalische Chemie)
1982/83 Prof. Glasl (Pharmazeutische Biologie)
1983/84 Prof. Mutschler (Pharmakologie für Naturwissenschaftler)

1984/85 Prof. Linde (Pharmazeutische Chemie)
1985/86 Prof. Hoffmann (Pharmazeutische Chemie)
1986/87 Prof. Fasold (Biochemie)
1987/88 Prof. Schneider (Pharmazeutische Biologie)
1988/89 Prof. Kreuter (Pharmazeutische Technologie)
1989/90 Prof. Linde (Pharmazeutische Chemie)
1990/91 Prof. Mosandl (Lebensmittelchemie)
1991/92 Prof. Rauwald (Pharmazeutische Biologie)
1992/93 Prof. Rüterjans (Biophysikalische Chemie)
1993/94 Prof. Dingermann (Pharmazeutische Biologie)
1994/95 Prof. Mutschler (Pharmakologie für Naturwissenschaftler)
1995/96 Prof. Ludwig (Molekulare Genetik)
1996/97 Prof. Noe (Pharmazeutische Chemie)
1997/98 Prof. Kreuter (Pharmazeutische Technologie)
1998/99 Prof. Mosandl (Lebensmittelchemie)
1999/00 Prof. Steinhilber (Pharmazeutische Chemie)

Dekane des Fachbereichs 14 „Chemische und Pharmazeutische Wissenschaften“

2000/01 Prof. Engels (Chemische Synthese und Biotechnologie)
2001/02 Prof. Müller (Pharmakologie für Naturwissenschaftler)
2002/03 Prof. Müller (Pharmakologie für Naturwissenschaftler)
2003/04 Prof. Schwalbe (Strukturelle Chemie und Biologie/NMR-Spektroskopie)

Quellen- und Literaturverzeichnis

Ungedruckte Quellen

U1 Archiv der Johann Wolfgang Goethe-Universität

U2 Akten der Naturwissenschaftlichen Fakultät und des Fachbereichs Biochemie, Pharmazie und Lebensmittelchemie

U3 Archiv der Universität Jena

U4 Stadtarchiv Frankfurt am Main

U5 Privatarchiv Prof. Kantzenbach

U6 Persönliche Mitteilungen Prof. Oelschläger

U7 Persönliche Mitteilungen Dr. Schlarb

U8 Persönliche Mitteilungen Dr. Fresenius

U9 Persönliche Mitteilungen Prof. Schneider

U10 Persönliche Mitteilungen Prof. Thoma

U11 Persönliche Mitteilungen Prof. Kreuter

U12 Persönliche Mitteilungen Prof. Mutschler

U13 Persönliche Mitteilungen Prof. Führer

U14 Persönliche Mitteilungen Prof. Lambrecht

U15 Persönliche Mitteilungen Prof. Blume

U16 Persönliche Mitteilungen Prof. Gröning

U17 Persönliche Mitteilungen PD Dr Dünges

U18 Persönliche Mitteilungen Prof. Ehlers

U19 Persönliche Mitteilungen PD Dr. Willems

U20 Persönliche Mitteilungen Prof. Hammer

U21 Persönliche Mitteilungen Prof. Schäfer-Korting

U22 Persönliche Mitteilungen Prof. Spahn-Langguth

U23 Persönliche Mitteilungen Prof. Parnham

U24 Persönliche Mitteilungen PD Dr. Ritter

U25 Persönliche Mitteilungen PD Dr. Wess

U26 Persönliche Mitteilungen Prof. Zimmer

U27 Persönliche Mitteilungen Prof. Winckler

U28 Persönliche Mitteilungen PD Dr. Eckert
U29 Persönliche Mitteilungen Prof. Werz
U30 Persönliche Mitteilungen Prof. Wiegrebe
U31 Persönliche Mitteilungen Prof. Loth
U32 Persönliche Mitteilungen Prof. Höltje
U33 Persönliche Mitteilungen Prof. Dannhardt
U34 Persönliche Mitteilungen Prof. Willuhn
U35 Persönliche Mitteilungen Prof. Glasl
U36 Persönliche Mitteilungen Prof. Rauwald
U37 Persönliche Mitteilungen Prof. Friedrich
U38 Persönliche Mitteilungen Prof. Dingermann
U39 Persönliche Mitteilungen Prof. Noe
U40 Persönliche Mitteilungen Prof. Dressman
U41 Persönliche Mitteilungen Prof. Steinhilber
U42 Persönliche Mitteilungen Prof. Schmalzing
U43 Persönliche Mitteilungen Prof. Schubert-Zsilavecz
U44 Persönliche Mitteilungen Prof. Müller
U45 Persönliche Mitteilungen Prof. Marschalek
U46 Persönliche Mitteilungen Prof. Karas
U47 Persönliche Mitteilungen Prof. Stark

Gedruckte Quellen und Literatur

1 Preiser, G.: Festvortrag zum 225. Todestag von Dr. Senckenberg, gehalten im Festsaal des Senckenberg-Museums in Frankfurt am Main am 14.11.1997, http;//www.preiser.de/gert/senck225htm, 07.03.02

2 Kluke, P.: Die Stiftungsuniversität Frankfurt am Main 1914–1932, Verlag Waldemar Kramer Frankfurt am Main 1972

3 Voelcker, H.: Die Stadt Goethes, Frankfurt am Main im 18. Jahrhundert, Verlag Wolfgang Weidlich, Frankfurt am Main 1982, S.230 f.

4 Steininger, F.F.: Paläontologie und Historische Geologie, Senckenberg Forschungsinstitut und Naturmuseum, http://www.Senckenberg.de/root/index.php?page id=161, 11.8.2005

5 Fleisch-Thebesius, M.: Johann Wolfgang Goethe-Universität Frankfurt am Main, Verlag Waldemar Kramer, Frankfurt am Main 1964

6 Der Französische Revolutionskalender, http://www.lzkv.de/download/frk 1–14pdf

7 Stricker, W.: Die Geschichte der Heilkunde und der verwandten Wissenschaften in der Stadt Frankfurt am Main, Verlag Hermann Johann Keßler Frankfurt am Main 1847

8 Schmitz, R.: Die deutschen pharmazeutisch-chemischen Hochschulinstitute, Verlag C.H. Boehringer Sohn-Ingelheim am Rhein

9 Sandstede, G.: Beiträge des Physikalischen Vereins zur Entwicklung von Technik und Naturwissenschaft, in: Der Physikalische Verein in Frankfurt am Main, Dokumente aus 180 Jahren Vereinsgeschichte, Institut für Stadtgeschichte, Webmaster 27.4.2003

10 Geschichte des Freien Deutschen Hochstifts, http://www.Goethehaus-frankfurt.de/hochstift/geschichte.html, 10.7.2003

11 Gloger, M.: Stifter und Stiftungen der Frankfurter Universität einst und jetzt, in: Die Johann Wolfgang Goethe-Universität (1966), S. 65, Verlag Vittorio Klostermann, Frankfurt am Main, 1968

12 Wachsmuth, R.: Die Gründung der Universität Frankfurt am Main, Verlag Englert und Schlosser, Frankfurt am Main 1929

13 Vorlesungsverzeichnis der Akademie für Sozial- und Handelswissenschaften, SS 1902, Druck, C. Adelmann, Frankfurt am Main 1902

14 Steen, J.: Frankfurt steht glänzend da! Stadt und Wissenschaft im 19. Jahrhundert, in: Forschung Frankfurt, Sonderband zur Geschichte der Universität **18**, 16 f. (2000)

15 Adickes, F.: Zur Eröffnung der Universität Frankfurt, Frankfurter Zeitung, 25.10.1914

16 Müller, B.: Stiftungen für Frankfurt am Main, S. 125 f., Verlag Waldemar Kramer, Frankfurt am Main 1958

17 Adickes, F.: Persönliche Erinnerungen zur Vorgeschichte der Universität Frankfurt a. M., Verlag Englert und Schlosser Frankfurt am Main 1915

18 Ein freiwilliges Geschenk opferfreudigen Bürgertums, Frankfurter Journal, September 1989

19 Hammerstein, N.: Die Johann Wolfgang Goethe-Universität, Wie die Universität zu ihrem Namen kam, in: Forschung Frankfurt, Sonderband zur Geschichte der Universität **18,** 54 (2000)

20 Frankfurter Historische Kommission (Hrsg): Frankfurt am Main, Die Geschichte einer Stadt in neun Beiträgen S. 350, Jan Thorbecke Verlag Sigmaringen 1991

21 Adlung, A. und Urdang G.: Die gesetzlichen Grundlagen des Apothekergewerbes, in: Grundriß der Geschichte der Deutschen Pharmazie, S. 9 f., Verlag Julius Springer, Berlin 1935

22 Rittershausen, P.: Studien zur Geschichte des älteren Apothekenwesens der Freien Reichsstadt Frankfurt von den Anfängen bis zum Jahre 1500, Inaugural-Dissertation der Universität Marburg/Lahn 1970

23 Bohne G.: Über die Entwicklung der Apotheken in Frankfurt am Main; Inaugural-Dissertation der Universität Frankfurt am Main, 1947

24 Wick, A.: Fünfhundert Jahre Frankfurter Apothekenwesen, Süddeutsche Apotheker-Ztg. **78**, 373 (1938)

25 Die „Frankfurter Pille“ – Ein Arzneimittel aus alter Zeit, Presse- und Informationsdienst der Stadt Frankfurt am Main, Nr.7/1971

26 Kallmorgen, W.: Siebenhundert Jahre Heilkunde in Frankfurt am Main, Verlag Moritz Diesterweg Frankfurt am Main 1936

27 Fresenius – Wir über uns – Geschichte 1462 bis 1966, http://www/fresenius.de/101 7 01.html (1.6.2002)

28 Koch, F.: Geschichte der Chemie in Frankfurt, Förderkreis Industrie- und Technikgeschichte e.V., http://www.fitg.de/fitg deutsch/aktiv/achema 2000/geschichte.chemie html

29 Schwarz, G. W.: Das Pharmazeutische Examen, Spiegel der fachlichen Qualifikation bis zum 19. Jahrhundert, in: Die Vorträge des Internationalen Pharmaziehistorischen Kongresses, Basel 1979, Wissenschaftliche Verlagsgesellschaft Stuttgart 1981

30 Dieckmann, H.: Geschichte und Probleme der Apothekerausbildung, S. 45 f., Govi-Verlag GmbH, Frankfurt am Main, 1954

31 Dann, G. E.: Einführung in die Pharmaziegeschichte, S. 48, Wissenschaftliche Verlagsgesellschaft mbH Stuttgart 1975

32 Bekanntmachung betr. die Prüfungsordnung für Apotheker vom 18.5.1904, Apoth.-Ztg. **19**, 361 (1904)

33 Bekanntmachung betr. Änderung der Prüfungsordnung für Apotheker vom 18.5.1904 hinsichtlich des Nachweises der Vorbildung, Apoth.-Ztg **35**, 271 (1920)

34 Übersicht über die Apothekenverhältnisse in Preußen im Jahre 1914, Apoth.-Ztg. **30**, 454 (1915)

35 Amtliches Verzeichnis des Personals und der Studierenden der Königlichen Universität Frankfurt a. M., WS 14/15

36 Vorlesungsverzeichnis der Universität Frankfurt am Main, Winterhalbjahr 1914/15, und WS 15/16

37 Pharm. Ztg. **59**, 874 (1914)

38 Vorlesungsverzeichnis der Universität Frankfurt am Main, Zwischensemester für Kriegsteilnehmer 1919

39 Apoth.-Ztg. **34**, 108 (1919)

40 Mannich C. und Krösche W.: Über ein Kondensationsprodukt aus Formaldehyd, Ammoniak und Antipyrin, Arch. Pharm. **250**, 647 (1912)

41 Trömel, M. und Wetzel, W.: Die Chemischen Institute der Frankfurter Universität: Vom Physikalischen Verein zum Fachbereich Chemie, in: Forschung Frankfurt, Sonderband zur Geschichte der Universität, **18**, 84 f. (2000)

42 Pharm. Ztg. **70**, 1103 (1925)

43 Böhme, H.: Carl Mannich 1877–1947 in memoriam, Chemische Berichte **88**, Nr.5, S. I–XXVI (1955)

44 Friedrich, Chr. und Dallmann C.: Carl Mannich (1877 bis 1947) und die Pharmazie Pharm. Ztg. **136**, 691 (1991)

45 Carl Mannich, Pharm. Ztg. **83**, 15 (1947)

46 Zum 70. Geburtstag von Professor Dr. C. Mannich, Süddeutsche Apotheker Ztg. **87**, 45 (1947)

47 Reichert, B.: In memoriam Carl Mannich, aus Anlaß seines 90. Geburtstages, Arzneim.-Forsch. **17**, 406 (1967)

48 Reichert, B.: Die Mannich-Reaktion, Springer-Verlag Berlin-Göttingen-Heidelberg 1959

49 Blicke, F. F.: The Mannich Reaction, Organic Reactions **1**, 303 (1942)

50 Karbe, H.: Die Mannich-Kondensation, Arch. Pharm. **283**, 48 (1950)

51 Hellmann, H. und Opitz, G.: Aminomethylierung, Angew. Chem. **68**, 265 (1956)

52 Mannich, C.: Über den Schutz der Haut gegen Lichteinwirkung, Apoth.-Ztg. **41**, 694 (1926)

53 Mannich, C. und Yih, S.: Untersuchung des chinesischen Geheimmittels „Pe=Lin=Gie“, Apoth.-Ztg. **41**, 318 (1926)

54 Verdiente Arzneimittelforscher, Dtsch. Apoth.-Ztg. **94**, 539 (1954)

55 Friedrich Ch.: Die Berliner Schule der Pharmazie (1895–1943) von Hermann Thoms und Carl Mannich, Beiträge zur Geschichte der Pharmazie **40**, 33 (1988), Mitteilungsblatt der Internationalen Gesellschaft für Geschichte der Pharmazie

56 Prof. Dr. Mannich, Frankfurt a. M., Apoth.-Ztg. **42**, 922 (1927)

57 Hein W.-H. und Schwarz H.-D.: Brandt, Andreas Wilhelm Heinrich, Deutsche Apotheker-Biographie, Wissenschaftliche Verlagsgesellschaft Stuttgart mbH 1975

58 Tyroff, H.: Wilhelm Brandt †, Pharmazeutische Berichte **4**, 182 (1929)

59 Otto, H.: Professor Dr. Wilhelm Brandt in Frankfurt a. M. †, Süddeutsche Apotheker Ztg. **69**, 480 (1929)

60 Tyroff, H.: Erinnerungen an Wilhelm Brandt, Pharm. Ztg. **74**, 1028 (1929

61 Brandt, W.: Bewertung von Saponindrogen, Pharm. Ztg. **69**, 204 (1924)

62 Brandt, W.: Über deutsche Geranium-Arten, Pharm. Ztg. **69**, 597 (1924)

63 Brandt, W.: Prüfung und Wertbestimmung von Rhizoma Rhei, Pharm. Ztg. **67**, 508 (1922)

64 Brandt, W.: Über Datisca cannabina L., Arch. Pharm. **256**, 51 (1918)

65 Gilg, E. und Brandt, W.: Lehrbuch der Pharmakognosie, 3. Auflage, Springer Berlin 1922

66 Gilg, E., Brandt, W, und Schürhoff P.N.: Lehrbuch der Pharmakognosie, 4. Auflage, Springer Berlin 1927

67 Gilg, E., Brandt, W, und Schürhoff P.N.: Farmacognosia, materia farmaceutica vegetal y animal, Barcelona Editorial Labor 1942

68 Thoms, H. (Hrsg): Handbuch der praktischen und wissenschaftlichen Pharmazie, Urban & Schwarzenberg 1924–31, Berlin und Wien

69 Zum 60. Geburtstag von Hugo Dieterle, Dtsch. Apoth.-Ztg. **56**, 196 (1941)

70 Prof. Dieterle Frankfurt a. M. 70 Jahre alt, Dtsch. Apoth.-Ztg. **91**, 240 (1951)

71 van Rijn, J.J.L.: Die Glykoside, Chemische Monographie der Pflanzenglykoside, Zweite ergänzte und neubearbeitete Auflage, Verlag Gebrüder Bornträger, Berlin 1900

72 Dieterle, H.: Die Glykoside, Chemische Monographie der Pflanzenglykoside, Zweite ergänzte und neu bearbeitete Auflage, Verlag Gebrüder Bornträger, Berlin 1931

73 Die Glykoside, Chemische Monographie der Pflanzenglykoside, Arch. Pharm. **269**, 430 (1931)

74 Dieterle, H. und Biedebach, F.: Über Lupeol III, Arch. Pharm. **276**, 312 (1938)

75 Dieterle, H., Salomon A. und Herzberg E.: Über die Amyrine und einige Versuche zur Aufklärung der Konstitution, ibid. **269**, 78 (1931)

76 Dieterle, H. und Rochelmeyer H.: Über das Solanidin, ibid. **273**, 532 (1935)

77 Dieterle, H. und Rochelmeyer H.: Solanthren, ibid. **273**, 539 (1935)

78 Dieterle, H. und Kaiser, Ph.: Über die Inhaltsstoffe des Rhizoms von Curcuma domestica, ibid. **270**, 413 (1932), **271**, 337 (1933)

79 Dieterle H., Leonhardt H. und Dorner K.: Über einige Inhaltsstoffe der Stammrinde von Lophopetalum toxicum, ibid. **273**, 172 (1935)

80 Dieterle, H. und Dorner O.: Über die Inhaltsstoffe von Crataegus oxyacantha L., ibid. **275**, 428 (1937)

81 Dieterle, H. und Fay, K.: Über die Inhaltsstoffe der Blüten von Arnica montana L., ibid. **277**, 64 (1939)

82 Dieterle, H.: Die Inhaltsstoffe von Drosera rotundifolia, ibid. **273**, 235 (1935)

83 Schneider, G.: Ernst Schreiber, Frankfurt am Main, gestorben, Dtsch. Apoth.-Ztg. **120**, 1727 (1980)

84 Hammerstein, N.: Die Johann Wolfgang Goethe-Universität Frankfurt am Main, Bd. 1, S. 283 f, Alfred Metzner Verlag Neuwied und Frankfurt 1989

85 Richtfest des Neubaues des Pharmazeutischen Instituts der Johann Wolfgang Goethe-Universität Frankfurt a. M., Dtsch. Apoth.-Ztg. **50**, 1751 (1935)

86 Richtfest des Neubaues des Pharmazeutischen Instituts der Johann Wolfgang Goethe-Universität Frankfurt a. M., Pharm. Ztg. **80**, 1304 (1935)

87 Das Pharmazeutische Institut der Frankfurter Universität, Dtsch. Apoth.-Ztg. **50**, 394 und 1146 (1935)

88 Neubau des Pharmazeutischen Instituts an der Universität Frankfurt a. M., Pharm. Ztg. **80**, 281 (1935)

89 Pharmazeutisches Institut der Universität Frankfurt am Main, Süddeutsche Apotheker-Ztg. **76**, 799 (1936)

90 Der fortschrittliche Apotheker soll Heilmittel selbst herstellen, Frankfurter Volksschrift vom 11.9.1936

91 Die Einweihung des neuen Pharmazeutischen Instituts der Universität Frankfurt, Dtsch. Apoth.-Ztg. **51**, 1665 (1936)

92 Einweihung des Pharmazeutischen Instituts der Universität Frankfurt am Main, Süddeutsche Apotheker-Ztg. **76**, 948 (1936)

93 XII. Internationaler Kongreß der Liga Homoeopathica Internationalis zu Berlin, 8.–15. August 1937, Hippokrates **8**, 996 (1937)

94 Homöopathie im Nationalsozialismus, Naturheilpraxis **12**,1996, Pflaum Verlag München

95 Bär S.: Wunder der Homöopathie, Laborjournal S. 42, (2003)

96 Mutschler, E.: Arzneimittelwirkungen, S. 130, 8. Auflage, Wissenschaftliche Verlagsgesellschaft Stuttgart 2001

97 Prahl, H.-W., Schmidt-Harzbach, I.: Die Universität, S. 156, C. J. Bucher Verlag, München und Luzern 1981

98 Prüfungsordnung für Apotheker vom 8. Dezember 1934, Reichsministerialblatt S. 769

99 Gansen, C.: Pharmazie an hessischen Universitäten in der NS-Zeit, in: Apotheker und Universität, S. 115 f., Friedrich, Chr. und Müller-Jahncke, W.-D. (Hrsg.), Vorträge zur Pharmaziehistorischen Biennale in Leipzig vom 12. bis 14. Mai 2000, Wissenschaftliche Verlagsgesellschaft Stuttgart 2002

100 Kintzel, B.: Vor 60 Jahren, Neue Apothekerprüfungsordnung, Pharm. Ztg. **140**, 1122 (1995)

101 Fiek, H. R.: Neue Prüfungsordnung für Apotheker, Pharm. Ztg. **79**, 1279 (1934)

102 Das Hochschulstudium nach der Prüfungsordnung für Apotheker vom 8. Dezember 1934, Dtsch. Apoth.-Ztg. **51**, 1766 (1936)

103 Schröder, G.: Die Wiederbelebung der Phytotherapie im Zusammenhang mit den Reformbestrebungen der NS-Pharmazie, in: Veröffentlichungen der Internationalen Gesellschaft für Geschichte der Pharmazie, **51**, 119 f., Wissenschaftliche Verlagsge sellschaft mbH Stuttgart 1982

104 Brandrup, W.: Aus Wissenschaft und Praxis, Pharm. Ztg. **80**, 1240 (1935)

105 Dann, G.E.: Einführung in die Pharmaziegeschichte, S. 113, Wissenschaftliche Ver lagsgesellschaft mbH Stuttgart 1975

106 Schröder, G.: NS-Pharmazie, Gleichschaltung des deutschen Apothekenwesens im Dritten Reich, S. 83 f., Wissenschaftliche Verlagsgesellschaft mbH Stuttgart 1988

107 Personal- und Vorlesungsverzeichnis der Johann Wolfgang Goethe-Universität für das Wintersemester 1935/36 und das Sommersemester 1936

108 Kummer, J.: Karl Wilhelm Meissner, http://www.physik.uni-frankfurt.de/paf/paf112.html (13.2.03)

109 Personal- und Vorlesungsverzeichnis der Johann Wolfgang Goethe-Universität, WS 1939/40, 2, Trimester 1940

110 Die Johann Wolfgang Goethe-Universität 1965, S XVI Vittorio Klostermann, Frank furt am Main 1966

111 Gründung der Akademie für pharmazeutische Fortbildung, Dtsch. Apoth.-Ztg. **51**, 423 (1936)

112 Staiger, C. und Friedrich, C.: Die Akademie für Pharmazeutische Fortbildung – Zur Institutionalisierung der Apothekerfortbildung im Dritten Reich, Pharmazie **52**, 635 (1997)

113 Die Akademie für pharmazeutische Fortbildung, Dtsch. Apoth.-Ztg. **51**, 1849 (1936)

114 Akademie für Pharmazeutische Fortbildung, Bezirk Hessen, Süddeutsche Apotheker-Ztg. **77**, 255 (1937)

115 Schoene, K.: Prof. Dr. phil. nat. Hans Rochelmeyer gestorben, Dtsch. Apoth.-Ztg. **125**, 1115 (1985)

116 Arch. Pharm. **276**, Mitteilungen Der Deutschen Pharmazeutischen Gesellschaft **15**, 19 (1937)

117 Drum, G.: Geschichte der Deutschen Pharmazeutischen Gesellschaft (1890–1980), S. 63, Deutscher Apotheker Verlag, Stuttgart 1990

118 Schmierer, A.: Akademie für pharmazeutische Fortbildung und Deutsche Pharmazeutische Gesellschaft, Dtsch. Apoth.-Ztg. **52**, 1 (1937)

119 Deutsche Pharmazeutische Gesellschaft, Pharm. Ztg. **79**, 188 (1934)

120 Die Neuordnung in der Deutschen Pharmazeutischen Gesellschaft, Dtsch. Apoth.-Ztg. **52**, 1451 (1937)

121 Schneider W.: Geschichte der Deutschen Pharmazeutischen Gesellschaft, Verlag Chemie 1965

122 Vorlesungsverzeichnisse der Johann Wolfgang Goethe-Universität für das 1., 2. und 3. Trimester 1940

123 Pharmazeutisches Studium, Dtsch. Apoth.-Ztg. **59**, 45 (1944)

124 Kallinich, G.: Das Vermächtnis Georg Ludwig Claudius Rousseaus an die Pharmazie, Zweihundert Jahre Pharmazie an der Universität Ingolstadt-Landshut-München 1760–1960, S. 291 f., Govi Verlag GmbH Frankfurt am Main 1960

125 Schmid, A.: Frankfurt im Feuersturm, S. 83 f., Societätsverlag Frankfurt am Main 1984

126 Prof. Dr. Hugo Dieterle †, Dtsch. Apoth.-Ztg. **92**, 587 (1952)

127 Hugo Dieterle †, Arch. Pharm **285**, Mitteilungen Der Deutschen Pharmazeutischen Gesellschaft **22** (1952)

128 Biedebach, F.: Über die Helch'sche Pilocarpinreaktion, Apoth.-Ztg. **48**, 723 (1933)

129 Heun, B.: Verdeckte Aktivitäten zur Wiedereröffnung der Universität, in: Forschung Frankfurt, Sonderband zur Geschichte der Universität **18**, 60 (2000)

130 Haase, G.: Max Seddig, http://www.physik.uni-frankfurt.de/paf/paf121.html (2003)

131 Das pharmazeutische Studium an den deutschen Hochschulen, Pharm. Ztg. **83**, 58 (1947)

132 Keller, O.: Autenrieth-Keller, Quantitative Chemische Analyse zum Gebrauch in chemischen und pharmazeutischen Laboratorien, Verlag Theodor Steinkopff, Dresden, 10. Aufl. 1959

133 Fresenius, Ph.: Organisch-chemische Nomenklatur – Einführung in die Grundlagen mit Regeln und Beispielen, Wissenschaftliche Verlagsgesellschaft Stuttgart 1981

134 Zum Tod von Dr. phil. Philipp Fresenius, Karlsruhe, Dtsch. Apoth.-Ztg. **131**, 831 (1991)

135 Oelschläger, H.: Carl Rohmann, in: Die Johann Wolfgang-Goethe-Universität 1966, S. 217, Vittorio Klostermann, Frankfurt am Main (1968)

136 Hiller, D.: Prof. Dr. phil. Carl Rohmann 60 Jahre, Pharm. Ztg. **102**, 346 (1957)

137 Eckert, Th.: Prof. Dr. C. Rohmann 60 Jahre, Dtsch. Apoth.-Ztg. **97**, 292 (1957)

138 archINFORM Ernst May, http://www.archinform.de/arch/206.htm, 14.3.2003

139 Lichtenstein, C.: Ferdinand Kramer, Anabas-Verlag Günter Kämpf KG, Gießen 1991

140 Neubau des pharmazeutischen Instituts in Frankfurt a. M., Dtsch. Apoth.-Ztg. **94**, 1107 (1954)

141 Einweihung des Pharmazeutischen Instituts Frankfurt a. M., Pharm. Ztg. **103**, 92 (1958)

142 Das neue pharmazeutische Institut in Frankfurt, Dtsch. Apoth.-Ztg. **98**, 79 (1958)

143 Hagers Handbuch der pharmazeutischen Praxis, Zweiter Band, S. 294, Springer-Verlag, 1969

144 Helwig, B.. Moderne Arzneimittel, S. 159, Wissenschaftliche Verlagsgesellschaft mbH Stuttgart 1967

145 Rohmann, C. und Scheurle, B.: Chemische Konstitution und lokalanästhetische Wirkung bei Alkaminestern von p-Oxybenzoesäureäthern, Arch. Pharm. **274**, 110 (1936)

146 Rohmann, C. und Rohmann, U.: Die Wertbestimmung medizinischer Kohlen nach der Antipyrinmethode, Pharm. Ztg. **79**, 122 (1934)

147 Föcking, O.: Reminiszenzen an eine Studienzeit vor 40 Jahren, Pharm. Ztg. **141**, 2148 (1996)

148 Hoffmann, H.: Prof. Dr. Carl Rohmann zum 65. Geburtstag, Dtsch. Apoth.-Ztg. **102**, 385 (1962)

149 Abschiedsfeier für Prof. Dr. C. Rohmann, Frankfurt am Main, Pharm. Ztg. **107**, 1696 (1965)

150 Carl Rohmann, Frankfurt a. M. †, Pharm. Ztg. **108**, 1546 (1966)

151 Prof. Dr. Heinz Janecke, Frankfurt a. M., gestorben, Dtsch. Apoth.-Ztg. **128**, 1190 (1988)

152 Prof. Eckert zum Ordinarius ernannt, Pharm. Ztg. **110**, 506 (1968)

153 Prof. Dr. rer. nat. Theodor Eckert in memoriam, Dtsch. Apoth.-Ztg. **135**, 4184 (1995)

154 Frömming, K.-H.: Die heutige Situation der deutschen Pharmaziestudierenden, Teil 1, Pharm. Ztg. **89**, 124 (1953)

155 Frömming, K.-H.: Die heutige Situation der deutschen Pharmaziestudierenden, Teil 2, Pharm. Ztg. **89**, 149 (1953)

156 Apothekerjahrbuch 1964, S. 5

157 Arbeitserlaubnis für Vorexaminierte, Dtsch. Apoth.-Ztg. **94**, 709 (1954)

158 Süddeutsche Apotheker Ztg. **89**, 983 (1949)

159 Apothekerjahrbuch 1960, S. 583

160 Apothekerjahrbuch 1962, S. 673

161 Amtsblatt des Hessischen Ministeriums für Kultus und Unterricht **1**, 100 (1948)

162 Pharm. Ztg. **106**, 1569 (1961)

163 Apothekerjahrbuch 1964, S. 595

164 BverfGE 7, 377 – Apotheken-Urteil

165 Gewehr, F.: Außerordentlicher Apothekertag in Frankfurt, Süddeutsche Apotheker Ztg. **90**, 215, (1950)

166 Der außerordentliche Apothekertag in Frankfurt a. M. am 5. März 1950, Pharm. Nachrichten. **2**, 135 und 216 (1950)

167 Akademie für pharmazeutische Fortbildung der LAK Hessen in Bad Nauheim eröffnet, Pharm. Ztg. **121**, 1843 (1976)

168 Zwei Professorenlisten für Uni-Präsidenten, Frankfurter Neue Presse (17.11.1970)

169 Die Gruppe 27 eröffnet den Wahlkampf, Frankfurter Allgemeine Zeitung, (17.11. 1970)

170 Oelschläger, H.: Die Fomocaine aus chemischer, pharmakokinetischer und pharmakologischer Sicht: Aktueller Stand und Ausblick, Pharmazie in unserer Zeit, **29**, 358 (2000)

171 Dank an Professor Herbert Oelschläger, den Hochschullehrer und Apotheker – Festakt zum 65. Geburtstag, Pharm. Ztg. **131**, 1200 (1986)

172 Mutschler, E.: Herbert Oelschläger, Frankfurt, 60 Jahre, Dtsch. Apoth.-Ztg. **121**, 1054 (1981)

173 Führer, C.: Herbert Oelschläger, Frankfurt, 65 Jahre, Dtsch. Apoth.-Ztg. **126**,1001 (1986)

174 Noe, Ch., Steinhilber, D.: Zum 80. Geburtstag von Prof. Dr. Dres. h. c. Herbert Oelschläger, Dtsch. Apoth.-Ztg. **141**, 2419 (2001)

175 Oelschläger, H.: Prof. Dr. Georg Schneider, Frankfurt, 60 Jahre, Dtsch. Apoth.-Ztg. **125**, 2031 (1985)

176 Willuhn, G.: Professor Dr. Georg Schneider, Frankfurt am Main, 60 Jahre, Pharm. Ztg. **130**, 2504 (1985)

177 Dingermann, Th., Mutschler, E.: Prof. Dr. Georg Schneider 70 Jahre alt, Dtsch. Apoth.-Ztg. **135**, 3705 (1995)

178 Prof. Georg Schneider emeritiert, Dtsch. Apoth.-Ztg. **131**, 2702 (1991)

179 Zimmer, Th., Schubert, E.: Prof. Dr. Karl Thoma 60 Jahre, Pharm. Ztg. **136**, 1169 (1991)

180 Prof. Dr. Karl Thoma, München, verstorben, Dtsch. Apoth.-Ztg. **143**, 144 (2003)

181 Steinbach, D.: Professor Karl Thoma, München, wird 70 Jahre alt, Dtsch. Apoth.-Ztg. **141**, 2177 (2001)

182 Neuer Leiter für die Galenikforschung bei Hoechst, Pharm. Ztg. **133**, 398 (1988)

183 Dtsch. Apoth.-Ztg. **127**, 1767 (1987)

184 Prof. Dr. Gerhard Ross zum 80. Geburtstag, Dtsch. Apoth. Ztg. **144**, 5670 (2004)

185 Dtsch. Apoth. Ztg. **124**, 1510 (1984)

186 Professor Dr. Hans Peter Merkle (seit 1. April 1989 Professor für Galenische Pharmazie an der ETH Zürich) ETH History, Galenische Pharmazie, http://www.ethz.ch/rueckblicke/departments/dchab pharma (20.7.2005)

187 Zum 60.Geburtstag von Professor Mutschler, Dtsch. Apoth.-Ztg. **131**, 1078 (1991)

188 Mutschler, E.: Ich bin in meinem Beruf glücklich und zufrieden geworden, Ärzte-Ztg. **184**, 37 (1994)

189 Oelschläger, H.: Was ist das für ein Mensch? Dtsch. Apoth.-Ztg. **137**, 2858 (1997)

190 Prof. Mutschler – der meistzitierte Forscher seines Faches, Dtsch. Apoth.-Ztg. **135**, 503 (1995)

191 Lambrecht, G., Moser, U., Schmalzing, G.: Prof. Dr. Dr. Ernst Mutschler, Frankfurt, „65“, Dtsch. Apoth.-Ztg. **136**, 1879 (1996)

192 Mutschler geht, Dtsch. Apoth.-Ztg. **137**, 1862 (1997)

193 Prof. Linde, Frankfurt, im Ruhestand, Pharm. Ztg. **143**, 889 (1998)

194 Prof. Dr. Hermann Linde verstorben, Pharm. Ztg. **147**, 625 (2002)

195 Prof. Hoffmann, Frankfurt, 60 Jahre, Pharm. Ztg. **138** 1896 (1993)

196 Prof. Hermann Hoffmann, Frankfurt am Main, verstorben, Dtsch. Apoth.-Ztg. **144**, 516 (2004)

197 Erster Rechenschaftsbericht des Präsidenten der Johann Wolfgang Goethe-Universität, S. 116 (1972)

198 Gesetz über die wissenschaftlichen Hochschulen des Landes Hessen vom 16. Mai 1966, Gesetz- und Verordnungsblatt für das Land Hessen-Teil I, 121 (1966)

199 Gesetz über die Universitäten des Landes Hessen (Universitätsgesetz) vom 12. Mai 1970, S. 324, Gesetz- und Verordnungsblatt für das Land Hessen, Teil I (1970)

200 BVerfGE 35, 79-Hochschul-Urteil vom 29. Mai 1973

201 Dritter Rechenschaftsbericht des Präsidenten der Johann Wolfgang Goethe-Universität, 7 (1974)

202 Gesetz über die Universitäten des Landes Hessen (Universitätsgesetz) vom 6. Juni 1978, Gesetz- und Verordnungsblatt für das Land Hessen, Teil I (1978)

203 Gesetz zur Anpassung hochschulrechtlicher Vorschriften an das dritte Gesetz zur Änderung des Hochschulrahmengesetzes, Gesetz- und Verordnungsblatt für das Land Hessen-Teil I, 161 (1987)

204 Prof. Dr. phil. nat. Jürgen Brosius, Westfälische Wilhelms-Universität Münster, Homepage Institut für Experimentelle Pharmakologie

205 Neue Vorstandsmitglieder im Präsidium, Chemotherapie Journal **9**, 1 (2000)

206 Geschichte, http://www.pharmtech.tu-bs.de/pharmgesch/ebene2/Geschichte2.html

207 Bundestagsfraktion Bündnis 90/DIE GRÜNEN – 10. Wahlperiode, 1983–1987, http://www.gruene-fraktion.de/cms/ueber (21.7.05)

208 Programme der Jahrestagungen der Deutschen Pharmazeutischen Gesellschaft, 1976, 1989 und 1999

209 Europäisches Meeting der International Society for the Study of Xenobiotics in Frankfurt, Pharm. Ztg. **132**, 926 (1987)

210 Kritische Leistungsbilanz der Arzneimittelforschung als Zielvorgabe, Dtsch. Apoth. Ztg. **123**, 773 (1983)

211 Oelschläger, H.: Fortschritte in der Arzneimittelforschung, Erster Gesamtkongress der Deutschen Pharmazeutischen Wissenschaften, Wissenschaftliche Verlagsgesellschaft Stuttgart 1984

212 Verleihung des Dr. phil. nat. h. c. der Johann Wolfgang Goethe-Universität, Frankfurt am Main, an Dr. med. Paul Adriaan Jan Janssen aus Beerse in Belgien, Pharm. Ztg. **123**, 2231 (1978)

213 Prof. Paul Adriaan Jan Janssen verstorben, Pharm. Ztg. **148**, 4586 (2003)

214 Ehrenpromotion für Prof. Dr. Eric Boyland DSc, London, Dtsch. Apoth. Ztg. **123**, 591 (1983)

215 Verleihung der Ehrendoktorwürde an Dr. Leo Henryk Sternbach, Pharm. Ztg. **131**, 1496 (1986)

216 Ehrendoktorwürde für Prof. Dr. med. Dr. phil. Peter G. Waser, Dtsch. Apoth. Ztg. **135**, 2183 (1995)

217 Grundgesetz für die Bundesrepublik Deutschland, Textausgabe, Bundeszentrale für politische Bildung, Juli 1998

218 Der Präsident der Johann Wolfgang Goethe-Universität: Die bauliche Entwicklung der Universität Frankfurt, S. 119 f. (1981)

219 ibid. S. 111

220 Das erste Richtfest auf dem neuen Universitätsgelände, Frankfurter Allgemeine Zeitung (21.9.1971)

221 Zwei Universitäten in Frankfurt? Richtfest auf dem Niederurseler Hang, Uni-Report Oktober 1971

222 Chemische Institute in Niederursel bezogen, Uni–Report, November 1973

223 Nur 800 Studienplätze für 2200 Pharmazie-Studenten, Frankfurter Neue Presse (14.11.1970)

224 Parkplätze für die Demonstranten, Frankfurter Neue Presse (24.6.1969)

225 Zweiter Rechenschaftsbericht des Präsidenten der Johann Wolfgang Goethe-Universität, S. 60 f (1973)

226 Fränz, P., Schulz-Hardt, J.: Zur Geschichte der Kultusministerkonferenz 1848–1998, Die 70er Jahre: Bildungsexpansion und Föderalismusdiskussion, http://www.kmk.org/kmkgesch/geskap4.htm.

227 Ehl, S.: Ausbau, Abbau, Umbau, Neubau: die Transformation des deutschen Hochschulsystems, http://www.stura.uni-leipzig.de/spKURS_BILDARCHIV2/document/gats.html

228 Deutsche und ausländische Studierende an deutschen Hochschulen von WS 1947/48 bis WS 1998/99, Niedersächsisches Landesamt für Statistik, Statistische Berichte Niedersachsen, Studenten an den Hochschulen im WS 1997/98

229 Oehler, Chr.: Hochschulentwicklung in der Bundesrepublik Deutschland seit 1949, S. 44, Campus-Verlag Frankfurt New York

230 BVerfGE 33, 303 – numerus clausus I vom 18.7.1972

231 Hochschulrektorenkonferenz, Im Brennpunkt: Das Hochschulzulassungsrecht, http://www.hrk.de/de/brennpunkte/1946.php (8.8.05)

232 ZVS, aus Wikipedia der freien Enzyklopädie

233 ZVS http://www.schweinrich.de (2003)

234 Engpass Pharmazie, Uni-Report, Dezember 1973

235 Verordnung über die Grundsätze für eine einheitliche Kapazitätsermittlung und -festsetzung zur Vergabe von Studienplätzen (Kapazitätsverordnung – KapVO –) vom 2.2.1977

236 Curricularrichtwerte (§ 13 Abs. 1) Gesetz- und Verordnungsblatt für das Land Hessen, Teil I, 2.2.1977, Anlage 3, S. 109

237 Wehle, Ch.: Curricular-Richtwert im Fach Pharmazie erhöht, Pharm. Ztg. **124**, 282 (1979)

238 Curricularnormwert für das Fach Pharmazie auf 4,5 erhöht, Pharm. Ztg. **132**, 2709 (1987)

239 Der Curricularnormwert – ein Instrument aus der Kapazitätsverordnung, Überlegungen zur Entwicklung der Studentenzahlen und zum Bedarf an Ausbildungskapazität an der Universität Frankfurt am Main, Planungsgruppe der Johann Wolfgang Goethe-Universität Frankfurt am Main, 1978

240 Wiegrebe, W.: Curricularrichtwerte und Kapazitätsverordnung, Pharm. Ztg. **122**, 1886 (1977)

241 Universität sieht praxisfremde Gerichtsurteile, Frankfurter Rundschau (23.2.1986)

242 Überbelegung schafft Sicherheitsprobleme, Dtsch. Apoth.-Ztg. **126**, 1621 (1986)

243 Pharmazeutenschwemme Pharm. Ztg. **130**, 494 (1985)

244 Verwaltungsgericht verweist auf Universität, Frankfurter Allgemeine Zeitung (31.7. 1986)

245 Verwaltungsgericht erhöht Quote für Pharmaziestudenten, Pharm. Ztg. **131**,1753 (1986)

246 Der Präsident der Johann Wolfgang Goethe-Universität: Die bauliche Entwicklung der Universität Frankfurt, S. 162 (1981)

247 Wilhelm Holzbauer, aeiou Österreich Lexikon, Verlagsgesellschaft Österreich-Lexikon, Wien (2000)

248 Wilhelm Holzbauer, *arch*INFORM, http://deu.archinform.net/arch/12408.htm

249 Mayr, Ernst, Wien, http://www.nextroom.at/actor:projeczphp 2003

250 Das Biozentrum der Johann Wolfgang Goethe-Universität Frankfurt am Main, Der Präsident der Johann Wolfgang Goethe-Universität , Abteilung Öffentlichkeitsarbeit (1993)

251 Lutz, E.: Das Biozentrum, Über 20 000 Quadratmeter für Forschung und Lehre, in: Forschung Frankfurt **3**, 25 (1993)

252 Biozentrum eingeweiht, Uni-Report Januar 1994

253 Universitärer Mikrokosmos: FB 14 und 15 wachsen zusammen, Uni-Report Dezember 2000

254 Rüegg, W.: Hochschule und Hochschulreform, Sonderdruck aus Meyers Enzyklopädischem Lexikon, S. 113, Bibliographisches Institut, Mannheim-Wien-Zürich (1975)

255 Empfehlungen des Wissenschaftsrates zum Ausbau der wissenschaftlichen Hochschulen bis 1970, S. 250 (1967), Bundesdruckerei

256 Fichter,T. und Lönnendonker, S.: Kleine Geschichte des SDS, Rotbuch-Verlag, Berlin 1979

257 Der lange Marsch, DER SPIEGEL **21**, Nr. 51 (1967)

258 Rudi Dutschke, Soziologe und Studentenführer, http//:www.dhm.de/lemo/html/biogrfien/DutschkeRudi/

259 Rogge J.: Chronik 1968, General-Anzeiger, Bonn 1.5.1999

260 Helmut Schmidt, Biographie des Hamburgers, http//:www.cosmopolis.ch/cosmo54/helmut schmidt.htm;

261 Helmut-Schmidt-Archiv im AdsD, http//:www.fes.de/archiv/sammel/hsarc.htm

262 Seitz, M.: Der Bruch mit der Gehorsamstradition, Die Studentenaufstände 1968 in Universität und Kirche und ihre gesellschaftlichen Folgen, Vortrag, Bubenreuther-Haus, Erlangen, 19.11.2002

263 Biographie: Martin Luther King, Jr., magazinUSA.com)

264 Kraushaar, W.: Notizen zu einer Chronologie der Studentenbewegung, aus Mosler, Peter: Was wir wollten, was wir wurden, S. 249 f., Reinbek 1977

265 De Gaulle und der Mai 1968, http//:www.charles-de-gaulle.org/article.php

266 Wetzel, J.: Und da, schon wieder die rote Fahne, http//:www.berlinonline.de/berliner-zeitung/archiv/bin/dump.fcgi/1998/0513/feiulleton/0009/ (18.11.2004)

267 Studentenunruhen und Arbeitskämpfe, tagesschau.de, ARD-Jahresrückblicke, 1968 (27.11.2002)

268 Benno Ohnesorg – Wikipedia, http//:de.wikipedia.org/wiki/Benno Ohnesorg (3.11. 2004)

269 Uetz H.: „Schwein oder Mensch“ Die Männer der RAF aus der Sicht einer „Kritischen Männerforschung“, Diplomarbeit, Universität Tübingen (1997)

270 Demm, S.: Frankfurter Studentenprotest, Frankfurter Rundschau (17.1.2001)

271 Bölsche, J.: Die verlorene Ehre der APO, DER SPIEGEL, Nr. **5** (2001)

272 Vom Protest zur Gewalt, Frankfurter Allgemeine Zeitung (16.4.1968)

273 Kossack,K.: Autobiographische Notizen, Minden, Juni 2004

274 Demirović, A.: Das Institut für Sozialforschung, in: Forschung Frankfurt, Sonderband zur Geschichte der Universität, **18**, 184 (2000)

275 Theodor Wiesengrund Adorno, http//:www.philosophenlexikon.de/adorno.htm

276 Scheible, H.: Theodor W. Adorno, Rowohlt Taschenbuch Verlag, Reinbek bei Hamburg 1989

277 Max Horkheimer, http://www.dhm.de/lemo/html/biografien/HorkheimerMax/

278 Rüegg – Repräsentant der Ordinarien, Frankfurter Rundschau (18.5.1970)

279 Universität schließt bis zum 1.Juni, Frankfurter Allgemeine Zeitung (25.5.1968)

280 Zeitungen als Gesichtsschutz, Frankfurter Allgemeine Zeitung (28.5.1968)

281 Der Krahl, DIE ZEIT (12.9.2002), S. 94

282 Die Sprechmaschine des SDS, Hans-Jürgen Krahl, Frankfurter Allgemeine Zeitung (8.6.1968)

283 Ausstellung des Frankfurter Universitatsarchivs, Campus Westend, 18.10. bis 4.11. 2004

284 „Wir lassen uns den Staat nicht zerstören“, Frankfurter Allgemeine Zeitung (30.5. 1968)

285 Protestaktionen nach der Besetzung der Universität, Frankfurter Allgemeine Zeitung, (31.5.1968)

286 Beschämende Ausschreitungen, Frankfurter Allgemeine Zeitung (29.5.1968)

287 Die Polizei räumt die Universität, Frankfurter Allgemeine Zeitung (5.6.1968)

288 Der 30. Mai an der Frankfurter Universität, Frankfurter Allgemeine Zeitung (31.5. 1968)

289 „Wir wollen so tun, als sei nichts gewesen“, Frankfurter Rundschau (6.6.1968.)

290 „Rektoratsübernahme für 70.000 DM“, Uni-Report, Juli 1968

291 Keiner sprach sich für ein Streikende aus, Frankfurter Rundschau (20.12.1968)

292 Warum sind die Studenten unzufrieden? Frankfurter Neue Presse (19.12.1968)

293 Frankfurt und das studentische Mißvergnügen, Frankfurter Neue Presse (13.6.1969)

294 Auf dem Uni-Gelände flogen Steine und Flaschen, Frankfurter Neue Presse (29.4. 1969)

295 Wann geht Oelschläger? ASTA INFORMATION, Mai 1971, AstA-Kollektiv der Universität Frankfurt, AstA-Print Frankfurt

296 Mitbestimmung und keine Rechtfertigung? Frankfurter Neue Presse (5.12.1970)

297 Das neue Gesetz vertreibt Professoren, Frankfurter Neue Presse (28.10.1970)

298 Universität bald ohne Professoren? Frankfurter Allgemeine Zeitung (19.9.1969)

299 90 Professoren schieden aus, Frankfurter Neue Presse (30.8.1969)

300 Rathschek, W.: Auf demselben Ast, Frankfurter Allgemeine Zeitung (13.12.1967)

301 Becker, Th.: APO und Studentenproteste von 1968 als bundesweites Phänomen, Vortrag vor dem Brauweiler Kreis am 14.März 1998 in Bad Waldliesborn

302 Ein Drittel Studenten im satzungsgebenden Konzil, Frankfurter Allgemeine Zeitung, (3.10.1968)

303 Schütte reformiert Hessens Universitäten, Frankfurter Neue Presse (18.9.1968)

304 Zum Hochschulgesetz, Uni-Report (4.11.1968)

305 Gegen die Drittelparität, Frankfurter Neue Presse (5.11.1968)

306 Übernahme der Johann Wolfgang Goethe-Universität in Frankfurt am Main durch das Land Hessen, Der Hessische Minister der Finanzen, H 11o4 – 13 – III A 41 (1967)

307 Krems; G.: Großzügige Neugestaltung ist notwendig, Die Welt (14.12.1968)

308 Wissenschaftsrat blieb leider allgemein, Frankfurter Neue Presse (18.12.1968)

309 Schüttes Konzept: Einschnitt in die Universitätsgeschichte, Ein Diskussionsbeitrag der Professoren Denninger, von Friedeburg, Habermas und Wiethölter zum Hochschulgesetz, Frankfurter Rundschau (31.10.1968)

310 Fromme, F.K.: Die hochschulpolitische Mitte, Frankfurter Allgemeine Zeitung (15.6.1970)

311 Kreuznacher Hochschulkonzept, Schriften Nr.1, Bonn 1968

312 Universitätsreform der 68er, Laborjournal online, http://www.biotech-europe.de/rubric/archiv/hisorie/reform.html (6.9.2004)

313 Hessen Kurier, Mai 1970

314 Gesetz über die Hochschulen des Landes Hessen (Hochschulgesetz) vom 12. Mai 1970, Gesetz- und Verordnungsblatt für das Land Hessen, Teil I, S. 315 (19.5.1970)

315 Mit Rücktritt der Rektoren ist zu rechnen, Frankfurter Allgemeine Zeitung (29.4.1970)

316 Vier Rektoren befürchten eine Katastrophe, Frankfurter Neue Presse (30.4.1970)

317 Gillessen, G.: Die Politisierung der hessischen Hochschulen, Frankfurter Allgemeine Zeitung (8.5.1970)

318 Kaum Aufschub für das Universitätsgesetz, Frankfurter Allgemeine Zeitung (2.5.1970)

319 Presseerklärung Rüegg /Rammelmeyer, Aktuell, Uni-Report (18.5.1970)

320 Rüegg, „Keine Handlangerdienste", Frankfurter Neue Presse (8.5.1970)

321 Ein Fackelzug in der Ulmenstraße, Frankfurter Allgemeine Zeitung (21.5.1970)

322 Die neuen Rektoren im Amt, Frankfurter Allgemeine Zeitung (20.5.1970)

323 Presseerklärung Denninger/Wiethölter, Aktuell, Uni-Report (20.5.1970)

324 Revolution ist keine Alternative, Frankfurter Neue Presse (20.5.1970)

325 Abschied von der Honoratiorenverwaltung, Frankfurter Rundschau (20.5.1970)

326 Präsidentschaftskandidaten im Schwitzkasten, Frankfurter Allgemeine Zeitung (15.1. 1971)

327 Kantzenbach und Hartwich haben Aussichten, Frankfurter Neue Presse (15.1.1971)

328 Präsident: Prof. Kantzenbach, Uni-Report, Februar 1971

329 Professor Dr. Kantzenbach Universitätspräsident, Frankfurter Rundschau (21.1.1971)

330 Mit mehr als zwanzig Fachbereichen ist zu rechnen, Frankfurter Allgemeine Zeitung (3.7.1970)

331 Die Universität soll zwanzig Fachbereiche erhalten, Frankfurter Allgemeine Zeitung (30.7.1970)

332 Vorlesungsverzeichnisse der Johann Wolfgang Goethe-Universität SS 1970, WS 1971/72, WS 1977/78

333 Oelschläger, H.: Naturwissenschaftliche Fakultät der Johann Wolfgang Goethe-Universität, Pharm. Ztg. **117**, 779 (1972)

334 Verzeichnis der Nobelpreisträger, Königl. Akademie der Wissenschaften, Die Nobelausschüsse, Almquist & Wiksell, Uppsala 1980

335 Hans Leussink, Munzinger Archiv GmbH, 1982, http://www.munzinger.de/lpBin/lpExt.dll/mol

336 Vierzehn Thesen zur Kräftigung der Hochschulen, Frankfurter Allgemeine Zeitung (10.2.1970)

337 Hochschulrahmengesetz, BGBl I 1976, 185 (26.1.1976)

338 Gesetz über die Universitäten des Landes Hessen vom 6. Juni 1978, Gesetz- und Verordnungsblatt für das Land Hessen, Teil I, S. 348 (1978)

339 Referentenentwurf der Approbationsordnung für Apotheker, Pharm. Ztg. **116**, 437 (1971)

340 Auf neuen Wegen, Pharm. Ztg. **116**, 475 (1971)

341 Kastelan, B.: Die neue Approbationsordnung und die künftige Ausbildung des Apothekers, Pharm. Ztg. Sonderbericht, S. 20 (1971)

342 Approbationsordnung im Widerstreit der Interessen, Pharm. Ztg. **116**, 665 (1971)

343 Frömming, K.-H.: 100 Jahre Pharmazeutisches Institut in Berlin-Dahlem 1902–2002, S. 170

344 Approbationsordnung für Apotheker, Pharm. Ztg. **116**, 1250 (1971)

345 Die ApprO von 1971 – und wie weiter? Pharm. Ztg. **127**, 1193 (1982)

346 Empfehlung für die Durchführung von Unterrichtsveranstaltungen gemäß § 3 Abs. 4 der Approbationsordnung für Apotheker vom 9. Februar 1973 (BAnz. Nr. 38 vom 23.2.1973)

347 Richtlinie des Rates, Pharm. Ztg. **130**, 2698 (1985)

348 Resolution zum Thema „Pharmaziestudium an die FH verlegen“, Student und Praktikant S. 44 (2002)

349 Apothekerjahrbuch 1989, S. 336

350 Brauer, K., Schlottmann, U.: Neue Approbationsordnung für Apotheker, Pharmazie in unserer Zeit **18**, 177 (1989)

351 Approbationsordnung für Apotheker AAppO vom 19. Juli 1989, Dtsch. Apoth.-Ztg. **129**, 1722 (1989)

352 Bekanntmachung einer Empfehlung für die Durchführung von Unterrichtsveranstaltungen gem. § 4 Abs.4 der Approbationsordnung für Apotheker, Bundesgesundheitsbl.1995, S. 443

353 Bericht der Bundesregierung über die Erfahrungen mit der Approbationsordnung für Apotheker, Bonn, März 1996

354 Zweite Verordnung zur Änderung der Approbationsordnung für Apotheker vom 14. Dezember 2000, BGBl. I, S. 1714

355 Eckert-Lill, Ch.: Neue Ausbildung für Apotheker ab 2001, Pharm. Ztg. **145**, 2521 (2000)

356 Studienordnung für den Studiengang Pharmazie an der Johann Wolfgang Goethe-Universität Frankfurt am Main vom 13. Mai 2002, Staatsanzeiger für das Land Hessen, 3. März 2003, S. 899

357 Mayer, K.: Ursprünge, Grundlagen und Entwicklung objektiver Prüfungen, Von den Anfängen mentaler Testverfahren bis zum computerbasierten Pharmazie-Examen, in: Apotheker und Universität, Die Vorträge der Pharmazeutischen Biennale in Leipzig vom 12. bis 14. Mai 2000, Wissenschaftliche Verlagsgesellschaft Stuttgart

358 Schmitz, R.: Die pharmazeutische Prüfung – historisch und aktuell, Pharm. Ztg., **124**, 265 (1979)

359 Gesetz zu dem Abkommen über die Errichtung und Finanzierung des Instituts für Medizinische Prüfungsfragen, GVBl, vom 27.7.1971, S. 1217

360 Gesetz über den Beitritt zu dem Abkommen über die Änderung des Abkommens über die Errichtung und Finanzierung des Instituts für Medizinische und Pharmazeutische Prüfungsfragen (IMPP) vom 7. April 1994, GVOBl. M–V 1994, S. 500

361 IMPP Homepage

362 Anordnung über die Einrichtung eines Landesprüfungsamtes für Heilberufe vom 7. September 1972, GVBL.I 1972, S. 327

363 25 Jahre Hessisches Landesprüfungssamt für Heilberufe, Hessisches Ministerium für Umwelt, Energie, Jugend, Familie und Gesundheit, Oktober 1997

364 Wechsel im Hessischen Landesprüfungsamt für Heilberufe, Dtsch. Apoth.-Ztg. **144**, 928 (2004)

365 Rankenberg, H.: Die Apothekerausbildung seit dem Jahr 1875, Dtsch. Apoth.-Ztg. **134**, 4098 (1994)

366 Der Neue Studienplan für das Fach Pharmazie, Pharmazie **6**, 625 (1951)

367 Friedrich, Chr.: Zur Entwicklung der Pharmazeutischen Wissenschaft an den Universitäten der DDR zwischen 1949 und 1989, Pharmazie **44**, 657 (1989)

368 Bundesapothekerordnung – Änderungen aufgrund des Einigungsvertrags, Apothekerjahrbuch 1992, S. 202

369 Einigungsvertrag vom 31.8.1990 i. V. m. Art. 1 des Gesetzes vom 23.9.1990 (BGBl. II S. 885)

370 Karas, M., Bachmann, D. und Hillenkamp, F.: Influence of the Wavelength in High-Irradiance Ultraviolet Laser Desorption Mass Spectrometry of Organic Molecules, Anal. Chem. **57**, 2935 (1985)

371 Karas, M., Hillenkamp, F.: Laser Desorption Ionization of Proteins with Molecular Masses exceeding 10 000 Daltons, Anal. Chem. **60**, 2299 (1988)

372 Innovectis, Gesellschaft für Innovations-Dienstleistungen mbH, http://www. innovectis. de/innovectis/index.htm

373 Arbeits- und Ergebnisbericht des Graduiertenkollegs „Arzneimittel: Entwicklung und Analytik" vom 29.2.2000, S. 211

374 The Center for Membrane Proteomics an der Johann Wolfgang Goethe-Universität, Chemische und Pharmazeutische Wissenschaften, Sonderheft zur Bunsentagung 2005, VMK-Verlag für Marketing und Kommunikation GmbH & Co. KG, Mannheim

375 Welcome to the Center for Membrane Proteomics, http://www.cmp.uni-frankfurt.de/ index.php (02.08.2005)

376 Brunner, U., Henkel und Frankfurter Universität gründen Phenion, http://www. pharmazeutische-zeitung.de/pza/2002–03/wuh1.htm

377 Phenion, http://www.phenion.com

378 Henkel und die Universität eröffnen gemeinsames Biotechnologie-Unternehmen, http://www.uni-frankfurt.de/presse/infos/020109.html

379 Steinberg, R.: Zielvereinbarung der Johann Wolfgang Goethe-Universität Frankfurt am Main mit dem Land Hessen 2002, Johann Wolfgang Goethe-Universität, Pressestelle

380 Steinberg, R., Douglas, F. L.: Zentrum für Arzneimittelforschung, -Entwicklung und -Sicherheit, ZAFES, Frankfurt am Main

381 Fertigarzneimittelseminar, Auf dem Weg zur Großveranstaltung, Pharm. Ztg. **149**, 2940 (2004)

382 Leben auf der Schattenseite, http://www.uni-protokolle.de/nachrichten/id/36550/

383 Warum Winter- und Sommerschule? http://www.frankfurterpharmazieschule.de/

384 Zinner, G.: Laudatio zum 70. Geburtstag von Univ.-Prof. Dr. Dres. h.c. Herbert Oelschläger, Dtsch. Apoth.-Ztg. **131**, 1036 (1991)

385 Zimmer, Th., Schubert, O. E.: Prof. Dr. Karl Thoma 60 Jahre, Pharm. Ztg. **136**, 1169 (1991)

386 Wolf, E.: Professor Mutschler feierlich verabschiedet, Pharm. Ztg. **142**, 1954 (1997)

Namenregister

Die Anlagen wurden nicht in das Namenregister aufgenommen.

Abbildungsnachweis

Akten der Naturwissenschaftlichen Fakultät	S. 32, 36, 56
Anal. Chem. **60,** 2299 (1988)	S. 294
Apothekerjahrbuch 1960, S. 583	S. 113
Apoth.-Ztg. **19**, 361	S. 30
30, 454	S. 31
Archiv der Johann Wolfgang Goethe-Universität	S. 26, 27, 28, 29, 38, 43 oben, 44, 51, 54, 61, 67, 72, 75, 80, 89, 100, 234
Archiv der Universität Jena	S. 238
Arch. Pharm. **250**, 647 (1912)	S. 47
Busch, W.: Forschung Frankfurt **2** (1994)	S. 6
DER SPIEGEL, Nr. 5 (2001)	S. 221, 232
DER SPIEGEL, Nr. 51 (1967)	S. 223
Die Johann Wolfgang Goethe-Universität 1965, Vittorio Klostermann Frankfurt am Main 1966	S. 70
DIE ZEIT **38** (12.9.2002)	S. 226
Digitale Bibliothek Braunschweig	S. 21
Dingermann, Th.: Forschung Frankfurt **3** (1993)	S. 333
Dtsch. Apoth.-Ztg. **51,** 1665	S. 63
59, 45	S. 79
124, 628	S. 109
123, 591	S. 195
131, 1036	S. 312
144, 3706	S. 373
Frankfurt Archiv, Archiv-Verlag	S. 2, 18
Frankfurter Allgemeine Zeitung vom 21.9.1971	S. 201
vom 24.6.1969	S. 202 unten

vom 16.4.1968	S. 222
vom 25.5.1968	S. 225
vom 30.5.1968	S. 227
vom 31.5.1968	S. 228 oben
vom 13.12.1967	S. 235
vom 21.5.1970	S. 246
Frankfurter Neue Presse vom 14.11.1970	S. 202 oben
vom 29.4.1969	S. 230
Frankfurter Pharmazieschule	S. 304, 305
Frankfurter Rundschau vom 6.6.1968	S. 228 unten, 229
Frankfurter Volksschrift vom 11.9.1936	S. 62
Gauß, Gustav-Adolf, Inaugural-Dissertation, Universität Göttingen 1937	S. 37
Humml, S.: Forschung Frankfurt **1** (1998)	S. 334
Institut für Pharmazeutische Biologie	S. 49, 58, 187
Institut für Pharmazeutische Chemie	S. 55, 92, 97, 186, 200, 210, 212, 216 unten, 260, 265, 353
Kreuter, J.	S. 367
Lutz, E.: Forschung Frankfurt **3** (1993)	S. 214
Mutschler, E.	S. 140, 141, 144, 197, 332
Oelschläger, H.	S. 82 oben, 99, 104 oben, 108, 121, 125, 185, 196, 224, 233, 252, 341, 375
Pharm. Ztg. **59,** 874	S. 33
70, 1103	S. 42
74, 1028	S. 52
141, 2148	S. 101, 106, 337
106, 1569	S. 115
123, 2231	S. 194
131, 1753	S. 209
149, 2940	S. 302
136, 1169	S. 318
142, 1954	S. 322
Privatarchiv Prof. Kantzenbach	S. 247, 248

Schneider, G.	S. 328, 355
Stadtarchiv Frankfurt am Main	S. 19
Süddeutsche Apotheker Ztg. **76,** 947	S. 60
89, 983	S. 112
Ueberall, S.	S. 191 192, 327, 330, 356
Vorlesungsverzeichnis SS 1958	S. 104 unten
www.uni-frankfurt.de/studium/ fotos/index.html#Riedberg	S. 216 oben

Bei den folgenden kursiv gedruckten Nachweisen handelt es sich um Bücher oder Artikel, deren vollständige Titel im Literaturverzeichnis aufgeführt sind.

Bär, S.: Wunder der Homöopathie	*S. 65*
Dann, G.: Einführung in die Pharmaziegeschichte	*S. 17*
Das Biozentrum der Johann Wolfgang Goethe-Universität 1993	*S. 211*
Fleisch - Thebesius, M.: Johann Wolfgang Goethe-Universität Frankfurt am Main	*S. 8, 10*
*Forschung Frankfurt, Sonderband zur Geschichte der Universität **18** (2000)*	*S. 7, 11, 43 unten, 66, 87, 236*
Frankfurt am Main, Die Geschichte einer Stadt in neun Beiträgen	*S. 13 unten*
Frömming, K.-H.: 100 Jahre Pharmazeutisches Institut in Berlin-Dahlem, 1902–2002	*S. 35*
Gesetz- und Verordnungsblatt für das Land Hessen, Teil I. 1977	*S. 208*
Haase, G.: Max Seddig	*S. 88*
Kluke, P.: Die Stiftungsuniversität Frankfurt a. Main, 1914–1932	*S. 4, 13 oben*
Lichtenstein, C.: Ferdinand Kramer	*S. 102*
Müller, B.: Stiftungen für Frankfurt am Main	*S. 5*
Schmid, A.: Frankfurt im Feuersturm	*S. 81, 82 unten, 83*

Die Porträts wurden von den Hochschullehrern als Bildvorlage zur Verfügung gestellt.